普通高等教育“十二五”规划教材

全国高等医学院校

中医药类系列教材

中医骨伤科学

李 波 卢 勇 主编

科 学 出 版 社
北 京

内 容 简 介

本教材分为总论与各论两部分。总论部分介绍了中医骨伤科学发展简史、损伤的分类及病因病机、临床检查、治疗和创伤的急救与处理。各论部分包括骨折、脱位、筋伤、损伤内证和骨病。书末附有方剂索引，便于读者查阅。

本教材注重充分体现中医特色，并有所创新，突出教材的系统性、科学性、先进性和实用性。本教材可供五年制本科中医学专业、针灸推拿专业和中医骨伤专业教学使用，也可作为临床医师、执业医师考试及研究生入学考试的参考书。

图书在版编目(CIP)数据

中医骨伤科学／李波，卢勇主编．—北京：科学出版社，2013
普通高等教育“十二五”规划教材　全国高等医学院校中医药类系列教材
ISBN 978-7-03-037431-8

Ⅰ．①中…　Ⅱ．①李…　②卢…　Ⅲ．①中医伤科学—医学院校—教材　Ⅳ．①R274

中国版本图书馆CIP数据核字(2013)第093690号

丛书策划：潘志坚　方　霞／责任编辑：闵　捷　余　杨
责任印制：刘　学

科学出版社 出版
北京东黄城根北街16号
邮政编码：100717
http://www.sciencep.com
南京展望文化发展有限公司排版
北京虎彩文化传播有限公司印刷
科学出版社发行　各地新华书店经销
*
2013年5月第一版　开本：889×1194　1/16
2018年11月第六次印刷　印张：13 1/2
字数：479 000

定价：30.00元

专家指导委员会

《中医骨伤科学》编委会

主　　编　李　波　卢　勇

副 主 编　徐祖健　王金榜

林燕萍　侯德才

付均如

编　　委（按姓氏笔画排序）

马英锋（宁夏医科大学）

卢　勇（新疆医科大学）

付均如（天津中医药大学）

李　宁（扬州大学）

杨雨旸（河北联合大学）

陈　超（南方医科大学）

赵晨光（辽宁中医药大学）

徐祖健（泸州医学院）

黄　剑（重庆医科大学）

董　平（内蒙古医科大学）

雒　萌（内蒙古医科大学第三附属医院）

王金榜（河北医科大学）

付庆鹏（内蒙古兴安盟人民医院）

吕发明（新疆医科大学）

李　波（内蒙古医科大学）

张　毅（天津中医药大学）

林燕萍（福建中医药大学）

侯德才（辽宁中医药大学）

唐树杰（暨南大学）

黄异飞（新疆医科大学）

嘎拉台（内蒙古医科大学）

学术秘书　董　平（兼）

总　　序

教材建设是教学改革的重要组成部分，是提高高等院校教学质量、培养优秀人才的关键之一。如何进一步做好新时期教材建设工作，教育部在《关于“十二五”普通高等教育本科教材建设的若干意见》中已明确指出：坚持育人为本，适应不同类型高等学校需要和不同教学对象需要，编写推介一大批符合教育规律和人才成长规律的具有科学性、先进性、适用性的优秀教材，进一步完善具有中国特色的普通高等教育本科教材体系。中医药事业的不断发展，对中医药人才培养质量、知识结构、专业能力、综合素质提出了新的更高的要求，改进和完善中医药类本科教材的重要性和必要性日益突出，成为中医药事业发展的基础性工程。

为了进一步提高高等医学院校中医药类本科教材的质量，更好地把握高等医学院校和综合性大学中医药类专业本科教学改革和课程体系建设，满足高等医学院校中医药类专业本科的培养要求和教学需求，打造教师“易讲”、学生“乐学”的系列教材，科学出版社和全国高等医学院校中医药类教材专家指导委员会共同组织了供高等医学院校中医药类专业本科生使用的“全国高等医学院校中医药类系列教材”的编写项目。我们采用了“跨校、跨区域合作，出版社协助”的模式，由全国十余所高等医学院校中医药类专业的教学名师、优秀学科带头人、教学一线的教授专家共同参与，以“明确培养方向，优化编写体例，打造学生‘乐学’教材”为原则，以教育部新版的教学大纲和国家中医执业医师、执业中药师资格考试要求为依据，充分吸收现有各版本中医药类教材的特色与合理之处并有所创新，努力打造遵循中医药教育规律、满足高等医学院校中医药类专业的培养目标需求、具有时代精神的高品质教材。

本系列教材是科学出版社和全国高等医学院校中医药类教材专家指导委员会首次合作项目，各方领导高度重视，从教材规划到编写和编辑的各个环节，精心组织，层层把关，步步强化，意在提高教材的内在质量。在教材内容组织上，力争概念准确，理论体系完整，知识点完备，内容精练，切合教学实际和临床实践所需，体现“创新性”和“实用性”；在教材版式设计上，力求编排新颖，版式紧凑，形式多样，主体层次清晰，类目与章节安排合理、有序，体现“清晰性”、“易读性”及“实用性”。

在本系列教材策划、主编遴选及审定稿等过程中，得到了全国各高等医学院校的大力支持，在此致以衷心的感谢！让我们为成功打造中医药类本科精品教材共同努力！

全国高等医学院校中医药类教材专家指导委员会

2012 年 7 月

前　言

中医骨伤科学是中医学的重要组成部分，也是中医临床学科中的主干课程之一。随着现代工业、农业、交通等事业的飞速发展，骨伤科的疾病越来越多，社会对骨伤科医生的需求也随之增多，在教学过程中对教材质量的要求也逐渐增高。本教材以五版《中医伤科学》为基础，并借鉴其他中医骨伤科学教材的特点，本着体现系统性、继承性、科学性、先进性、实用性的原则编写而成。

本教材参编单位众多，涉及地域广泛，内容上体现了多地区、不同流派的骨伤科特色，更加适用于多地域的高等医学院校中医骨伤科学的教学。本教材与其他教材相比，突出了广而精的特色，使学生更容易掌握重点。根据授课对象，本教材在内容上作了适当调整，如未把外伤性休克、挤压综合征、脂肪栓塞等内容独立成章，而是放在了骨折并发症中，避免了教材内容在授课中的重复，为教师在教学过程中留有宽泛的发挥空间。

本教材可供五年制本科中医学专业、针灸推拿专业和中医骨伤专业教学使用，也可作为临床医师、执业医师考试及研究生入学考试的参考书。

本教材总论部分的第一、二章由林燕萍编写，第三章由杨雨旸编写，第四章由徐祖健、唐树杰编写，第五章由陈超编写。各论部分第六章第一节骨折概论由徐祖健、黄剑编写，第二节上肢骨折由卢勇、吕发明、黄异飞编写，第三节下肢骨折由李波、付庆鹏、嘎拉台、董平编写，第四节躯干骨折和第五节骨骺损伤由侯德才编写；第七章由赵晨光编写；第八章由王金榜、李宁、马英锋编写；第九章由付均如、张毅编写；第十章由雒萌编写。

本教材编委来自全国各地的十余所高等医学院校，他们有坚实的理论基础和丰富的临床经验，为本教材的编写付出了辛勤劳动，谨在此向他们表示衷心的感谢。因编者水平有限，不足之处在所难免，恳请学界同仁与使用本教材的各层次学生提出宝贵意见，使本教材在质量上不断提高并日臻完善。

主　编

2012 年 10 月

全国高等医学院校中医药类系列教材

中医骨伤科学

目　录

总　论

各 论

中医骨伤科学

总论

第一章
中医骨伤科学发展简史

导 学

本章主要介绍了中医骨伤科学的起源、形成、发展过程。

通过学习，掌握历代各个不同历史时期中医骨伤科学的主要著作和成果；熟悉中医骨伤科学的起源发展及演变过程；了解清代鸦片战争后，由于帝国主义文化侵略，中医骨伤科学受到歧视与摧残的历史，深刻认识中华人民共和国成立后中医骨伤科学得到的新生和所取得的丰硕成果。

中医骨伤科学是研究防治皮肉、筋骨、气血、脏腑、经络损伤与疾病的一门学科，是中医药学的重要组成部分。历史上对本学科有过"折疡"、"金疡"、"金镞"、"接骨"、"正体"、"正骨"、"骨伤"等不同称谓。

一、中医骨伤科学起源（远古～公元前21世纪）

中华民族是世界上最古老、最富有创造性的民族之一。早在170万年前，我们的祖先就在伟大祖国的土地上生活劳动着，如"元谋猿人"。70多万年前，"北京猿人"已能制造粗糙的石器和原始骨器工具，在原始人居住的山洞里发现很厚的灰烬与用火烧过的兽骨，证明"北京猿人"已学会用火。20万年前"河套人"时期，石器有了很大进步，并已发明了人工取火。在烘火取暖和烤炙食物的基础上，人们发现热物贴身可以解除某些病痛，产生了原始的热熨疗法。原始人在日常的生活劳动以及与大自然搏斗中，常常发生创伤，如爬山、攀树、与毒蛇猛兽搏斗，以及各部落之间的战争等。各种创伤严重影响和威胁着原始人的生命和生活，求生的本能促使原始人与威胁其生命的创伤作斗争，摸索出了能医治创伤疾病的方法。如，原始人发现在伤处抚摸、按压可以减轻症状，经过长期实践，摸索出一些简易的理伤按摩手法；对伤口用树叶、草茎及矿石粉等裹敷，逐渐发现具有止血、止痛、消肿、排脓、生肌、敛疮作用的外用药物，这便是外治法的起源。

在旧石器晚期（约1.8万年前）的"山顶洞人"遗址中，发现有骨针、骨锥和其他骨制尖状器具。考古发现仰韶文化时期（约公元前5000～前3000年）已有石镰。这种石镰，外形似近代的镰刀，尖锐可以砭刺，凹陷可用于切割。如在《史记·扁鹊仓公列传》中曾记载："上古之时，医有俞跗，治病不以汤液醴酒……乃割皮解肌、诀脉、结筋。"到龙山文化时期（新石器时代晚期，即公元前2700年前后，相当于黄帝时代）的石镰又有改进，稍后出现了骨针、骨刀等。说明在旧石器时代晚期和新石器时代，古代人已经能够制作一些较精细的医疗工具，如砭刀、骨针、石镰等。这种石镰是新石器时代外科手术器械，俞跗是当时著名的外伤科医生。

二、中医骨伤科学萌芽（公元前21世纪～前476年）

我国奴隶社会经历了夏、商、周三代。奴隶社会较之原始社会在生产力、文化等方面都有了发展，青铜器的使用，文字的形成，促进了医学进步，中医骨伤科学开始萌芽，出现了"疡医"。

夏代（公元前21世纪～前16世纪），生产工具主要是石器，用以治病的针是石针、骨针。龙山文化遗址发现了很多陶制的酒器，酒逐渐开始被人们用于治病，称为"醪醴"，尤其在骨伤科疾病方面运用较广，它可以通血脉、行药势、活血温煦、止痛、消毒，这在创伤疾病的治疗上意义重大。

商代（公元前16世纪～前1066年），冶炼技术有很大发展，从殷墟出土文物来看，不仅有刀、针、斧、锛、矢等青铜器，而且还发现了炼铜遗址和铜范。由于青铜器的广泛使用，医疗工具也有了改进和提高，砭石逐渐被金属的刀针所代替，据《韩非子》记载，古人"以刀刺骨"，说明"刀"已经作为骨伤疾患的手术工具了。商代后期，我国汉字发展已基本成熟，从甲骨卜辞和器物铭文中发现记载的疾病有几十种，其中伤科的有疾手、疾肘、疾胫、疾趾、疾骨等，可以看出当时已经懂得用解剖位置定病名。考古发现商代遗址有30多种药用种仁，其中可以辨认的有桃仁。桃仁是骨伤科常用药物，有较强的活血祛瘀之功。据考古研究证实商代已经运用桃仁来治疗跌打损伤。

西周、春秋时期（公元前1066年～前476年），随着社会的进步，分工已很明确，有了医政设制和医疗分科。《周礼·天官》记载："医师掌医之政令，聚毒药以共（供）医事"，医生分为"食医"、"疾医"、"疡医"和"兽医"。其中疡医"掌肿疡、溃疡、金疡、折疡之祝药、劀杀之齐"。疡医就是外伤科医生。周代的疡医已能运用"祝"、"劀"、"杀"等疗法治疗外伤疾病。《礼记·月令孟秋》载："命理瞻伤、察创、视折、审断，决狱讼必端平。"蔡邕注："皮曰伤，肉曰创，骨曰折，骨肉皆绝曰断。"说明当时已把损伤分成四种不同类型，按损伤身体组织的不同部位、受伤的程度，进行鉴别伤情的轻重，开启了骨伤科病名诊断知识之源。同时采用"瞻"、"察"、"视"、"审"四种诊断方法，这既是法医学起源的记述，又是古代中医骨伤科诊疗水平的标志。

三、中医骨伤科学基础理论形成（公元前476～220年）

战国、秦汉时代，我国从奴隶社会进入封建社会，社会制度发生了很大改变，社会生产力明显发展，政治、经济、文化都有显著进步，学术思想十分活跃。尤其战国时期思想文化迅速发展，诸子百家齐鸣，促进了朴素唯物论——阴阳五行学说自成体系，成为中医学的说理工具，促进了医学发展，中医骨伤科学基础理论初步形成。

1973年在湖南长沙马王堆三号汉墓发掘的医学帛书，据考，乃战国时期文献。内有《足臂十一脉灸经》、《阴阳十一脉灸经》、《阴阳脉死候》、《五十二病方》和《帛画导引图》等，这些均为我国现存较早的医学著作，保存了当时诊治骨折、创伤及骨病的诊治记录，包括手术、练功及方药等。其中《足臂十一脉灸经》记载了"折骨绝筋"（即闭合性骨折）；《阴阳脉死候》记载了"折骨裂肤"（即开放性骨折）；《五十二病方》载有52种病，共103个病名，涉及内、外、骨伤、妇、儿、五官诸科。其中有"诸伤"、"胻伤"、"骨疽"、"骨瘤"等骨伤科病证，同时还描述了"伤痉"的临床表现："痉者，伤，风入伤，身信（伸）而不能诎（屈）。"这是对创伤后严重并发症——破伤风的最早记载。《五十二病方》记载了金伤、刃伤、外伤出血等多种外伤疾病，以及止痛、止血、洗涤伤口、防止创伤瘢痕的治法与方药，其中水银膏治疗外伤感染，是世界上应用水银于外伤科的最早记载。《帛画导引图》还绘有导引练功图谱与治疗骨伤科疾患的文字注释。

《内经》是我国现存最早的一部医学典籍，较全面、系统地阐述了人体解剖、生理、病因、病机、诊断、治疗等基础理论，奠定了中医理论体系的基础。《内经》已有系统的早期人体解剖学知识，记载了人体骨骼系统的大体结构及各骨之长短，并对骨、关节的构造及筋、骨、肌肉等组织都有大体的解剖形态的描述。如《灵枢·骨度》对人体头颅、躯干、四肢各部骨骼的长短、大小、广狭标记出测量的尺寸。同时通过尸体解剖获取这方面知识，如《灵枢·经水》曰："若夫八尺之士，皮肉在此，外可度量切循而得之，其死可解剖而视之。"《内经》对人体的骨、脉、筋、肉及气血的生理功能也有精辟论述，如《灵枢·经脉》曰："骨为干，脉为营，筋为刚，肉之墙"，《灵枢·邪客》曰："营气者，泌其津液，注之于脉，化以为血，以荣四末，内注五脏六腑。"《内经》是以整体观念支配全书的，在人体中不仅五脏六腑互为联系，运动系统的主要组织如骨、筋、脉等生理功能与病理变化也与五脏六腑息息相关。如《内经》阐发的肝主筋、肾主骨、肺主皮毛、脾主肌肉、心主血脉及气伤痛、形伤肿等基础理论，一直指导着中医骨伤科的临床实践。《内经》还阐述骨病的病因病机，《灵枢·刺节真邪》曰："热胜其寒，则烂肉腐肌为脓，内伤骨为骨蚀……有所结，深中骨，气因于骨，骨与气并，日以益大，则为骨疽"。《素问·痹论》曰："风寒湿三气杂至，合而为痹也"。《素问·生气通天论》曰："因于湿，首如裹，湿热不攘，大筋緛短，小筋弛长，緛短为拘，弛长为痿"。《素问·痿论》还将痿证分为痿躄、脉痿、筋痿、肉痿、骨痿五痿分别加以论述。此外，《吕氏春秋·季春纪》认为："流水不腐，户枢不蠹，动也；形气亦然，形不动则精不流，精不流则气郁。"主张用练功疗法治疗足部"痿躄"，为后世骨伤科学动静结合理论奠定了基础。

秦汉时期，中医骨伤科学临床方面得到发展。西汉初期，名医淳于意留下的"诊籍"记录了两例完整骨伤科病案：一则是堕马致伤；一则是举重致伤。《左传》已有"折肱"、"折股"等记载。西汉中期《居延汉简》的"折伤部"记载了骨折创伤的治疗医案。东汉早期，《武威汉代医简》载录治疗金疡、外伤方10余首，有止痛、逐瘀、止痉的作用，配伍较之《五十二病方》有明显的进步。成书于东汉时期的《神农本草经》载有中药365种，其中应用于骨伤科的药物约100种。汉代著名医家华佗精通方药、针灸、养生，更擅长外伤科手术。他发明了麻沸散，施行于剖腹术、刮骨术，还创立了五禽戏（类似现在的练功疗法），可运用于骨伤科疾病之康复。东汉末年杰出医家张仲景总结了前人的医疗成就，并结合自己的临床经验著成《伤寒杂病论》，这是我国第一部临床医学巨著，他在《内经》、《难经》的理论基础上，以六经论伤寒，以脏腑论杂病，创立了理、法、方、药结合的辨证论治方法。书中记载的攻下逐瘀方药，如大承气汤、大黄牡丹汤、桃仁承气汤、大黄䗪虫丸和下瘀血汤等，至今仍被骨伤科医家所推崇。书中还记载了人工呼吸、胸外心脏按压等创伤复苏术。

四、中医骨伤科学临证技术进步（220～960年）

三国、晋朝至隋唐、五代，是我国历史上战乱频繁时期，尤其是三国到南北朝的300多年间，是我国历史上一个战乱年代。长期的战乱，骨伤科疾患更为多见，从而积累了骨伤科临证经验，促进了骨伤科诊疗技术的进步。

晋代，葛洪所著之《肘后救卒方》中记载了颞颌关节脱臼口腔内整复方法："令人两手牵其颐已，暂推之，急出大指，或咋伤也。"这是世界上最早的颞颌关节脱位整复方法，直至现在仍在普遍沿用；《肘后救卒方》还首先记载了用竹片夹板固定骨折："疗腕折、四肢骨破碎及筋伤蹉跌方：烂捣生地黄熬之，以裹折伤处，以竹片夹裹之。令遍病上，急缚，勿令转动。"明确指出固定后勿令转动，避免骨折再移位；对开放性创伤，指出创口早期处理的重要性，对腹部创伤肠断裂采用桑白皮线进行肠缝合术；还记载了烧灼止血法，并首创以口对口吹气法抢救猝死患者的复苏术。

南北朝时期，龚庆宣整理的《刘涓子鬼遗方》是我国现存最早的外伤科专著，对创口感染、骨关节化脓性疾病采用外消、内托、排脓、生肌、灭瘢等治法；运用虫类活血药治疗金疡；提出骨肿瘤的诊断和预后；记述了"阴疽"（似髋关节结核）、"筋疽"（似脊柱结核）的证候；收载治疗金疮跌仆方 34 首之多。

隋代，巢元方等编著的《诸病源候论》是我国第一部病因症状学专著，该书已将骨伤科疾病列为专章论述，也是骨伤科第一部内容较丰富的病因证候学。载录证候 1 720 条，其中有"金疮病诸候"23 论，腕折（泛指骨折、扭伤等）证候 9 论，还有妇人与小儿金疮、瘀血证候等。"金疮病诸候"23 论、腕折证候 9 论对创伤骨折及其并发症的病源和证候有较深入的论述，"金疮病诸候"精辟论述了金疮化脓感染的病因病理，提出清创疗法四大要点：清创要早，要彻底，要正确地分层缝合，要正确包扎，为后世清创手术奠定了理论基础。在治疗开放性骨折、清除异物、结扎血管止血、分层缝合等方面的论述，都达到了很高的水平。"中风候"和"金创中风痉候"对破伤风的症状描写得非常详细，提出它是创伤后的并发症。"金疮伤筋断骨候"、"金疮筋急相引痛不得屈伸候"、"腕折破骨伤筋候"等论述了"伤筋"的证候、治疗方法及其预后，指出筋断"可连续"。"箭簇金刃入肉及骨不出候"、"金疮久不瘥候"对创口不愈合的病因病理有了较深刻的认识，强调了去碎骨和清除异物的重要性。"附骨疽候"指出成人的髋关节、膝关节与儿童的脊椎、膝关节是附骨疽的好发部位。《诸病源候论》还载述了内伤惊悸、烦热、咳嗽、口渴、吐血、腹胀、孕伤等证候，阐述了内伤气血、津液、五脏的病机。

唐代，孙思邈所著之《备急千金要方》、《千金翼方》是中医临床的百科全书，全书内容有内、外、妇、儿、骨伤、五官、口腔等各学科的理法方药。在骨伤科方面总结了补髓、生肌、坚筋、固骨类药物，介绍了人工呼吸复苏、止血、镇痛、补血、活血化瘀等疗法；记载了颞颌关节脱位手法复位后采用蜡疗和热敷疗法，以助关节功能的恢复，丰富了骨伤科治疗方法。王焘所著之《外台秘要》是一部综合性医学论著，其中收录了折损、金疮、恶刺等伤科疾病治疗方药；把损伤分为外损和内伤；列骨折、脱位、内伤、金疮和创伤危重证五大类。蔺道人所著之《仙授理伤续断秘方》（成书年限不详）是我国现存最早的一部骨伤科专著。全书为三节：首论"医治整理补接次第口诀"，次论"方论"，后有"治伤损方论"。《仙授理伤续断秘方》的贡献是：分述骨折、脱位、内伤三大类证型；总结了一套诊疗骨折、脱位的手法，如相度损处、拔伸、用力收入骨、捺正等；提出了正确复位、夹板固定、内外用药和功能锻炼的治疗大法；对筋骨并重、动静结合的理论也作了进一步的阐发，该书指出："凡曲转，如手腕脚凹手指之类，要转动……时时为之方可。"对于难以手法复位的闭合性或开放性骨折，主张采用手术整复："凡伤损重者，大概要拔伸捺正，或取开捺正"，"凡皮破骨出差爻，拔伸不入，撙捺相近，争一二分，用快刀割些捺入骨。"该书首次记载了髋关节脱臼，并分前后脱臼两类，采用手牵足蹬整复手法治疗髋关节后脱位；利用杠杆原理，采用"椅背复位法"治疗肩关节脱位。他还介绍了杉树皮夹板固定方法："凡用杉皮，浸约如指大片，疏排令周匝，用小绳三度紧缚。"对内伤症治疗，采用"七步"治疗法；提出了损伤按早、中、晚三期治疗的方案；对开放性骨折的治疗方法明显较隋代进步，采用经过煮沸消毒的水，将污染的伤口和骨片冲洗干净，用快刀进行扩创，将断骨复位，然后用清洁的"绢片包之"，"不可见风着水"。所载方 50 首，药 139 味，包括内服及煎洗、填疮、敷贴等外用方剂，体现了伤科内外兼治的整体观。

五、中医骨伤科学发展（960～1368 年）

宋元时代，医学在隋唐五代的基础上，出现了百家争鸣、蓬勃发展的局面，科学文化的长足进步，火药、指南针、活字印刷术的发明，均促进了中医骨伤科学的发展。从医事制度上看，宋代设"太医局"下分九科，内有"疮肿兼折疡科"；元代设"太医院"，下设十三科，其中包括"正骨科"和"金镞兼疮肿科"，至此，中医骨伤科正式从外科中分出，成为独立的一门专科。宋人的重视医学，金元医家的学术争鸣，促进了医学理论的发展。特别是解剖学的进步，气血学说的发挥，脾、肾学说的发展，对骨伤科临证医学起到了重大的促进作用。

宋代，法医家宋慈所著之《洗冤集录》是我国现存最早的法医学专著，对全身骨骼、关节结构描述较详细，同时还记载了人体各部位损伤的致伤原因、症状及检查方法。宋代医官王怀隐等编成《太平圣惠方》，其中"折伤"、"金疮"属骨伤科范畴；对骨折提出了"补筋骨，益精髓，通血脉"的治疗思想，用柳木夹板固定骨折；推广淋、熨、贴、熁、膏摩等外治法治疗损伤。太医局编辑的《圣济总录》内容丰富，其中折伤门总结了宋代以前伤科医疗经验，强调骨折、脱位复位的重要性；记载用刀、针、钩、摄等手术器械，对腹破肠出的重伤采用合理的处理方法。张杲著《医说》记载了随军医生“凿出败骨”治疗开放性胫、腓骨骨折成功的病案，并介绍了采用脚踏转轴及竹管的搓滚舒筋练功疗法。许叔微著《普济本事方》记载了用苏合香丸救治跌伤重证。《夷坚志·卷十九》记载了在颌部实施类似于同种异体骨移植术的成功病例。《小儿卫生总微论方》记载了小儿先天并指的截骨术。

元代，李仲南《永类钤方》中“风损伤折”卷是中医骨伤科专篇，首创过伸牵引加手法复位治疗脊柱屈曲型骨折，“凡腰骨损断，先用门扉一片，放斜一头，令患人覆眠，以手捍止，下用三人拽伸，医以手按损处三时久。”此外还创制了手术缝合针——“曲针”用于缝合伤口；提出以“有无粘膝”体征作为髋关节前后脱位的鉴别要点，至今仍有临床意义。危亦林所著之《世医得效方》，不仅继承了前人治疗骨伤病经验，而且对骨折、脱位的整复手法和固定技术有所创新。危亦林是世界上施用“悬吊复位法”治疗脊柱骨折的第一人，“凡锉脊骨，不可用手整顿，须用软绳从脚吊起，坠下身直，其骨使自归窠。未直则未归窠，须要坠下，待其骨直归窠。然后用大桑皮一片，放在背皮上，杉树皮两三片，安在桑皮上，用软物缠夹定，莫令屈，用药治之。”科学指出了髋关节是杵臼关节；把踝关节骨折脱位分为内翻和外翻两型；对开放性骨折，危氏主张扩创复位加外固定治疗。麻醉方面，危氏创制了“草乌散”（又名麻药方），对其组成、功用、剂量及注意事项都有详细记载。《回回药方》中“金疮门”、“折伤门”属于骨伤科范畴，大部分内容继承《仙授理伤续断秘方》、《世医得效方》和《永类钤方》等经验，有些部分还结合阿拉伯外来医学知识，反映了元代中医骨伤科学良好的发展状况。

在中医骨伤科学理论方面，宋金元时期的不少著名医学家，从各自不同角度总结和论述了自己的临证经验，出现了学术上的争鸣局面。张元素《医学启源》总结了治疗内伤的引经药，促进了骨伤科理气活血疗法的发展。张从正《儒门事亲》认为下法能使“陈莝去而肠胃洁，癥瘕尽而荣卫昌”，主张采用攻下逐瘀法治伤。李杲《医学发明》发挥了《内经》“肝藏血”理论，认为：“血者，皆肝之所主，恶血必归于肝，不问何经之伤，必留于胁下，盖肝主血故也。”创制疏肝活血逐瘀的方药——“复元活血汤”。刘完素是“火热论”代表人物，他在伤科临证治疗时主张用甘凉、活血、润燥、生津的药物。朱震亨的观点是人体“阳有余阴不足”，提倡养阴疗法，强调补肝肾治本的原则，对治疗筋骨痹证、骨疽及伤患都有其独特经验。

六、中医骨伤科学兴盛（1368～1840年）

明清时期，科学文化进步，农业和手工业也迅速发展，商业已十分兴旺，促进了医学的发展。中医骨伤科学继宋元之后，在理论知识、临床辨证施治、诊疗技术、固定器械等方面，都有明显的发展和进步，中医骨伤科学得到了前所未有的发展。这个时期出现了许多学术上有相当成就的医学家，撰写了大量的骨伤科专著，他们不仅总结了前人的经验，而且还提出许多新的理论和观点，形成不同学术流派。

明初，太医院设有十三科，其中属骨伤科范畴的有“接骨”、“金镞”两科。隆庆五年（1571年）改名为正骨科（又名正体科）。清代，太医院设九科，其中有“疮疡科”和“正骨科”，后者又名“伤科”。明代《金疮秘传禁方》记载了用骨擦音作为检查骨折的方法；对开放性骨折，主张把穿出皮肤已被污染的骨折端切除，以防感染等。明代永乐年间，朱橚等编著《普济方》，其是我国古代医学文献最大的百科全书，是15世纪以前骨伤科疾病治疗方法和方药的总汇编。其中“折伤门”、“金疮门”和“杖伤门”等辑录治疗伤科方药1 256首。在“接骨手法”中，介绍了12种骨折脱位的复位固定方法；在“用药汤使法”中又列出15种骨折、脱位的复位固定法，有的至今仍沿用。

明代，异远真人著《跌损妙方》，记载全身57个穴位，总结了一套按穴位受伤而施治的方药，其“用药歌”在骨伤科广为流传。薛己撰《正体类要》共2卷，上卷论正体主治大法及记录治疗伤科内伤验案65则；下卷介绍诸伤方71首。薛氏重视整体疗法，如序曰：“肢体损于外，则气血伤于内，营卫有所不贯，脏腑由之不和”，强调突出八纲、脏腑、气血辨证论治，用药主张以补气血、补肝肾为主，行气活血次之，其“气血学说”和“平补法”对后世产生巨大影响，可以说是中医骨伤科按八纲辨证论治较严谨的代表作。李时珍《本草纲目》载药1 892味，其中骨伤科药物170余种。王肯堂《证治准绳·疡医准绳》对骨伤的方药疗法进行了由博而约的归纳整理，深为后世所推崇。其中在“跌打损伤”载方75首，“金疮”载方48首，共123首。对骨折亦有较精辟的论述，如对肱骨外科颈骨折采用不同体位固定，若向前成角畸形，则用手巾悬吊腕部置于胸前；若向后成角，则应置于胸后。该书还把髌骨损伤分为脱位、骨折两类，骨折又分为分离移位或无移位两种，分离移位者，主张复位后用竹箍扎好，置膝于半伸屈位。

清代，吴谦等著《医宗金鉴·正骨心法要旨》，较系统地总结了清代以前的骨伤科经验，对人体各部的骨度、损伤的治法记录周详，既有理论，亦重实践，图文并茂。该书将正骨手法归纳为摸、接、端、提、推、拿、按、摩八法，并介绍腰腿痛等疾患的手法治疗，及运用攀索叠砖法、腰部垫枕法整复腰椎骨折脱位等，对后世影响很大。在固定方面，主张“爰因身体上下正侧之象，制器以正之，用辅手法之所不逮，以冀分者复合，欹者复正，高者就其平，陷者升其位”，并改进了多种固定器具，如脊柱中段损伤采用通木固定；下腰损伤采用腰柱固定；四肢长骨干骨折采用竹帘、杉篱固定；髌骨骨折采用抱膝圈固定等。沈金鳌著《沈氏尊生书·杂病源流犀烛》,发展了骨伤科气血病机学说,对内伤的病因病机、辨证论治有所阐发。胡廷光著《伤科汇纂》,收集了清代以前有关骨伤科的文献,结合其临床经验加以整理,是一本价值较高的骨伤科专著,该书系统地阐述了各种损伤的证治,记载了骨折、脱位、筋伤的检查、复位法,附录许多治验医案,并介绍大量伤科处方及用药方法。钱秀昌著《伤科补要》,较详细地论述了骨折、脱位的临床表现和诊治方法,如髋关节后脱位采用屈髋屈膝拔伸回旋法整复等。该书记载了医疗器具固定图说、周身各部骨度解释、伤科脉诊及大量方剂,尤其是伤科脉诊,一直对后世产生深远影响。

七、中医骨伤科学危机(1840~1949年)

中医骨伤科学是中国人民在长期与损伤、骨关节疾病作斗争中积累的智慧结晶,其中有不少是世界上最早的发明和创造,代表了当时的世界先进水平,为中华民族的繁衍与健康作出了不朽的贡献。但1840年鸦片战争后,中国沦为半封建半殖民地国家,随着西方文化的入侵,传统中医药受到歧视和排挤,中医骨伤科学也面临危机。在此期间,骨伤科著作甚少,丰富的骨伤科经验散存于民间,缺乏整理和提高。正骨技术和经验主要靠师授家传继承了下来,而前期萌芽的骨折切开复位、内固定等技术不仅没有发展,而且基本上失传了。这个历史时期有代表性的著作是赵廷海所著之《救伤秘旨》,收集少林学派的治伤经验,记载人体36个致命大穴,介绍了损伤各种轻重证的治疗方法,收载"少林寺秘传内外损伤主方",并增加了"按证加减法"。

1949年以前,中医骨伤科的延续以祖传或师承为主,医疗活动只能以规模极其有限的私人诊所形式开展。这种私人诊所在当时不仅是医疗单位,而且也是教徒授业的教学单位。全国各地骨伤科诊所,因其学术渊源的差别,出现不少流派,较著名的有:河南省平乐镇郭氏正骨世家,天津苏氏正骨世家,上海石筱山、魏指薪、王子平等伤科八大家,广东蔡荣、何竹林等五大伤科名家,湖北武当派李氏正骨,福建少林派林如高,四川杜自明、郑怀贤,江苏葛云彬,北京刘寿山,山东梁铁民及辽宁孙华山等,各具特色,在当地产生一定影响。

八、中医骨伤科学新生(1949年~至今)

中华人民共和国成立后,随着社会经济、政治与文化的变革,中医骨伤科也从分散的个体开业形式向集中的医院形式过渡。1958年以后,全国各地有条件的省、市、县均相继成立了中医院,中医院多设有伤科、正骨科或骨伤科,不少地区还建立了专门的骨伤科医院。20世纪50年代,上海市首先成立了"伤骨科研究所",此后,北京、天津、洛阳等地也相继成立骨伤科研究所和骨科创伤研究中心,标志着中医骨伤科学不仅在临床医疗实践方面,而且在基础理论与科学研究方面都有飞跃发展。

1956年开始,全国各省市陆续建立中医学院与中医学校,为国家培养了大批中医药人才。20世纪80年代,全国不少中医院校相继开办中医骨伤专业,招收培养中医骨伤专业的本科、硕士研究生、博士研究生等不同层次专门人才,缓解了中医骨伤科人才队伍的紧张局面。

全国各地著名老中医的正骨经验普遍得到整理与继承,有代表性的著作,如石筱山《正骨疗法》、《平乐郭氏正骨法》、《魏指薪治伤手法与导引》、郑怀贤《伤科疗法》、杜自明《中医正骨经验概述》、梁铁民《正骨学》、《刘寿山正骨经验》、《林如高正骨经验》等。

1958年,我国著名骨伤科专家方先之、尚天裕等虚心学习著名中医苏绍三正骨经验,博采各地中医骨伤科之长,运用现代科学知识和方法,总结出新的正骨八法,研制成功新的夹板外固定器材,同时配合中药内服、外治及传统的练功方法,形成一套中西医结合治疗骨折的新疗法,其编著的《中西医结合治疗骨折》一书,提出"动静结合"、"筋骨并重"、"内外兼治"、"医患合作"治疗骨折的四项原则,使骨折治疗提高到一个新水平,在国内外产生重大影响。20世纪70年代以后,中西医结合在治疗开放性感染骨折、脊椎骨折、关节内骨折及陈旧性骨折脱位等方面总结了成功经验,治疗慢性骨髓炎、慢性关节炎也取得了一定的效果。传统的中医骨伤科经验得到进一步发掘、整理与提高,逐步形成一套有中国特色的治疗骨折、骨病与软组织损伤的新疗法。在外固定方面,各地在总结中西医固定器械的优缺点基础上,把两者有机结合在一起,运用现代科学理论加以论证,这方面工作较突出的有:北京中国中医研究院"骨折复位固定器"、天津医院"抓髌器"、河南洛阳正骨医院"尺骨鹰嘴骨折固定器"及上海第六人民医院"单侧多功能外固定器"等。1986年,中国中医药学会骨伤科分会成立,中医骨伤科学术交流日趋广泛,一方面推广传统、有效的医疗方法,另一方面用先进的科学技术深入研究治疗机理。20世纪90年代,随着现代生物技术和手段,如光镜、电镜、电生理、生物化学、生物力学、分子生物学等,在本学科基础研究与临床医疗中的广泛应用,中医骨伤科学发展更加科学完善,并焕发出新的生机,正迎来一个科学的春天,为人类健康事业作出更大的贡献。

(林燕萍)

第二章
损伤的分类及病因病机

导　学

本章主要介绍损伤的分类与病因病机两个内容。

通过学习，重点掌握损伤发生后，皮肉筋骨、气血津液、脏腑经络的病理变化，掌握损伤的分类和损伤内因、外因的定义，尤其是外力伤害（直接暴力、间接暴力、肌肉牵拉和持续劳损）及内因（年龄、体质、解剖结构、先天因素、病理因素、职业工种）的内容；了解损伤内因与外因的相互关系，了解皮肉筋骨、气血津液、脏腑经络的生理功能及其相互关系。

第一节　损伤的分类

一、损伤概念

损伤是指受外界因素的作用，引起机体皮肉、筋骨、经络、脏腑等组织结构的损害而出现的全身和局部的反应。中医学对损伤的认识较早，在甲骨文卜辞和器物铭文中就有疾手、疾肘、疾胫、疾趾、疾骨等记载。而且在周代时就对损伤有了分类，如《周礼·天官》描述疡医主治肿疡、溃疡、金疡、折疡。"疡"字即"伤"字之义（郑玄注："身伤曰疡"），从分类上已与一般疮疡外科有了明确的区别。《礼记·月令孟秋》记载了损伤可分为伤（皮伤）、创（肉创）、折（骨折）、断（骨肉皆断离）四类。唐代《外台秘要》将损伤明确分为外损与内伤两类，这对后世临床损伤分类的发展和进步起了重要作用。唐代以后针对损伤不同的性质和特点又有许多不同的分类方法。

二、损伤的分类

（一）按损伤部位分类

按损伤部位的不同可分为外伤和内伤。外伤是指皮、肉、筋、骨的损伤，可具体分为骨折、脱位与伤筋；内伤是指机体脏腑损伤以及损伤所引起的气血、脏腑、经络功能紊乱而出现的各种损伤内证。

（二）按受伤时间分类

按受伤的时间可分为新伤和陈伤。新伤是指受伤时间较短，临床上一般指在2～3周以内就诊者；陈伤又称宿伤，是指新伤失治，日久不愈，或愈后又因某些诱因而复发者。

（三）按损伤发生过程与外力作用性质分类

按损伤发生过程和外力作用的性质可分为急性损伤和慢性劳损。急性损伤是指由于急骤突发的暴力所引起的损伤。其特点为病因明确，起病急骤，病因与发病过程关系密切。慢性劳损是指由于劳逸失度或体位不正确，从而使外力经久累积作用于人体引起的损伤。其特点为病因隐秘，发病缓慢，病因与发病过程关系不密切。

（四）按损伤部位皮肤或黏膜是否破损分类

根据受伤部位的皮肤或黏膜是否破损，可分为闭合性损伤和开放性损伤。闭合性损伤是指由钝性暴力造成的无创口损伤。开放性损伤是指由锐器、火器等暴力造成的有创口（皮肤或黏膜的破裂）损伤。皮肉为人之外墙，若皮肤完整，则伤处不致污染，外邪不易侵入。皮肤黏膜破损使深部组织与外界环境沟通，外邪极易从伤口入侵，容易发生感染。

（五）按受伤程度分类

根据受伤的程度不同可分为轻伤和重伤。损伤的严重程度取决于致伤因素的性质、强度，作用时间的长短，受伤的部位及其面积的大小、深度等。总之，以对人体危害程度进行分类。

（六）按致伤因素的职业特点分类

根据致伤因素的职业性质可分为生活损伤、工业损伤、农业损伤、交通损伤和运动损伤等。如运动员及舞蹈、杂技、武打演员容易发生各种运动损伤，这些损伤的发生与伤者工作职业及生活习惯密切相关。

（七）按致伤因素性质分类

根据致伤因素的性质可分为物理损伤、化学损伤和生物损伤等。如外力、高温、寒冷、电流等损害。中医骨伤科学的研究对象主要是外力引起的损伤。

由于人体是一个内外统一的整体，各组织、器官之间，相互联系、相互作用。就皮、肉、筋、骨外伤来讲，皮肉裹于外，筋骨续于内，皮肉受损，筋骨亦会受累，反之，筋伤骨损，皮肉必然受伤。就内伤而言，由于经络是运行气血的通道，且内属于脏腑，外络于肢节，而且五脏之道皆出于经隧，因此，无论是伤气血还是伤脏腑，均可导致经络阻滞，反之，经络损伤亦可内传脏腑，经络运行阻滞，必然会引起气血脏腑功能失调。此外，外伤与内伤也是相互影响的，肢体虽受损于外，也会由外及内使气血受伤，并可引起脏腑功能不和，出现许多损伤内证。

临床辨证施治时，既要参照上述分类方法将伤病进行分类，更应从整体出发，全面检查分析，才能正确辨证论治，取得较好的疗效，这是中医骨伤科学的特点之一。

第二节　损伤的病因病机

一、损 伤 病 因

损伤病因是指引起人体损伤发生的原因，或称为损伤的致病因素。只有掌握损伤的病因，才能对损伤的性质和程度作出正确判断，对损伤的辨证论治起重要指导作用。

（一）外因

外因是指外界因素作用于人体而引起的损伤，包括外力伤害、外感六淫、邪毒感染三个方面。

1. *外力伤害*　是指超越了人体承受力而造成伤害的外力，也称暴力或伤力。如跌仆、坠堕、撞击、闪挫、压轧、负重、刀刃、劳损等所引起的损伤都与外力作用有关。根据外力性质的不同，又可分为直接暴力、间接暴力、肌肉牵拉和持续劳损四种。

（1）直接暴力：是指外力直接造成作用部位损伤的力，如创伤、打击伤、爆炸伤等。其特点：受伤部位就是外力作用部位；软组织损伤比较重，一旦发生开放，多由锐器由外向内造成，污染重容易将外界异物带入创口，造成感染。

（2）间接暴力：是指外力作用后通过传达、扭转和杠杆等方式使远离外力作用的部位发生损伤的一种伤力。如坠落伤、扭转伤等。其特点：受力部位与损伤发生部位不在同一处；软组织损伤较轻，一旦发生开放，多由移位的骨折端由内向外造成开放，污染较轻。

（3）肌肉牵拉：是指肌肉瞬间急剧强烈收缩造成的损伤，其特点：容易发生在骨骼肌的支点处；肌肉和肌腱撕裂或断裂的损伤。如跌仆时股四头肌强烈收缩可引起髌骨骨折，投掷手榴弹时肌肉强烈收缩致肱骨干骨折。

（4）持续劳损：持续劳损是指外力长期反复作用在某一部位累积造成的一种损伤。如长时间不良姿态的操作，使肢体某部位之筋骨受到持续或反复多次的慢性牵拉、摩擦等。

2. *外感六淫*　风、寒、暑、湿、燥、火是自然界六种不同的气候变化，若太过或不及，引起人体发病者，称为“六淫”。外感六淫可引起筋骨、关节疾患，导致关节疼痛或活动不利。损伤之后，风寒湿邪乘虚侵袭，阻塞经络，导致气机不得宣通，引起肌肉挛缩或松弛无力，进一步加重脊柱和四肢关节功能障碍。

3. *邪毒感染*　外伤后感受邪毒或积瘀化热，引起局部和全身感染。如开放性骨折处理不当可引起化脓性骨髓炎。邪毒感染是金疮证治中的重点。

（二）内因

内因是指内在的与损伤相关的因素。损伤主要是由外力伤害等外在因素所致，但也与各种不同的内在因素密切相关。其中包括人体的生理、解剖结构及病理因素等。

1. *年龄*　年龄不同，损伤的好发部位、发生率都不一样，且各有其特点。老年人肝肾不足，筋骨痿软，骨质疏松，协调能力差容易发生损伤。如倒时臀部着地，外力作用相同，但老年人易引起股骨颈骨折或股骨粗隆间骨折。儿童为幼阳之体，筋骨发育不全，自制能力差，也易发生损伤。但又因小儿的骨膜较厚而富有韧性，故骨折时多发生不完全性骨折；儿童骨骺尚未愈合易发生骨骺损伤。青壮年筋骨强劲，同等外力不易发生损伤。

2. *体质*　体质的强弱与损伤的发生密切相关。年轻体壮、气血旺盛、肾精充足、筋骨坚固者一般不易发生损伤。年老体弱、气血虚弱、肝肾亏虚、骨质疏松者容易发生损伤。

3. *解剖结构*　损伤与其局部解剖结构有一定的关系，局部解剖上的力学薄弱点是损伤好发部位。一般说来，肌肉韧带薄弱处、松质骨与密质骨交界处、骨干形状改变部位、活动幅度差异的部位（活动范围大与活动范围小交界部位）、生理曲线交接部位、儿童的骨骺因素、狭窄易摩擦部位，往往是损伤的好发部位。如锁骨骨折多发生在无韧带肌肉保护的锁骨两个弯曲的交界处、桡骨下端骨折好发于桡骨下端 2 ~ 3 cm 松质骨与密质骨交界处等。

4. *先天因素* 损伤的发生与先天禀赋密切相关。如第 1 骶椎的隐性脊柱裂，由于棘突阙如，棘上与棘间韧带失去了依附，降低了腰骶关节的稳定性，容易发生劳损。先天性脆骨病、先天性骨关节畸形都可造成骨组织脆弱，易产生骨折。

5. *病理因素* 损伤的发生与全身疾病和局部病变密切相关，如内分泌代谢障碍可影响骨的成分，骨质疏松极易发生病理性骨折。而局部骨骼疾患如骨肿瘤、骨结核、骨髓炎等均可导致骨质破坏，而发生骨折。

6. *职业工种* 职业工种在损伤的发生中有其特殊意义。如经常伏案工作易致颈椎病，长期弯腰负重操作的工作人员容易出现腰肌劳损，运动员及舞蹈、杂技、武打演员容易发生各种扭伤。因此，从一定意义上说，职业工种是损伤的一种致病因素。

人是一个内外统一的有机整体，损伤的发生发展是内外因素综合作用的结果。不同的外因可以引起不同的损伤疾患。而同一外因作用于不同内因的个体，损伤的种类、性质与程度又有所不同。损伤疾患的发生，外因虽然很重要的，但亦不要忽视机体的内因。

二、损 伤 病 机

人体是由皮肉、筋骨、脏腑、经络、气血、津液等共同组成的一个有机整体，人体的生命活动主要是脏腑功能的反映，脏腑功能的物质基础是气血、津液。脏腑各有不同的生理功能，通过经络联系全身的皮肉筋骨等组织，构成复杂的生命活动，它们之间保持着相对的平衡，互相联系，互相依存，互相制约，无论在生理活动还是在病理变化方面都有着不可分割的联系。因此，损伤疾病的发生和发展与皮肉筋骨、脏腑经络、气血津液等密切相关。

（一）皮肉筋骨病机

1. *皮肉筋骨生理功能* 皮肉为人体之外壁，内充卫气，人之卫外者全赖卫气。肺主气，达于三焦，外循肌肉，充于皮毛，如室之有壁，屋之有墙，故《灵枢・经脉》曰："肉为墙"。皮肉功能与肺、脾关系密切，"肺主皮毛"、"脾主肌肉"。

"筋"是筋络、筋膜、肌腱、韧带、肌肉、关节囊、关节软骨等组织的总称。筋的主要功用是连属关节，络缀形体，主司关节运动。《灵枢・经脉》曰："筋为刚"，指出筋的功能坚劲刚强，能约束骨骼。《素问・五脏生成》说："诸筋者，皆属于节。"说明人体的筋都附着于骨节上。《杂病源流犀烛・筋骨皮肉毛发病源流》中说："筋也者，所以束节络骨，绊肉绷皮，为一身之关纽，利全体之运动者也，其主则属于肝。""所以屈伸行动，皆筋为之"。说明筋不仅能联络骨骼维系关节的稳定，而且还能维持肢节的活动。这就是广义的"筋"的生理功能。因此，筋病多影响肢体的活动。

骨为奇恒之府，《灵枢・经脉》曰："骨为干"，指出骨的主要功能是支持人体，保护内脏。《素问・痿论》曰："肾主身之骨髓"。《素问・脉要精微论》又曰："骨者，髓之府，不能久立，行则振掉，骨将惫矣。"说明骨的作用，不但为立身之主干，还内藏精髓，与肾气有密切关系，肾藏精，精生髓，髓养骨，合骨者肾也，因此，肾气充盈与否影响骨的生长、发育、壮健与再生。反之，骨受损伤，可累及肾，两者互为影响。

肢体的运动，有赖于筋骨，而筋骨离不开气血的温煦濡养，气血化生，濡养充足，筋骨功能才可劲强；筋骨又是肝肾之外合，肝血充盈，肾精充足，则筋劲骨强。

2. *损伤与皮肉筋骨关系* 皮肉筋骨的损伤，在骨伤科疾患中最为常见，一般可分为"伤皮肉"、"伤筋"、"伤骨"，其间互有联系。

（1）伤皮肉：损伤的发生，或破其皮肉，或气血瘀阻肉理。皮肉破损，犹壁之有穴，墙之有洞，无异门户洞开，易使外邪入侵；气血瘀阻肉理，则营气不从，郁而化热，有如闭门留邪，以致瘀热为毒；若肺气不固，脾虚不运，则卫外阳气不能熏泽皮毛，脾不能为胃运行津液，而致皮肉濡养缺乏，引起肢体痿弱或功能障碍。损伤引起血脉受阻，营卫运行滞涩，则筋肉得不到气血濡养，导致肢体麻木不仁、挛缩畸形。局部皮肉组织受邪毒感染，营卫运行功能受阻，气血凝滞，则郁热化火，酿而成脓，出现局部红、肿、热、痛等症状。若皮肉破损引起破伤风，可导致肝风内动，出现张口困难、牙关紧闭、角弓反张和抽搐等症状。

（2）伤筋：人体遭受外力，筋首当其冲受损。在临床上，凡扭伤、挫伤后，可致筋肉损伤，局部肿痛、青紫，关节屈伸不利。即使在"伤骨"的病证中，如骨折、脱位等，由于筋依附于骨的表面，筋亦往往受累。所以，在治疗骨折、脱位时都应考虑筋伤的因素。慢性劳损性疾病，亦常可导致筋的损伤，如"久行伤筋"，说明久行过度疲劳，可致筋的损伤。临床上筋伤机会多，其证候表现、病理变化较复杂多端，如筋断、筋急、筋缓、筋缩、筋挛、筋痿、筋结、筋惕，等等，宜细审察之。

（3）伤骨：骨折、脱位是临床骨伤科损伤疾患中最为常见的"伤骨"病证，多因直接暴力、间接暴力所致，慢性劳损亦可使人筋骨受损。凡伤后出现肿胀、疼痛、活动功能障碍，并可因骨折位置的改变而有畸形、骨擦音、异常活动，或因关节脱位,骨的位置不正常,可使附着之筋紧张而出现弹性固定情况。伤骨不是单纯性孤立的损伤,伤骨能伤筋,伤筋亦能损骨。筋骨损伤后还必然累及气血,使气血伤于内,因脉络受损,气滞血瘀,为肿为痛。《灵枢·本脏》指出:"是故血和则经脉流行,营复阴阳,筋骨劲强,关节清利矣。"所以治疗伤骨时,必须行气消瘀以纠正气滞血瘀的病理变化。

（二）气血津液病机

1. 气血的生理功能

（1）气:人体之气一方面源于肾之精气,另一方面源于从肺吸入的清新之气和由脾胃所化生的"水谷精气",前者为先天之气,后者乃后天之气。气是一种流动的物质,有升、降、出、入四种基本运动形式。它的主要功能包括推动、温煦、防御、固摄、气化等作用。总之,气在全身流通,无处不到,上升下降,维持着人体动态平衡。

（2）血:由脾胃水谷精微所化生,《灵枢·决气》指出:"中焦受气取汁,变化而赤,是谓血。"血的化生还需营气参与,营气是血液的重要组成部分。"血主濡之"说明血对各个脏腑、组织、器官起营养作用。《素问·五脏生成》说:"肝受血而能视,足受血而能步,掌受血而能握,指受血而能摄",说明全身的皮肉、筋骨、脏腑,都需要得到血液的营养,才能行使各自的生理活动。

"气"和"血"的关系极为密切。《血证论·吐血》中指出:"气为血之帅,血随之而运行;血为气之守,气得之而静谧。"气推动血沿着经脉循行全身,以营养五脏六腑、四肢百骸。两者相互依附,周流不息。血的循行,靠气的推动,气行则血运行,气滞则血瘀。反之,血溢于外,成为瘀血,气亦必随之而滞。气能行血、生血、摄血,气存血中,血以载气,故有"气为血帅,血为气母"之说,生动阐明了两者之间相互依存的关系。

2. 津液的生理功能　津液是人体内一切正常水液的总称。清而稀薄者称为津,浊而浓稠者称为液。"津"多布散于肌表,以渗透润泽皮肉、筋骨之间,有温养充润的作用,故《灵枢·五癃津液别》说:"以温肌肉,充皮肤,为其津"。"液"流注、浸润于关节、脑髓之间,以滑利关节,濡养空窍,同时也有润泽肌肤的功能。津和液都是体内正常水液,两者之间可互相转化,故并称为津液,有充盈空窍,滑利关节,润泽皮肤、肌肉、筋膜、软骨,濡养脑髓和骨髓,即所谓填精补髓等生理功能。津液的代谢是由脏腑主持,随气血周流,又通过三焦进行。

3. 损伤与气血的关系　人体损伤的发生、发展无不与气血相关。当人体受到外力伤害发生损伤后,常导致气血运行紊乱而产生一系列的病理改变。《素问·阴阳应象大论》指出:"气伤痛,形伤肿。故先痛而后肿者,气伤形也;先肿而后痛者,形伤气也。"临床上多见气血两伤,肿痛并见,唯有所偏胜,或伤气偏重,或伤血偏重,以及先痛后肿,或先肿后痛等不同情况。

（1）伤气:一般可表现为气滞、气虚、气逆、气闭、气脱等。

1）气滞:指损伤后气机运行不畅。气运行于全身,正常时流通疏畅,当人体某一部位、某一脏腑发生损伤或病变,都可使气的流通发生障碍,气机不利,出现气滞病理现象。《素问·阴阳应象大论》说:"气伤痛,形伤肿。"气本无形,郁滞则气聚,聚则似有形而实无质,气机不通之处,即伤病之所在,可出现胀闷、疼痛。损伤气滞的特点为外无肿形,痛无定处,自觉疼痛范围较广,但体表无明确压痛点。气滞在全身各个部位均可发生。如气滞发生于胸胁,则出现胸胁部胀痛,呼吸、咳嗽时均可牵掣作痛等。

2）气虚:是全身或某一脏腑、器官、组织出现功能不足和衰退的一种病理现象。气虚的发生与气的生成与来源不足、过耗等有关。慢性损伤患者、严重损伤后期、体质虚弱和老年患者等可见到。其主要临床表现为疼痛绵绵、肿处日久不散、疲倦乏力、语声低微、少气懒言、气短、自汗、脉细软无力,损伤恢复慢。

3）气闭:是指因损伤严重而骤然导致气血错乱,气为血壅,气闭不宣。其主要临床表现为一时性的晕厥、不省人事、窒息、烦躁不安或昏睡困顿等。

4）气脱:是指气不内守,气随血脱,多在损伤大出血之后出现。气脱者多突然昏迷或醒后又昏迷,表现呼吸浅促、面色苍白、四肢厥冷、二便失禁、脉微弱等证候。常发生于开放性损伤失血过多、头部外伤等严重伤患。

5）气逆:是指因损伤导致肝胃内伤,造成肝胃气机不降而反逆上为患的病理状态,临床出现嗳气频频、作呕欲吐或呕吐等症。

（2）伤血:伤血一般可表现为血瘀、血虚、血脱、血热四类。

1）血瘀:是指血液运行不畅,瘀积凝滞。在骨伤科疾患中的血瘀多由于局部损伤出血所致。血有形,形伤肿,瘀血阻滞,经脉不通,不通则痛,故血瘀出现局部肿胀、疼痛。血瘀疼痛的特征为痛如针刺,痛点固定。血瘀还可在损伤处出现肿胀青紫,同时由于瘀血不去,可使血不循经,反复出血不止。全身症状表现为面色晦暗、唇舌青紫、脉细或涩等。在骨伤科疾患中,常气滞血瘀同时并见。

2）血虚:是指体内血液不足,不能濡养脏腑、经络、皮肉、筋骨而出现的病理变化。在骨伤科疾患中,血虚主要由于失血过多;或因瘀血不去,新血不生;或因筋骨严重损伤,累及肝肾,肝血肾精不充所致。血虚临床表现为面色不华或萎黄、头晕、目眩、心悸、手足发麻、心烦失眠、爪甲色淡、唇舌淡白、脉细无力。损伤局部久延不愈，甚至血虚筋挛、皮肤干燥、头发枯焦，或关节缺少血液滋养而僵硬、活动不利。血虚患者，往往由于全身功能衰退，同时可出现气虚证候。气血俱虚则在骨伤科疾患中表现为损伤局部愈合缓慢，功能长期难以恢复等。

3）血脱：是指在受到严重创伤大量失血时，出现的四肢厥冷、大汗淋漓、烦躁不安，甚至晕厥昏迷等虚脱的症候群。血为气之母，气为血之帅，损伤失血过多，造成气随血脱。

4）血热：是指血分有热，多由于损伤后积瘀化热、或邪毒感染所致。临床表现为发热、口渴、心烦、舌红绛、脉数等，严重者可出现高热昏迷。积瘀化热，邪毒感染，亦可致局部肉腐成脓。若血热妄行，临床可见出血倾向。

4. 损伤与津液关系　损伤而致血瘀时，由于积瘀生热，热邪灼伤津液，可使津液消耗过多而不能很好地发挥滋润作用，出现口渴、咽燥、大便干结、小便短少、舌苔黄而干燥等热灼津液表现。由于重伤久病，常能严重耗伤阴液，除了可见较重的伤津证候外，还可见全身情况差、舌色红绛而干燥、舌体瘦瘪、舌苔光剥、口干而不欲饮等症。

津液与气有密切的关系，损伤而致津液亏损时，气亦随之受损。津液大量丢失，甚至可导致“气随液脱”。而气虚不能固摄，又可致津液损伤。

肢体损于外，则气血伤于内，损伤后如果有关脏腑气机失调，必然会影响“三焦气化”，妨碍津液的正常运行而导致病变。津失输布虽然与肺、脾、肾、三焦等脏器均有关系，但关键在肾。因三焦气化生于肾气，脾阳根源于肾阳，膀胱的排尿功能依赖于肾的气化作用。肾气虚衰时可见小溲清长，或水液潴聚的表现，如局部或下肢浮肿。关节滑液停积时，可积聚为肿胀。

（三）脏腑经络病机

1. 脏腑经络的生理功能　脏腑是化生气血，通调经络，营养皮肉筋骨，主持人体生命活动的主要器官。脏与腑的功能各有不同。《素问·五脏别论》中说：“五脏者，藏精气而不泻也”，“六腑者，传化物而不藏”。五脏的生理功能是化生和贮藏精气，六腑的生理功能是腐熟水谷、传化糟粕、排泄水液。

经络是运行全身气血，联络脏腑肢节，沟通上下内外，调节体内各部分功能活动的通路。包括十二经脉、奇经八脉、十五别络以及经别、经筋等。每一经脉都连接着内在的脏或腑，同时脏腑又存在互为表里的关系。所以在疾病的发生和传变上亦可以由于经络的联系而相互影响。

人体是一个统一的整体，内外之间有着密切联系，不同的体表组织由不同的内脏分别主宰，如“肺主皮毛”、“脾主肌肉”、“肝主筋”、“肾主骨”等。当脏腑发生病变时，必然会通过它的有关经络反映于体表；而位于体表的组织病变，同样可以通过经络影响其所属的脏腑出现功能紊乱。如肝藏血主筋，肝血充盈，筋得所养，活动自如；肝血不足，筋的功能就会发生障碍。肾主骨，藏精气，精生骨髓，骨髓充实，则骨骼坚强；脾主肌肉，人体的肌肉依赖脾胃化生气血以滋养。这都说明人体五脏与筋骨气血的相互联系。

2. 损伤与脏腑经络关系

（1）肝、肾：《素问·宣明五气》提出五脏随其不同功能而各有所主。“肝主筋”、“肾主骨”的理论在骨伤科辨证论治上广泛运用，损伤与肝、肾的关系十分密切。

1）肝主筋：《素问·五脏生成》说：“肝之合筋也，其荣爪也”。《素问·六节藏象论》说：“其华在爪，其充在筋”。这些条文都说明肝主筋，主关节运动。“肝主筋”是指全身筋肉的运动与肝密切相关。肝血充盈，筋得其养，才能运动有力、灵活。肝血不足，血不养筋，则出现手足拘挛、肢体麻木、屈伸不利等症。

2）肝藏血：《灵枢·本神》说：“肝藏血”，《素问·五脏生成》说：“故人卧，血归于肝……足受血而能步，掌受血而能握，指受血而能摄”。是指肝脏具有贮藏血液和调节血量的功能。凡跌打损伤之证，而有恶血留内时，则不分何经，皆以肝为主，必影响到肝的功能，因肝主藏血，故败血凝滞体内，从其所属，必归于肝。如跌仆闪挫迸伤的疼痛多发生在胁肋少腹处，正是因为肝在胁下，肝经起于大趾，循少腹，布两胁的缘故。

3）肾主骨，主生髓：《灵枢·本神》说：“肾藏精”，《素问·宣明五气》说：“肾主骨”，《素问·六节藏象论》说：“肾者……其充在骨”，《素问·阴阳应象大论》说：“肾生骨髓”，“在体为骨”。这些都说明肾主骨生髓，骨是支持人体的支架。

由于肾藏精，精生髓，髓养骨，所以骨骼的生长、发育、修复，均须依赖肾脏精气的营养和推动。如临床上肾精气不足导致小儿的骨软无力、囟门迟闭以及某些骨骼的发育畸形；肾精不足，骨髓空虚，可致腿足痿弱而行动不便，或骨质脆弱，易于骨折，也可出现腰背酸痛、腰脊活动受限等症状。又如骨折损伤必内动于肾，因肾生精髓，故骨折后如肾生养精髓不足，则无以养骨难以愈合。故在治疗时，必须用补肾续骨之法，常配合入肾经的药物。筋骨相连，发生骨折时常伤及筋，筋伤则内动于肝，肝血不充，无以荣筋，筋失滋养而影响修复。肝肾同源，肝血肾精不足，将影响骨折愈合，所以临床上注意补肾同时须养肝、壮筋，常配合入肝经的药物。

（2）脾、胃：脾为仓廪，主消化吸收。《素问·灵兰秘典论》说："脾胃者，仓廪之官，五味出焉。"说明胃主受纳、脾主运化。运化是指把水谷化为精微，并将精微物质转输至全身的生理功能。它对于气血的生成和维持正常活动所必需的营养起着重要的作用，故称气血生化之源。此外，脾还具有统摄血液、防止逸出脉外的功能，它对损伤后的修复起重要作用。

脾主肌肉四肢：《素问·痿论》说："脾主身之肌肉"，《灵枢·本神》说："脾气虚则四肢不用"。全身的肌肉都要依靠脾胃所运化的水谷精微营养，如果营养好，则肌肉壮实，四肢活动有力，即使受伤也容易痊愈；反之，若肌肉瘦削，四肢疲惫，软弱无力，则伤后不易恢复。所以损伤以后要注意调理脾胃的功能。

（3）心、肺：心主血，肺主气。气血的周流不息，输布全身，还有赖于心肺功能的健全。心肺调和，则气血得以正常循环输布，才能发挥煦濡的作用，而筋骨损伤才能得到痊愈。肺主一身之气，如果肺的功能受损，不但会影响呼吸功能，而且也会影响气的生成，从而导致全身性的气虚，出现体倦无力、气短、自汗等症状。

（4）经络：经脉内联脏腑，外络肢节，布满全身，是营卫气血循行的通路，《灵枢·本脏》说："经脉者，所以行血气而营阴阳，濡筋骨，利关节者也。"指出经络有运行气血，营运阴阳，濡养筋骨，滑利关节的作用。所以经络一旦受伤就会使营卫气血的通路受到阻滞。经络的病候主要有两方面，一是脏腑的损伤病变可以累及经络，经络损伤病变又可内传脏腑而出现症状；二是经络运行阻滞，会影响它循行所系组织器官的功能，出现相应部位的证候。因此，在医治骨伤科疾患时，应根据经络、脏腑学说来灵活辨证，调整其内脏的活动和相应的体表组织、器官的功能。

（林燕萍）

第三章
临床检查

导　学

本章主要介绍了望、闻、问、切四诊，骨与关节检查及影像学检查等内容。

通过学习，重点掌握骨伤科望、闻、问、切四诊的内容及检查方法，骨与关节测量检查、功能检查及各部位特殊检查的方法、临床意义及注意事项；熟悉X线检查的位置选择及阅片方法；了解其他影像学检查的适用范围。能够合理运用骨伤科望、闻、问、切、摸、量以及特殊检查等方法收集临床资料，发现客观体征加以辨证分析，并结合影像学检查对损伤性疾病的性质、部位、程度以及合并症作出正确诊断。

第一节　望　　诊

望诊是通过对患者全身的神色、形态、损伤局部及舌质苔色进行认真观察、分析以初步确定损伤的部位、性质和程度的临床检查方法。对骨伤科患者诊断的时候首先通过望诊来进行全面观察，望诊应在自然光线下，采取适当体位，充分暴露损伤部位，力求全面仔细，防止漏诊。

一、望 全 身

（一）望神色

通过观察患者神态色泽的变化，可以辨别脏腑气血的盛衰，判断病情的轻重缓急。如患者精神充沛，目光精彩，面色红润，表情活泼，语音洪亮，呼吸平静，则表示神气健旺，正气未伤。如患者精神委靡，目光暗淡，面色晦滞，表情淡漠，言语低沉，呼吸急促，则表示神气虚衰，正气败散，病情较重。损伤失血多时，可出现唇青、面色苍白，甚至肤色为灰土色或紫绀色。若神志昏迷、汗出如油、瞳孔缩小或散大、循衣摸床、形羸色败、呼吸浅弱、喘息异常等，均为危候。

（二）望形态

通过观察患者形态变化了解损伤部位和病情缓急。正常的人体形态是身体各部外观均匀，发育相称，胸廓宽厚，肌肉结实，动作敏捷，活动自如。这是体质强壮，正气充旺的表现。形态的改变多为骨折、关节脱位以及严重筋伤的表现。如锁骨骨折时，患者多以健手托患侧前臂，头向患侧倾斜，下颌偏向健侧；患者下肢骨折时，多数不能直立行走；腰部急性扭伤，身体向患侧倾斜，用手支撑腰部等姿势。

二、望 局 部

（一）望畸形

通过观察肢体的异常改变，判断有无畸形，如突起、凹陷、成角、弯曲、倾斜、旋转、长短、粗细等。肢体骨折或脱位时，一般均有较明显的畸形，如肘关节后脱位及肱骨髁上骨折的“靴形”畸形，桡骨远端骨折的“餐叉”畸形，长骨干骨折的成角畸形等。筋肉萎缩或挛缩也会造成局部出现畸形，如小儿麻痹症后遗症出现肢体肌肉萎缩，前臂缺血性肌挛缩出现“爪形手”。

（二）望肿胀瘀斑

主要观察肿胀的位置、程度、形态和色泽变化，用以判断损伤的性质。人体损伤，多伤及气血，以致损伤部位气滞血凝，瘀积不散，瘀血凝滞于肌表，则为肿胀、瘀斑，肿胀严重时还可出现张力性水疱，一般新伤瘀肿较甚，青紫明显，旧伤则肿胀和色泽变化多不明显。某些骨病，也会出现肿胀，如痹证、骨痨会出现关节、局部的肿胀。

（三）望创口

应注意观察创面的部位、大小、深浅、方向、边缘情况、出血情况以及创面组织的色泽变化，同时观察创口是否有污染及异物等。如已感染，应注意脓液排出是否通畅，脓液的颜色、气味及稀稠等情况。

（四）望肢体功能

损伤发生后多伴有不同程度的肢体功能障碍，通过观察肢体功能活动情况对了解骨与关节损伤有重要意义。如上肢能否上举，下肢能否行走等，应进一步检查关节各方向活动是否正常。例如，肩关节的正常活动有外展、内收、前屈、后伸、内旋、外旋、多轴环转等。凡上肢外展未达到90°，而外展时肩胛骨一并移动，说明肩部外展动作受限；若患者梳发的动作受限，说明有外旋功能障碍；若患者手背不能置于背部，提示内旋功能障碍。原则上，肢体功能的检测应与正常肢体的活动作对比。

三、望　舌

望舌也称舌诊，舌乃心之苗，又为脾之外候，它与各脏腑均有密切联系。脏腑的虚实、气血的盛衰、津液的盈亏，以及外邪的性质等均可在舌象上比较迅速全面明显地得到反映，因此，舌诊是骨伤科辨证诊断的重要部分。

望舌分为望舌质及望舌苔两部分，正常舌象为淡红舌薄白苔。舌质和舌苔都可以诊察人体内的寒热、虚实的变化，而两者既有密切的关系，又各有重点：大体上，反映在舌质上的，以气血变化为重点。反映在舌苔上的，以脾胃变化为重点。所以察舌质、察舌苔可以得到相互印证、相得益彰的效果。

（1）舌色方面，正常人一般为淡红色，如舌色淡白，为气血虚弱，或为阳气不足而伴有寒象。

舌色红绛为热证，或为阴虚。舌色鲜红，称为红舌，进一步发展成为红绛。两者均主有热，但绛者热势更甚，属里热实证，多见于感染发热和创伤大手术后。

舌色青紫，为伤后气血运行不畅，瘀血凝聚。局部紫斑表示血瘀程度较轻，或局部有瘀血。全舌青紫表示血瘀程度较重。青紫而滑润，表示阴寒血凝，为阳气不能温运血液所致。绛紫而干表示热邪深重，津伤血滞。

（2）观察舌苔的变化，可鉴别疾病是属表还是属里；舌苔的过少或过多标志着正邪两方的虚实。

薄白而润滑为正常舌苔，或为一般外伤复感伤寒，初起在表，病邪未盛，正气未伤；舌苔过少或无苔表示脾胃虚弱；厚白而滑为损伤伴有寒湿或寒痰等兼证；厚白而腻为湿浊；薄白而干燥为寒邪化热，津液不足；厚白而干燥表示湿邪化燥；白如积粉可见于创伤感染、热毒内蕴之证。

黄苔一般主热证，主里热证。如创伤感染，瘀血化热时多见。脏腑为邪热侵扰，皆能使白苔转黄，尤其是脾胃有热；薄黄而干，为热邪伤津；黄腻为湿热；老黄为实热积聚；淡黄薄润者表示湿重热轻；黄白相兼表示由寒化热，由表入里；若由黄色转为灰黑色提示病邪较盛，多见于严重创伤感染伴有高热或失水等。

（3）舌苔的厚薄反映邪气的多少。舌苔厚腻为湿浊内盛，舌苔越厚则邪越重。从舌苔的消长和转化上可测知病情的发展趋势。由薄增厚为病进；由厚减薄称为“苔化”，为病退。但在舌红光剥无苔时属胃气虚弱或阴液已伤，老年人股骨颈等骨折时多见之。

第二节　闻　诊

骨伤科闻诊除了了解患者的语言、呻吟、呼吸、咳嗽的声音，以及嗅呕吐物、伤口、二便或其他排泄物的气味等一般检查外，应重点对以下内容进行了解。

一、听骨擦音

骨擦音（骨擦感）是骨折的主要体征之一，是骨折端相互摩擦产生的声音。无嵌插的完全性骨折，当搬动患者肢体时或进行检查时听到和感觉到的声音。但应注意，不宜主动去寻找骨擦音，以免增加患者的痛苦和加重局部的损伤。听骨擦音，不仅可以帮助辨明是否存在骨折，而且还可进一步分析骨折属于何种性质。骨骺分离的骨擦音与骨折的性质相同，但较柔和。骨擦音出现处即为骨折处。骨擦音经治疗后消失，表示骨折已接续。

二、听骨传导音

正常骨有导音的物理特性，骨折发生后，骨的连续性遭到破坏，骨的传导音亦随之减弱或消失。检查时患侧应与健侧作对比，将听诊器置于伤肢近端的适当部位，比如放在伤肢近端的骨突起部，用手指或叩诊锤轻轻叩击远端骨突起部，了解传导音的变化。叩诊时应注意用力大小相同，且伤肢不附有外固定物等。听骨传导音主要用于检查某些不易发现的骨折，也用于了解骨折愈合情况。

三、听入臼声

入臼声是关节复位过程中产生的声音。关节脱位在整复成功时，常能听到一声类似“咯嗒”的声音，当复位时听到入臼声，应停止复位的操作，以免造成肌肉、韧带、关节囊等软组织的过度损伤。

四、听关节摩擦音

关节摩擦音是关节活动中产生的声音。医生一手放在关节上，另一手移动关节远端的肢体，可检查出关节摩擦音，或有摩擦感。一些慢性或亚急性关节疾患可出现柔和的关节摩擦音；骨性关节炎可出现粗糙的关节摩擦音。

五、听肌腱弹响声与捻发音

肌腱弹响声与捻发音是发生腱鞘炎或肌腱炎时产生的一种病理声音。屈指肌腱狭窄性腱鞘炎患者在作屈伸手指的检查时可听到弹响声，多系肌腱通过肥厚的腱鞘时所产生，习惯上把这种狭窄性腱鞘炎又称为弹响指或扳机指。此外，腱周围炎在检查时常可听到好像捻干燥的头发时发出的一种声音，即“捻发音”，多在有炎性渗出液的腱鞘周围听到，好发于前臂的伸肌群、大腿的股四头肌和小腿的跟腱部。

六、听关节弹响声

关节弹响声是指病变关节活动时出现的一种声音。常伴有关节的疼痛、震动或绞锁。如膝关节半月板损伤或关节内有游离体时，在作膝关节屈伸旋转活动时，可发生较清脆的弹响声。部分正常人关节活动时也可出现生理性弹响，但不伴随疼痛、活动受限等其他症状。若关节运动到某一角度而出现一个尖细的声音，提示关节内有移位的软骨或游离体。

七、听皮下气肿的捻发音

皮下气肿的捻发音是创伤后皮下组织内气体存在时产生的一种声音或感觉。检查时手指分开，轻轻揉按患部，可听到或触摸到类似搓捻头发的声音。如肋骨骨折后，若断端刺破肺脏，空气渗入皮下组织可形成皮下气肿。开放性骨折合并气性坏疽时也可出现皮下气肿，挤压时常有气泡从伤口溢出并伴随恶臭。

八、听啼哭声

用于辨别小儿患者受伤部位。小儿不会准确表达伤情，家属有时也不能提供可靠的病史资料。当检查到患儿时某一部位时，小儿啼哭或哭声加剧，则提示该处可能是损伤的部位。

第三节　问　　诊

问诊在四诊中占有重要地位，是认识骨伤科疾病的一个非常重要的方法。医生通过问诊可以更多、更全面地了解患者的发病状况。骨伤科问诊除了应收集性别、年龄、职业、工种、籍贯、住址等一般情况外，还可结合诊断学中“十问”内容，重点询问以下几个方面。

一、发病情况

1. 主诉　即患者损伤后的主要症状及发生时间。主诉是促使患者前来就诊的原因，包括病因、主要表现以及持续时间。骨伤科患者的主诉有疼痛、肿胀、功能障碍、畸形及挛缩等。记录主诉应简明扼要。

2. 发病过程　应详细询问患者的发病环境、原因、暴力的强度和方向、受伤体位、病情发展过程、治疗情况及目前表现等。生活损伤一般较轻，工业损伤、农业损伤、交通事故或战伤往往比较严重，常为复合性创伤或严重的挤压伤等。应尽可能问清受伤的原因，如跌仆、闪挫、扭捩、坠堕等，询问暴力的性质、方向和强度，以及损伤时患者所处的体位及外力的作用方式等，如伤时正在弯腰劳动则损伤易发生在腰部；伤时由高空坠落，足跟着地，则损伤可能发生在足跟、脊柱或头部；平地摔倒者，则应问清着地的姿势，如肢体处于屈曲位还是伸直位，何处先着地；若伤时曾有晕厥，应询问晕厥持续的时间，以及醒后有无再昏迷。此外，还应询问患者伤后的诊治过程（包括诊断、治疗方法），效果如何，是否减轻或加重，目前症状情况怎样等。

3. 伤情　应详细询问患处的各种症状，包括创口情况。

（1）疼痛：详细询问疼痛的起始日期、性质、程度。疼痛程度及性质一般可分剧痛、疼痛、隐痛等，此外还有胀痛、跳痛、刺痛、游走性疼痛、放射性疼痛、酸痛等区别。剧痛者伤重，一般疼痛者伤轻，隐痛者多属慢性损伤或宿伤，胀痛者多为气滞，刺痛者常有异物，酸痛者多属慢性伤筋，游走性疼痛多属风邪。还应询问服止痛药后能否减轻；劳累、休息及昼夜对疼痛程度有无影响；与气候变化有无关系等。

（2）肿胀：应询问肿胀出现的时间、部位、范围、程度、形态。外伤性疾病则是先有痛后有肿，感染疾病多是先有肿后有痛，并伴有红肿热痛的炎性表现。如系增生的肿物，更须询问是先有肿物还是先有疼痛，肿物增长速度如何。

（3）肢体功能：肢体出现功能障碍时，应问明是受伤后立即发生的，还是受伤后经过一段时间才发生的。一般骨折或脱位后，功能大都立即发生障碍或丧失，骨病则往往是得病后经过一段时间才影响到肢体功能。如果病情许可，应在询问的同时，由患者以动作显示其肢体的功能。

（4）畸形：肢体畸形多由于骨或关节的破坏、移位、增生或软组织的瘫痪、挛缩所致，应详询畸形发生的时间及演变过程。外伤引起的肢体畸形，可在伤后立即出现，亦可经过若干年后才出现。

（5）创口：应询问创口形成的时间、出血情况、污染情况、处理经过，以及是否使用过破伤风抗毒血清等。

二、全身情况

1. *问寒热* 要询问寒热的程度和时间的关系，恶寒与发热是单独出现或是并见。感染性疾病，恶寒与发热常并见；损伤初期的低热多属血瘀化热，中后期的高热寒战可能为邪毒感染；骨关节结核有午后潮热；恶性骨肿瘤晚期可有持续性发热；颅脑损伤可引起高热抽搐等。问寒热除了解体温的高低外，还应询问患者的主观感觉。

2. *问汗* 问汗液的排泄情况，可了解脏腑气血津液的状况。严重损伤或严重感染，可出现四肢厥冷、汗出如油的险象；邪毒感染可出现大热大汗；伤后肺气虚弱，卫气不固，可出现自汗；盗汗常见于慢性骨关节疾病、阴疽等阴虚证。

3. *问饮食* 应询问饮食时间、食欲、食量、饮水情况等。对腹部损伤应询问其发生于饱食后或空腹时，以估计胃肠破裂后腹腔污染程度；食欲不振或食后饱胀，是胃纳呆滞的表现，多因伤后血瘀化热导致脾虚胃热，或长期卧床体质虚弱所致。还应询问其是否口渴引饮，喜热饮或冷饮，以辨别热证或寒证，并判断津液损耗情况。

4. *问二便* 主要询问大小便的性状、次数及颜色。伤后便秘或大便燥结，为瘀血内热。泻下清冷，夹有不消化食物，多为虚寒证；五更泄泻，多属肾阳虚；伤后便血，考虑胃肠道损伤。小便短少黄赤，多属实热证，因积瘀化热或蕴生热毒引起；尿清长，多属虚寒；尿频、失禁或余沥不尽者，为气虚；伤后血尿，多系泌尿系损伤。

三、其他情况

1. *既往史* 询问与目前损伤相关的过去的疾病，应记录主要的病情经过，当时的诊断、治疗的情况，以及有无合并症或后遗症，特别是结核史、外伤史、血液病及肿瘤等。

2. *个人史* 应询问患者从事的职业或工种的年限，劳动的性质、条件和常处体位，以及常住地和个人嗜好等。对妇女要询问月经、妊娠、哺乳史等。

3. *家族史* 询问家族成员的健康状况。如已死亡，则应追询其死亡原因、年龄，以及有无遗传性疾病。这对骨肿瘤、先天性畸形的诊断尤其有参考价值。

第四节 切 诊

切诊是医生在患者躯体一定部位切、按、触、叩，了解疾病内在变化及体表反应的诊察方法，骨伤科切诊主要包括脉诊、摸诊（触诊）两个方面。脉诊可掌握机体内部气血、虚实、寒热等变化；摸诊主要用以了解局部的损伤情况。

一、脉 诊

（一）常见脉象

骨伤科以浮、沉、迟、数、滑、涩六脉为纲。浮脉在新伤瘀肿、疼痛剧烈或兼有表证时多见，大出血及长期慢性劳损患者出现浮脉时，说明正气不足，虚象严重；沉脉主病在里，骨伤科的内伤气血、腰脊损伤疼痛时多见；迟脉一般主寒、主阳虚，在伤筋挛缩、瘀血凝滞等证常见，迟而无力者，多见于损伤后期气血不足，复感寒邪；数脉在损伤发热时多见，浮数热在表，沉数热在里。滑脉主痰饮、食滞，多见于胸部挫伤血实气壅时及妇女妊娠期；涩脉主气滞、血瘀、精血不足，多见于损伤血亏津少不能濡润经络的虚证、气滞血瘀的实证。

除以上六脉，损伤常见的脉象还有如下几种：弦脉，主诸痛，主肝胆疾病，阴虚阳亢，在胸胁部损伤以及各种损伤剧烈疼痛时多见，还常见于伴有肝胆疾患、动脉硬化、高血压等的损伤患者，其中弦而有力者称为紧脉，多见于外感寒邪之腰痛；濡脉与弦脉相对，气血两虚时多见之；洪脉，主热证，伤后邪毒内蕴，热邪炽盛，或伤后血瘀化热时多见；细脉，多见于虚损患者，以阴血虚为主，亦见于气虚或久病体弱患者；芤脉，为失血之脉，在损伤出血过多时多见；结、代脉为间歇脉之统称，在损伤疼痛剧烈，脉气不衔接时多见。

（二）骨伤科脉诊纲要

骨伤科脉诊要领主要可归纳为以下几点。

（1）瘀血停积者多系实证，故脉宜坚强而实，不宜虚细而涩；洪大者顺，沉细者恶。

（2）亡血过多者多系虚证，故脉宜虚细而涩，不宜坚强而实，故沉小者顺，洪大者恶。

（3）六脉模糊者，证虽轻而预后必恶。

（4）外证虽重，而脉来缓和有神者，预后良好。

（5）在重伤痛极时，脉多弦紧，偶然出现结代脉，系疼痛而引起的暂时现象，并非恶候。

二、摸 诊

摸诊是通过医生的手对损伤局部进行认真触摸，以了解损伤的性质程度，判断有无骨折、脱位，以及骨折、脱位的移位方向等。历代医家均非常重视摸诊的使用，在缺少影像设备的情况下，依靠长期临床实践积累的经验，运用摸诊，亦能对许多疾患作出比较正确的诊断。摸诊在骨伤科的用途极为广泛，有重要的临床意义。

（一）主要用途

1. *摸压痛* 根据压痛的部位、范围、程度来鉴别损伤的性质种类，直接压痛可能是局部有骨折或伤筋，而间接压痛（如纵轴叩击痛）常提示骨折的存在。长骨干完全骨折时，在骨折部多有环状压痛。斜行骨折时，压痛范围较横断为大。

2. *摸畸形* 触摸体表骨突变化，可以了解骨折或脱位的性质、位置、移位方向以及呈现重叠、成角或旋转畸形等情况。

3. *摸皮温* 根据局部皮肤冷热的程度，可以了解患肢血运情况，并可辨别是热证或是寒证。热肿一般表示新伤或局部积瘀化热、感染；冷肿表示气血受阻或寒性疾患；伤肢远端冰凉、麻木、动脉搏动减弱或消失，则表示血运障碍。摸皮温时一般以手背测试，并与对侧比较。

4. *摸异常活动* 指在肢体非关节处出现了类似关节的活动，或关节原来不能活动的方向出现了活动即为异常活动。多见于骨折和韧带断裂。检查骨折患者时，不要主动寻找异常活动，以免增加患者的痛苦和加重局部组织的损伤。

5. *摸弹性固定* 弹性固定是关节脱位的特征之一。脱位后，关节周围肌肉的痉挛将脱位后骨端保持在特殊的位置上。对该关节进行被动活动时，仍可轻微活动，但有弹性阻力。被动活动停止后，脱位的骨端又恢复原来的特殊位置。脱位的关节常保持在特殊的畸形位置，在摸诊时手中有弹力感。

6. *摸肿块* 首先应区别肿块的解剖层次，是骨性的还是囊性的，是在骨骼还是在肌腱、肌肉等组织中，还须触摸其大小、形状、硬度，边界是否清楚，有无搏动与波动的感觉，推之是否可移动及表面光滑度。

（二）常用手法

1. *触摸法* 以拇指或拇、食、中三指的指腹置于伤处，稍加按压之力，细细触摸。范围先由远端开始，逐渐移向伤处，用力大小视部位而定。触摸时仔细体验指下感觉，通过触摸可了解损伤和病变的确切部位，病损处有无疼痛、畸形、摩擦感，皮肤温度、软硬度有无改变，有无波动感等。

2. *挤压法* 用手掌或手指挤压患处上下、左右、前后，根据力的传导作用来诊断骨骼是否折断。如检查肋骨骨折时，常用手掌挤按胸骨及相应的脊骨，进行前后挤压；检查骨盆骨折时，常用两手挤压两侧髂骨翼。此法有助于鉴别是骨折还是挫伤。但检查骨肿瘤或感染患者，不宜在局部过多或过于用力挤压。

3. *叩击法* 以掌根或拳头对肢体远端的纵向叩击所产生的冲击力，来检查有无骨折的一种方法。检查股骨，胫、腓骨骨折，常采用叩击足跟的方法；检查脊柱损伤时可采用叩击头顶的方法。此法亦可用来检查四肢骨折愈合情况。

4. *旋转法* 用手握住伤肢下端，做轻轻的旋转动作，以观察伤处有无疼痛、活动障碍及特殊的响声。旋转法常与屈伸法、摇晃法配合应用。

5. *屈伸法* 用一手握关节部，另一手握伤肢远端，做缓慢的关节屈伸动作。若关节部出现剧痛，说明有骨与关节损伤。关节内骨折者，可出现骨擦音。此外，旋转法与本法常与患者主动的屈伸与旋转活动进行对比，以此作为测量关节活动功能的依据。

6. *摇晃法* 用一手握于伤处，另一手握伤肢远端，作轻轻的摇摆晃动，结合问诊与望诊，根据患部疼痛的性质，异常活动、摩擦音的有无，判断是否有骨与关节损伤。

临床运用摸法时非常重视对比，并注意“望、比、摸”的综合应用，只有这样才能正确地分析通过摸诊所获资料的临床意义。如治疗前后的对比，如对骨折、脱位复位前后的对比，功能恢复过程的对比，对全面了解患者情况很有帮助。

第五节 骨与关节检查

骨与关节检查是为了发现客观体征，用以诊断骨与关节病变的部位、性质、程度、缓急和有无合并症的一种诊断方法。只有认真、细致地进行检查，才能避免误诊、漏诊。对于症状复杂而诊断困难者，不仅需要全面系统的检查，还要结合诊疗的需要，选择不同的局部检查方法，而且需要定期、多次、反复的检查，并遵循“对比”原则，即患侧与健侧对比。筋骨与关节检查一般包括测量检查、功能检查及各部位特殊检查。

一、测量检查

测量检查是用皮尺或量角器对伤肢进行测量，并与健侧作比较，用于了解肢体的长短、粗细及关节活动范围的诊断方法。

（一）肢体长度测量法

测量时应将双侧肢体置于同样的位置上，而且先定出测量的标志，并做好记号，然后用带尺测量两标志点间的距离。如有肢体挛缩而不能伸直时，可分段测量。测量中发现患肢长于健侧常提示存在脱位或骨折过度牵引，如肩、髋关节向前或向下脱位；若发现患肢短于健侧，多系有短缩畸形的骨折或髋、肘关节的后脱位等。四肢长度测量方法如下（图 3－1）。

1. 上肢长度　肩峰至桡骨茎突尖（或中指尖）。
2. 上臂长度　肩峰至肱骨外上髁。
3. 前臂长度　肱骨外上髁至桡骨茎突，或尺骨鹰嘴至尺骨茎突。
4. 下肢长度　髂前上棘至内踝下缘，或脐至内踝下缘（骨盆骨折或髋部病变时使用）。
5. 大腿长度　髂前上棘至股骨内髁处。
6. 小腿长度　股骨内髁至内踝下缘，或腓骨头至外踝下缘。

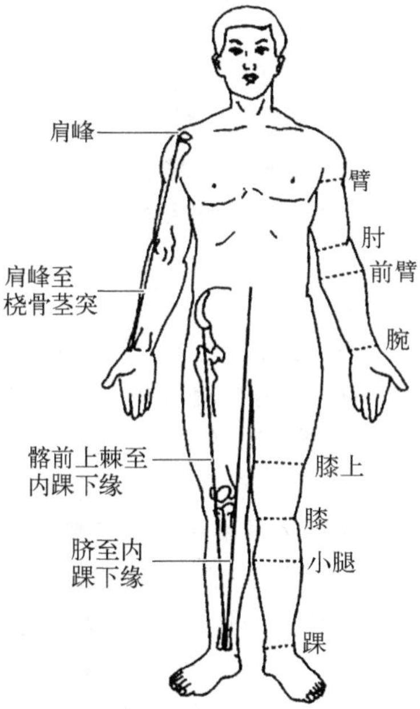

图 3－1　肢体长度测量

（二）肢体周径测量法

通过肢体周径的测量，可了解其肿胀程度或有无肌肉萎缩等。测量时两肢体取相同的体位并在同一水平测量，测量肢体肿胀时取其肿胀最严重处，测量肌萎缩时取肌腹部。如下肢常在髌上 10～15 cm 处测量，在小腿最粗处测量等。肢体周径变化可见如下几种情况。

1. 粗于健侧　较健侧显著增粗并有畸形者，多属骨折、关节脱位。如无畸形而量之较健侧粗者，多系伤筋肿胀等。
2. 细于健侧　为陈伤误治而成肌肉萎缩，或有神经疾患而致筋肉萎缩。

（三）关节活动范围测量法

可用目测法和关节量角器来测量关节活动范围，并以角度记录其屈伸旋转的度数，与健侧进行对比，如小于健侧，多属关节活动功能障碍。测量关节活动度时先将量角器的轴心对准关节的中心，量角器的两臂贴紧肢体并对准肢体轴线，然后记载量角器所示的角度（没有量角器时，可用目测并用等分的方法估计近似值），与健肢的相应关节或正常人比较。记录方法主要有：

1. 中立位 0°法　先确定某一关节的状态为 0°，如肘伸直位定为 0°位，则完全屈肘可达 140°。
2. 邻肢夹角法　以两个相邻肢段所构成的夹角计算，如肘关节完全伸直定为 180°，屈肘时可达 40°，肘关节的活动范围为 180°－40°＝140°。

目前临床应用的记录方法多为中立位 0°法。对难以精确测量角度的部位，关节活动功能可用测量长度的方法以记录各骨的相对移动范围，例如，颈椎前屈活动可测量下颏至胸骨柄的距离，腰椎前屈测量下垂的中指尖与地面的距离等。

表 3－1　人体各关节功能活动范围（中立位 0°法）

关 节	中 立 位	前 后	左 右	旋 转	内 外 展	上 下
颈 椎	面部向前，双眼平视	前屈、后伸 35°～45°	左右侧屈 45°	左右旋转 60°～80°		
腰 椎	腰伸直自然体位	前屈 90°，后伸 30°	左右侧屈 20°～30°	左右旋转 30°		
肩关节	上臂下垂，前臂指向前方	前屈 90°，后伸 45°		内旋 80°，外旋 30°	外展 90°， 内收20°～40°	上举 90°

续 表

关节	中立位	前后	左右	旋转	内外展	上下
肘关节	前臂伸直,掌心向前	屈曲 140°,过伸 0°~10°		旋前 80°~90°, 旋后 80°~90°		
腕关节	手与前臂成直线, 手掌向下	背伸 35°~60°, 掌屈 50°~60°	桡偏 25°~30°, 尺偏 30°~40°	旋前及旋后均80°~ 90°		
髋关节	髋关节伸直,髌骨向前	屈曲 145°,后伸 40°		内旋和外旋均为40°~ 50°(屈曲膝关节)	外展 30°~45°, 内收 20°~40°	
膝关节	膝关节伸直,髌骨向前	屈曲 145°,过伸 15°		内旋 10°,外旋 20°(屈 曲膝关节)		
踝关节	足外缘与小腿成 90°, 无内翻或外翻	背伸 20°~30°, 跖屈40°~50°				

(四)测量注意事项

(1)测量前应注意有无先天、后天畸形,防止混淆。

(2)患肢与健肢须放在同样的位置上,如患肢在外展位,健肢须放在同样角度的外展位。

(3)定点要准确,可在起点及止点做好标记,带尺要拉紧,量角器的两臂贴紧肢体并对准肢体轴线。

二、肌力检查

肌力指肌肉主动运动时的力量、幅度和速度。检查及测定方法如下。

1. *肌力检查方法* 肌力检查可以测定肌肉的发育情况和用于神经损伤的定位,对神经、肌肉疾患的预后和治疗也有一定价值。在肌力检查时,要耐心指导患者做各种能表达被检查肌肉(或肌群)作用的动作,必要时检查者可先做示范动作。对于小儿及不能合作的患者尤应耐心反复地进行检查,对于尚不能理解医生吩咐的幼儿,可用针尖轻轻地给予刺激,以观察患儿逃避痛刺激的动作,判断其肌肉有无麻痹。怀疑肌力降低时,根据需要进行肌力测定。肌力测定一般不用任何特殊设备,仅通过对关节运动加以阻力(对抗)的方法,嘱患者作抗阻力运动,就能大致判断肌力是否正常、稍弱、弱、甚弱或完全丧失。检查时应两侧对比,观察和触摸肌肉、肌腱,了解收缩情况。

2. *肌力测定标准* 可分为以下 6 级。

(1)0 级:肌肉无收缩(完全瘫痪)。

(2)Ⅰ级:肌肉有轻微收缩,但不能够移动关节(接近完全瘫痪)。

(3)Ⅱ级:肌肉收缩可带动关节水平方向运动,但不能对抗地心吸引力(重度瘫痪)。

(4)Ⅲ级:能抗地心引力移动关节,但不能抵抗阻力(轻度瘫痪)。

(5)Ⅳ级:能抗地心引力运动肢体,且能抵抗一定强度的阻力(接近正常)。

(6)Ⅴ级:能抵抗强大的阻力运动肢体(正常)。

三、神经检查

骨伤科疾病常合并神经系统损伤,故神经系统检查对骨伤科疾病的诊断、治疗、疗效观察等有重要意义,神经检查主要包括感觉检查和反射检查。

(一)感觉检查

主要包括浅感觉和深感觉,检查时应在安静的室内进行,温度适宜,检查部位要充分暴露,嘱患者耐心合作。

1. *浅感觉*

(1)痛觉:用针尖轻刺皮肤,确定痛觉减退、消失或过敏区域。检查时应掌握刺激强度,可从无痛觉区向正常区检查,自上而下,两侧对比。

(2)温度觉:以盛有冷水(5~10℃)和热水(40~45℃)的两试管,分别接触患者皮肤,询问其感觉。

(3)触觉:以棉花、棉签轻触患者皮肤,询问其感觉。

2. *深感觉*

(1)位置觉:嘱患者闭目,医生用手指从两侧轻轻夹住患者的手指或足趾,做伸屈动作,询问其被夹指、趾的名称和被扳动的方向。

(2)震动觉:将音叉震动后,放在患者的骨突起部的皮肤上,询问其有无震动及震动持续时间。

（3）实体感觉：嘱患者闭目，用手触摸分辨物体的大小、方圆、硬度。

（4）两点分辨觉：以圆规的两个尖端，触及身体不同部位，测定患者分辨两点距离的能力。

3. 临床意义 了解感觉障碍的程度和范围，有助于确定神经损害的部位。

（1）神经干损害：深、浅感觉均受累，其范围与某一周围神经的感觉分布区相一致。

（2）神经丛损害：该丛分布区的深、浅感觉均受累。

（3）神经根损害：深、浅感觉均受累，其范围与脊髓神经节段分布区相一致，并伴有该部位的疼痛，称为"根性疼痛"。如椎间盘突出症、颈椎病等。

（4）脊髓横断性损害：损害的脊髓神经节段以下，深、浅感觉均受累。

（5）半侧脊髓损害：损害的脊髓神经节段以下，同侧深感觉障碍，对侧痛、温觉障碍，两侧触觉往往不受影响，同时伴有同侧运动功能障碍，称为"半侧脊髓损害综合征"。

（二）反射检查

反射检查有助于判断神经系统损害的部位及性质。检查时注意双侧对比，一侧反射增强或消失是神经系统损害的重要体征。

1. 深反射 腱反射和骨膜反射是刺激肌腱、骨膜和关节内的本体感受器所引起的反射。常检查的深反射有肱二头肌反射、肱三头肌反射、桡骨骨膜反射、膝腱反射和跟腱反射。一般用下列方法表示反射的程度：消失（-），减退（+），正常（++），增强（+++），亢进或阵挛（++++）（表3-2）。

表3-2 深反射分析表

	检查方法	反应	肌肉	神经	节段定位
肱二头肌反射	叩击置于患者二头肌腱上的检查者的手指	肘关节屈曲	肱二头肌	肌皮神经	$C_{5\sim7}$
肱三头肌反射	叩击鹰嘴上方的三头肌腱	肘关节伸展	肱三头肌	桡神经	$C_{6\sim8}$
膝反射	叩击髌骨下股四头肌肌腱	膝关节伸展	股四头肌	股神经	$C_{2\sim4}$
跟腱反射	叩击跟腱	足部跖屈	腓肠肌	胫神经	$L_4\sim S_2$

2. 浅反射 是刺激皮肤所引起的反射，常检查的浅反射有腹壁反射、提睾反射、肛门反射。一般记录方法为：消失（-），迟钝（+），活跃（++），亢进（+++）（表3-3）。

表3-3 浅反射分析表

	检查方法	反应	肌肉	神经	节段定位
上腹壁反射	迅速轻划上腹部皮肤	上腹壁收缩	腹横肌	肋间神经	$T_{7\sim8}$
中腹壁反射	迅速轻划中腹部皮肤	中腹壁收缩	腹斜肌	肋间神经	$T_{9\sim10}$
下腹壁反射	迅速轻划下腹部皮肤	下腹壁收缩	腹直肌	肋间神经	$T_{11\sim12}$
提睾反射	轻划大腿内上侧皮肤	睾丸上提	提睾肌	生殖股神经	$L_{1\sim4}$
肛门反射	轻划肛门旁皮肤	肛门收缩	肛门括约肌	肛门神经	$S_{4\sim5}$

四、特殊检查

（一）颈部

1. 前屈旋颈试验 先让患者头颈部前屈，然后向左、右方向旋转活动，如果颈椎出现疼痛即属阳性，提示颈椎退行性变。

2. 颈椎间孔挤压试验 又称压头试验，患者坐位，先让患者将头向患侧倾斜，检查者双手手指互相嵌夹相扣以掌面压于患者头顶，使力量向下传递。如有神经根性损伤，则会因椎间孔的狭小而出现肢体放射疼痛或麻木等感觉，即为阳性，常见于神经根型颈椎病（图3-2）。

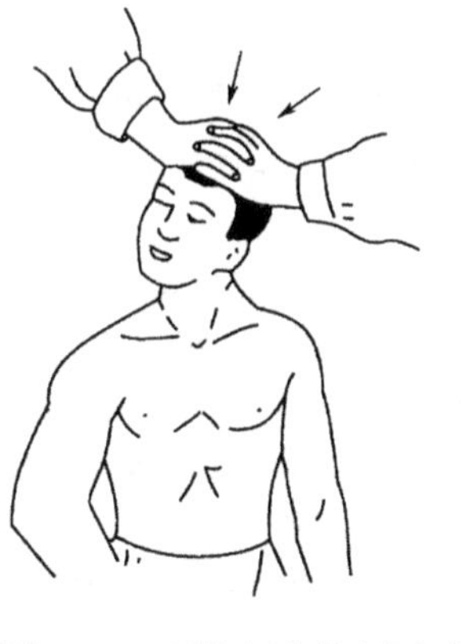
图3-2 颈椎间孔挤压试验

3. 椎间孔分离试验 又称引颈试验，患者坐位，检查者一手托住患者颏下部，另一手托住枕部，然后逐渐向上牵引头部，如患者感到颈部和上肢的麻木、疼痛减轻，即为阳性，提示神经根受压缓解。该试验可以拉开狭窄的椎间孔，减轻对神经根的挤压和刺激，从而减轻疼痛。

4. 臂丛神经牵拉试验　患者坐位，头微屈，检查者立于患者被检查侧，一手推患者头部向对侧，同时另一手握该侧腕部作反向牵拉，此时臂丛神经受牵拉，若肢体出现放射痛、麻木，则为阳性，多见于神经根型颈椎病、臂丛神经损伤、前斜角肌综合征患者。

（二）腰骶部

1. 直腿抬高试验　患者仰卧，两下肢伸直靠拢，检查者用一手握患者踝部，一手扶膝保持下肢伸直，逐渐抬高患者一侧下肢，正常者可以抬高70°~90°而无任何不适感觉；若小于以上角度即感该下肢有传导性疼痛或麻木者为阳性，多见于坐骨神经痛和腰椎间盘突出症患者。若将患者下肢直腿抬高到开始产生疼痛的高度，降低5°左右，突然背伸患者踝关节，放射痛加重者为直腿抬高加强试验阳性，此时坐骨神经受到突然牵拉更为紧张（图3-3）。

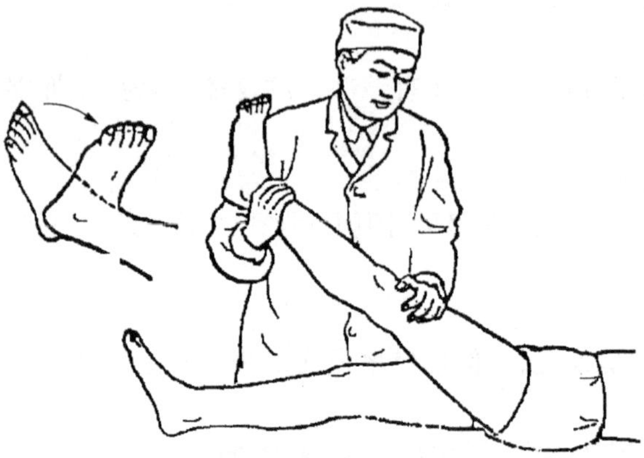

图3-3　直腿抬高试验（含加强实验）

2. 拾物试验　让患者拾取放在地上的物品，观察脊柱活动是否正常。若腰部有病变，可见腰部挺直、双髋和膝关节微屈的姿势去拾地上的物品，此为该试验阳性。常用于检查儿童脊柱前屈功能有无障碍，也可用于膝关节屈曲受限的检查。

3. 仰卧挺腹试验　患者仰卧，以头枕部和双足跟为着力点，将腹部及骨盆用力向上挺起，使臀部离床。若患者感觉腰痛及患侧放射痛即为阳性，或仰卧挺腹用力咳嗽，或仰卧挺腹时用手轻压双侧颈静脉，其中出现放射痛即为阳性。此法通过增加椎管内压力，刺激神经根产生疼痛以诊断椎间盘突出症。

4. 屈膝屈髋摇摆试验　患者仰卧，令其极度屈膝屈髋，检查者手扶膝部，使其尽量贴近腹壁，并摇摆膝部，此时腰骶部处于被动屈曲状态，出现腰骶部疼痛为阳性，多见于腰骶关节病变及腰椎结核。

5. 股神经牵拉试验　患者俯卧，屈膝，检查者将其小腿上提或尽力屈膝，出现大腿前侧放射性疼痛即为阳性，见于股神经受压，多为第3、4腰椎椎间盘突出症。

（三）骨盆

1. 骨盆挤压试验　患者仰卧位，检查者用双手分别于髂骨翼两侧同时向中心挤压骨盆；或患者侧卧，检查者挤压其上方的髂嵴。如果患处出现疼痛，即为阳性，提示有骨盆骨折或骶髂关节病变。

2. 骨盆分离试验　患者仰卧位，检查者两手分别置于两侧髂前上棘前面，两手同时向外下方推按髂骨翼，若出现疼痛，即为阳性，提示有骨盆骨折或骶髂关节病变。

3. “4”字试验　患者仰卧位，被检查一侧下肢膝关节屈曲，髋关节屈曲、外展、外旋，将足架在另一侧膝关节上，使双下肢呈“4”字形。检查者一手放在屈曲的膝关节内侧，另一手放在对侧髂前上棘前面，然后两手向下按压，如骶髂关节处出现疼痛即为阳性，说明有骶髂关节病变、结核等（图3-4）。

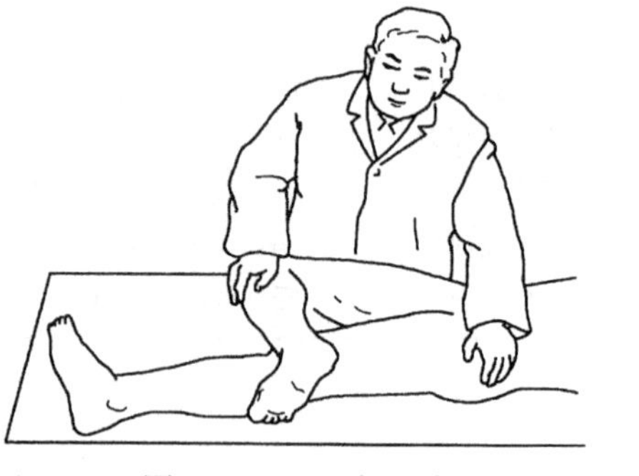

图3-4　“4”字试验

4. 斜扳试验　患者侧卧位，下面腿伸直，上面腿屈髋、屈膝各90°，检查者一手将肩部推向背侧，另一手扶膝部将骨盆推向腹侧，并内收内旋该侧髋关节，若发生骶髂关节疼痛即为阳性，表示该侧骶髂关节部有病变。

5. 床边试验　患者仰卧位，健侧置于床上，并尽力屈髋屈膝，患侧置于床边，检查者一手按健肢膝部使其贴近腹壁，另一手将患肢尽力后伸，致骨盆沿横轴旋转，若引发骶髂关节处疼痛，即为阳性，提示骶髂关节病变。

（四）肩部

1. 搭肩试验　又称为杜加（Dugas）征。嘱患者端坐位或站立位，肘关节屈曲，如果手能够搭于对侧肩部，但肘部不能贴近胸壁；或者肘部能贴近胸壁，但手不能搭于对侧肩部，均为阳性体征，提示肩关节内收内旋受限，可能有肩关节脱位。

2. 肱二头肌抗阻力试验　嘱患者屈肘90°，检查者一手扶住患者肘部，一手扶住腕部，嘱患者用力屈肘并外展、外旋，检查者拉前臂给予适当阻力，若结节间沟处疼痛为阳性，提示肱二头肌腱滑脱或肱二头肌长头肌腱炎。

3. 直尺试验　以直尺贴上臂外侧，一端紧贴肱骨外上髁，正常时不能触及肩峰，若直尺上端能触及肩峰则为阳性，说明有肩关节脱位或其他因素引起的方肩畸形。

4. 疼痛弧试验　嘱患者肩外展或被动外展其上肢，当外展60°～120°范围时，肩部出现疼痛为阳性（图3－5）。这一特定区域的外展痛称为疼痛弧，由于冈上肌腱在肩峰下面摩擦所致，提示冈上肌肌腱炎。

5. 冈上肌腱断裂试验　嘱患者肩外展，当外展30°～60°时，可以看到三角肌明显收缩，但不能外展举起上肢，越用力越耸肩。若被动外展患肢超过60°，则患者又能主动上举上肢，这一特定区的外展障碍即为阳性征，提示有冈上肌腱的断裂或撕裂。

6. 落臂试验　用以诊断肌腱袖有无破裂。检查时患者取站立位，将患肢被动外展90°，然后令其缓慢地放下，如果不能慢慢放下，出现突然直落到体侧，为本试验阳性，说明肩部肌腱袖有破裂。

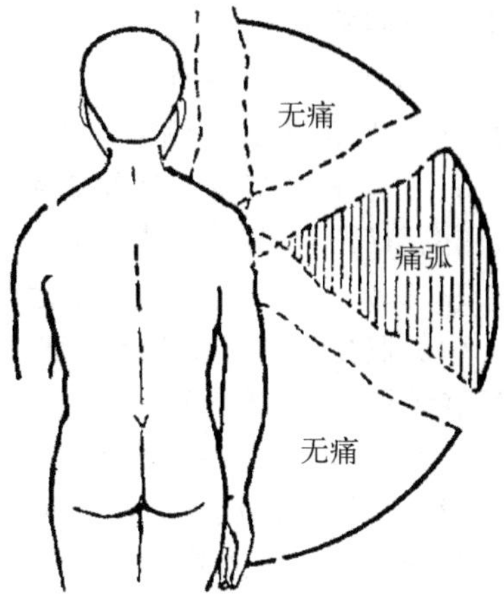

图3－5　疼痛弧试验

（五）肘部

1. 腕伸肌紧张试验　又称网球肘试验、米尔（Mill）征。嘱患者前臂旋前，掌心向下屈腕屈指，检查者一手握肘部，另一手压于各指的背侧作对抗，再嘱患者抗阻力伸指及背伸腕关节，如出现肱骨外上髁疼痛即为阳性。多见于肱骨外上髁炎。

2. 肘三角　正常情况下，肘关节伸直时，肱骨外上髁、肱骨内上髁和尺骨鹰嘴在一条直线上；肘关节屈曲时，三者成一等腰三角形（图3－6）。肱骨髁上骨折时，三者关系不变；肘关节后脱位时，三者关系改变。

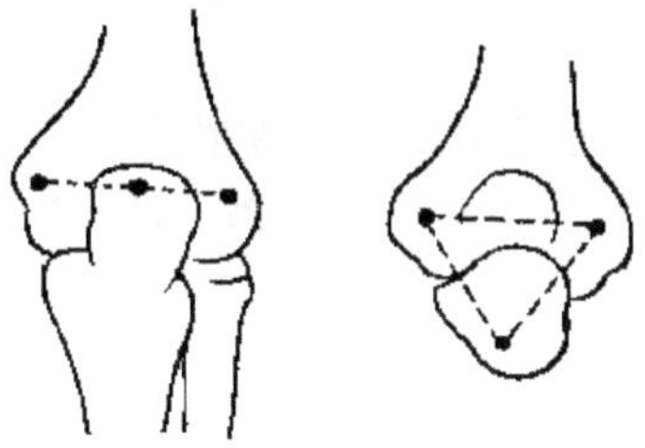
图3－6　肘三角

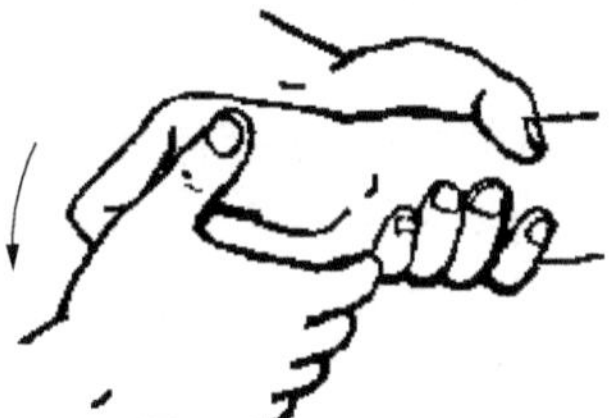
图3－7　握拳尺偏试验

（六）腕及手部

1. 握拳尺偏试验　嘱患者将拇指埋于掌心握拳，向尺侧倾斜屈曲腕关节（图3－7），若桡骨茎突部出现疼痛，即为阳性，提示患有桡骨茎突狭窄性腱鞘炎。

2. 腕三角软骨挤压试验　嘱患者屈肘，检查者一手握住患者前臂下端，另一手握住手部，使患者腕关节向尺侧偏斜，然后屈伸腕关节，使腕关节发生挤压、研磨，若出现明显疼痛，即为阳性，说明有三角软骨损伤。

3. 屈腕压迫试验　又称蒂纳尔（Tinal）征。检查时使腕关节极度掌屈，检查者拇指压迫腕部正中神经部位，患者自觉正中神经单一支配区麻木加重者为阳性。

4. 指浅屈肌试验　医生将被检查处的手指固定于伸直位，然后嘱患者屈曲需检查手指的近端指间关节，若不能屈曲，表明该肌腱有断裂或阙如。

5. 指深屈肌试验　检查时将患者掌指关节和近端指间关节固定在伸直位，然后让患者屈曲远端指间关节，若不能屈曲，表明该肌腱可能有断裂或该肌肉的神经支配发生障碍。

（七）髋部

1. 髋关节屈曲挛缩试验　又名托马斯（Thomas）征。患者取仰卧位，腰部放平，嘱患者将两腿伸直，注意腿伸直过程中，腰部是否离开床面，向上挺起。如某一侧腿伸直时，腰部挺起，则为阳性。另一种方法是一侧腿完全伸直，另一侧屈膝、屈髋，使大腿贴近腹壁，腰部下降贴近床面，如伸直一侧的腿自动离开床面，向上抬起，亦为阳性。本试验常用于检查髋关节结核、类风湿关节炎等疾病所引起髋关节屈曲挛缩畸形。

2. 单侧髋关节承重功能试验　检查时患者直立位，背向医生，嘱患者单腿站立，并保持身体直立，此时抬腿一侧的臀横纹上移为正常，如负重侧的臀横纹上移高于抬腿一侧的臀横纹，为本试验阳性，提示负重侧的承重功能不良，常见于臀中肌麻痹、先天性髋关节脱位、陈旧性髋关节脱位等。

3. 髋关节过伸试验　又称腰大肌挛缩试验。患者俯卧位，屈膝90°，检查者一手握踝部，将下肢提起，使髋关节过伸，若骨盆亦随之抬起，即为阳性，说明有腰大肌脓肿、髋关节早期结核或髋关节强直。

4. “望远镜”试验　又称套叠征。患儿仰卧位，髋、膝关节伸直，一助手固定骨盆，检查者一手固定骨盆，另一手持膝部将大腿抬高约30°，并上推下拉股骨干，若察觉有松动感者即为阳性。用于检查婴幼儿先天性髋关节脱位，往往进行双侧对照检查。

5. 蛙式试验　多用于幼儿先天性髋关节脱位的检查。患儿仰卧位，使双膝双髋屈曲90°，并使患儿双髋作外展、外旋至蛙式位，双下肢外侧接触到检查床面为正常。若一侧或两侧下肢的外侧不能接触到床面，即为阳性。

6. 下肢短缩试验　又称艾利斯（Allis）征。患者取仰卧位，两腿屈髋屈膝并拢，两足并齐，放于床面，观察两膝的高度，如两膝等高为正常。若一侧膝比另一侧低，即为阳性，表明有髋关节后脱位，股骨、胫骨短缩、股骨颈骨折等。

7. 股骨大转子位置的测量方法

（1）髂坐连线：又称奈拉通（Nelaton）线。患者取侧卧位，从髂前上棘到坐骨结节的连线，正常时股骨大转子的顶点恰在该连线上，若大转子超过此线以上，说明大转子上移。

（2）髂股连线：又称休梅克（Shoemaker）线。患者取仰卧位，两下肢伸直中立位，两侧髂前上棘在同一平面上，医生从股骨大转子顶点与髂前上棘各作一条延长线，两线交点为卡普兰（Kaplan）交点，这两条线即髂股连线。正常时两条延长线相交于脐或脐上中线。若一侧大转子上移，则交点位于健侧脐下，且偏离中线。

（3）布瑞安（Bryant）三角：患者取仰卧位，自髂前上棘与床面作一垂线，自股骨大转子顶点与身体平行划一线与上线垂直，连接髂前上棘与大转子顶点，即构成一直角三角形，称为布瑞安三角。如果直角的两边等长，则为正常。如大转子顶点到髂前上棘与床面的垂线之间的距离变短，说明该侧大转子向上移位。

8. 梨状肌紧张试验　患者仰卧位于检查床上，将患肢伸直，做内收内旋动作，如坐骨神经有放射性疼痛，再迅速将患肢外展外旋，疼痛随即缓解，即为梨状肌紧张试验阳性，是梨状肌综合征的常用检查方法。

（八）膝部

1. 浮髌试验　患者取仰卧位，下肢伸直，股四头肌处于松弛状态，检查者一手压在髌上囊部，向下挤压使积液局限于关节腔内。然后另一手拇、中指固定髌骨内、外缘，食指按压髌骨，若感髌骨有漂浮感，重压时下沉，松指时浮起，为浮髌试验阳性（图3-8）。说明关节腔内有积液。

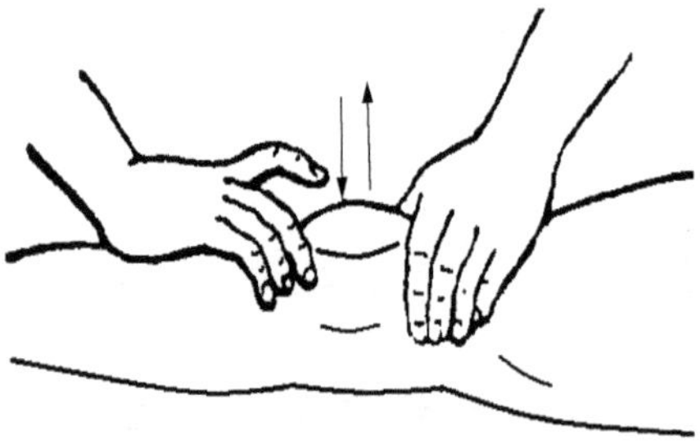

图3-8　浮髌试验

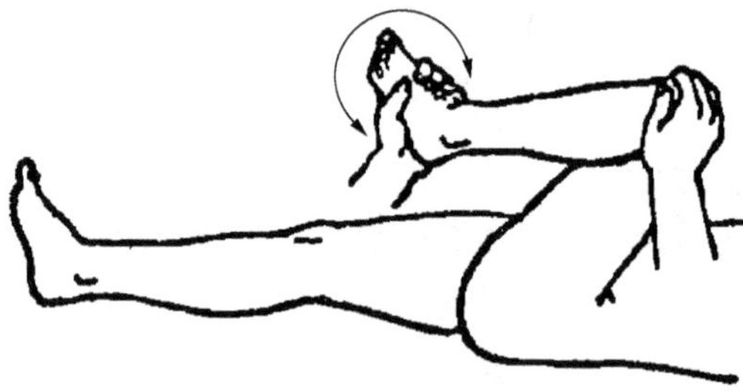

图3-9　回旋挤压试验

2. 伸膝位抗阻试验　又称挺髌试验。患膝伸直，用拇、食指将髌骨向远端推压，嘱患者用力收缩股四头肌，此时会引起髌骨部疼痛者为阳性，多见于髌骨劳损者。

3. 回旋挤压试验　又称麦克马瑞（McMurray）试验。检查时患者仰卧，医生一手握足，一手固定膝关节，使患者膝关节极度屈曲，尽力使胫骨长轴内旋，并向内推挤膝关节使其外翻，小腿外展，慢慢伸直膝关节。如果膝关节外侧有弹响和疼痛，即本试验为阳性，表明外侧半月板有损伤。按上述原理做反方向动作，使膝关节外旋内翻，小腿内收，然后伸直膝关节，如果有弹响和疼痛，即为阳性征，表明内侧半月板有损伤（图3-9）。

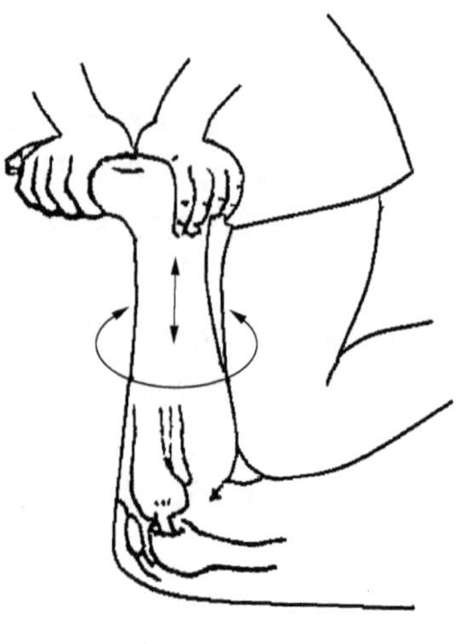

图3-10　旋转提拉或旋转挤压试验

4. 半月板重力试验（侧卧屈伸试验）　以右侧为例，检查外侧半月板时，患者取右侧卧位，患肢离开床面，检查者用手托住大腿下端外侧，嘱患者作膝关节屈伸运动，使外侧半月板受到挤压和研磨，如有外侧发生疼痛或出现弹响，即为阳性；检查内侧半月板时，患者取左侧卧位，检查用手托住大腿下端内侧，嘱患者作膝关节屈伸活动，使内侧半月板受到挤压和研磨，若出现弹响和疼痛，即为阳性。本方法也可用于侧副韧带损伤的检查。

5. 旋转提拉或旋转挤压试验　患者俯卧位，膝关节屈曲90°，检查者一手（或用膝部）固定腘窝部，另一手握住患者足踝部，旋转提起患肢，若出现疼痛则提示侧副韧带损伤；再以握住足踝部的手将膝下压，使膝关节面靠紧进行旋转研磨，如有疼痛则提示有半月板破裂或关节软骨损伤（图3-10）。

6. 抽屉试验　检查时患者仰卧位，双膝屈曲90°，医生用肘部压住患者的足背，双手握住小腿近端用力前后推拉。如果小腿近端过度向前移动，表明前交叉韧带断裂；反之，有向后过多的移动，表明后交叉韧带断裂（图3－11）。

7. 膝侧副韧带损伤试验　又称膝关节侧向试验。检查时患者仰卧位，膝关节伸直，如检查内侧副韧带，医生一手置患者膝外侧推膝部向内，另一手拉小腿外展，这时产生松动感和内侧疼痛，即为本试验阳性，表明膝内侧副韧带损伤或撕裂。反向检查外侧副韧带有无损伤或断裂。

8. 髌骨研磨试验　患者仰卧位，伸膝，检查者以手按压髌骨，使其在股骨髁关节面上下活动，出现摩擦音（感）或疼痛者为阳性，见于髌骨软骨软化症。

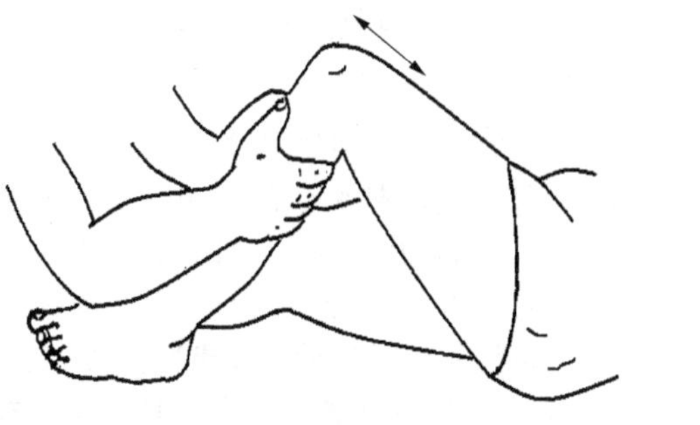

图3－11　抽屉试验

（九）踝部

1. 挤压小腿三头肌试验　患者俯卧，足垂于检查床边，医生用手挤捏患者小腿三头肌，引起足踝跖屈为正常，若无跖屈活动，提示跟腱断裂。

2. 踝关节背伸试验　本试验用以鉴别腓肠肌与比目鱼肌挛缩。若伸膝或屈膝时，踝关节均不能背伸，说明比目鱼肌挛缩。若屈膝时踝关节能背伸，伸膝时踝关节不能背伸，说明腓肠肌挛缩。

3. 前足挤压试验　患者仰卧位，医生用手握住患者前足部横向挤压，若出现剧烈疼痛为阳性征，提示有跖骨骨折。

4. 伸踝试验　检查时让患者伸直小腿，然后用力背伸踝关节，如小腿肌肉发生疼痛，则为阳性。在小腿肌肉深部触诊时出现疼痛，提示小腿有深静脉血栓性静脉炎。

第六节　影像学及其他检查

随着科学技术的不断进步，影像学等辅助检查的应用越来越广泛，使得现代中医骨伤科的诊断方法更加完善，诊断的准确率大为提高。骨伤科常用影像学及其他检查主要包括普通X线检查、电子计算机X线横断体层扫描、磁共振成像、放射性核素显像、超声波检查及骨密度测定等。

一、X 线 检 查

骨组织是人体的硬组织，含钙量多，密度高，X线不易穿透，与周围软组织形成良好的对比条件，使X线检查时能显现出清晰的影像，不仅可以了解骨与关节伤病的部位、类型、范围、性质、程度和周围软组织的关系，为诊断和治疗提供可靠的参考，还可在治疗过程中指导骨折、脱位的手法整复、牵引、固定和观察治疗效果，判断病变的发展以及预后等。此外，还可以通过X线检查观察骨骼生长发育的情况，以及某些营养和代谢性疾病对骨骼的影响。X线检查也有其不足之处，它只能观察疾病的影像学变化，而不能完全反映出疾病实质的变化情况，不少病变的X线征象比临床症状出现得晚，此外，X线影像质量不高会与病变情况出现差距，影响医生判断，因此，只能把它作为辅助诊断手段之一。

（一）X线检查的位置选择

首先要确定X线检查的部位及范围，一般即为病患部位，有时需要扩大投照范围，如四肢检查，至少要包括一端关节，必要时还要包括两端关节，以防止漏诊、误诊。其次，要确定正确的投照位置，以帮助进行正确的诊断。常规位置包括正位、侧位，如常规正侧位不能观察到该部位全貌，可加摄斜位、轴位、开口位或运动检查等。如掌、指（趾）和跖骨可拍摄正、斜位片；髌骨、跟骨和尺骨鹰嘴可加摄轴位片；寰枢椎可拍摄开口位片；为了解椎间盘退变及椎体间稳定情况可进行脊椎运动检查等。另外，为了准确判断损害程度和性质，有时还需要作双侧对比检查，如儿童骨骺疾患等。

（二）X线阅片

阅读X线片应首先要观察评价此X线片质量如何，质量不好的X线片常常会使一些病变显示不出，或无病变却看似有病变，引起误判。好的X线片黑白对比清晰，骨小梁、软组织的纹理清楚。还要注意整体与局部、主要与相关部位、骨关节与周围软组织等关系，并按照一定顺序阅读，可以从关节与周围软组织开始观察，然后依次观察骨的形态、结构等，以防顾此失彼。

1. 关节及关节周围软组织　骨关节疾患与软组织疾患常互为因果，有些软组织的X线改变早于骨关节的变化，如能发现及掌握这些改变，即能获得早期诊断。关节面透明软骨不显影，故X线片上可看到关节间隙，此间隙有一定宽度，若间隙过宽可能有积液；关节间隙变窄，表示关节软骨有退变或破坏。骨关节周围软组织如关节囊、肌肉、脂肪虽显影不明显，但它们的密度不一样，若X线片质量好，可以判断软组织是否肿胀、钙化、萎缩、缺损或存在异物等。

2. 骨骼的形态及大小比例　骨形态应与解剖一致，其大小应与性别、发育等相适应。骨形态扭曲、膨大、纤细、缺损、边缘不规整均属于异常范围，内分泌、神经营养性病变等疾病常引起骨形态及大小改变，如骨肿瘤、巨人症、发育性骨畸形等，必要时可与健侧对比。

3. 骨结构　骨膜在X线下不显影，若在骨皮质外有骨膜阴影，只有骨过度生长时出现，如恶性肿瘤可先有骨膜阴影，青枝骨折或疲劳骨折后也会出现阴影。骨皮质是致密骨呈透亮白色，骨干中部厚、两端较薄，表面光滑，但肌肉韧带附着处可有局限性隆起或凹陷，是解剖上的凹沟或骨嵴，不要误认为是骨膜反应。长管状骨的内层或两端，扁平骨如髂骨、椎体、跟骨等处均系松质骨，良好的X线片上可以看到按力线排列的骨小梁，若排列紊乱可能有炎症或新生物；若骨小梁透明，皮质变薄，可能是骨质疏松。有时在松质骨内看到有局限的疏松区或致密区，可能是无临床意义的软骨岛或骨岛，但要注意随访。在干骺端看到有一条或数条横行的白色骨致密阴影，这是发育期发生疾病或营养不良等原因产生的发育障碍线，无明显的临床意义。通过骨结构的观察，可判断骨质是否存在破坏和缺损、疏松、软化、增生等。

4. 儿童骨骺　注意儿童不同发育时期的骨骺不同表现。在长管状骨两端的骨骺，幼儿未骨化时为软骨，X线不显影；出现骨化后，骨化中心由小逐渐长大，此时X线片上只看到关节间隙较大，在骨化中心和干骺端也有透明的骺板，当幼儿发生软骨病或维生素A中毒时，骺板出现增宽或杯状等异常形态。

5. 脊椎　寰枢椎开口位要看齿状突有无骨折线，侧块是否对称；侧位观察寰椎的位置，一般寰椎前弓和齿状突前缘的距离，成人不超过3 mm，幼儿不超过5 mm，若超过可能有脱位。寰椎后弓结节前缘和第2颈椎棘突根前缘相平，否则可能是脱位。齿状突后缘和第2颈椎椎体后缘相平，否则可能是骨折脱位。其他颈椎正位呈两侧稍突起，若钩椎关节突起较尖而高，甚或呈鸡嘴样侧方突出，临床上可压迫神经根或椎动脉。侧位片先看椎体，小关节的排列，全颈椎生理弧度是否正常，有无中断现象，还要看椎间隙有无狭窄，椎体缘有无增生，运动照片上颈椎弧度有无异常，椎体间有无前后错位形成台阶状，后纵韧带有无骨化，还要测量椎管的前后径，椎弓根的横径，过大可能是椎管内肿瘤，过小可能是椎管狭窄。

胸腰椎正位片上要注意整个脊柱是否正常，椎体形态，椎弓根的厚度和距离，若椎弓根变狭窄，椎弓根距离增大，椎管内可能有新生物，还要注意两侧软组织阴影，寒性脓疡常使椎旁出现阴影或腰大肌肿胀。下腰椎正位片还要注意有无先天异常，如隐性骶裂、第5腰椎横突不对称、腰椎骶化或骶椎腰化等。胸腰椎侧位片观察椎体排列弧度和椎间隙有无狭窄。下腰椎有时会看到过度前凸，这可能是腰痛的原因之一，如有滑脱或反向滑脱，可能是椎间盘退变的结果。下胸椎多个楔形或扁平可能是青年性骨软骨炎的表现。单个的变形以外伤多见，但要注意排除转移病变。腰椎斜位片上可以看到小关节和关节对合情况，如果小关节面致密或不整齐，可能是小关节有创伤性关节炎或小关节综合征。腰椎运动侧位X线片可发现椎体间某一节段有过度运动或不稳等情况。

二、电子计算机X线横断体层扫描

电子计算机X线横断体层（CT）扫描是以一束细窄的X线对患者受检部位进行扫描，由于各组织对X线吸收不同，借用高敏感的检出器将微小的差别显示出来，通过信号转换与贮存装置及计算机转换构成被检查部位的横断面图像，可在荧屏上显示，也可拍片保存。CT扫描是一种方便迅速的诊断手段。根据人体不同组织结构的密度的不同，CT能区别显示。骨组织密度最高，CT值最高，CT片上呈白色；体内脂肪、空气密度最低，CT值也低，CT片上呈黑色；体内各种软组织，如肌肉、血管、韧带、椎间盘、神经和脊髓等密度差异较小，高分辨率CT均能显示，有时也可借助造影剂增加对比度，提高识别能力。CT扫描不受骨骼重叠及内脏器官遮盖的影响，为脊柱、骨盆、四肢关节较复杂解剖部位的诊断、定位和病变区分性质范围等提供一种非侵入性辅助检查手段。

（一）脊柱

CT扫描能够准确显示脊柱的完整骨性结构，如椎管、椎间孔、侧隐窝、椎板结构等，可观察脊髓神经根鞘袖、静脉、椎间盘、韧带等，因此，CT扫描在脊柱病变的诊断上有许多优于X线平片之处，但对脊髓病变则不如MRI。具体适应证如下。

1. 脊柱损伤　对观察不稳定骨折如椎弓骨折、关节突关节脱位、显示骨折碎片及其在椎管内位置，CT扫描是最佳方法。

2. 椎间盘突出症　正常椎间盘CT扫描可以显示突出位置，可见局部突出于椎体后缘软组织块影或钙化影，突出邻近的硬膜外脂肪受压或消失，神经根位移、增粗、变形，黄韧带肥厚，椎体后骨赘及小关节增生等。

3. 椎管狭窄　CT扫描可显示椎管狭窄的原因，如后纵韧带钙化、椎间盘突出、黄韧带肥厚及骨质增生等，还可直接显示椎管形态，精确测量椎管狭窄程度，显示椎管狭窄的部位和范围。

（二）软组织、四肢关节

CT扫描可清楚显示每条肌肉、血管和神经主干的断面，临床上疑有四肢关节损伤与软组织病变，普通X线片不能清楚显示,均可行CT扫描检查,如骨折与脱位、股骨头无菌性坏死、骨和软组织肿瘤等。

1. *骨折与脱位* 常规X线片基本上都能满足骨折、脱位临床诊断的需要。但CT扫描脊柱、骨盆、髋关节、膝关节、肩关节等部位,可以发现X线平片很难辨认的小碎骨片,如陷入髋关节腔内的股骨头或髋臼缘骨折的小碎片等,并准确判断其所在位置。

2. *股骨头坏死* CT扫描因股骨头在髋关节中心,表面关节软骨有时厚度不均,于中央小窝平面内的骨松质中心部分可见骨小梁增厚并呈星芒状排列,称"星芒征"。股骨头坏死会发生星芒征的形态、密度改变。早期无股骨头碎裂时可见股骨头中央到软骨下点状致密增生,星芒征周围部分呈丛状或融合;晚期股骨头碎裂变形,星芒征明显变形或消失。

3. *骨和软组织肿瘤* CT扫描有助于肿瘤定位和受累范围的确定,还可了解肿瘤与邻近神经干、大血管的解剖关系。良性骨肿瘤可见边缘清楚的骨质透亮区,多呈膨胀性,骨皮质变薄且连续性尚完整;恶性肿瘤呈溶骨或浸润性骨质破坏,多伴骨皮质缺损,可见肿瘤新生骨和骨膜反应。

三、磁共振成像

磁共振成像(MRI)是利用人体组织磁性特征,运用磁共振原理测定各组织中运动质子的密度,进行空间定位以获得运动中原子核分布图像的一种检查方法。MRI是目前检查软组织的最佳手段,可以很好地显示中枢神经、肌肉、肌腱、韧带、半月板及软骨等组织,在骨质疏松、肿瘤、感染,尤其是脊柱和脊髓检查方面用途广泛。但人体带有受磁场影响的装置,如心脏起搏器等,检查时应慎重或禁止检查。

(一)脊椎及椎管内病变

脊柱是MRI临床应用的重要领域,较之CT更容易获得脊柱的三维结构,可同时以矢状面、冠状面和横断面观察椎管内外结构有无改变,如椎管矢状径的大小、硬膜囊形态、黄韧带厚度、后纵韧带改变、脱出椎间盘轮廓、椎体后缘骨质增生及局部的炎症、肿瘤等。MRI检查可早期发现脊髓本身病变,这是其他任何诊断技术尚不能取代的。

(二)软组织、四肢关节病变

MRI可显示关节解剖,区分关节内不同的组织,对四肢关节软组织损伤疾患的诊断较为精确。MRI可以很好地显示肌肉和脂肪组织结构,对肌肉、肌腱的断裂,肿胀及血管吻合后通过情况能够清晰地显现,还可以显示病变的部位、形态和范围等。可用于膝关节半月板、韧带、关节软骨病变及股骨头无菌性坏死的辅助检查。

四、放射性核素显像

放射性核素显像是利用可以被骨骼和关节浓聚的放射性核素或标记化合物注入人体后,通过扫描仪或γ照相仪探测,使骨骼和关节在体外显影成像的一种诊断技术。根据体内各部位放射性核素分布的情况,可以了解各部位的解剖结构及其功能变化。用放射性核素来检查骨骼系统疾病可提高诊断阳性率,并且具有早期诊断的价值。但放射性核素检查影像清晰度较差,不能显示细微结构,对疾病鉴别较差,需结合其他影像学检查。放射性核素在骨伤科主要用于以下疾病。

1. *原发性恶性肿瘤* 恶性骨肿瘤对核素聚集比度较高,核素骨显像对原发性骨肿瘤的应用价值主要是确定放射治疗的照射野、截肢范围和活检定位。因为显像的病灶范围一般比X线检查所见的范围大,灵敏度高。

2. *转移性骨肿瘤* 放射性核素显像可比X线检查提前3~6个月发现转移病灶。因此,已确诊癌症的患者,应定期进行全身骨骼显像,以便及时确定有无早期骨转移。

3. *骨病* 可早期诊断创伤性和非创伤性股骨头无菌性坏死、急性血源性骨髓炎等,另外,对各种骨代谢疾患,如原发性或继发性甲状旁腺功能亢进、骨软化病、骨髓纤维化病、骨关节炎等,均可用以进行诊断。

五、超声波检查

声波频率超过正常人听力接受范围(>2 000 Hz)称为超声。超声在介质中传播的过程中,遇到不同的声阻抗的界面,声能发生反射折回,超声仪将这种声的机械能转变成电能,放大后在荧屏上显示。超声波检查有超声回声图和超声声像图,骨伤科常用的是超声声像图,以光点多少区分暗区、液性暗区、衰减暗区、稀疏光点、致密光点及密集光点等,还可以图像分布形态分为光点、光团、光带及吸光环等。超声波检查在骨伤科可用于骨折、骨肿瘤、椎间盘突出、关节腔积液等疾患的辅助检查,主要用于以下方面。

1. *关节疾患* 可用于诊断先天性髋关节脱位及关节腔积液等。小儿6个月以内,股骨头尚未骨化,X线片不能显示,可采用超声波检查以诊断先天性髋关节脱位;少量关节腔积液时,体征不甚明显,但超声可以进行诊断。

2. *软组织损伤*　超声波检查可用于膝关节半月板、侧副韧带及肩袖撕裂的诊断，还可用于鉴别骨折局部的肿胀是血肿还是软组织损伤，鉴别有无实质性脏器破裂出血。

六、骨密度测定

骨密度是指单位体积内骨组织含量，是反映骨质疏松程度、预测骨折危险性的重要依据。骨密度测定是对骨质疏松提供早期诊断的一种较好方法，在预测骨质疏松性骨折方面有重要价值。

1. *单光子吸收测定法(SPA)*　利用骨组织对放射物质的吸收与骨矿含量成正比的原理，以放射性同位素为光源，测定人体四肢骨的骨矿含量。一般选用桡骨干中部或桡骨远端1/3点及1/10点为测量点。一般右手为主的人测量左前臂，左手为主的人测量右前臂。该方法准确度较高，设备简单，易操作，价格低廉，适合于流行病学普查。该法主要反映外周管状骨皮质状态，不能测定髋骨及中轴骨(脊椎骨)的骨密度，因而，评价全身骨骼整体形态可靠性差，对代谢性疾病诊断作用差。

2. *双能X线吸收测定法(DEXA)*　通过X射线管球经过一定的装置所获得两种能量即低能和高能光子峰。此种光子峰穿透身体后，扫描系统将所接收的信号送至计算机进行数据处理，得出骨矿物质含量。该仪器可测量全身任何部位的骨量，精确度高，图像较清晰，对人体危害较小。主要用于对代谢性骨病的评价，建立骨质疏松诊断，并预测其严重性及观察治疗效果。

3. *定量CT(QCT)*　CT已在临床放射学领域得到广泛应用。QCT能精确地提供三维解剖定位，能分别评估皮质骨和松质骨的骨矿密度，测定三维单位体积内的骨矿密度。临床主要用于测量骨矿密度并确定骨量减少程度以协助骨质疏松的诊断。

(杨雨旸)

第四章
治　疗

导　学

本章主要论述了骨伤科疾病的治疗方法，分别从内治法与外治法两方面进行了详细的阐述。

通过学习，掌握骨伤科疾病的治疗原则，分期论治的原则、方法、适应证、方药及注意事项；熟悉骨伤科疾病常用的外治法、适应证及注意事项；了解练功疗法的练功方法、作用和注意事项。

对于骨伤科疾病的治疗，必须在继承中医学传统理论和经验的基础上，从整体观念出发，结合现代科学知识，坚持固定与功能锻炼的统一（动静结合）、骨与骨周围软组织并重（筋骨并重）、局部与整体兼顾（内外兼治）、医疗措施与患者的主观能动性密切配合（医患合作）的治疗原则。中医骨伤科的治疗方法包括内治法和外治法两大类。

第一节　内治法

骨伤科内治法是在中医理论的指导下，施行辨证与辨病相结合，以八纲及经络、脏腑、卫气营血、三焦等辨证为治疗依据，根据疾病的缓急、轻重、虚实、表里等情况选用攻下、消散或先攻后补，或攻补兼施，或消补并重的治疗原则进行辨证施治。现代骨伤科疾病的治疗，多根据损伤疾病不同阶段的气血变化过程分早、中、晚三期，采用三期分治法。一般而言，早期实证居多，用破法；中期虚实并见，用和法；后期多出现虚证，用补法。

一、早　期

早期一般是指在损伤后的1～2周内，由于损伤导致机体气滞血瘀，筋络受阻，正所谓“不通则痛”，表现为患处局部肿胀疼痛或瘀血化热。骨伤早期的治疗必须以攻破之法为主，同时兼顾患者的年龄、体质、损伤部位、病情轻重等，辨证选用攻下逐瘀法、行气活血法、清热凉血法等。

1. 攻下逐瘀法　本法具有破血逐瘀，攻下通便之功效，适用于早期蓄瘀、便秘、腹胀、苔黄、脉数的瘀血内阻的里实证。常用方剂有桃核承气汤、鸡鸣散、大成汤加减等。此法属于下法，是在活血化瘀类药中加用苦寒类药物，以加强攻逐瘀血的作用。由于药效峻猛，临床上对于年老体弱、气血虚衰、失血过多、妇女妊娠、产后及月经期间应当禁用或慎用。

2. 行气活血法　又称行气消瘀法，是内治法中最常用的一种方法。本法具有行气止痛，化瘀消肿之功效，适用于气滞血瘀，局部肿痛，无里实热证者。常用方剂有以活血化瘀为主的桃红四物汤、复元活血汤、活血四物汤；以行气为主的柴胡疏肝散、复元活血散；行气活血并重的血府逐瘀汤、膈下逐瘀汤、顺气活血汤等。此法属于消法，其用药趋于平和，若瘀滞重者，可配以攻下药；对于年迈体虚、妊娠产后、月经期间、幼儿等体质虚弱不宜猛攻破散者，可遵“虚人不宜下者，宜四物汤加穿山甲”之法治疗。

3. 清热凉血法　本法包括清热解毒法与凉血止血法，是运用寒凉类药物，达到凉血止血之目的，常配用活血化瘀类药物，具有清热解毒开窍、凉血止血化瘀之功效，适用于损伤引起的气血错经妄行，或创伤感染，火毒内攻，或热邪蕴结，壅聚成毒的患者。常用的清热解毒方剂有加味犀角地黄汤、五味消毒饮、普济消毒饮；凉血止血方剂有十灰散、四生丸、小蓟饮子等。本法属于清法，运用此法需量人虚实而用，对于身体壮实患实热证者可以予以清热凉血，对于身体虚弱者需慎用。用药上还需注意上部出血忌用升麻、桔梗等升提药；下部出血忌用厚朴、枳实等沉降药。对于出血过多，必须辅以补气摄血之法。

二、中　期

中期是指损伤3～6周。损伤诸症经过初期治疗，病情有所减轻，然而肿痛减而未尽，瘀血尚有残余，若继续使用攻破则恐伤正气，因此，中期的治法以“和”为主。通过和营止痛法、接骨续筋法、舒筋活络法来进一步调和气血，从而达到祛瘀生新、接骨续筋、通筋活络之目的。

1. 和营止痛法　本法具有调和营血、理气止痛之功效，适用于损伤中期，患处肿痛较轻，瘀凝、气滞尚未尽除，而续用攻下之法又恐伤正气者。常用的方剂有和营止痛汤、七厘散、定痛活血汤、和营通气散等。

2. 接骨续筋法　本法具有去瘀生新、接骨续筋之功效，适用于损伤中期骨位已正，筋已理顺，瘀肿已化，肿痛消减，筋骨已有连接但未坚实，因此，宜采用接骨续筋类药治疗为主，佐以去瘀、活血类药物，以达去瘀生新，接骨续筋之目的。常用方剂有新伤续断汤、续骨活血汤、接骨丹、接骨紫金丹等。本法对于年老体弱、脾胃虚弱的患者需慎用。

3. 舒筋活络法　本法具有宣通气血、消除凝滞、舒筋通络之功效，适用于肿痛稳定后有瘀血凝滞、筋膜粘连的伤筋中期，或兼患有风湿，或筋膜发生挛缩、强直，关节屈伸不利，或气血不得通畅，肢节痹痛等。方药以活血药与祛风通络药为主，并佐以理气药宣通气血，消凝通滞，加强舒筋活血之功。常用方剂有舒筋活血汤、独活寄生汤、蠲痹汤等。此法对于骨折初期，血瘀生热及创伤感染者禁用。

三、后　期

后期一般是指损伤6周以后。由于气血耗损、病久多虚，虚则影响骨伤疾病的康复。加之后期虽然筋骨损伤已接续，但尚未坚强，功能尚未完全恢复，筋肉僵凝，关节活动不利。因此，后期的治疗以“补”为主，并辅以温经通络类药物。常用的方法包括补气养血法、补益肝肾法、补养脾胃法、温经通络法。

1. 补气养血法　本法是使用补气养血类药物，使气血旺盛而濡养筋骨的治疗方法，具有补益气血之功效，适用于外伤筋骨、内伤气血及长期卧床体质虚弱之气血亏损的患者。临床上有气虚、血虚、气血双虚之别，补气、补血各有侧重，但不能截然分开。若中气不足、脾胃虚弱者以补气为主，常用四君子汤加减，脾胃实热者忌用。血虚为主者以补血为主，常用四物汤加减，脾胃虚寒者忌用。气血俱虚者，宜气血双补，常用八珍汤、归脾汤、十全大补汤等，有气滞血瘀之证者禁用。

2. 补益肝肾法　又称强壮筋骨法。此法具有养肝益肾、强筋壮骨之功效，适用于损伤后期，年老体弱，骨折愈合迟缓，骨质疏松而肝肾亏虚者。常用方剂有壮筋养血汤、左归丸、金匮肾气丸、健步虎潜丸等。需要注意的是，肝肾同源，肾为肝之母，“虚则补其母”，故肝虚者应注意补肾阴，滋水涵木。若此法配以补气养血药，可增强养肝益肾的功效，加速损伤筋骨的康复。

使用上述两法应注意，补益类药品性多滋腻，使用时需注意首先顾及脾胃，否则脾胃运化失司，则任何补剂也难以奏效。故应在补剂中佐以健脾和胃类药物，如白术、陈皮、砂仁等，以使滋而不腻。

3. 补养脾胃法　本法具有健脾养胃、生化气血之功效，适用于损伤日久，耗伤正气，气血脏腑亏损而致脾胃虚弱，运化失职者。补养脾胃可以促进气血的生化，营养四肢百骸，通过增强生化之源而促进损伤筋骨的修复，是损伤后期常用的调理方法。常用方剂有补中益气汤、参苓白术散、健脾养胃汤、归脾丸等。

注意补法的运用不能滥用，若邪势正盛，而正气未虚时，都应以祛邪为主，否则反致误补而留邪。

4. 温经通络法　此法属于温法，是使用温性或热性药物补益阳气，驱除寒邪，以治疗里寒证的一种治法，具有宣通气血、祛风除湿、温通筋络之功效，适用于病久体虚，腠理不固，风寒入侵，血脉痹阻不宣者。常用方剂有麻桂温经汤、大活络丹、小活络丹等。此类方药多辛燥，易损伤阴血，故阴虚者慎用，或配合养血滋阴药同用。

以上治法，在临床应用时都有一定的原则。例如，治疗骨折，在施行手法复位、固定及功能锻炼的同时，内服药物初期以消瘀活血，理气止痛为主，中期以接骨续筋为主，后期以补气养血，强壮筋骨为主。骨折各阶段并无明显的界限，各骨折愈合的时间也不相同，且有个体差异，治疗时必须审证求因，灵活变通，正确施治，不可拘泥规则或机械分期。

中医骨伤科除三期论治外，也可按损伤部位辨证论治。损伤虽同属瘀血，但由于损伤的部位不同，治疗的方药也有所不同。

1. 按损伤部位辨证用药　张元素在《治法机要 · 坠损》中提出：“治登高坠下，重物撞打，箭镞刀伤，心腹胸中停积郁血不散，以上、中、下三焦分之，别其部位，上部犀角地黄汤，中部桃仁承气汤，下部抵当汤之类下之，亦可以小便与酒同煎治之。”临床应用，头部损伤后有瘀血阻窍者，选用通窍活血汤、七厘散之类；胸部蓄瘀者，选用血府逐瘀汤、复元活血汤之类；两胁及上腹部损伤者，选用膈下逐瘀汤之类；腹部及少腹部损伤者，选用少腹逐瘀汤、大成汤、桃核承气汤之类；四肢损伤者，选用桃红四物汤、新伤续断汤之类。

2. 主方加部位引经药　根据损伤的性质、时间、年龄、体质选方用药时，可加入引经药，使药力作用于损伤部位，如上肢损伤加桑枝、桂枝、羌活、防风；头部损伤如伤在巅顶加藁本、细辛，侧头部伤加白芷，后枕部损伤加羌活；如肩部损伤加姜黄；胸部损伤加柴胡、郁金、制香附、苏子；两胁肋部损伤加青皮、陈皮、延胡索；腰部损伤加杜仲、补骨脂、川断、狗脊、枸杞、桑寄生、山茱萸等；腹部损伤加炒枳壳、槟榔、川朴、木香；小腹部损伤加小茴香、乌药；下肢损伤加牛膝、木瓜、独活、千年健、防己、泽泻等。

明代医家异远真人《跌损妙方·用药歌》曰："归尾兼生地，槟榔赤芍宜。四味堪为主，加减任迁移。乳香并没药，骨碎以补之。头上加羌活，防风白芷随。胸中加枳壳，枳实又云皮。腕下用桔梗，菖蒲厚朴治。背上用乌药，灵仙妙可施。两手要续断，五加连桂枝。两胁柴胡进，胆草紫荆医。大茴与故纸，杜仲入腰支。小茴与木香，肚痛不须疑。大便若阻隔，大黄枳实推。小便如闭塞，车前木通提。假使实见肿，泽兰效最奇。倘然伤一腿，牛膝木瓜知。全身有丹方，饮酒贵满卮。苎麻烧存性，桃仁何累累。红花少不得，血竭也难离。"该歌诀介绍跌打损伤主方配合部位引经药和随证加减用药法，便于损伤辨证治疗。

第二节　外 治 法

外治法是对损伤局部进行治疗的方法，在中医骨伤科治疗中占有重要地位。包括了外用药物、理伤手法、固定、牵引治疗、手术疗法以及练功疗法等。

一、外 用 药 物

外用药物是指应用于伤患局部的药物，为历代中医骨伤科学家所重视，大致分为敷贴药、搽擦药、熏洗湿敷药和热熨药四类。

（一）敷贴药

敷贴药主要包括药膏、膏药与药散三类。

1. *药膏*　又称敷药或软膏。

（1）药膏的配制：将药碾成末，加饴糖、蜜、油、水、酒或凡士林等调成糊状，敷于患处。

（2）药膏的种类：① 消瘀退肿止痛类：消瘀止痛膏、定痛膏、双柏膏、消肿散、散瘀膏等；② 舒筋活血类：三色敷药、舒筋活络膏、活血散等；③ 接骨续筋类：外敷接骨散、接骨续筋药膏、驳骨散等；④ 温经通络类：可用温经通络膏；⑤ 清热解毒类：金黄膏、四黄膏等；⑥ 生肌拔毒长肉类：橡皮膏、生肌玉红膏、红油膏等。

（3）药膏应用注意事项：① 临床应用时，药膏摊在棉垫或纱布上，表面覆一张薄棉纸，然后敷于患处。棉纸极薄，药力可渗透，不影响药物疗效发挥，又可减少对皮肤的刺激，也便于换药。② 药膏换药时间，一般 2 ~ 4 天换 1 次。凡用水、酒、鲜药汁调敷药时，需随调随用勤换，一般每天换药一次。生肌拔毒类药物应根据创面情况而勤换药，以免脓水浸淫皮肤。③ 凡用饴糖调敷的药膏，室温高容易发酵，梅雨季节易发霉，故一般主张随调随用。冬季气温低时可酌加开水稀释，以便于调制拌匀。④ 少数患者对药膏过敏而产生接触性皮炎，应及时停药，外用青黛膏或六一散，严重者给予抗过敏治疗。

2. *膏药*　又称薄贴。

（1）膏药的配制：将药物浸于植物油中，加热熬炼除去药渣，加入铅丹，其主要成分为四氧化三铅，经过"下丹收膏"，制成膏药，熬制膏药要求老嫩适宜，达到"贴之即粘，揭之易落"的标准。膏药熬成后浸入水中数天，再藏于地窖阴暗处以"去火毒"，可减少对皮肤的刺激，防止接触性皮炎；将已熬好经"去火毒"的膏药置于小锅中用文火加热烊化，然后摊在皮纸或布上备用，摊时注意四面留边。

为增加膏药疗效，将小部分具有挥发性又不耐高温的药物如乳香、没药、樟脑、冰片、丁香、肉桂等研成细末，在摊膏药时将膏药在小锅中烊化后加入，搅拌均匀，使之融合于膏药中；或是将贵重的芳香开窍药物，或特殊需要增加的药物，临贴时加在膏药上。

（2）膏药的种类：① 治疗损伤与寒湿类：用于损伤者，有坚骨壮筋膏；用于风湿者，有狗皮膏、伤湿宝珍膏等；用于损伤与风湿兼证者，有万灵膏、损伤风湿膏等；用于陈伤气血凝滞、筋膜粘连者，有化坚膏等。② 提腐拔毒生肌类：用于创面溃疡，有太乙膏、陀僧膏等。一般常在创面另加药散，如九一丹、生肌散等。

（3）膏药使用注意事项：① 膏药一般用于筋伤、骨折后期；若新伤初期有明显肿胀者，不宜使用。② X 线不能穿透含有丹类药物的膏药，所以作 X 线检查时应取下。

3. *药散*　又称药粉、掺药。将药物碾成极细粉末，收贮瓶内备用。使用时可将药散直接掺于伤口处，或置于膏药上，将膏药烘热后贴患处。按功用可分六类：① 止血收口类：桃花散、花蕊石散、金枪铁扇散、如圣金刀散、云南白药等。② 祛腐拔毒类：红升丹、白降丹等。③ 生肌长肉类：常用生肌八宝丹，也可与祛腐拔毒类散剂掺和在一起应用。④ 温经散寒类：丁桂散、桂麝散等。⑤ 活血止痛类：四生散、消毒定痛散等。

（二）搽擦药

搽擦药可直接涂于患处，或配合理筋手法使用。常见剂型如下。

1. *酒剂* 用药与白酒、醋浸制而成，也有单用酒浸者。近年来还有用乙醇溶液浸泡加工炼制的酒剂。常用的有活血酒、伤筋药水、正骨水等，具有活血止痛，舒筋活络，追风祛寒之效。

2. *油膏与油剂* 用香油把药物熬煎去渣后制成油剂，或加黄蜡或白蜡收膏炼制而成油膏，具有温经通络，消散瘀血之效。用于关节寒湿冷痛等证，也可配合手法及练功前后作局部搽擦，常用的有跌打万花油、活络油膏、伤油膏等。

（三）熏洗湿敷药

1. *热敷熏洗* 是将药物置于锅或盆中加水煮沸后熏洗患处的方法。先用热气熏蒸患处，水温稍减后用药水浸洗患处。常用于治疗新伤瘀血积聚或陈伤风湿冷痛者。

（1）新伤瘀血积聚者：散瘀和伤汤、海桐皮汤、舒筋活血洗方等。

（2）陈伤风湿冷痛、瘀血已初步消散者：八仙逍遥汤、上肢损伤洗方、下肢损伤洗方等。

2. *湿敷洗涤* 将药制成水溶液，供创伤伤口湿敷洗涤用。常用的有金银花煎水、野菊花煎水及公英鲜药煎汁等。

（四）热熨药

将药物加热后以布包裹，热熨患处，借助热力作用局部，发挥温经散寒、行气活血之效。主要剂型如下。

1. *坎离砂* 用铁砂加热后与醋水煎成药汁搅拌制成，临用时加醋少许拌匀置布袋中，数分钟内会自然发热，热熨患处，用于陈伤兼有风寒湿者。

2. *熨药* 药置于布袋中，放在蒸锅中蒸气加热后熨患处，用于各种风寒湿痛证。

（五）其他外用药

常用粗盐、黄砂、米糠、麸皮等炒热后装入布袋中热熨患处，治疗风湿痹痛，简单有效。

二、理伤手法

理伤手法是术者用手施行各种术式，直接作用于患者身体的特定部位，对骨伤科疾病进行诊断和治疗的一种诊疗技术。理伤手法主要用于骨折、脱位、筋伤及骨关节疾病等，通过手法的操作，能初步了解骨折的移位方向和程度，脱位的方向，肢体损伤的严重度，以进行整复、理筋，调节气血，促进肢体功能的恢复。

（一）理伤手法的作用

1. *初步诊断，了解病情* 外伤造成肢体损害可通过手法手摸心会，对损伤情况作出初步诊断，了解损伤的严重程度，判断是否需要即刻处理。如严重骨折需对伤肢作紧急固定，对于椎体骨折需注意搬运方式。

2. *活血散瘀，消肿止痛* 外伤所致脉络破裂，积蓄成瘀，或积于筋肉之间，或聚于关节骨缝之中，手法可改善局部血运，使离经之血得以消散，促使血肿吸收和代谢产物排除，发挥活血散瘀，消肿止痛之效。

3. *舒筋活络，解除痉挛* 外伤可致肌肉筋脉痉挛拘急，为肿为痛，肢体功能障碍，手法可起到舒展和放松肌肉筋络的作用，有效解除肌肉痉挛而恢复肢体功能。

4. *正骨复位，理顺筋络* 理伤手法可整复骨折、脱位以及筋出槽、骨错缝等，使骨折移位、关节脱位、骨错缝等得到理顺、整复与归位，并使因筋骨异位对周围神经、血管刺激或压迫引起的疼痛、酸胀、麻木等异常感觉消除，血液供应受阻的各种症状也得到缓解。

5. *松解粘连，通利关节* 筋骨肌肉损伤或病变日久，导致局部气血凝滞、组织粘连、关节活动不利。理伤手法能活血散瘀、松解粘连、滑利关节，改善组织紧张僵硬状态，恢复关节正常功能。

6. *调整阴阳，祛风散寒* 理筋手法可以温通经络，祛风散寒，调和气血，从而调整机体阴阳平衡，加快肢体、关节和内脏功能恢复，提高抵抗疾病能力，达到增强体质、提高疗效、缩短疗程、防止复发的目的。

（二）理伤手法实施原则

1. *早* 早期恰当地实施手法。尤其在手法治疗骨折、脱位时，受伤早期局部肿痛与肌肉痉挛不明显，手法治疗容易成功；反之，局部肿痛与肌肉痉挛加剧，则治疗难度加大，手法不易成功。

2. *准* 实施部位准确，要根据局部解剖情况，明确损伤的性质程度，移位方向等情况准确施法。同时，不断观察和询问患者的反应和感受，及时调整用力方向，以提高疗效。

3. *稳* 施法过程应平稳，注意使用恰当力度，合适体位。施法时力量应循序渐进、由小到大、由轻渐重，感觉由浅入深、由表透里，避免意外发生。

4. *巧* 施法过程要轻巧，切忌鲁莽粗暴，既达到治疗目的，又不增加患者新的损伤，要尽可能减轻患者痛苦，力求达到“法之所施，使患者不知其苦，方为手法也。”

（三）理伤手法注意事项

（1）明确诊断，充分了解病情：手法进行之前，应当全面了解患者病情，如对于骨折患者，应了解其受伤机制、骨折移位情况以及患者全身状况等，根据患者具体状况确定手法治疗方案。

（2）合理安排手法步骤：对手法操作的先后顺序必须合理安排，以利于患者更好适应手法过程，并使术者在手法过程中有条不紊，从容有序。

（3）要求手法动作，轻重适当，熟练准确，尽量减少患者不必要的痛苦，避免副损伤发生。

（4）严格掌握手法的适应证和禁忌证：手法适应证广泛，大部分骨折、脱位、急性软组织损伤、慢性劳损以及损伤后遗症等均可应用手法治疗；对于急性传染病、皮肤病、局部脓肿、骨关节结核、血友病、恶性肿瘤、孕期妇女、老年性骨质疏松以及脊椎滑脱等应禁用或慎用理伤手法。

（5）手法操作中，思想集中，防止意外事故发生。

（四）理伤手法的分类

常用理伤手法包括骨折整复手法、脱位复位手法及筋伤理筋手法，应根据患者具体情况而有针对性地选用。

1. *骨折整复手法* 骨折整复手法又称为正骨手法、接骨手法，主要用于骨折复位。手法整复要求及时、稳妥、准确、轻巧而不增加局部组织的损伤，力争一次手法整复成功。手法应该经过详细的临床检查及必要的辅助检查，在明确诊断、全面而准确地掌握骨折移位情况的前提下施行。根据损伤程度、部位，患者的年龄、体质做到“因人而治、因部位而治”。唐代蔺道人《仙授理伤续断秘方》总结出相度、忖度、拔伸、撙捺、捺正五法，清代吴谦《医宗金鉴 · 正骨心法要旨》将其发展为“摸、接、端、提、按、摩、推、拿”八法，现经历代文献整理，结合现代医学和中国骨科发展，总结出以下整复骨折的正骨八法。

（1）手摸心会：是施行手法的首要步骤，且贯穿于整复过程的始终。此法目的在于“知其体相，识其部位，一旦临证，机触于外，巧生于内，手随心转，法从手出”。术者必须用手在肢体损伤部位仔细触摸，先轻后重，由浅入深，从远到近，结合患者的症状、体征及 X 线等辅助检查，在脑海中构成骨折移位的立体形象，选择合适的整复手法及操作步骤。对复位手法操作的过程及结果做到心中有数。

（2）拔伸牵引：是指术者和助手分别握住患肢的远端和近端，对抗用力牵引，用以矫正重叠移位和短缩移位的手法。按照“欲合先离，离而复合”的原则，先保持在原来的位置，沿肢体的纵轴，在远近骨折段作对抗牵引。然后，再按整复的步骤改变肢体的方向，持续牵引（图 4－1）。所施牵引力量的大小须以患者肌肉强度为依据，要轻重适宜，持续稳妥。一般而言，青壮年男性患者，肌肉发达，拔伸牵引力应较大；相反，老幼及女性患者，所需牵引力不宜太大。对肌群丰厚的患肢，如股骨干骨折应结合骨牵引；但肱骨干骨折，虽肌肉发达，若用力过大，常使断端分离，造成不愈合，操作时需注意。

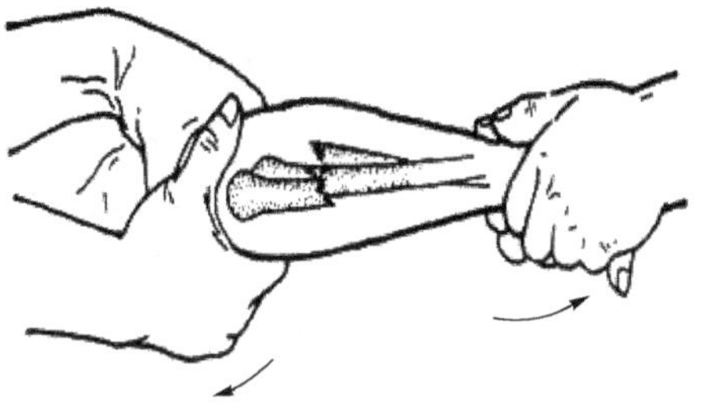

图 4－1 拔伸牵引

（3）旋转屈伸：包括了旋转手法和屈伸手法。旋转手法用于矫正骨折端的旋转移位；屈伸手法是利用关节运动来带动近关节端骨折的整复手法。

旋转手法是在拔伸牵引下根据骨折的移位情况做骨折远端的内旋或者外旋动作，使旋转移位的骨折端复位，恢复肢体的正常生理轴线（图 4－2）。屈伸手法多用于长骨干骺端骨折移位，包括屈、伸、收、展等手法纠正骨折端的移位（图 4－3）。如伸直型肱骨髁上骨折，整复时应首先纠正骨折的旋转移位，在牵引下屈曲肘关节，才能使骨折远端与近端会合。反之，屈曲型肱骨骨髁上骨折，应在拔伸牵引并纠正旋转的基础上逐步伸肘，才能使移位矫正。另外，外展型肱骨外科颈骨折，复位时需要肩部内收，内收型骨折则需外展。

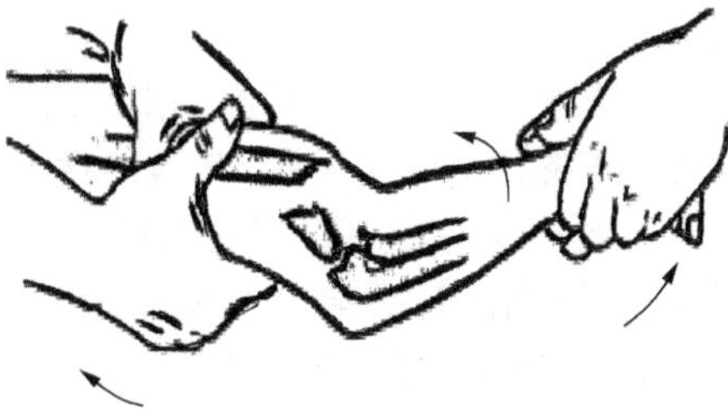

图 4－2 旋转手法

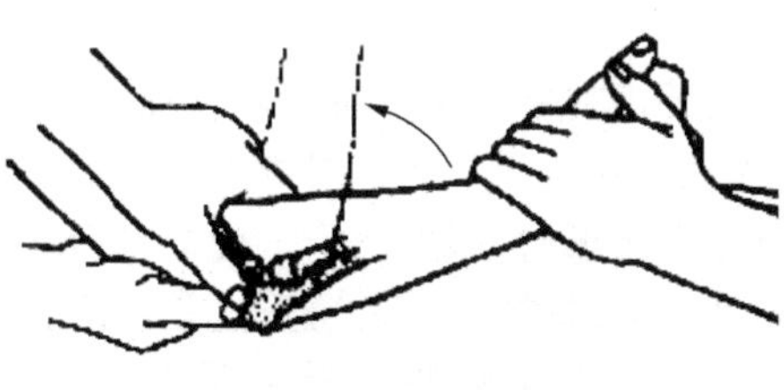

图 4－3 屈伸手法

（4）提按端挤：主要用于纠正骨折之侧方移位的一种复位手法。侧方移位可分为前后侧（即上下侧或掌背侧）移位和内外侧（左右侧）移位。此法是在拔伸牵引的基础上，术者以掌、指分别置于骨折断端的前后或左右，用力夹挤，迫使骨折复位。对于骨折端上下移位者用提按手法，以拇指下压突起的骨端，其余手指上提下陷的骨端，使骨折复位（图4－4）。对骨折内外侧移位者用端挤手法，术者手指分别置于远近端，横向挤压，矫正骨折移位，此法也称捺正或横挤手法（图4－5）。实施手法时要求用力要适当，方向要正确，术者手指与患者皮肤紧密接触，避免在皮肤上来回摩擦而引起损伤。

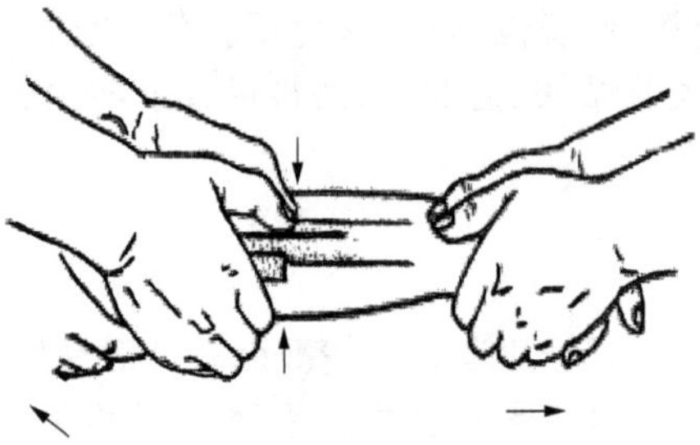

图4－4 提按手法

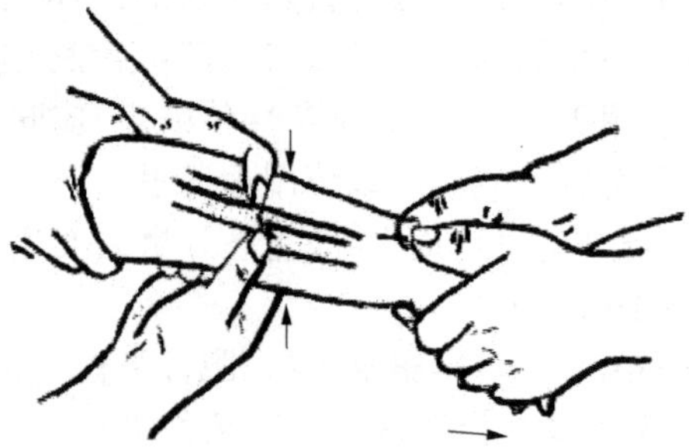

图4－5 端挤手法

（5）摇摆触碰：主要适用于横断或锯齿骨折。复位成功后，术者可用双手把持骨折部，由助手在维持牵引下做轻柔的上下、左右或前后的摇摆动作，使骨折端紧密接触，用以增加其稳定性（图4－6）。触碰手法一般用于干骺端的横行骨折，在骨折整复及夹板固定患肢后，术者可一手固定骨折部的夹板，另一手轻轻叩击骨折的远端，使骨折断端紧密嵌插，增加稳定性（图4－7）。

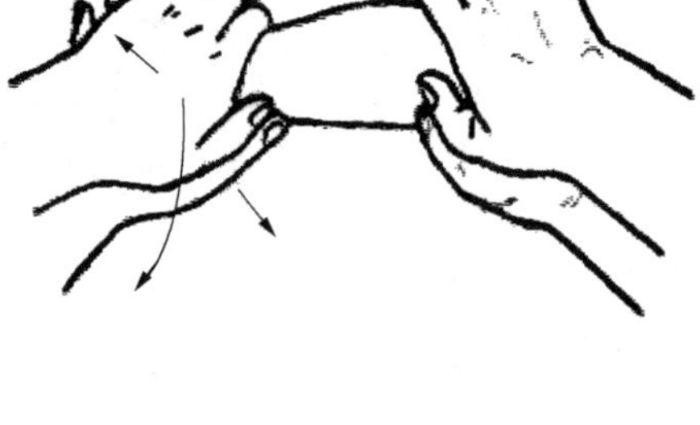

图4－6 摇摆手法

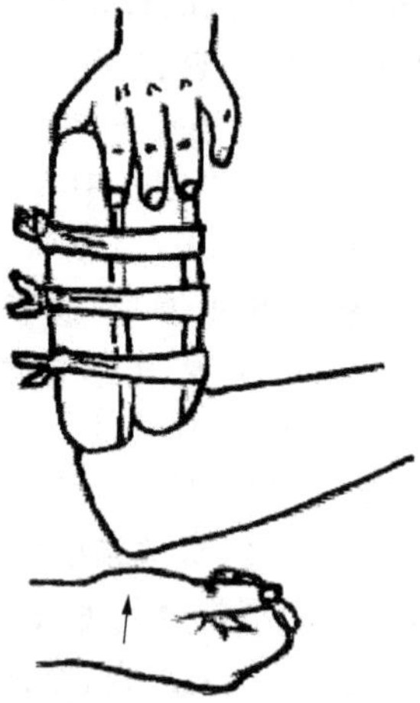

图4－7 触碰手法

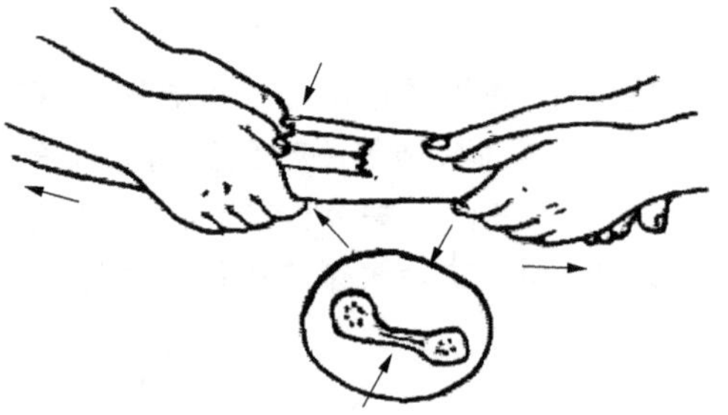

图4－8 夹挤分骨

（6）夹挤分骨：适用于矫正并列骨干双骨折骨折端并拢移位，如桡、尺骨干双骨折，胫、腓骨干骨折，掌骨干或跖骨干骨折等。由于并列骨干之间有骨间膜或骨间肌附着，发生骨折后，骨折断端受其影响发生侧方移位并相互靠拢。整复时，术者以双手拇指及食、中、无名三指分别由骨折部的掌背侧或前后侧对向夹挤两骨间隙，并配合柔和的摇摆手法在动态下使并拢的骨折端分开，双骨折的骨折端就像“单”骨折一样进行整复（图4－8）。操作时根据骨折部位和骨折移位方式的不同，有时需要综合应用其他手法。

（7）折顶回旋：折顶手法用于肌肉发达部位的横断或锯齿骨折，单纯牵引不能完全矫正其重叠移位时，可实施此法。操作时，术者双手拇指抵于突出的骨折一端，其他四指则重叠环抱于下陷的骨折另一端，在牵引下双手拇指用力向下挤压突出的骨折端，加大骨折成角畸形，依靠拇指的感觉，估计骨折的远近端骨皮质已经相抵时，骤然反折。反折时，环抱于骨折另一端的四指，将下陷的骨折端向上提起，而拇指则持续向下压迫突出的骨折端，这样较容易矫正重叠移位（图4－9）。注意用力大小，以原来重叠移位的多少而定，用力的方向可正可斜。单纯前后移位者，正位折顶；同时有侧方移位者，斜向折顶。折顶时，角顶方向应避开神经血管走向，以免造成损伤。此手法不适用于斜行、螺旋或粉碎骨折。

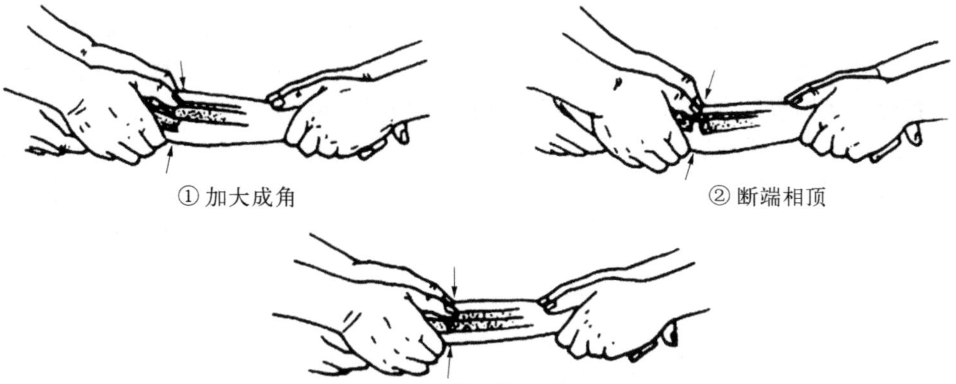

图 4-9 折顶手法

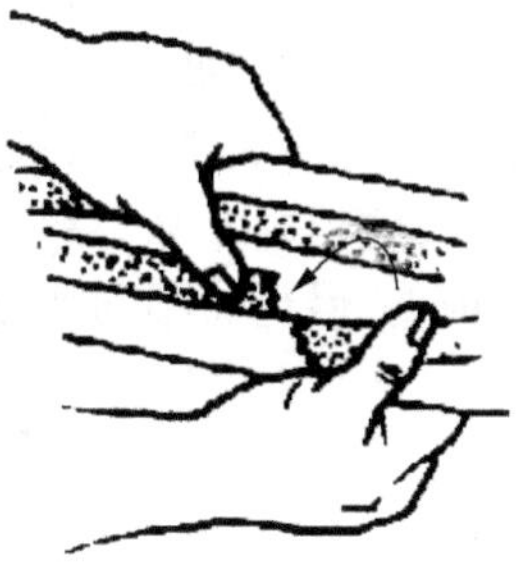

图 4-10 回旋手法

回旋手法多用于矫正背向移位的斜行、螺旋骨折，或有软组织嵌入的骨折。使用回旋手法时，应根据受伤的力学原理，判断背向移位的途径，以骨折移位的相反方向回旋。有软组织嵌入的横行骨折，须加重牵引，促使嵌入的软组织解脱（图 4-10）。操作时要十分谨慎，依靠双手分别把持两骨折段，使两折段骨皮质互相紧贴，以免增加软组织的损伤；当回旋受阻不能矫正背向移位时，则反向回旋。另外，实施此手法时，术者常需告诫助手在解脱嵌入骨折断端的软组织后，应适当放松牵引。

（8）按摩推拿：本手法适用于骨折复位后，起到调理骨折周围软组织的作用，可使扭转曲折的肌肉、肌腱随着骨折复位而舒展通达，这对关节附近的骨折尤为重要。操作时，手法要轻柔，按照肌肉、肌腱的走行方向由上而下顺骨捋筋，达到散瘀舒筋的目的。

2. *脱位复位手法* 脱位也称为脱臼、脱骱、失骱、脱髎，用于整复脱位的手法谓之“上骱”、“上髎”。上骱手法属于正骨手法的一个组成部分。

（1）手摸心会：通过手法在关节脱位处仔细触摸，辨明脱位是全脱、半脱、前脱、后脱、侧方移位，等等，做到脑海有形，胸中有数。

（2）拔伸牵引：是整复脱位的基本手法，在四肢关节脱位时，脱出骨端被周围痉挛的肌肉所固定，按照“欲合先离”、“离而复合”的原则，通过拔伸牵引克服肌肉痉挛性收缩，可借助于手拉足蹬、术者自身体重等进行牵引，使脱出骨端复位。操作时力度须持续、平稳，防止或重或轻。

（3）屈伸收展与旋转回绕：是利用关节运动使脱位复位的方法。屈伸、收展、旋转、回绕（环转）都属于正常关节的运动方式。其中单轴关节的脱位可用屈伸、收展的方式进行复位，多轴关节的脱位可利用屈伸、旋转、回绕等多种方式进行复位。如肘关节后脱位，应在拔伸牵引的基础上屈曲肘关节，即可复位。当髋关节脱位后，股骨头常被关节周围的关节囊，肌腱、韧带等软组织卡住或绞锁，此时必须应用屈伸收展与旋转回绕等方法，使其解脱绞锁后复位。

（4）端提捺正：是利用杠杆原理（力点、支点、力臂）进行复位的方法。操作时，在拔伸牵引的基础上，用端、挤、提、按等手法对脱出骨端起到按压捺正的作用。如肩关节脱位的拔伸托入法，是在拔伸牵引的基础上，术者从腋下上托肱骨头使其复位。整复颞颌关节脱位时，常需端、提、捺正等方法相互配合进行复位。

3. *理筋手法* 理筋手法是治疗筋伤的手法，应用非常广泛，通过手法，可达到促进血液循环，活血散瘀，消肿止痛，减轻或解除肌肉痉挛，剥离粘连，整复小关节错缝等，并能起到预防关节强直、肌肉萎缩等作用。理筋手法治疗过程，一般分三个阶段，本着“轻—重—轻”的方式施法。开始用一些刺激小的手法，以改善局部循环，缓解组织痉挛，为进一步治疗打下基础，并使患者逐步适应治疗过程；中间阶段，多用重手法（深度手法）达到治疗目的；最后阶段，用一些轻手法结束治疗，使肢体充分放松。

（1）按摩法

1）轻度按摩法：术者用手掌或指腹放置患处轻轻地慢慢地做来回直线形或圆形的抚摩动作（图 4-11）。本法一般在理筋手法开始或结束时使用，可用于全身各部，有祛瘀消肿、镇静止痛之功，能缓解肌肉疼痛及其紧张痉挛状态。手法操作时动作应缓慢、轻柔、协调。

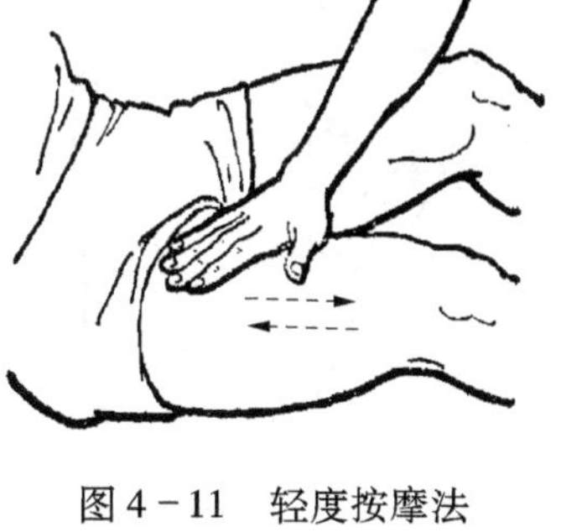

图 4-11 轻度按摩法

2）深度按摩法：术者用手指、掌根、全掌或双手重叠在一起进行推摩的手法，又称“推摩手法”（图4－12）。本手法力量较轻度按摩手法大，力的作用达于深部软组织。摩动频率根据患者病情、体质而定，手法操作时动作要协调，力量要均匀。

用拇指单独进行的摆动性推法称为“一指禅推法”，也属深度按摩法。施术时，术者要沉肩、垂肘、悬腕，通过腕部的摆动和拇指的屈伸活动，用拇指指腹或两侧着力，持续作用于患部或穴位上，推动局部之筋肉（图4－13）。本法常在理筋手法开始后由轻度按摩法转入，或结合点穴进行，并可运用在各个手法中，是治伤最基本手法之一；能舒筋活血、祛瘀生新，对消肿及减轻患部疼痛有效，并可解除痉挛，使粘连的肌腱、韧带分离，瘢痕组织软化。适用于治疗肢体各部的急性损伤、慢性劳损与风湿痹痛等。

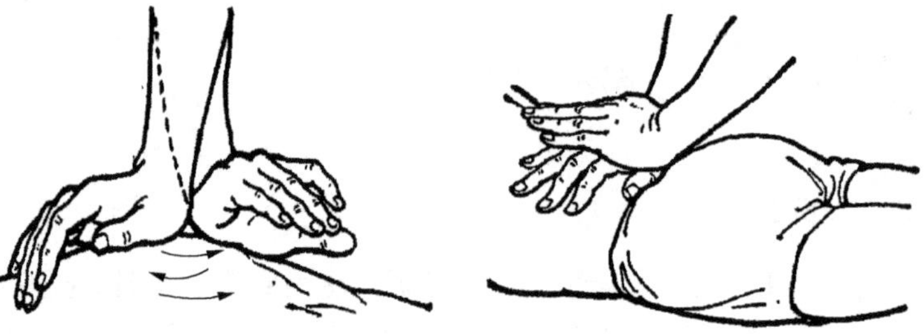
① ②

图4－12 深度按摩法

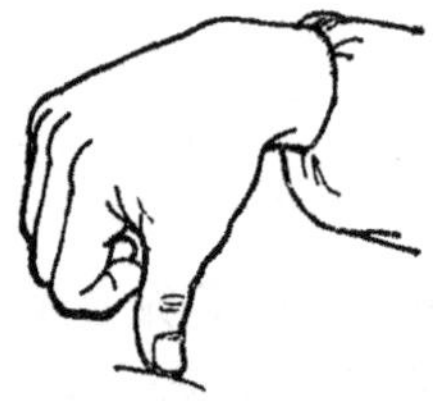

图4－13 一指禅推法

（2）揉擦法

1）揉法：术者用手指或手掌在皮肤上揉动的一种手法。也可用拇指与四指成相对方向揉动，揉动的手指或手掌一般不移开接触的皮肤，仅使该处的皮下组织随手指或手掌的揉动而滑动（图4－14）。本法作用柔和，能活血消肿，散瘀止痛，解除痉挛。适用于四肢、颈项、躯干部伤筋，胸腹部外伤瘀血凝滞及胸腹胀满者。

2）擦法：术者用手掌、大小鱼际、掌根或手指在皮肤上摩擦的手法（图4－15）。施行手法时宜先用润滑剂，以防擦伤皮肤。施术时要用上臂带动手掌，力量大而均匀，动作灵巧而连续不断，使皮肤有红热舒适感。擦法有活血化瘀、消肿止痛、温经通络之效。适用于腰背部及肌肉丰厚部位的慢性劳损与风湿痹痛等证。

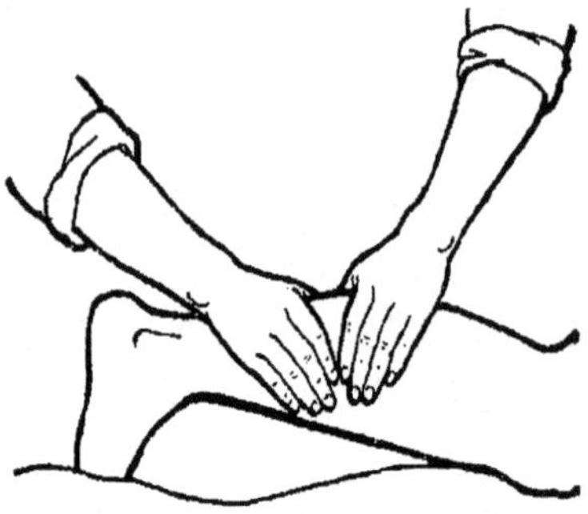

图4－14 揉法

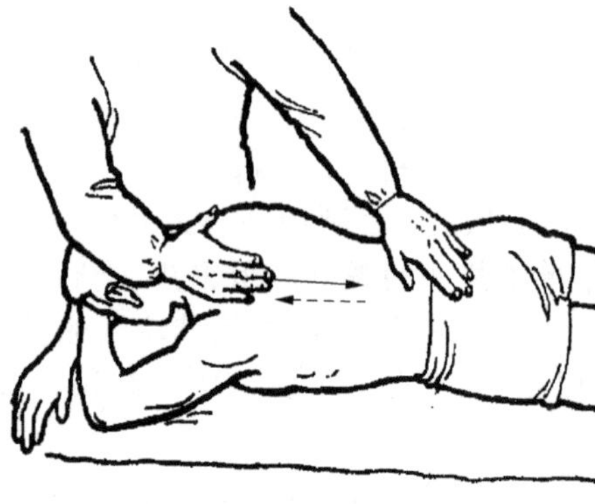

图4－15 擦法

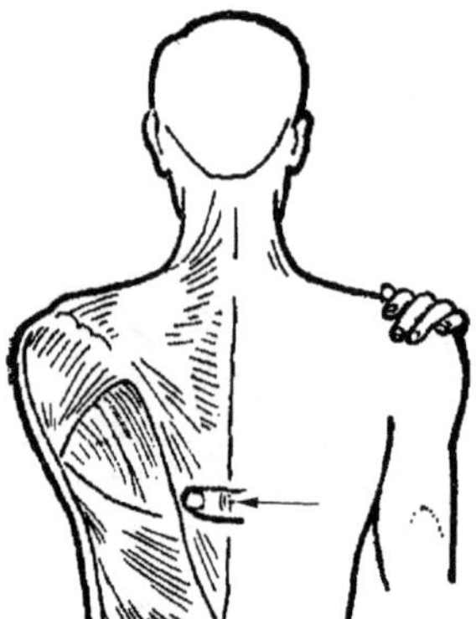

图4－16 拨络法

（3）拨络法：术者用拇指加大劲力与筋络循行方向横向揉动，或拇指不动，其他四指取与肌束、肌腱、韧带等垂直的方向，单向或往复揉拨，起到类似拨动琴弦一般的拨动筋络的作用，称为拨络法（图4－16）。本手法力量可轻可重，频率可快可慢，有止痛、缓解痉挛、松解粘连的作用。适用于急慢性伤筋而致肌肉痉挛或组织粘连者。

（4）滚法：术者用手背掌指关节突出部，或以小鱼际、小指掌指关节的上方接触在皮肤上滚动的手法（图4－17）。施行手法时须均匀用力按压，同时作旋后滚动，动作应协调而有节奏，像吸附在肢体上一样。滚法常与揉摩等手法结合应用，有调和营卫、疏通经络与解痉止痛之效。适用于颈肩、腰背、四肢等肌肉丰厚部位的损伤或风湿痹痛。

（5）击打法：用拳捶击肢体的手法叫捶击法，用手掌拍打患处的手法叫拍打法，两法并用，称“击打法”（图4－18）。击打时要求动作有节奏，快慢适中，用力轻巧而有反弹感。击打法能疏通气血，祛风散寒，消除外伤后瘀积及疲劳酸胀感。适用于胸背部用力不当内部屏伤岔气，或腰背部、大腿以及臀部肌肉丰厚部位陈旧性损伤兼有风寒湿痹者。

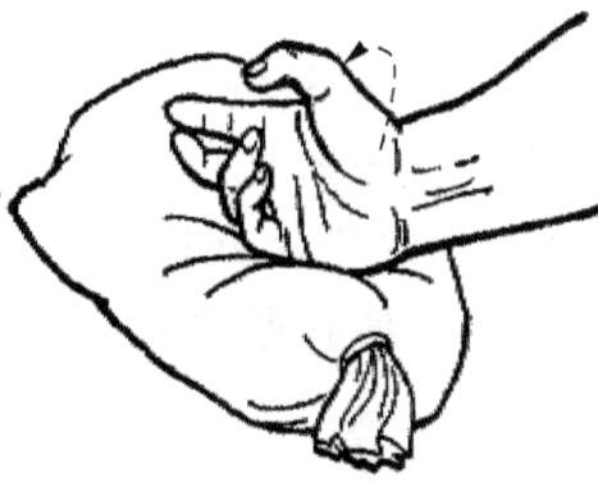

图 4－17 擦法

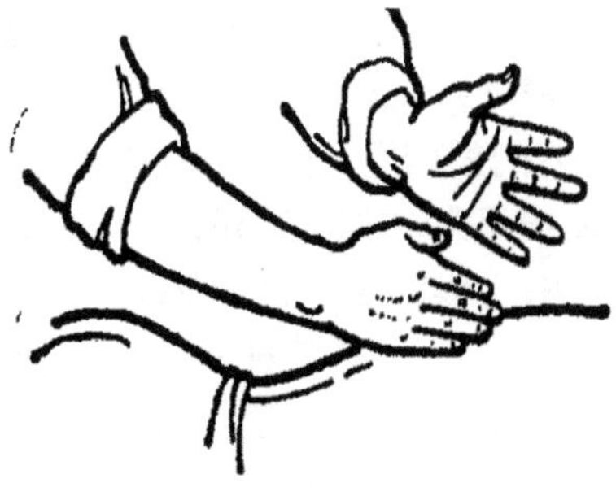

图 4－18 击打法

（6）拿捏法：是用拇指与其他各指作相对钳形用力，将肌肉或韧带一紧一松拿捏的手法（图 4－19）。施术时手法应协调，连续不断，用力轻重适宜，避免拙力。拿捏法有缓解肌肉痉挛、松解粘连、活血消肿、祛瘀止痛等作用。适用于急慢性伤筋而致肌肉痉挛或软组织粘连者。

（7）点穴法：用手指在经穴上点穴、按摩（图 4－20），又称“穴道按摩”或“指针疗法”。其取穴原则按照针灸学理论，可循经取穴或以痛为俞取穴。本法还可结合按摩揉捏及一指禅推法，拇指指力不足时，可用屈曲的中指指间关节背侧点按。点穴法可疏畅经络气血，使脏腑调和，阴阳平衡。多用于腰、背、臀、四肢伤筋及各种损伤疾患伴有内证者。

（8）屈伸法：是针对有关节伸展、屈曲功能活动障碍，使关节作被动屈伸活动的一种手法。术者一手握远端肢体，一手固定关节，然后缓慢、均匀、持续而有力地作适当的屈伸活动，力量与活动幅度逐步增加（图 4－21）。本法对筋络挛缩、韧带或肌腱粘连、关节强直均有舒筋活络、松解粘连的作用。适用于肩、肘、膝、踝等关节伸屈活动障碍者。

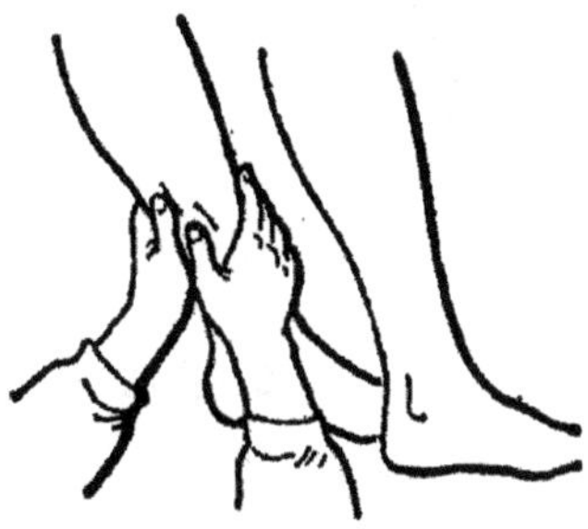

图 4－19 拿捏法

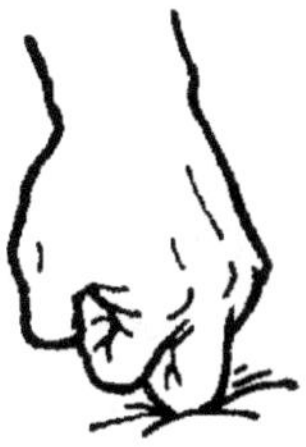

图 4－20 点穴法

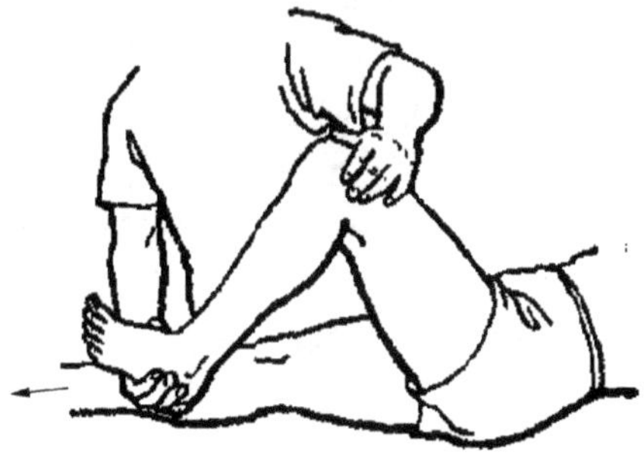

图 4－21 屈伸法

（9）旋转摇晃法：是针对关节旋转功能障碍，使关节作被动旋转摇晃活动的一种手法，常与屈伸法配合应用。施术时术者一手握关节近端，另一手握肢体远端，做来回旋转及摇晃的动作。根据关节正常活动的范围、患者具体情况，掌握旋转及摇晃的幅度。

腰部旋转手法又称“斜扳手法”，一般采用卧位，施术时术者一手推肩，另一手扳臀，相反方向用力使腰部旋转。斜扳手法还可采用坐位进行（图 4－22）。本法可松解关节周围软组织粘连，矫正骨错缝，恢复关节功能。适用于颈椎与腰椎关节僵硬、小关节错缝患者。

（10）腰部背伸法：分为立位法与卧位法两种。立位法操作时术者背部紧贴患者背部，使其骶部抵住患者之腰部，双手反扣，将患者背起使双足离开地面（图 4－23）。卧位背伸法又名扳腿手法，俯卧或侧卧均可，施术时术者一手推按

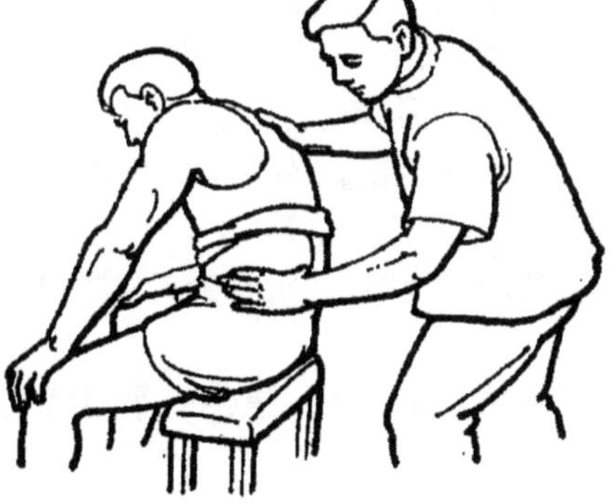

图 4－22 斜扳手法

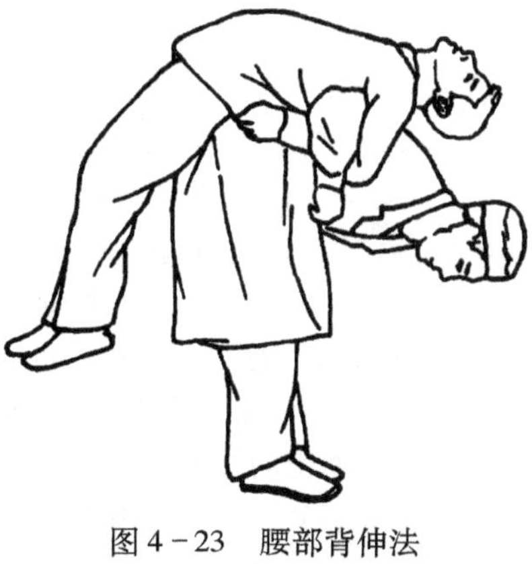

图 4－23 腰部背伸法

于患者腰部，一手托起患腿，迅速向后上抬拉而达到腰部过伸的目的，能使腰部背伸肌放松，胸腰椎扭错之小关节复位。适用于治疗急性腰扭伤或腰椎间盘突出症患者。

（11）按压与踩跻法：按压法是通过掌心或掌根，亦可双手重叠在一起向下按压，使力作用于患部。施术时，术者可身体前倾用体重加强按压力，或将患部两端垫枕，使患部悬空。对腰臀部肌肉比较丰厚的部位可用肘尖加压。如需更大的按压力，可用踩法，古称跻法。患者躯体下垫以软枕以防压伤，术者两足踏于患部进行踏跳，双手撑于床边特制之木架上以控制踏跳力之轻重，术中应嘱患者作深呼吸配合（图 4－24）。本法具有通络止痛、放松肌肉、松解粘连之功。适用于腰椎间盘突出及腰臀肌劳损所致的腰腿痛。

（12）搓抖法

1）搓法：术者两手掌分别放置患部的相对侧，用力做上下或前后搓动肢体的手法（图 4－25）。操作时宜自上而下、反复搓动多次，动作要轻快、协调，力量要平衡、连贯。本法为理筋结束前的手法，具有调和气血、舒筋活络、松弛肌肉之效，可消除肌肉疲劳，多用于四肢及肩、肘、膝等关节的伤筋。

2）抖法：用手握住患者肢体远端轻轻抖动的一种手法（图 4－26），为理筋时的终末手法，可松弛肢体肌肉关节，改善关节功能，减轻重手法治疗后的反应，多用于四肢关节。

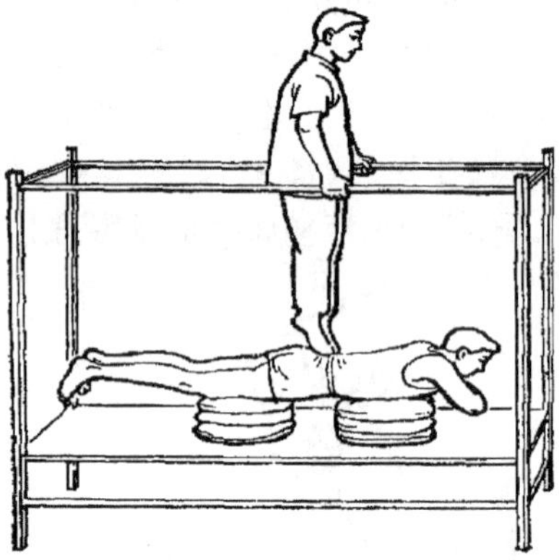
图 4－24　踩跻法

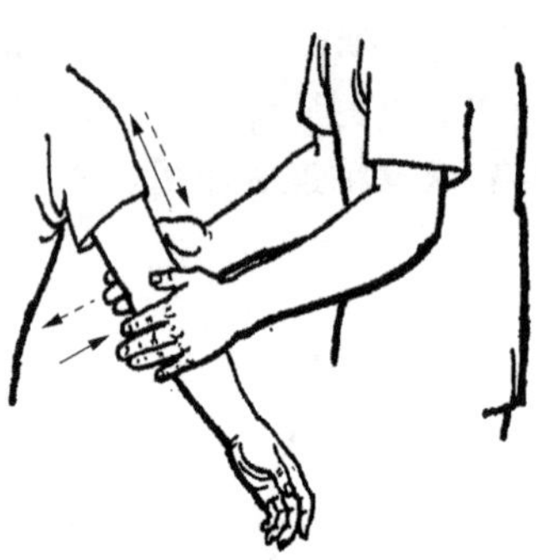
图 4－25　搓法

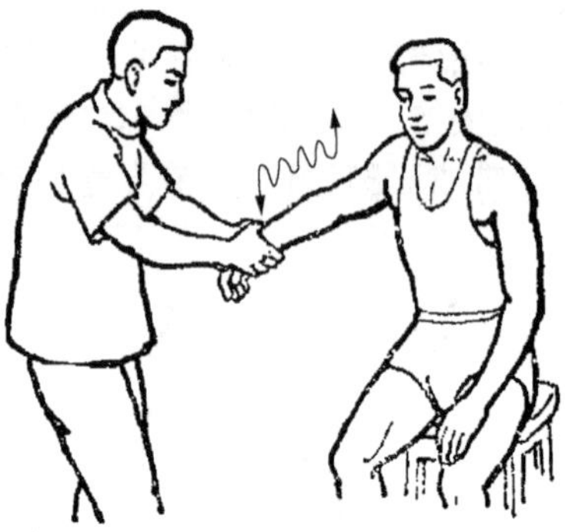
图 4－26　抖法

三、固　　定

固定是用合理的器具使损伤部位在某种状态下保持相对静止的方法，其主要是为了维持损伤整复后的位置，防止骨折、脱位再移位，保证损伤组织能够良好愈合。固定是骨伤科疾病一种重要的治疗方法，包括外固定与内固定两大类。常用的外固定有夹板、石膏绷带、骨外固定器及支具等；内固定有钢板、螺丝钉、髓内针、克氏针等。良好的固定应具备以下标准：① 保证良好固定的同时，对肢体周围软组织无损伤，不影响损伤处正常血运和愈合。② 能有效固定骨折，消除不利于骨折愈合的旋转、剪切和成角外力，使骨折端相对稳定，为骨折愈合创造有利条件。③ 对伤肢关节活动约束小，有利于早期功能锻炼。④ 对骨折整复后的残余移位有矫正作用。

（一）外固定

外固定是指损伤后用器具在体外对损伤部位进行固定的一种方法。目前常用的外固定方法有：夹板固定、石膏固定、骨外固定器固定及外固定支具等。

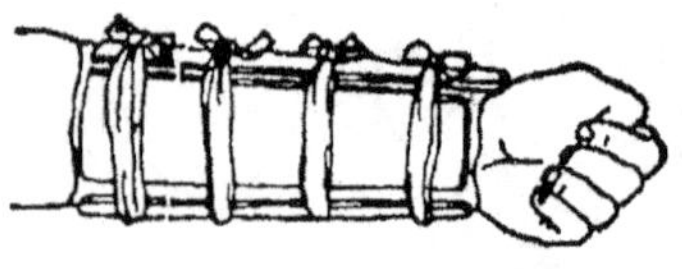
图 4－27　夹板固定

1. *夹板固定*　夹板固定是利用与肢体外形相适应的特制的木板或竹片等来固定骨折的一种方法，是目前治疗骨折常用的、有效的方法之一。夹板固定是从肢体的生理功能出发，通过扎带对夹板的约束力，配合使用固定垫，防止和矫正骨折端成角和侧方移位，并充分利用肌肉收缩所产生的内在动力，使肢体内部由骨折所致的不平衡重新恢复平衡（图 4－27）。

（1）夹板固定的适应证：① 四肢闭合性长管状骨骨折；② 四肢开放性骨折创面较小或经处理创口已闭合者；③ 陈旧性四肢骨折适合手法复位者。

（2）夹板使用的禁忌证：① 较严重的开放性骨折及伤口感染严重者；② 肿胀严重伴有水疱者；③ 难以整复的关节内骨折；④ 夹板难以坚强固定的骨折。

（3）夹板固定选材及特性：① 夹板：夹板的材料有木板、竹板、杉树皮、厚纸片、金属铝板及塑料板等。其长度视骨折部位不同而异，分超关节固定和不超关节固定两种。其厚度不能过厚或过薄，能根据肢体各部位的形态塑形。所用夹板应该具有可塑性、韧性、弹性、易透性的特性。② 固定垫：又称压垫，一般放于夹板与皮肤之间，作用于骨折部以维持骨折断端在复位后的良好位置。固定垫要求质地柔软，有一定的弹性和支持力，能维持一定的形态，对皮肤无刺激。常用纸片、棉花等材料制作，其形态根据骨折固定要求而定。常用的固定垫有平垫、塔形垫、梯形垫、高低垫、抱骨垫、葫芦垫、横垫、合骨垫、分骨垫、大头垫等。③ 扎带：扎带的约束力是夹板外固定力的来源。临床常用宽1～2 cm布带，依次捆扎夹板中间、远端、近端。捆扎松紧要恰当，要求捆扎后能提起扎带在夹板上下移动1 cm为宜。

（4）夹板固定操作步骤：① 外敷药膏：闭合性骨折复位后外敷接骨续筋药膏，对于开放性骨折，伤口愈合前不宜使用，以避免感染；② 放置压垫；③ 安放夹板；④ 捆扎布带。

（5）固定垫的使用方法：使用固定垫时，应根据骨折的类型、移位情况，在适当的位置放置固定垫。常用方法有一垫固定法、二垫固定法及三垫固定法。一垫固定法主要压迫骨折部位，多用于肱骨内上髁骨折、外髁骨折，桡骨头骨折及脱位。二垫固定法是将两垫分别置于两骨端原有移位的一侧，以骨折线为界，两垫不能超过骨折端，以防止骨折在发生侧方移位，主要用于有侧方移位的骨折。三垫固定法是在骨折复位后，一垫置于骨折成角突出部位，另两垫分别置于靠近骨干两端的对侧，三点形成杠杆力，防止骨折在发生成角移位。主要用于有成角畸形的骨折（图4－28）。

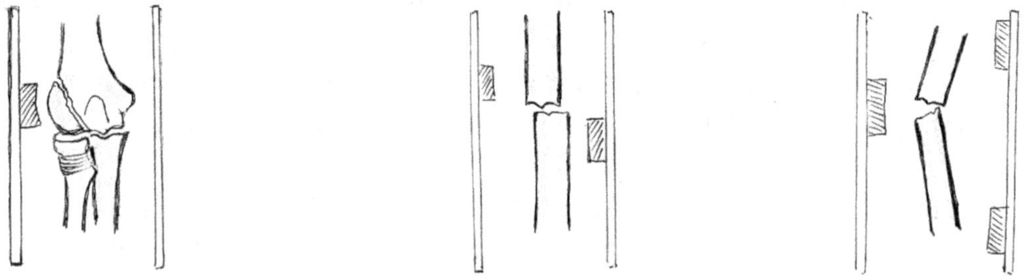

① 一垫固定法　② 二垫固定法　③ 三垫固定法

图4－28　固定垫

（6）夹板固定后的注意事项：① 抬高患肢，以利肿胀消退。② 密切观察伤肢的血运情况，特别是固定后3～4天内更应注意观察肢端皮肤颜色、温度、感觉及肿胀程度。若发现伤肢肢端肿胀、疼痛、温度下降、颜色紫暗、麻木、活动障碍伴剧痛者，应及时处理，否则有发生缺血坏死的危险。③ 注意询问骨骼突出处有无灼热感，若患者感到持续疼痛，应解除夹板进行检查，以防止发生压迫性溃疡。④ 注意及时调整夹板的松紧度，一般在4日内，因复位继发损伤，局部损伤性炎症反应，夹板固定后静脉回流受阻，组织间隙内压有上升趋势，可适当放松扎带。以后组织间隙内压下降，血循环改善，扎带松弛时应及时调整扎带的松紧度，保持1 cm的正常移动度。⑤ 定期进行X线检查，了解骨折是否发生再移位，特别是在2周以内要经常检查，如有移位要及时处理。⑥ 夹板固定期间，应指导患者进行合理的功能锻炼。

（7）解除夹板日期：夹板固定时间的长短，应根据骨折临床愈合的具体情况而定。达到骨折临床愈合标准，即可解除夹板固定。

2. *石膏固定*　医用石膏系脱水硫酸钙（$Ca_2SO_4 \cdot H_2O$），是由天然结晶石膏（$Ca_2SO_4 \cdot 2H_2O$）煅制而成。将天然石膏捣碎，碾成细末，加热至100～200℃，使其失去水分，即成白色粉状，变为熟石膏。使用时石膏粉吸水后变成结晶石膏而凝固，一般在40～42℃温水中，10～20分钟即凝固。石膏凝固后体积膨胀1/500，故使用石膏不宜过紧。石膏干燥一般需要24～72小时。石膏绷带固定是我国和国外广泛应用的一种固定方法。它具有可塑性强、透气性好、对皮肤较少刺激等优点。但也存在固定超过上、下关节，不利于活动及肢体肿胀消退后易松动等缺点。其包括石膏托、石膏夹板、石膏管型、躯干石膏和特殊类型的石膏（图4－29）。

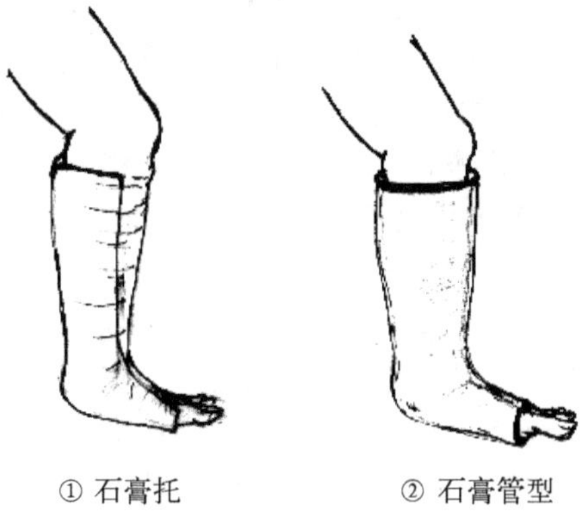

① 石膏托　② 石膏管型

图4－29　石膏固定

（1）石膏绷带固定的适应证：① 需临时固定，便于搬运的骨折；② 开放性骨折不能用夹板压迫者；③ 某些关节部位骨折不宜夹板固定者；④ 骨感染需制动开窗换药者；⑤ 矫形术及关节加压融合术后，需固定于相应的位置者；⑥ 软组织损伤或术后的支具作用。

（2）石膏固定的禁忌证：① 全身情况差；② 心、肺、肾功能不全者；③ 进行性腹水；④ 年龄过大或年龄过小；⑤ 孕妇忌作腹部石膏固定。

（3）石膏固定的操作

1）准备工作：需要的材料包括石膏绷带卷、用盆或桶盛水、石膏刀、衬垫、绷带、纱布等；用肥皂水清洗石膏固定部位的皮肤,有伤口者需要更换敷料,套上纱套,摆好肢体功能体位或特殊位置,并由专人维持或置于石膏牵引架上,明确操作人员的分工。

2）石膏固定的操作步骤

A. 先将石膏绷带按肢体宽度和长度往返折叠6～8层,平放在30～40℃的温水桶或盆内,待气泡消失后取出,以手握其两端,挤出多余水分,然后将石膏绷带展开,让助手将其抹平,使每层绷带紧密接触形成一体即可使用。这是石膏托的制作方法。石膏管型是将石膏绷带直接放入水中,取出后作缠绕固定。切不可将所用石膏一次全部投入水中,以免长时间浸泡,石膏凝固变硬不能使用。

B. 放置衬垫,保护好骨突部位避免石膏压伤。常用的衬垫有棉纸、棉垫、棉花等,衬垫不宜过厚,以免影响固定效果。石膏托必须用衬垫,而石膏管型则可有衬垫或无衬垫,有衬垫石膏是将整个肢体用棉垫包好,然后包石膏绷带。临床上绝大多数情况下使用有垫石膏。无衬垫石膏也必须在骨突部位加垫,以免造成局部血运不良和皮肤压疮。

C. 由肢体的远端向近端,以滚动或交叠方式用绷带缠绕包扎石膏。注意不可拉紧绷带缠绕,以免造成血液循环障碍。交叠的面积应在上一周绷带的下1/3,这样才可使整个绷带形成一体。在缠绕过程中,保持石膏绷带的平整,切勿形成皱褶,助手必须以手掌扶持肢体,避免用手指扶持,以防造成石膏压凹,使局部皮肤受压。绷带的松紧度以第1、2层最为重要,必须掌握适当。关节及骨折部位要多包绕2～3层,以免力量薄弱而折断。当右手缠绕时,左手随即将其抹平。石膏的厚度以硬固后不致折断为原则,一般为8～12层。石膏包好后,最后还需进行修整,剪去多余部分,充分露出不需固定的部位及手、足末梢,以便观察血运。

（4）石膏固定后注意事项：① 石膏固定完成后,维持体位直至完全干涸,以防止折断;② 抬高患肢,减轻和避免肢体肿胀;③ 防止局部皮肤尤其是骨突部位受压,注意暴露肢端,以利于观察皮肤颜色、温度、感觉和运动,如有血运障碍表现,应立即拆除石膏;④ 保持石膏的清洁干燥,寒冷冬季还需注意外露肢体的保温;⑤ 若发现石膏有变形、松动或断裂,应及时更换,以免影响疗效。

3. 骨外固定器固定　外固定器是在骨折外固定法和内固定法两种固定方法启示下形成的一种治疗骨折的固定形式,是将骨圆针或螺纹钉经皮钻入骨折远、近端,再用一定类型的骨外固定器把暴露在皮外的针或钉连接起来,以达到使骨折断端牵开、调节复位、加压固定、延长肢体或矫正畸形的目的,又被称为经皮穿针外固定支架固定法。

（1）骨外固定器的适应证：① 四肢开放性与感染性骨折,有利于创口换药,观察病情,是应用骨外固定器最重要的适应证,尤其是有广泛软组织损伤和严重感染的小腿骨折。② 伴有广泛软组织挤压损伤,肢体肿胀严重的闭合性骨折。③ 各种不稳定的新鲜骨折、多段骨折固定十分困难者。④ 关节融合术、畸形矫正术等术后均可使用骨外固定器加压固定。

（2）骨外固定器的操作步骤

1）摆放体位：一般上肢采用外展位,肱骨骨折在肩峰至肱骨外髁的连线上定位穿针;闭合性股骨骨折、转子间骨折,患者仰卧位,患肢外展20°～30°,呈中立位。

2）画线、定点与穿针：胫骨骨折于小腿前内侧沿胫骨板中心画一条线;股骨及转子间骨折自大转子至股骨外髁画一条线;肱骨骨折于大节结至肱骨外髁画线;前臂骨折于尺桡侧沿骨干画线。根据骨折的位置、骨折情况,均位于这些线上确定进针点,然后无菌操作穿针固定。

3）术后处理：注意观察固定针有无松动,并抬高患者以利肢体肿胀消退;保持针孔的无菌干燥,根据病情适当选用抗生素,以预防感染;注意患肢的功能锻炼和定期X线检查,以了解骨折愈合情况。

4. 外固定支具　支具又称矫形器,是一种以减轻四肢、脊柱、骨骼肌系统的功能障碍为目的的体外支撑装置。近年来由于新材料、新工艺的发展应用,外固定支具技术也有了长足的发展,外固定支具作为一种体外支撑装置,主要应用于运动创伤外科、关节外科疾病的预防、治疗以及康复。其功能包括稳定与支撑、固定功能、保护功能、助动(行)功能、预防矫正畸形等。与传统的治疗方式相比较,外固定支具使用方便,治疗效果更佳,能帮助患者恢复锻炼,提早回到工作岗位。此法具有石膏固定的服帖性、稳定性,也可避免石膏(包括其他高分子材料)引起的肌肉萎缩、皮肤瘙痒等副作用,符合"动静结合、筋骨并重、内外兼治、医患配合"的治疗原则。目前常用的支具包括DROP-LOCK调节式膝支具、ACL/PCL专用支具、可调式颈椎固定牵引支具、可调式肘支具、足踝固定支具等。

（二）内固定

内固定是指采用金属或非金属材料、自体或异体骨块等置入体内,用以直接固定骨折、脱位等创伤或疾病的一种治疗方法。临床上内固定物置入常用两种方法：一是手术切开后置入固定物;二是闭合复位,在X线透视下将钢针插入固定骨折或脱位。

1. 内固定的适应证

（1）有移位的关节内骨折，手法不能达到满意复位，以后对关节功能有较大影响者。如胫骨髁间嵴骨折、肱骨外髁翻转骨折等。

（2）手法难以复位或外固定不能维持复位后的位置，对肢体功能活动影响较大者。

（3）经非手术治疗失败的不稳定骨折。

（4）合并重要的血管、神经损伤者，如肱骨髁上骨折合并肱动脉损伤。

（5）具有阻碍骨骼生长倾向的移位的骨骺损伤。

（6）多发骨折和多段骨折。为了预防严重并发症以及让患者尽早活动，应选择内固定。

（7）非手术治疗或手术治疗失败的骨折不愈合，或者属于畸形愈合而严重影响肢体的功能活动者。

（8）开放性骨折，在6～8小时内，如伤口污染较轻，经彻底清创后，可直接采用内固定。

（9）骨折伴有关节脱位，经闭合复位未能成功者。

（10）肌腱和韧带完全断裂者。

常用的内固定方式有不锈钢丝内固定、螺丝钉内固定、钢板螺丝钉内固定以及髓内针和髓内钉内固定等（图4－30～4－33）。

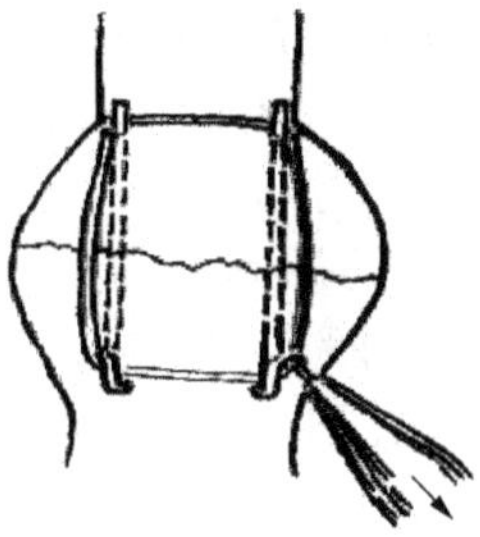

图4－30　髌骨骨折不锈钢丝内固定

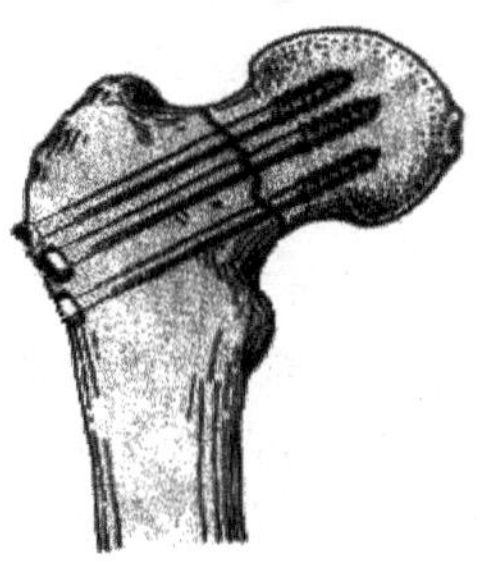

图4－31　股骨颈骨折品字形螺丝钉内固定

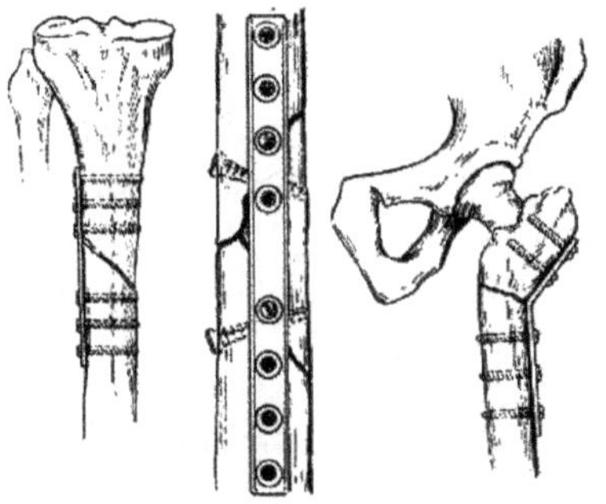

图4－32　钢板螺丝钉内固定

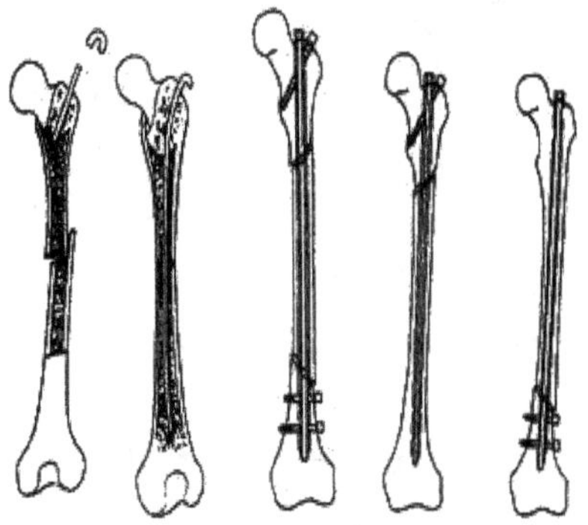

图4－33　股骨干骨折髓内针内固定

2. 内固定的缺点

（1）手术切开复位内固定会进一步增加创伤，剥离骨膜，影响骨折部的血液供应，导致骨折延迟愈合或者不愈合。

（2）术中有损伤血管、神经、肌腱的可能，术后引起上述组织的粘连。

（3）术后有发生感染可能。由于骨折损伤和手术操作，会使机体抵抗力下降，易发生感染，影响骨折的愈合。

（4）内固定可能发生松动或者断裂，这时常常需要再次手术处理，造成骨折延迟愈合甚至不愈合。

（5）骨折愈合后，很多内固定物需要手术取出，造成患者二次创伤和痛苦。

四、牵引疗法

牵引既是整复的方法，也是固定的重要方法。牵引疗法是通过牵引装置，利用悬垂重量为牵引力，身体重量为反牵引力，持续作用于肢体，以缓解肌肉紧张，整复骨折、脱位，预防和解除软组织挛缩，或用于某些疾病术前组织松解和术后制动的治疗方法。多用于四肢和脊柱损伤。牵引疗法有皮牵引、骨牵引与布托牵引等。

1. 皮牵引　是指牵引力通过对皮肤的牵拉使作用力最终达到患处，并使其复位、固定的技术。皮牵引简单易行，

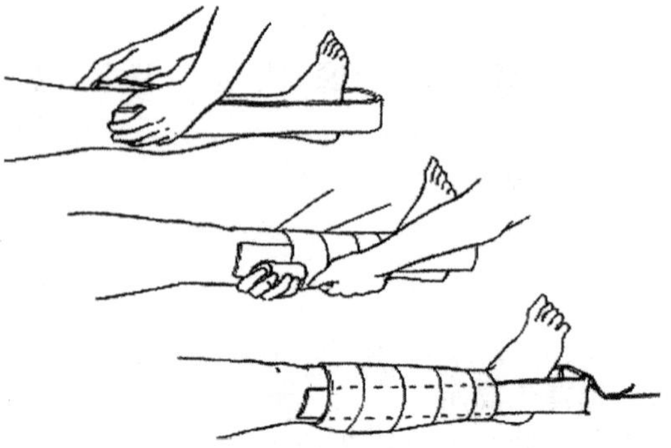

图4－34　皮牵引

安全无痛苦，但因牵引重量有限，故牵引力较小。其适用范围有一定局限，一般多用于下肢（图4－34）。

（1）适应证：小儿下肢骨折；老年人肌肉萎缩的不稳定下肢骨折；要求牵引力不大的短期牵引；防止或矫正髋、膝关节屈曲、挛缩畸形。

（2）牵引步骤：① 准备胶布或皮套、扩张版、重锤、绷带、棉垫、牵引绳、支架等工具。② 局部皮肤剃毛、清洁。③ 适当长度的胶布贴于伤肢皮肤上，远侧放置扩张版。胶布外缠绷带，或用牵引皮套套在肢体上。④ 牵引绳通过扩张板，连接滑轮装置并加上适当的牵引重量。

（3）注意事项：患者皮肤必须完好，对胶布过敏者不宜使用；骨突部位应加棉垫保护；经常检查牵引装置，注意胶布和绷带有无松动脱落；患肢长度要经常测量以便及时调整牵引重量；下肢牵引要防止足下垂，并注意观察足趾血液循环，上身应经常活动。

2. *骨牵引*　是在患肢远端的特定部位，在无菌条件下，利用骨圆针或牵引钳穿过骨质，系上牵引装置进行牵引，以达到复位、固定作用的方法。骨牵引为直接牵引，牵引力直接作用于骨骼，能承受较大的牵引重量。其特点是牵引力大，阻力较小，可以有效克服肌肉紧张，纠正骨折重叠或关节脱位造成的畸形，是持续牵引最常用的方法。常用的骨牵引部位有尺骨鹰嘴牵引、股骨髁上牵引、胫骨结节牵引、跟骨牵引及颅骨牵引。

（1）尺骨鹰嘴牵引：在尺骨鹰嘴尖端下2 cm，尺骨嵴旁开约1 cm，由内向外进针，注意避开尺神经，牵引重量一般为2～5 kg。适用于难以复位或肿胀较重的肱骨髁上骨折和髁间骨折，粉碎型肱骨下端骨折及移位严重的肱骨开放性骨折（图4－35）。

（2）股骨髁上牵引：自股骨下端内收肌结节以上2 cm处，由内向外进针，注意不可过于向前方，以免损伤髌上滑囊。或通过髌骨上缘在皮肤上向外侧画一横线，自腓骨头前缘向上述横线引一垂线，两线交点即钢针穿出部位，与此点相应的股骨下端内侧一点即进针部位。牵引重量一般为自身体重的1/8～1/6。适用于股骨干骨折、转子间骨折、髋关节脱位及骨盆骨折，患肢短缩者（图4－36）。

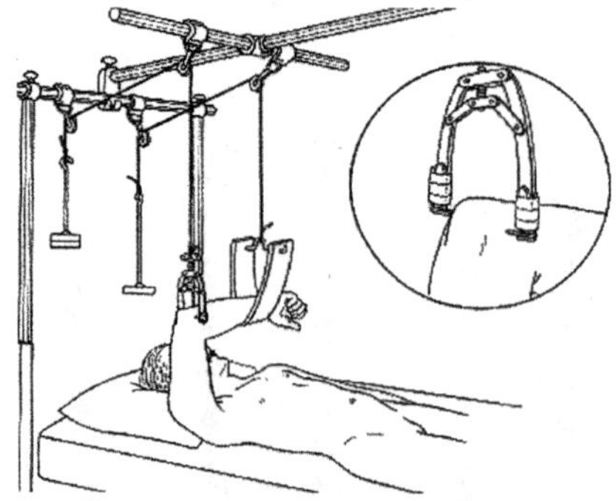

图4－35　尺骨鹰嘴牵引

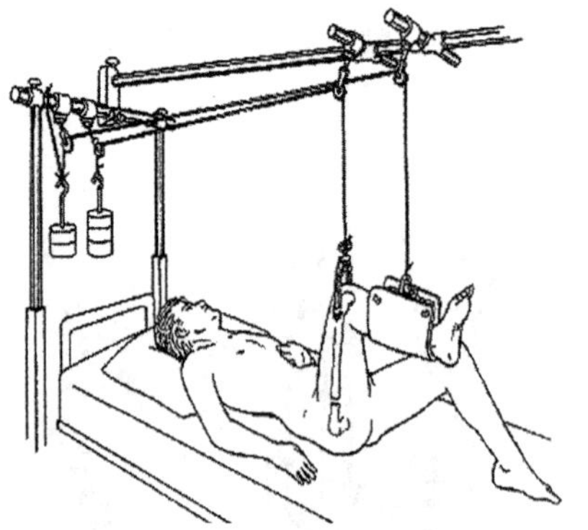

图4－36　股骨髁上牵引

（3）胫骨结节牵引：自胫骨结节最高点向后2 cm和向下2 cm，相当于胫骨结节与腓骨小头连线中点处，由外向内侧进针，以免伤及腓总神经。牵引重量为7～8 kg，维持量为3～5 kg。适用于股骨干骨折、伸直型股骨髁上骨折等（图4－37）。

（4）跟骨牵引：维持踝关节中立位，自内踝尖端和后跟下缘相连线的中点处，由内侧向外侧进针牵引重量一般为3～5 kg。适用于胫骨髁部骨折，胫、腓骨不稳定骨折，踝部粉碎骨折，跟骨骨折向后上移位等（图4－38）。

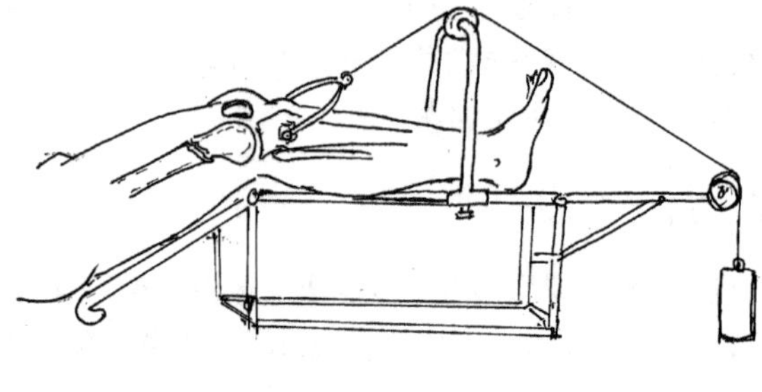

图4－37　胫骨结节牵引

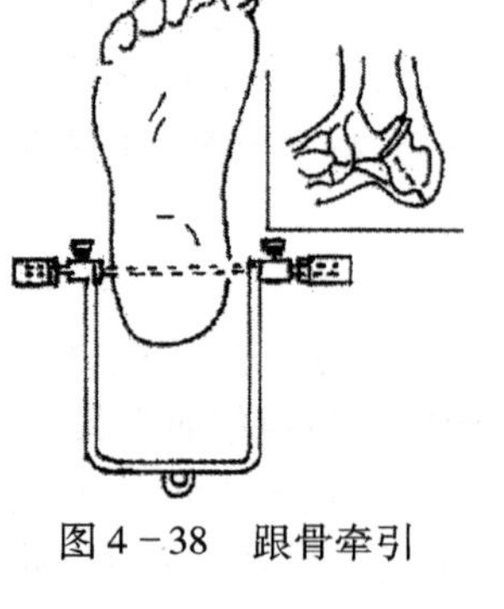

图4－38　跟骨牵引

（5）颅骨牵引：以两乳突连线与颅骨正中线在头顶部的交点为中心，向两侧旁开 3.5 cm，针尖内斜 45°进针，牵引重量 3 ~4 kg。适用于颈椎骨折脱位（图 4 -39）。

3. 布托牵引　是利用牵引带系于患者肢体某一部位，再用牵引绳通过滑轮连接牵引带和重锤对患部进行的牵引。常用的有以下三种。

（1）枕颌带牵引：是用枕颌带套在颌下和枕后，在重锤的牵引下，间接牵引颈椎的方法。牵引重量为 3 ~5 kg。适用于颈椎病、颈椎间盘突出症和颈椎骨折与脱位等（图 4 -40）。

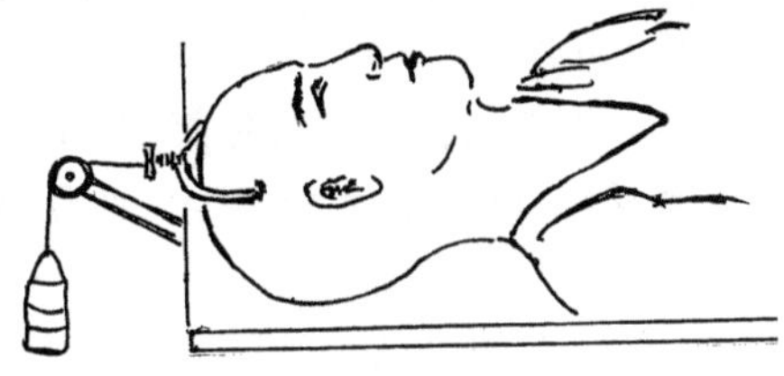

图 4 -39　颅骨牵引

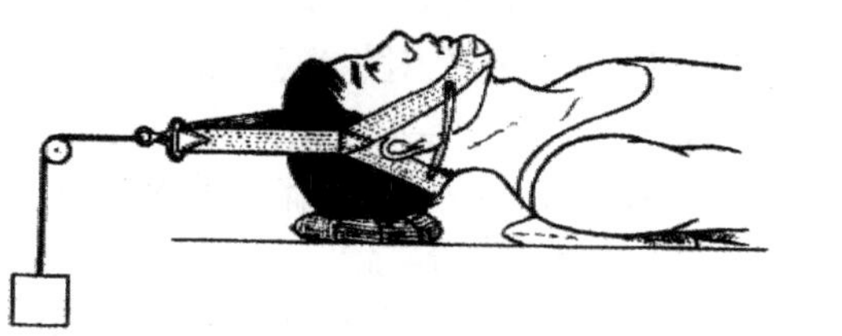

图 4 -40　枕颌带牵引

（2）骨盆悬吊兜牵引：是利用骨盆悬吊兜将臀部抬离床面，靠自身体重使吊兜侧壁拉近向中间挤压对分离的骨盆骨折和耻骨联合分离进行整复、固定的方法。牵引重量以能使臀部稍离开床面即可，一侧牵引重量为 3 ~5 kg。适用于耻骨联合分离、骨盆环骨折分离、髂骨翼骨折向外移位以及严重的骶髂关节分离等（图 4 -41）。

（3）骨盆带牵引：是用两条牵引带，一条固定胸部，一条固定骨盆，根据患者体重和耐受程度施加一定力量的牵引方法。牵引重量一般一侧为 5 ~15 kg。适用于腰椎间盘突出症、腰椎小关节紊乱以及腰肌劳损等（图 4 -42）。

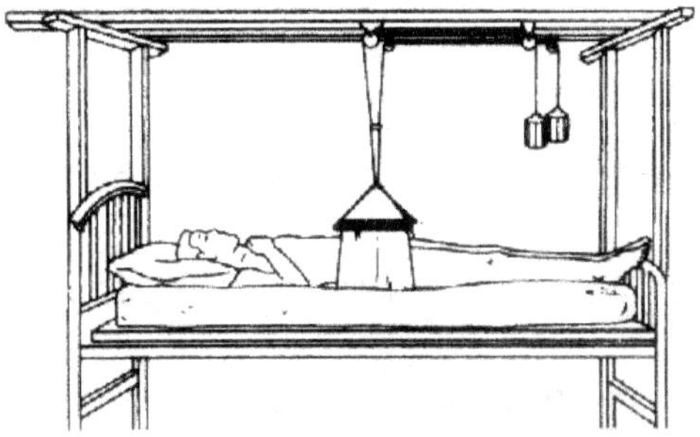

图 4 -41　骨盆悬吊兜牵引

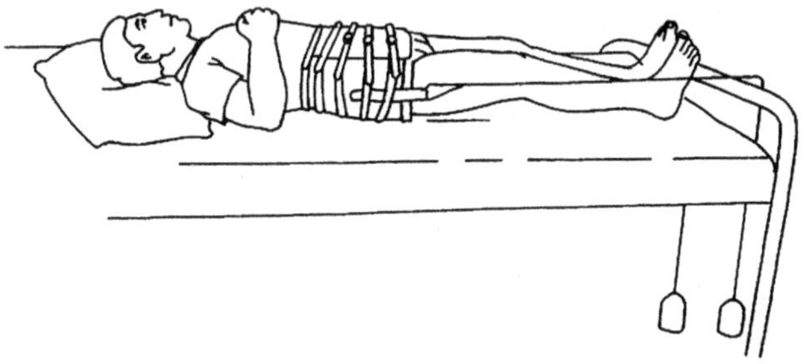

图 4 -42　骨盆带牵引

4. 持续牵引的注意事项　临床上应根据患者的年龄、体质、骨折的部位和类型、软组织损伤情况，予以合理选用牵引方法；牵引重量以骨折短缩移位程度和患者体质而定，注意随时调整；牵引的方向一般应与所牵引的骨干纵轴一致，而多向牵引需使其合力方向作用于所要求的牵引力线上；注意肢体有无压迫性溃疡；牵引的同时应鼓励患者练习肌肉运动和正确的指（趾）功能锻炼。

五、手 术 疗 法

手术疗法是使用外科手术方式治疗疾患的外治方法。当骨关节损伤或疾患非手术治疗效果不佳时，可以手术治疗。如开放性损伤的清创，难以手法复位的骨折采用切开复位内固定术，血管、神经断裂的修补缝合术，化脓病灶的切开引流术，肿瘤病灶的切除等。

（一）手术疗法的适应证

1. 急性开放性损伤　采用清创术对开放性损伤的创口进行处理，以使其转变为接近无菌的清洁创口，以利于损伤的修复。

2. 骨折及脱位　绝大多数骨折和脱位都能通过非手术疗法取得满意的效果，而对于特殊部位的骨折，复杂的脱位，非手术治疗失败者，或合并血管、神经损伤者，多采用手术治疗。

3. 化脓性关节炎和化脓性骨髓炎　采用穿刺吸引术或引流术处理，对于化脓性骨髓炎还可以采用病灶清除术。手术治疗能明显改善临床症状，缓解患者痛苦，防止炎症扩散，是一种重要的治疗方法。

4. 骨肿瘤　手术切除肿瘤骨仍是目前对骨肿瘤的主要治疗方法，如良性巨细胞瘤、动脉瘤样骨囊肿、软骨瘤等可采用肿瘤刮除术、肿瘤切除术或肿瘤骨段截除术治疗。对于恶性骨肿瘤采用手术配合放化疗等综合治疗。

以上列举了临床常用的手术疗法适应证，对于是否采用手术治疗需根据具体疾病而确定，选择合适的手术治疗方式。例如椎间盘突出症选择何种治疗方式需根据突出的程度、患者具体临床表现等情况而定，但无论是手术或非手术治疗，其最终目的都是一致的，尽可能治愈疾病，促使患者康复。

（二）手术疗法的基本技术操作

1. *显露* 显露手术视野的重要步骤是选择合适的切口。脊背部及四肢的手术切口，其大小和部位的选择要结合局部解剖，并须从有利于手术伤口愈合快、功能恢复早等方面考虑，即要避开主要血管神经，使损伤减少到最低。

2. *解剖分离* 显露深部组织和病变部位时，解剖分离是关键，包括钝性分离和锐性分离。操作时需按正常解剖组织层次进行，这样既容易简便，对组织损伤小，出血少，又不会误伤正常的组织和器官。

3. *止血* 是手术中自始至终随时都会遇到又需立即处理的操作。手术中止血的方式方法较多，常用的有止血钳、电凝、纱布垫压迫等。完善的止血能保证手术视野显露清楚，便于操作，不会误伤器官，而且能减少失血量，保证患者安全，切口愈合良好，预防感染等。

4. *结扎* 取得有效的结扎止血，必须正确掌握打结技术，使结扣牢固，不易松动、滑脱。常见的结扣包括方结、外科结、三重结、顺结和滑结。其打结方法有单手打结法、双手打结法以及血管钳打结法。

5. *缝合与断线* 完善的缝合是保证良好愈合的基本操作技术之一，基本的缝合方法有单纯对合缝合、内翻缝合和外翻缝合。断线包括分剪线和拆线，剪线是将缝合或结扎后的缝线剪断，剪短后的丝线留 1～2 mm；拆线是皮肤缝合口愈合后将缝线拆除。

6. *引流* 是用引流条的一端插置于伤口内，另一端留在伤口外，以促使伤口内分泌物流出的一种局部性治疗方法。正确的引流能防止感染的发生和扩散，保证缝合伤口的良好愈合，减少并发症，但不必要的引流也会增加感染机会。因此，选择引流时需严格掌握其适应证。

（三）手术疗法注意事项

1. *明确诊断，严格掌握手术适应证* 对于骨伤科疾病应首先考虑非手术治疗，必须采用手术治疗的，需严格掌握手术指征，并深度了解患者有无手术禁忌证。

2. *充分做好术前准备工作* 术前准备工作是整个手术治疗过程中的重要组成部分，包括术前拟定手术方案、术前备皮、术前备血、术前用药、术前与患者及家属的沟通，等等。

3. *选择最合适的麻醉* 麻醉的目的是消除手术疼痛，保障患者安全，并为手术创造条件。选择最合适的麻醉方式和正确进行手术操作是手术取得成功的基本条件。

4. *手术过程的无菌操作* 严格的无菌操作技术对每个患者都非常重要，而对于骨科患者则更为重要。因为骨组织的血液供应较肌肉和其他组织差，抗感染能力较其他组织弱且反应慢。所以对于每个参加手术的医师、护士、手术室工作人员都必须严格无菌操作，重视每个细节和步骤。

5. *重视微创操作* 微创观念现在已越来越受到重视，手术过程中减少对正常组织的损伤对患者疾病的康复至关重要。术者应注意微创操作，尽可能减少手术出血和对周围正常组织的损伤，即无创操作技术。

6. *术后细心治疗和护理* 做好患者及家属的思想工作，配合治疗，防止术后并发症的发生，正确指导术后功能锻炼，促使尽早康复。

六、练功疗法

练功疗法，即功能锻炼，古称导引，是通过肢体运动的方法来防治疾病，增进健康，促进功能恢复的一种方法。伤科疾病治疗的最终目的是恢复肢体功能，练功疗法体现中医骨伤科学“动静结合，内外兼治”思想，对骨与关节损伤或疾病的功能康复有很好的促进作用。

（一）练功疗法的分类

练功疗法包括局部功能锻炼与全身功能锻炼两种形式。

1. *全身功能锻炼* 指导患者进行全身功能锻炼，可促使气血运行通畅与脏腑功能恢复，并弥补方药之不及，使患者尽快恢复肢体功能。全身功能锻炼可徒手进行，如进行太极拳、五禽戏等锻炼，或者通过器械进行，如蹬车运动等。

2. *局部功能锻炼* 局部功能锻炼应以主动锻炼为主，被动锻炼为辅。如肩关节受伤患者，医生可指导其进行耸肩、上肢前后摆动、握拳等练习；下肢损伤，则练习踝关节背伸、跖屈，股四头肌舒缩活动、膝关节屈伸等动作；对于肌肉无力、不能主动活动的患者，医护人员应协助其进行被动锻炼，如被动关节屈伸等，以促进功能恢复，防止组织粘连、关节僵硬、肌肉萎缩。局部功能锻炼尚可通过器械进行，如肩关节的功能锻炼可拉滑车，手指关节锻炼可搓转胡桃或小铁球等。

（二）练功疗法的作用

练功疗法用于骨关节或软组织损伤的康复治疗，对于改善肢体功能、减少后遗症有重要意义。其具体作用如下。

1. 活血化瘀，消肿止痛　损伤后瘀血凝滞，脉络阻塞不通而致疼痛肿胀。局部或全身练功能推动气血流通，促进局部血液循环，而达到活血化瘀、消肿止痛目的。

2. 扶正祛邪，改善全身状况　损伤可致全身气血虚损、脏腑不和而致风寒湿外邪易乘虚侵袭。练功能扶正祛邪，调节全身功能，促使气血充盈，肝血肾精旺盛，筋骨强健，提高机体抵抗力。

3. 濡养患肢关节筋络　损伤后期或慢性劳损，可致局部气血不充，筋失所养，疼痛麻木。全身或局部功能锻炼，使血行通畅，化瘀生新，舒筋活络，筋络得到濡养而关节滑利，伸屈自如。

4. 促进骨折愈合　功能锻炼能活血化瘀，改善局部血运，增进局部代谢，促进骨折修复；在夹板固定下进行练功，可令残余移位逐渐得到矫正，并促进断端产生纵向挤压作用，利于骨折愈合。

5. 防治筋肉萎缩与骨质疏松　骨折脱位或严重伤筋，患肢长期固定和缺乏活动锻炼，因肢体废用可导致肌肉萎缩或骨质疏松，积极练功可防止肌肉萎缩，改善肢体功能，避免或减轻骨质疏松。

6. 防治关节粘连，促进关节功能恢复　练功活动能改善局部循环，促使紧张挛缩组织恢复正常，松解关节粘连而促进关节功能恢复。

（三）练功疗法的注意事项

1. 明确病情，估计预后，发挥患者主观能动性　开始练功之前，应充分了解患者病情，预先估计治疗效果，向患者说明功能锻炼的重要意义，帮助患者树立战胜疾病的信心，充分发挥其主观能动性。

2. 选用正确的练功方法　因人而异、因病而异，根据患者具体情况，制定详细可靠的锻炼计划，确定练功内容和运动强度。

3. 循序渐进的原则　练功时应坚持循序渐进原则，锻炼次数由少到多，动作幅度由小到大，锻炼时间由短到长，以练功时不加剧疼痛，或稍有轻微反应而尚能忍受为标准。一般每日锻炼2～3次，后期可以适当增加。具体的时间应持续练多久，运动量增加多少以及运动方式的变换，都应随着损伤的修复、治疗效果的变化及患者自我感觉而不断调整。

4. 配合热敷、熏洗、理疗等方法促进功能恢复　练功与热敷、理疗等疗法相结合，局部与整体锻炼相结合，徒手与器械锻炼相结合，可提高治疗效果，促进功能恢复。

5. 思想集中，防止发生意外　练功过程中应全神贯注，思想集中，动作速度要缓慢，避免发生意外。

6. 练功过程中要适应四时气候　注意保暖或避暑等，保证锻炼效果。

（徐祖健　唐树杰）

第五章
创伤的急救与处理

导 学

本章主要介绍了创伤现场急救技术与创伤的处理。

通过学习,掌握创伤急救的目的、原则;熟悉保持呼吸道通畅、止血、包扎、固定、搬运与转送五项现场急救技术和清创术。

创伤急救的目的:维持伤员的生命,避免继发性损伤,防止伤口污染。这就要求医护人员必须熟练掌握创伤急救知识与救护技能,力求做到快抢、快救、快送,尽快安全地将伤员转送至医院进行妥善地治疗。

创伤急救的原则:先抢后救,先重后轻,先急后缓,先近后远,连续监护,救治同步。

创伤救护的步骤:先止血、包扎,然后妥善地固定,并采用正确的搬运方法及时地转送。同时应维护伤员的呼吸道通畅,及时救治心跳、呼吸骤停及创伤昏迷等急危重症患者,积极防治休克等各种并发症。

第一节 现场急救技术

急救医学将保持呼吸道通畅、止血、包扎、固定、搬运称为现场急救的五项技术。

一、保持呼吸道通畅

多发伤常合并异物或分泌物造成的呼吸道堵塞,可引起伤者出现窒息、青紫和呼吸困难。在现场急救中要首先查清有无呼吸道堵塞。清除堵在口腔、咽喉部的异物或分泌物,必要时行气管插管或气管切开,为进一步的救治奠定基础。

二、止 血

1. *一般止血法* 比较小的创伤出血,用生理盐水冲洗局部后,覆盖无菌纱布,用绷带加压包扎。

2. *指压止血法*

(1)头面部出血指压止血法:① 颞浅动脉指压止血法:在耳前一指处压迫颞浅动脉,可减少同侧头皮和额、颞部出血。② 面动脉指压止血法:在下颌骨咀嚼肌的前方,触到面动脉的搏动处,将面动脉压在下颌骨上,可止住同侧下半面部出血。③ 颈总动脉指压止血法:在胸锁乳突肌内侧触到颈总动脉搏动处,将颈总动脉压向后方的颈椎横突上,可止住同侧头面部出血。但该处压迫止血的时间不宜过长,而且只能压迫一侧,不能双侧同时压迫,以免引起脑部缺血。

(2)肩部出血指压止血法:在锁骨上窝向下向后触到锁骨下动脉搏动,将此动脉压在第一肋骨上,可止住同侧肩部和腋窝部出血。

(3)上肢出血指压止血法:手、前臂、上臂中下段的动脉出血,在上臂肱二头肌内侧可触到肱动脉的搏动,用拇指或四指并拢将肱动脉压在肱骨上止血。

(4)下肢出血指压止血法:足部、小腿、大腿动脉出血,在腹股沟中点偏下方可触到股动脉搏动。用双手拇指或拳将股动脉压在股骨上止血。

3. *加压包扎止血法* 适用于全身各部位的静脉和大多数的动脉出血。

4. *填塞止血法* 用无菌纱布 1~2 层贴于伤口,再向内填塞纱块或纱布,或直接用消毒急救包、棉垫填塞伤口,外用绷带或三角巾加压包扎,松紧以达到止血为度。待出血停止时,再更换填塞的纱块。

5. *止血带止血法* 当四肢大血管出血用加压包扎法无效时采用。常用的止血带有橡皮管(条)与气压止血带两种,要严格掌握使用方法和注意事项。止血带缚上时间太长将导致肢体疼痛,甚至引起肢体缺血性坏死而致残,严重者可危及伤员生命。

6. *屈肢加垫止血法* 在腋窝或肘窝、腹股沟和腘窝处加纱布垫或棉垫,上臂内收靠近胸壁或屈肘、屈髋、屈膝,用绷带或三角巾固定其于内收或屈曲位,即可止血。

三、包 扎

1. *绷带包扎法* 最普遍的一种伤口包扎法,其取材、携带和操作方便,方法容易掌握。

(1) 环形包扎法:环绕肢体数圈包扎,每圈需重叠,用于胸腹和四肢等处小伤口及固定敷料。

(2) 螺旋形包扎法:先环绕肢体三圈,固定始端,再斜向上环绕,后圈压住前圈的1/2~2/3。用于肢体周径变化不大的部位,如上臂和足部等。

(3) 螺旋反折包扎法:先环绕肢体数圈以固定始端。再斜旋向上环绕,每圈反折一次,压住前圈的1/2~2/3。此法用于肢体周径不等的部位,如小腿和前臂等。

(4)"8"字环形包扎法:先环绕肢体远端数圈以固定始端,再跨越关节一圈向上,一圈向下,每圈在中间和前圈交叉成"8"字形,此法用于关节部位的包扎。

2. *三角巾包扎法* 此方法应用灵活,包扎面积大,效果好,操作快,适用于头面胸腹四肢等全身各部位。使用时要求三角巾边要固定,角要拉紧,中心舒展,敷料贴体。

3. *多头带包扎法* 此方法多用于头面部较小的创面和胸、腹部的包扎。操作时,先将多头带中心对准覆盖好敷料的伤口,然后将两边的各个头分别拉向对侧打结。

4. *急救包包扎法* 此方法多用于头胸部开放性损伤。使用时拆开急救包,将包中备有的无菌敷料和压垫对准伤口盖住,再按三角巾包扎法将带系好。

5. *其他包扎法*

(1) 体腔脏器膨出包扎法:在急救现场若遇腹部开放性损伤,腹腔脏器膨出,不能将污染的脏器纳入腹腔内,先用无菌纱布覆盖,再用碗或口盅扣在膨出的脏器之上,或用纱布、毛巾做成环状保护圈,再用三角巾或绷带包扎,避免继续脱出、干燥或受压等,同时避免运送途中因搬运伤员使伤口暴露增加感染或继发性损伤的机会。

(2) 其他:外露的骨折端等组织亦不应还纳,以免将污染物带入深层,应用消毒敷料或清洁布类进行严密的保护性包扎。在无包扎器材的急救现场,可就地取材,用衣服、帽子、毛巾和书包等物进行包扎。

四、固 定

急救处理时,将骨折的肢体妥善地固定起来,目的是防止骨折断端活动而造成新的损伤,减轻疼痛,预防休克,这对骨折的治疗有重要作用。凡是可疑骨折,均应按骨折处理。不必脱去闭合性骨折患者的衣服、鞋袜等,以免过多搬动患者,增加疼痛,若患肢肿胀剧烈,可剪下衣袖或裤管。闭合性骨折有穿破皮肤、损伤血管、神经危险时,应尽量消除显著移位,然后用夹板固定。不可在现场试行复位,因为并不具备复位所需条件。固定材料可就地取材,如选用绷带、棉垫、木夹板、树枝等。固定时应防止皮肤受压损伤,四肢固定露出指、趾尖,便于观察血运。固定完成后,应密切注意肢端血运,出现血循环不良时,应及时处理。

五、搬运与转送

伤员经止血、包扎、固定等处理后,要将伤员尽快搬运和转送到救护站或医院进行治疗。其运送先后次序应是先转运危及生命者,然后转运开放性损伤和多发性骨折者,最后转运轻伤员。需要时应给予伤者镇痛药或抗感染药物,防治疼痛性休克和感染的发生,但颅脑损伤和未确诊的胸、腹部损伤患者不宜使用镇痛药物。

第二节 创伤的处理

一、伤 口

创伤常造成伤口,从伤口的部位、大小深浅、是否与骨端或内脏相通可判断创伤的轻重程度。伤口一般分为创面、创缘、创腔和创底四个部分。

二、清创术

清创术就是清除伤口内的异物、坏死组织和细菌，使污染伤口转变成为干净伤口，缝合后使之能一期愈合。

清创术的步骤和内容如下。

1. *准备* 清创前须对伤员进行全面评估，如有休克，应先抢救，待休克好转后争取时间进行清创。如颅脑、胸、腹部有严重损伤，应先予处理。如四肢有开放性损伤，应注意是否同时合并骨折，进行 X 线检查协助诊断。应用止痛和术前镇痛药物。如伤口较大，污染严重，应预防性应用抗生素，在术前 1 小时，术中、术后分别用一定量的抗生素。注射破伤风抗毒素轻者用 1 500 U，重者用 3 000 U。

在麻醉下进行伤口的清洗和消毒。四肢损伤可用神经阻滞麻醉或局麻，颅脑损伤、开放性气胸或多部位损伤者应用全麻。

2. *清创*

(1) 清洗去污：分清洗皮肤和清洗伤口两步。

1) 清洗皮肤：用无菌纱布覆盖伤口，再用汽油或乙醚擦去伤口周围皮肤的油污。术者按常规方法洗手、戴手套，更换覆盖伤口的纱布，用软毛刷蘸消毒皂水刷洗皮肤，并用水冲净。然后换另一只毛刷再刷洗一遍，用消毒纱布擦干皮肤。两遍刷洗共约 10 分钟。

2) 清洗伤口：去掉覆盖伤口的纱布，以生理盐水冲洗伤口，用消毒镊子或小纱布球轻轻除去伤口内的污物、血凝块和异物。

(2) 清理伤口：擦干皮肤，用碘酊、酒精消毒皮肤，铺盖消毒手术巾准备手术。术者重新洗手，穿手术衣，戴手套后即可清理伤口。

对浅层伤口，可将伤口周围不整皮肤缘切除 0.2～0.5 cm，切面止血，消除血凝块和异物，切除失活组织和明显挫伤的创缘组织（包括皮肤和皮下组织等），并随时用无菌盐水冲洗。

对深层伤口，应彻底切除失活的筋膜和肌肉（肌肉切面不出血，或用镊子夹镊不收缩者，表示已坏死），但不应将有活力的肌肉切除，以免切除过多影响功能。为了处理较深部伤口，有时可适当扩大伤口和切开筋膜，清理伤口，直至比较清洁和显露血循环较好的组织。

如同时有粉碎骨折，应尽量保留骨折片；已与骨膜游离的小骨片则应予清除。

浅部贯通伤的出入口较接近者，可将伤道间的组织桥切开，变两个伤口为一个。如伤道过深，不应从入口处清理深部，而应从侧面切开处清理伤道。

伤口如有活动性出血，在清创前可先用止血钳钳夹，或临时结扎止血。待清理伤口时重新结扎，除去污染线头。渗血可用温盐水纱布压迫止血，或用凝血酶等局部止血剂止血。

(3) 修复伤口：清创后再次用生理盐水清洗伤口。再根据污染程度、伤口大小和深度等具体情况，决定伤口是开放还是缝合，是一期还是延期缝合。未超过 12 小时的清洁伤口可一期缝合；大而深的伤口，在一期缝合时应放置引流条；污染重的或特殊部位不能彻底清创的伤口，应延期缝合，即在清创后先于伤口内放置凡士林纱布条引流，待 4～7 日后，如伤口组织红润，无感染或水肿时，再作缝合。

头、面部血运丰富，愈合力强，损伤时间虽长，只要无明显感染，仍应争取一期缝合。

缝合伤口时，不应留有死腔，张力不能太大。对重要的血管损伤应修补或吻合；对断裂的肌腱和神经干应修整缝合。显露的神经和肌腱应以皮肤覆盖；开放性关节腔损伤应彻底清洗后缝合；胸腹腔的开放性损伤应彻底清创后，放置引流管或引流条。

三、术后处理

(1) 适当固定。

(2) 适当抬高患肢和更换敷料。

(3) 密切观察患肢远端血循环和神经功能。

(4) 正确使用抗生素。

(5) 术后感染的处理。

四、内　　治

(1) 预防伤口感染：用五味消毒饮合黄连解毒汤加减，以清热解毒，化瘀通络。或适当使用抗生素，防治感染。

（2）伤口瘀肿疼痛：用复元活血汤或活血止痛汤等加减，以活血化瘀，消肿止痛。
（3）伤口感染：按痈和附骨疽分三期“消、托、补”。可配合使用抗生素抗感染。
（4）防治休克、并发症和继发症：根据患者具体情况，辨证施治。可输液防治休克。

（陈 超）

中医骨伤科学

各论

第六章
骨　折

导　学

本章主要论述了骨折的概念、病因、分类、诊断、并发症和治疗以及全身各部位的常见骨折。

通过学习，掌握骨折的概念、分类、诊断和治疗原则；熟悉骨折的并发症、愈合标准、治疗方法及影响骨折愈合的因素和各部位骨折的诊治要点；了解骨折畸形愈合、迟缓愈合和不愈合。

第一节　骨折概论

骨的完整性或连续性遭到破坏称为骨折(影像学角度认为骨小梁的断裂也称为骨折)。古代医家对骨折早有认识，甲骨文中有“疾骨”、“疾胫”、“疾手”等病名，《周礼·天官》记载有“折疡”；马王堆出土的汉代医籍中有“折骨”记载。骨折病名出自唐代王焘《外台秘要》。骨折在伤科中占有重要的地位，中医学在治疗骨折方面积累了丰富的临床经验。在复位、固定、功能锻炼和药物治疗方面有其独特的优点。

一、骨折的病因

骨折的病因包括外因与内因两方面。

1. 外因

(1) 直接暴力：指外来暴力直接作用于骨骼局部并造成受力部位骨折的一种力。如打击伤、压榨伤、冲撞伤、枪伤、爆炸伤等。直接暴力导致骨折的特点为：骨折多为横行或粉碎型；并列骨干双骨折时两骨骨折线在同一水平；软组织损伤比较重，若发生开放，系打击物由外向内造成，创口污染重，感染率较高。

(2) 间接暴力：指外力作用于某一部位，通过传达、扭转暴力或杠杆作用导致远离受力部位发生骨折的一种力。间接暴力导致骨折的特点为：骨折多为斜行或螺旋行；并列骨干双骨折时两骨骨折线不在同一水平；软组织损伤较轻，若发生开放，系移位骨折端由内向外穿破皮肤造成，创口污染轻，感染率较低。

(3) 肌肉牵拉：指肌肉急剧强烈收缩引起的肌肉附着点骨质受到牵拉而发生骨折的一种力。此类骨折又称为撕脱性骨折。其特点为：骨折发生在肌肉支点处；撕脱骨块发生分离移位，其移位方向与肌肉牵拉方向一致。好发于肱骨大结节、肱骨内上髁、尺骨鹰嘴、髌骨、跟骨等部位。

(4) 累积外力：指骨骼局部因长期反复遭受外力作用，外力累积引起局部骨质疲劳而发生骨折的一种力。其造成的骨折又称为疲劳骨折。如行军途中或长途跋涉，以第2、3跖骨或腓骨下端疲劳骨折多见。此类骨折多无移位，但愈合较慢。

2. 内因

(1) 年龄与体质状况：不同年龄其骨折的好发部位与骨折的发生率不同。老年人气血虚弱，肝肾不足，骨质疏松，协调能力差易发生骨折；儿童为幼阳之体，骨质柔软，自制能力差，易发生青枝骨折或骨骺损伤；青壮年气血旺盛、筋骨强健，在同等外力下不易发生骨折。

(2) 骨的解剖结构因素：骨折的发生与局部解剖结构有密切关系，一般发生在解剖结构薄弱处，包括松质骨和密质骨交界处，生理曲线交界处；骨形态改变部位；儿童的骨骺；运动幅度大小差异的部位等。

(3) 骨的病理因素：骨折的发生与全身疾病或局部病变等病理因素有关。如内分泌代谢障碍可引起骨的代谢障碍，导致骨质疏松。局部骨疾病破坏了骨的正常结构，在轻微外力作用下，容易导致骨折。如骨髓炎、骨结核、骨肿瘤、骨质疏松等疾病所引起的骨折；先天性脆骨病、先天性骨关节畸形可造成骨组织脱钙，易形成病理性骨折。这类骨折在治疗上应按疾病的性质选择不同的方法，或找出疾病原因后采取相应措施。

外力作用于机体后，骨折的发生还与患者的健康状况、解剖部位、受伤姿势等因素有关。如第12胸椎与第1腰椎是脊椎伸屈活动的枢纽，也是骨折的好发部位。不同的致伤暴力亦可有相同的受伤机理。如屈曲型脊椎压缩骨折可因高处坠下，足跟着地时身体前屈而造成，亦可因重物高处坠落击中背部而发生，两者都具备同一内在因素，即脊柱处于屈曲位。因此，外来暴力是致伤的外因，而受伤机理则是外因和内因的综合作用。

骨折移位

1. 造成移位的因素　骨折移位的方向和程度，一方面与暴力的大小、方向、作用点，以及搬运情况等外在因素有关，另一方面又与远侧肢段重力、肌肉牵拉等内在因素相关。骨折移位方式常有五种，临床上多合并存在（图6－1）。

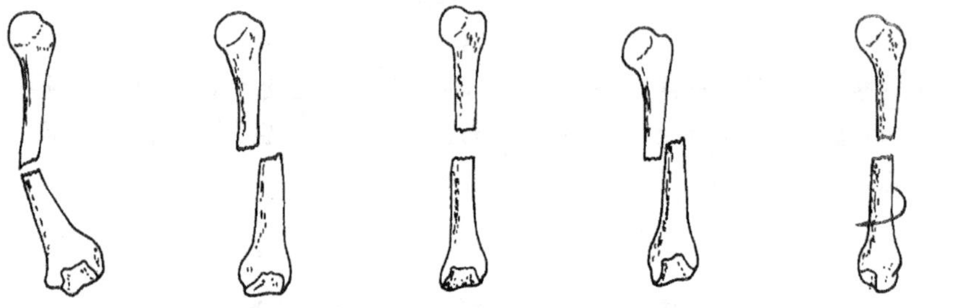

图6－1　骨折的移位

2. 常见移位方式

（1）成角移位：两骨折段的轴线交叉成角，根据角顶的方向称为向外、向内、向前或向后成角。

（2）侧方移位：两骨折断端相对移向侧方。四肢骨折按骨折远段、脊柱骨折则以上位椎体的移位方向称为向前、向后、向内或向外等侧方移位。

（3）分离移位：骨折两断端互相分离，骨折间隙增宽，骨的长度增加。

（4）缩短移位：骨折两断端互相重叠或嵌插，骨的长度缩短。

（5）旋转移位：骨折远段围绕骨的纵轴而发生了旋转。

二、骨折的分类

（一）根据骨折发生到就诊时间分类

1. 新鲜骨折　损伤后，2～3周以内就诊者，骨折断端血肿尚未完全吸收，未形成纤维连接。

2. 陈旧骨折　损伤后，3周以后就诊者，骨折断端间已有纤维组织或骨痂包裹。这类骨折复位较难，若时间过久，骨折可形成畸形愈合、延迟愈合或不愈合。

（二）根据伤前骨质是否正常分类

1. 外伤骨折　伤前骨质结构正常，纯属外来暴力作用而造成的骨折。

2. 病理骨折　伤前在全身疾病或局部病变已造成骨质结构破坏（如骨髓炎、骨结核、骨肿瘤等疾病），可因较小外力作用而发生骨折。

（三）根据骨折局部皮肤黏膜的完整性分类

1. 闭合性骨折　骨折后，局部皮肤或黏膜完整，骨折断端与外界不相通者。

2. 开放性骨折　骨折后，局部皮肤或黏膜破裂，骨折断端与外界相通者。如骶尾骨骨折合并直肠损伤、耻骨骨折合并尿道损伤等。

（四）根据骨折是否伴有神经、血管或脏器等损伤分类

1. 单纯骨折　指骨折后无并发神经、重要血管、肌腱或脏器损伤者。

2. 复杂骨折　指骨折后并发有附近神经、重要血管、肌腱或脏器损伤者。

（五）根据骨折线的形态分类（图6－2）

1. 横行骨折　骨折线与骨干纵轴线接近垂直的骨折。

2. 斜行骨折　骨折线与骨干纵轴线斜相交成锐角的骨折。

3. 螺旋骨折　骨折线呈螺旋走向的骨折。

4. 青枝骨折　骨折后，仅有部分骨质或骨膜被拉长、皱褶、破裂，骨折处有成角、弯曲畸形，如青嫩树枝被折断时的

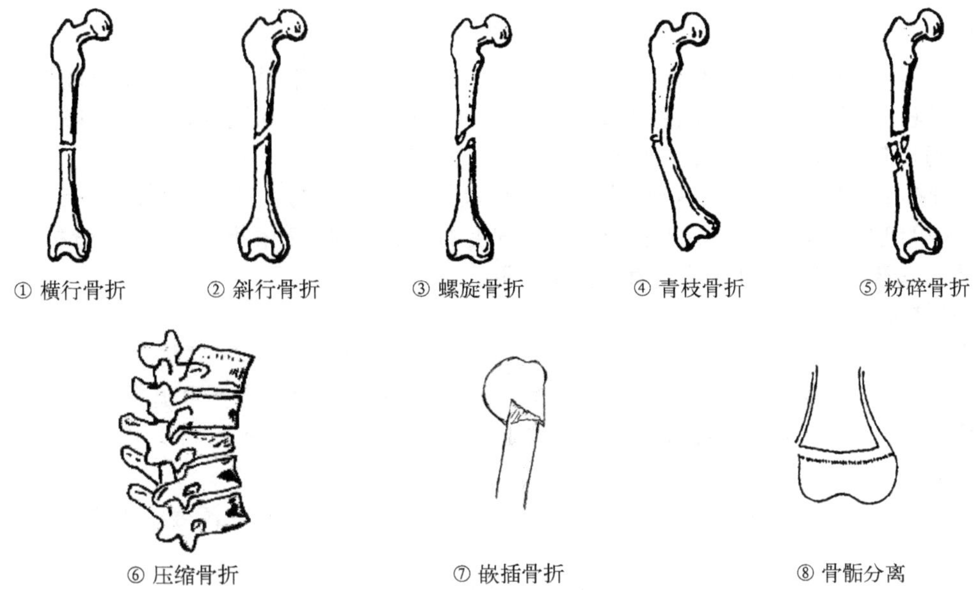

图 6－2　骨折线的种类

形状。常见于儿童骨折。

5. 粉碎骨折　骨折后,骨碎裂成三块以上者。若骨折线呈“Y”形或“T”形时,又称“Y”形或“T”形骨折;骨折线向四周放射,则称为“星状骨折”。

6. 压缩骨折　发生在松质骨部位的骨折,骨质因挤压而压缩变形。多见于椎体或跟骨骨折。

7. 裂纹骨折　骨折呈裂纹或线状。常见于颅骨、肩胛骨或掌骨等骨折,又称为骨裂。

8. 嵌插骨折　发生在干骺端松质骨与密质骨的交接处。骨折后,密质骨嵌插入松质骨内。多见于股骨颈、肱骨外科颈等处的骨折。

9. 骨骺分离　骨折发生在骨骺板部位,造成骨骺与骨干分离。多见于儿童和青少年。

10. 塌陷性骨折　骨折后,骨折断端因挤压发生塌陷变形者。多见于胫骨平台骨折。

11. 撕脱骨折　由于肌肉强烈收缩造成肌肉支点的骨突部位受到牵拉发生的骨折。多见于肱骨内、外髁或肱骨大结节等部位。

(六) 根据骨折复位后断端的稳定程度分类

1. 稳定骨折　骨折复位后,经适当固定后不易发生再移位者。如青枝骨折、裂纹骨折、嵌插骨折、一般骨干的横行骨折等。

2. 不稳定骨折　骨折复位后,经适当固定后容易发生再移位者。如粉碎骨折、斜行骨折、螺旋骨折等。股骨干的任何类型骨折由于附着肌肉丰富,远侧肢段重力大,也属于不稳定骨折。

三、骨折的诊断

骨折的诊断是骨折治疗的前提,确切的诊断对制订治疗方案非常重要。在辨证诊断过程中,应在了解患者的全身状况下,从无损伤或损伤较轻部位逐步向损伤较重的部位进行检查,防止只注意局部,不顾全身情况,只顾检查,不顾患者的痛苦而增加损伤,要通过详细体格检查,必要时作 X 线或 CT、MRI 等检查,以及实验室检查,并对相关检查资料进行综合分析,从而作出正确诊断,以防误诊或漏诊。

(一) 受伤史

通过问诊,详细了解患者的损伤病史。注意了解暴力的大小、方向、性质、作用形式(如打击、冲撞、坠落等)和作用部位;了解受伤的时间,受伤时的姿态,伤后的全身状况诊治过程及症状演变情况;了解受伤现场情况、搬运情况等,以充分评估伤情,从而指导进一步的检查。

(二) 临床表现

1. 全身情况　轻微骨折或单纯性骨折,可无全身症状或全身症状不甚明显。部分骨折,可因局部瘀血停聚,积瘀化热,可有发热(体温约 38.5℃),1 周后,体温可降至正常,无恶寒或寒战,可兼有口渴、口苦、心烦、尿赤便秘、脉浮数或弦紧、舌质红、苔黄厚腻等。严重的创伤和骨折合并外伤性休克或内脏损伤时,可出现相应的临床症状。

2. 局部情况

（1）一般症状

1）疼痛：骨折后，因骨断筋伤，脉络受损，气滞血凝，阻塞经络，不通则痛，故骨折局部常出现不同程度的疼痛。

2）局部肿胀、瘀斑：骨折后，骨损筋伤，脉络受伤，血离经脉，阻塞脉道，瘀滞于局部肌肤腠理，则可出现肿胀。若离经之血溢于皮下，可出现局部瘀斑，严重者可出现血疱或水疱（张力性水疱）。

3）功能障碍：骨折后，因肢体的支架遭到破坏，故失去其支柱与杠杆作用。可因局部疼痛引起肌肉反射性痉挛，以及神经、血管、肌肉等组织的破坏，可引起肢体出现不同程度的功能障碍。青枝骨折、不完全骨折、嵌插骨折的功能障碍程度较轻，完全骨折和移位较大的骨折功能障碍程度较重。

（2）骨折的特有体征

1）畸形：骨折后，可因暴力作用、肌肉牵拉、肢体重量或搬运不当等，导致骨折端发生不同程度和方向的移位，造成损伤肢体形态改变而出现畸形，如短缩、成角、旋转、隆起等畸形。如桡骨远端骨折可出现餐叉样畸形。

2）骨擦音：无嵌插的完全性骨折，骨折两断端相互摩擦、碰撞所发出的声音，又称为骨擦感。一般在搬动患者或作局部检查时可触摸到。

3）异常活动：骨干部无嵌插的完全性骨折，可出现类似关节一样能屈伸、旋转等不正常的活动，又称为假关节活动。

畸形、骨擦音和异常活动是骨折的三大特征，对骨折的诊断有重要价值。在作临床检查时，这三种特征，若出现其中一种，即可在临床上初步诊断为骨折。不可有意寻找骨擦音或异常活动，以免增加患者痛苦，加重病情或导致严重的并发症发生。骨折断端若移位明显而无骨擦音，则骨折断端间可有软组织嵌入。

（三）影像学检查

1. X线检查　对骨折的诊断具有重要参考价值。X线片能较好地显示骨折的类型、移位方向、骨折断端的形状等局部变化，也能显示临床上难以发现的损伤与骨折，如体内深部骨折、不完全性骨折或撕脱性小骨折块等。

X线检查应常规摄正、侧位片。对特殊部位的骨折，如脊椎小关节骨折、颈椎齿状突骨折等，还应摄斜位或其他特殊角度的照片。对骨干骨折摄片，应至少包括临近骨折上下的一个关节。X线检查应与临床检查相结合，相互补充、不能单纯依赖X线检查，若X线片与临床其他诊断有矛盾时，尤其是临床特征明确，而骨X线征显示为阴性时，应以临床表现为主，或作进一步检查，以使诊断更为正确可靠。部分骨折，如腕舟骨骨折、股骨颈无移位骨折等，若X线片显示不出骨折线，可在2周后再行摄片检查，以明确诊断。

2. CT与MRI　CT能从躯干横断面图像上观察脊柱、骨盆和四肢关节较复杂的解剖部位和病变；对普通平片不能显示满意的脊柱、骨盆等部位的骨折，可较清晰地观察到骨折的情况，可发现平片难以辨认的小骨碎片。目前，CT三维成像技术可以三维立体显示髋臼骨折和骨盆骨折等。MRI层次分明，对比明显，对脊柱骨折合并脊髓损伤、膝关节半月板与韧带损伤等具有优势。

四、骨折的并发症

暴力作用于机体后，除发生骨折外，还可以合并各种全身或局部的并发症，有些并发症可在骨折的早期发生，短时间内可危及生命，必须及时处理；部分并发症可在骨折晚期发生，需要与骨折同时治疗或在骨折愈合后再处理。因此，在诊治骨折过程中，必须全面检查，明确有无并发症后，然后决定治疗方案。

1. 外伤性休克　多见于严重骨折或组织损害，导致局部出血与体液渗出，引起组织器官血流灌注不足，微循环障碍和内脏损害为特征的全身反应性综合征。本病应以预防为主，一旦出现，应立即采取各种有效措施抢救。

2. 感染　多见于开放性骨折，伤口污染严重，若不及时清创或清创不彻底，容易发生感染，严重者可导致骨髓炎、败血症的发生或肢体坏死。

3. 内脏损伤　多因强大暴力所致或骨折断端刺伤脏器。

（1）肺损伤：肋骨骨折可引起肺实质、胸膜或肋间血管破裂，造成气胸、血胸或气血胸。

（2）肝、脾破裂：暴力撞击或打击于胸壁下部时，在发生肋骨骨折的同时，亦可造成肝或脾脏的破裂，若脾大则更易破裂，形成严重的内出血或休克等。

（3）膀胱、尿道、直肠损伤：严重骨盆骨折时，易引起后尿道损伤，若膀胱处于充盈状态，可被移位的骨折断端所刺破，发生腹膜外损伤。骶、尾骨骨折若移位较大可并发直肠损伤。

（4）脑损伤：颅骨骨折时，易合并脑损伤，形成脑挫裂伤、颅内血肿等，严重者可危及生命。

4. 周围血管损伤　多见于移位较大的闭合性骨折或严重的开放性骨折，可因暴力挤压或骨折端刺破血管所致。

如肱骨髁上骨折可损伤肱动脉，股骨髁上骨折可引起腘动脉损伤等。重要动脉损伤后，肢体远端冷痛、麻木、苍白、脉搏减弱或消失，严重者可导致肢体远端缺血坏死，甚至失血性休克或死亡。故临床诊治过程中必须及时抢救（图 6－3）。

5. 周围神经损伤　骨折后，早期可因骨折移位牵拉、挫伤、压迫而损伤神经；后期可因外固定压迫或局部畸形愈合牵拉而造成神经损伤。如肱骨干中下段骨折易合并桡神经损伤，腓骨小头骨折可合并腓总神经损伤。神经损伤后，其所支配的肢体可发生部分感觉和运动障碍（图 6－4～6－7）。

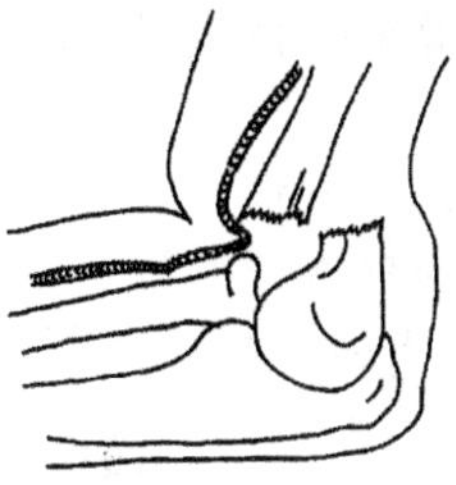

图 6－3　肱骨髁上骨折损伤肱动脉

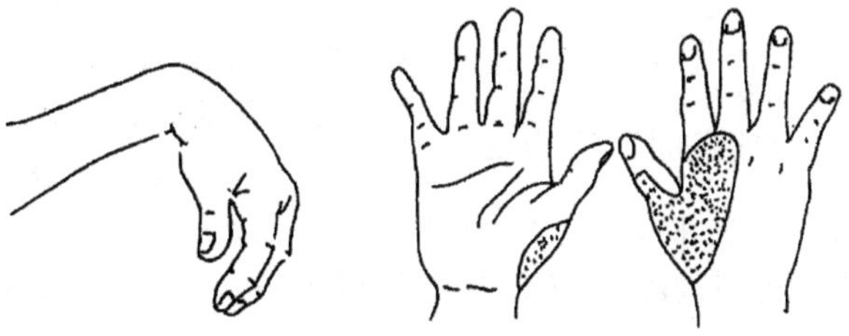

① 腕下垂，拇指不能外展和背伸　② 感觉障碍区

图 6－4　桡神经损伤

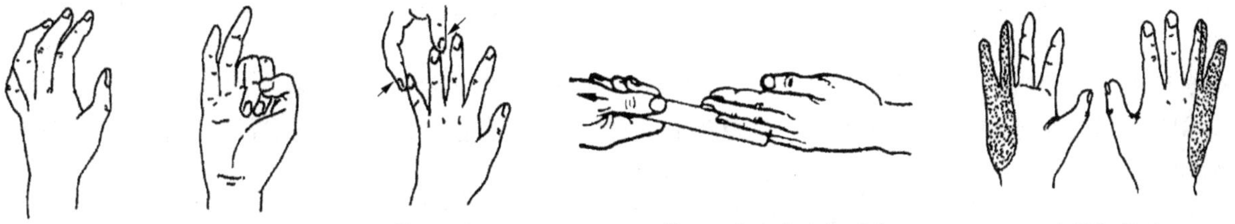

① 爪形手　② 第4、5指屈曲不全　③ 第4、5指不能外展和内收　④ 第4、5指不能夹紧纸片　⑤ 感觉障碍区

图 6－5　尺神经损伤

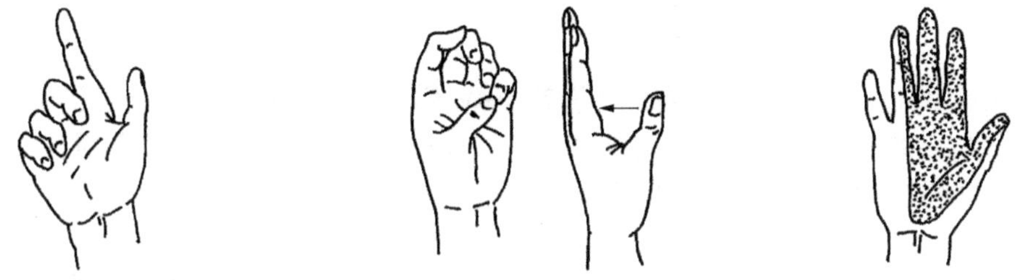

① 第1、2指不能屈曲，第3指屈曲不全　② 拇指不能对掌，不能向掌侧运动　③ 感觉障碍区

图 6－6　正中神经损伤

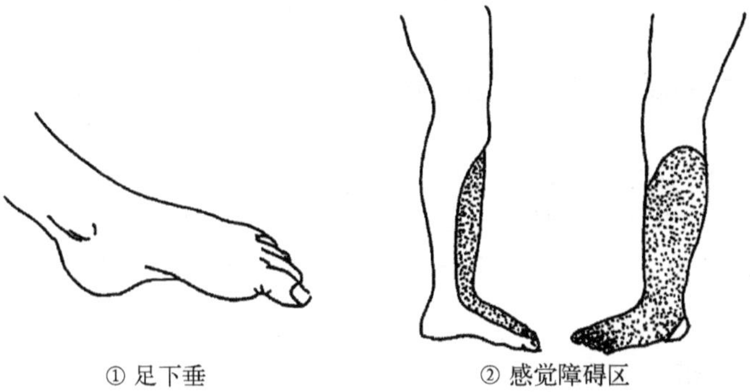

① 足下垂　② 感觉障碍区

图 6－7　腓总神经损伤

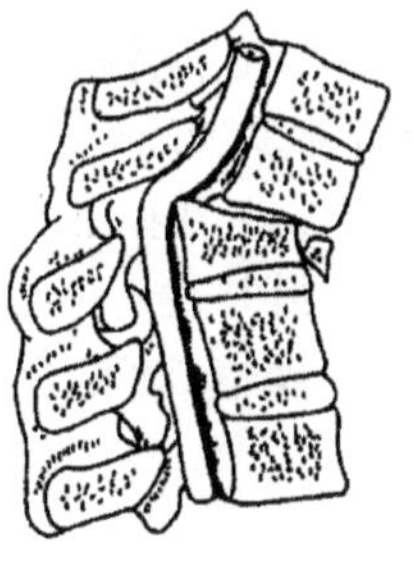

图 6－8　脊柱骨折脱位时损伤脊髓

6. 脊髓损伤　颈椎、胸椎或腰椎骨折脱位时，若移位较大，可造成脊髓或马尾神经损伤，出现损伤平面以下的截瘫，多发生于胸腰段骨折（图 6－8）。

7. 筋膜间隔区综合征　在肢体骨和筋膜形成的间隔区内，因各种原因造成组织压上升，致血管受压，血液循环障碍，肌肉、神经组织严重供血不足，甚则发生缺血坏死，最终导致这些组织功能损害，由此而产生的一系列症候群。临床

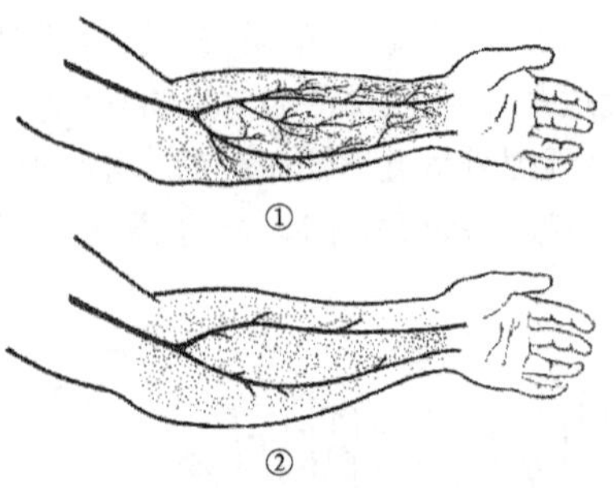

图 6－9　前臂筋膜间隔区综合征

上，多见于肱骨髁上骨折、前臂双骨折、胫骨上端骨折等，常由创伤骨折的血肿和组织水肿使其间室内内容物体积增加或外包扎过紧、局部压迫使骨筋膜室容积减小而导致骨筋膜室内压力增高所致。当压力达到一定程度可使供应肌肉的小动脉关闭（图 6－9），形成缺血—水肿—缺血的恶性循环。

8. 缺血性肌挛缩　多为筋膜间隔区综合征产生的严重后果。骨折后导致其附近重要血管损伤，血供不足或因长时间包扎过紧，肌群发生缺血坏死，神经麻痹，局部机化后形成瘢痕组织，逐渐挛缩而形成特有的畸形，如爪形手、爪形足等，严重者可导致手足功能丧失（图 6－10）。

9. 脂肪栓塞　临床少见，多为严重骨折的并发症。因骨折后，髓腔内血肿张力过大，骨髓被破坏，脂肪滴从破裂静脉口入血，形成脂肪栓塞，阻塞血管，严重者可引起肺、脑等重要脏器或组织缺血，危及生命。常见于股骨干骨折或骨盆骨折等。

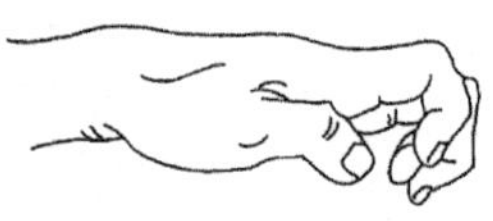

图 6－10　缺血性肌挛缩手部畸形

10. 挤压综合征　多发生于房屋倒塌、交通事故或地震等自然灾害所致的骨折。骨折后，肢体或躯干肌肉丰厚部位遭受重物长时间挤压，解除压迫后，出现肢体肿胀、肌红蛋白尿、肌红蛋白血症、高血钾、低血容量性休克和急性肾功能衰竭为特征的综合征。临床诊治，应以预防为主，若出现，必须及时抢救。

11. 坠积性肺炎　骨折后，患者若因长期卧床，导致肺功能减弱，咳痰困难，痰涎聚积，阻塞肺段或支气管，诱发感染而发生坠积性肺炎。年老体弱患者多因此而危及生命，故对长期卧床患者，应鼓励其多作深呼吸或鼓励其咳嗽咳痰，注意练功活动。

12. 褥疮　脊柱骨折合并截瘫或严重损伤昏迷者，长期卧床，某些骨隆突部（如骶骨、股骨大转子和跟骨等处）长时间遭受挤压，局部血循环障碍，组织坏死，而发生溃疡，经久不愈。故在对此类患者的诊治过程中，应加强护理，提前预防。对褥疮好发部位应保持清洁、干燥，定时翻身，按摩，或在局部骨突部位放置棉垫、气圈等，以减少压迫。

13. 尿路感染　骨折后，患者长期卧床或合并截瘫者，由于长期留置导尿管，若处理不当，易引起逆行性尿路感染，发生膀胱炎或肾盂肾炎等。因此，临床上，对此类患者应在无菌条件下定期更换导尿管，冲洗膀胱，鼓励患者多饮水，保持小便通畅。

14. 损伤性骨化（骨化性肌炎）　关节或关节附近骨折后，因损伤严重、反复施以粗暴手法、粗暴的手术剥离以及后期的反复多次被动手法活动，导致血肿扩散或局部反复出血，肌肉内血肿和被撕裂的骨膜下血肿彼此沟通，渗入肌纤维之间，血肿机化后，通过骨膜化骨的诱导，成骨细胞的异位骨化逐渐变为软骨，然后钙化和骨化，影响关节活动。肘关节是损伤性骨化最常见的部位。

15. 创伤性关节炎　关节内骨折复位不良或骨折成角、旋转畸形愈合，导致关节面不平整或关节面受力不均，可引起关节软骨面损伤而发生创伤性关节炎。

16. 关节僵直　严重的关节内骨折或肢体长时间固定，关节周围软组织粘连和肌肉、肌腱挛缩，造成关节功能障碍，严重者可致关节骨性僵硬。故对此类骨折，若关节内积血较多者，应及时抽净，固定时间应恰到好处，及时鼓励患者作关节功能锻炼。

17. 缺血性骨坏死　骨折破坏了骨折段的血液供应，断端可因缺血而发生骨坏死。多见于股骨颈骨折并发股骨头坏死，腕舟骨骨折并发近端骨坏死。

18. 迟发型畸形　常见于儿童或青少年骨折。若骨骺损伤后，则骨关节生长发育受到影响，并逐渐形成畸形。如儿童肱骨髁上骨折易并发肘内翻畸形。青少年肱骨外髁骨折易并发肘外翻畸形，尺神经受到牵拉而形成爪形手。

在诊治骨折过程中，对其并发症应以预防为主，若已出现则须及时诊断与妥善治疗，大多数并发症可以避免或治愈。

五、骨折的愈合

（一）骨折的愈合形式

1. Ⅰ期愈合　骨折后，其断端接触紧密，无骨质吸收，血运较少损害时，骨折一端的毛细血管和哈佛系统跨过骨折线进入另一骨折端，新骨沿哈佛系统在长轴方向上沉积并进行修复的过程称为Ⅰ期愈合。Ⅰ期愈合约 6 周时间形成。

2. Ⅱ期愈合　指骨折后内外骨痂的形成并改建后使骨折愈合者称为Ⅱ期愈合。Ⅱ期愈合与骨的应力关系密切，骨痂沿应力方向生长和塑形。

（二）骨折的愈合过程

骨折愈合是一个"瘀去，新生，骨合"的过程。骨折愈合根据其组织学和生理学的变化可分为血肿机化期、原始骨痂形成期和骨痂改造塑形期，是一个渐进的过程，各期之间无明显界限。

1. *血肿机化期* 又称为炎症期，重点阐述了骨折发生后血肿的形成和机化过程。骨折后，由于骨折本身及附近软组织的血管断裂出血，在骨折局部形成血肿，血肿于伤后6～8小时开始凝结成血块。骨折断端因血运被阻断，逐渐发生坏死吸收，骨折间隙增宽，局部坏死组织可引起创伤性炎症反应。首先是广泛的血管扩张和血液渗出，导致骨折局部急性水肿，出现大量炎性细胞浸润，包括中性粒细胞、单核细胞、巨噬细胞等能吞噬坏死细胞和残渣，也出现破骨细胞，对骨折断端坏死部位进行吸收，为骨折修复创造了条件。随着毛细血管的增生、纤维蛋白的渗出，成纤维细胞与吞噬细胞的侵入，血肿逐渐机化并形成肉芽组织，逐渐演变成纤维结缔组织。同时骨外膜、骨内膜细胞的活跃增生，包绕在骨折断端形成纤维骨痂，初步将骨断端连接在一起。此过程在骨折后2～3周内完成。血肿机化期属于骨折初期，又称为活血化瘀期。"血不活则瘀不能去，瘀不去则骨不能接"，故治疗时应内服、外敷活血化瘀的中药，加强骨折处的血循环，并清除凝血块和代谢产物（图6－11）。

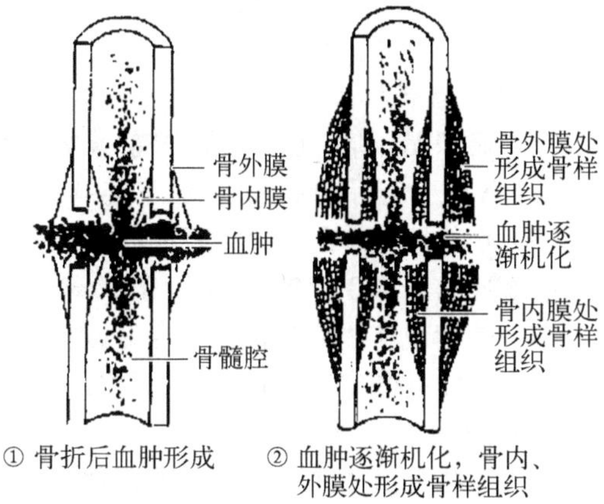

图6－11 骨折愈合过程的血肿机化期

2. *原始骨痂形成期* 又称为软骨痂期，重点阐述了中间骨痂和内、外骨痂的形成和汇合过程。骨折后，骨折断端的骨内膜和骨外膜的成骨细胞增生，形成骨组织并逐渐骨化，形成新骨，称为膜内骨化。新生骨的不断增多，骨皮质内、外面逐渐向骨折端生长，彼此会合形成骨痂，称为内骨痂和外骨痂。髓腔内和骨折处的纤维组织也逐渐转化为软骨组织，随着软骨细胞的增生、钙化和骨化，称为软骨内骨化，形成髓腔内骨痂和骨折处的环状骨痂。膜内骨化和软骨内骨化过程所形成的骨痂会合后，骨痂得到不断钙化并逐渐加强，形成桥梁骨痂，说明原始骨痂已形成。此过程需4～8周完成。

原始骨痂形成期属于骨折中期。膜内化骨和软骨内化骨所形成的新骨不断钙化、骨化形成骨性骨痂，但以膜内化骨（骨外膜）为主，故在治疗过程中，应防止骨折处形成较大血肿，减少软骨内骨化的范围，消除对骨外膜损伤的不利因素以免影响骨折的愈合。中药治疗则应以接骨续筋为主，活血化瘀为辅，以促进骨痂生长，加速骨折愈合（图6－12）。

3. *骨痂改造塑形期* 又称为硬骨痂期。此期是成骨细胞与破骨细胞在骨折处应力作用下成骨和破骨的过程。原始骨痂中新生骨不断增多，密度加大，骨小梁逐渐排列规则和致密。骨髓腔亦被骨痂充满已达到骨性愈合，并按照"结构与其力学需要相适应"的定律，进行塑形改造。根据功能需要，在应力轴线上的骨痂，不断地得到成骨细胞的加强；在应力轴线以外的骨痂，逐渐被破骨细胞清除，原始骨痂逐渐被改造成永久骨痂，骨折断端死骨清除和新生骨的爬行替代，骨髓腔重新沟通，恢复骨的正常结构，骨折处形成骨性连接，骨折痕迹从组织学和放射学上完全消失。骨痂改造期属于骨折后期，又名强筋壮骨期，中药治疗应以补气血，壮筋骨，养肝肾为主，以促进骨折愈合坚固（图6－13）。

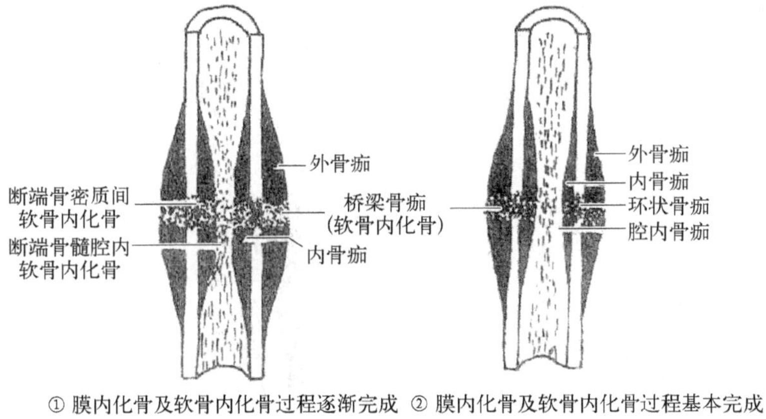

图6－12 骨折愈合过程的原始骨痂形成期

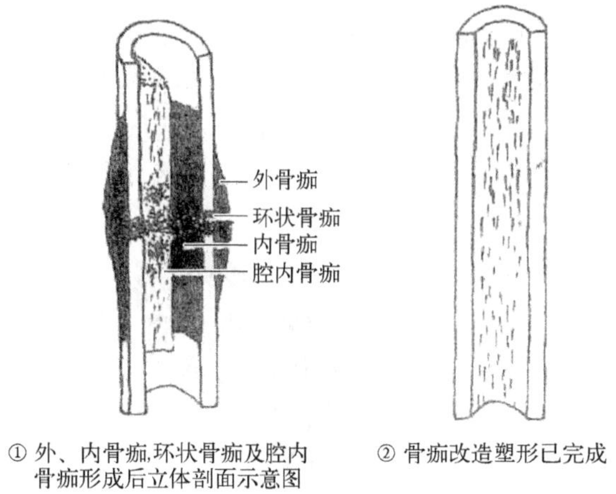

图6－13 骨折愈合过程的骨痂改造塑形期

近年来研究表明,骨折愈合过程在细胞水平上可分为三个阶段。① 募集:骨折后需要大量成骨细胞参与其修复,其来源有定向性骨祖细胞和诱导性骨祖细胞两种。骨祖细胞为成骨细胞的前体,经局部力学和生化等因素刺激而转化为活性成骨细胞,大量聚积于骨折部位。② 调整:成纤维细胞或原始多向间充质细胞必须通过包括机械因子、生物化学因子等因素的刺激,才能转化为成骨细胞而具有成骨能力;骨内、外膜细胞也只有通过某些因素刺激才能被激活,发挥成骨作用。③ 骨传导:骨祖细胞被激活后,在局部形成模板,通过骨传导作用而在三维空间产生和沉积新骨,增加骨断端的桥接能力。

（三）骨折的愈合标准

1. 临床愈合标准

（1）局部无压痛,无纵向叩击痛,无异常活动。

（2）X 线片显示骨折线模糊,有连续性骨痂通过骨折线。

（3）功能标准:在解除外固定情况下伤肢能满足以下要求:① 上肢能向前平举 1 kg 重物达 1 分钟;② 下肢不扶拐能平地连续步行 3 分钟,并不少于 30 步。

（4）连续观察 2 周骨折处不变形,观察的第一天即为临床愈合日期。

功能标准的测定必须慎重,以不损伤骨痂发生再骨折为原则。

2. 骨性愈合标准

（1）具备骨折临床愈合的标准条件。

（2）X 线片显示骨折线消失,骨小梁通过骨折线。

（四）骨折畸形愈合、迟缓愈合和不愈合

1. 骨折畸形愈合　指骨折愈合后未能达到功能复位要求,骨折断端仍有重叠、成角或旋转畸形者,多因骨折复位不良、固定不当或去除固定过早等所致。

2. 骨折迟缓愈合　指骨折在治疗过程中,愈合速度缓慢,超过同类骨折正常愈合的最长期限,骨折处仍有疼痛、纵向叩击痛,异常活动,X 线片显示骨痂较少,骨折线尚未消失,骨折断端无硬化现象,骨髓腔相通者,称为骨折迟缓愈合。常因骨折过度牵引、反复手法、骨折复位不良或骨折段血供较差等引起。

3. 骨折不愈合　骨折超过正常愈合时间较长,骨折断端仍有异常活动,X 线片显示骨折断端分离,骨痂稀少,骨折端吸收、硬化,髓腔封闭者,称为骨折不愈合或骨不连。多因骨折合并严重软组织剥离,骨折处血供较差,或局部长期感染等所致。

（五）影响骨折愈合的因素

1. 全身因素

（1）年龄:骨折愈合速度与年龄关系密切。儿童气血旺盛,骨折愈合速度快;青少年则组织再生和塑形力强,骨折愈合速度较快;老年人气血虚弱,骨质疏松,代谢水平低,骨折愈合速度慢。

（2）健康状况:骨折后,机体会调动体内各种力量来促进骨折愈合。身体健康,体质强壮,气血旺盛者,骨折愈合较快;慢性消耗性疾病,气血虚弱者,如重度营养不良、钙代谢障碍、骨软化症、糖尿病、恶性肿瘤或骨折后有严重并发症者,则可导致骨折迟缓愈合或不愈合。

2. 局部因素

（1）损伤的程度:骨折合并严重软组织损伤或有大块骨缺损的骨折,骨折断端形成巨大血肿者,骨折愈合速度则较慢。骨折的愈合与膜内骨化有密切关系,若骨折后,外骨膜损伤严重者,骨折愈合也较困难。

（2）断端的血供:骨的再生,需要有足够的血液供给。骨折端血运丰富,则骨折愈合快。松质骨骨折或干骺端骨折,因其血供良好,骨折愈合较快。血供不良部位的骨折愈合速度缓慢,甚至发生迟缓愈合、不愈合或缺血性骨坏死。如股骨颈骨折、胫骨干中下段骨折、腕舟骨骨折等(图 6－14)。

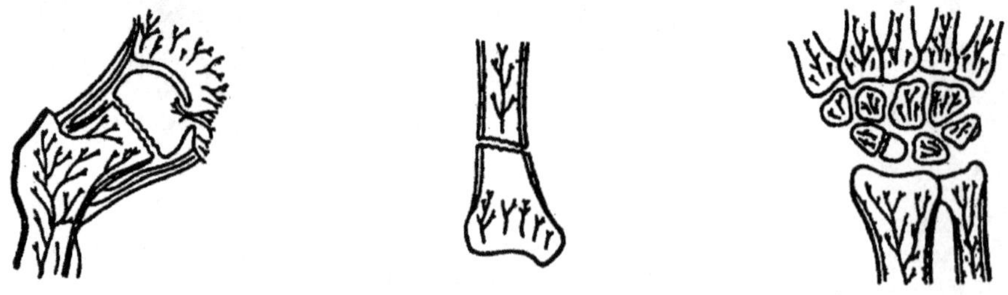

① 股骨颈头下部骨折　② 胫骨干下1/3骨折　③ 腕舟骨骨折

图 6－14　血液供应较差而影响骨折愈合的常见部位

(3) 端面的接触：骨折断面接触小则愈合较慢，断面接触大则愈合较快，故骨折复位后，若对位良好者，骨折愈合则快。若复位不当，使骨折断端仍残留移位、分离或成角，易造成骨折的迟缓愈合或不愈合。骨折断端内若嵌入软组织，妨碍了骨折断面的接触，骨折愈合较困难。

(4) 感染的影响：骨折处感染可导致骨折端的坏死，感染可引起局部长期炎性充血，组织坏死和代谢产物积聚（细菌的内外毒素刺激等因素）。使血管再生和重建血运的爬行替代过程被延长，骨痂的形成和转化过程受到影响，则骨折迟缓愈合或不愈合概率增大。

(5) 固定与运动：骨折后，有效固定可以维持骨折断端整复后的位置，防止局部组织再受损伤和血肿再扩大，能保证骨折修复作用的顺利进行。若固定太过可引起局部血运较差，骨代谢障碍并影响骨折愈合；若固定力度不够，易发生再移位，断面接触不良，剪力较大，则影响骨折愈合。选用不适当的内固定器材或未能有效地固定两骨折端，也易造成骨折的迟缓愈合或不愈合。若骨折在良好的固定条件下，进行适宜的功能锻炼，促进肌肉舒缩，可使局部血循环通畅从而加快骨折愈合的速度。

成人常见骨折愈合时间须根据临床愈合的标准而定，表 6-1 供夹缚固定时间参考。

表 6-1 成人常见骨折临床愈合时间参考表

骨折部位	愈合时间(周)	骨折部位	愈合时间(周)
指骨(掌骨)	4~8	脊柱	10~12
腕舟骨	>10	骨盆	6~10
桡骨远端	3~6	股骨颈	12~24
桡、尺骨干	8~12	股骨粗隆间	6~10
肱骨髁上	3~4	股骨干	8~12
肱骨干	5~8	胫骨上端	6~8
肱骨外科颈	4~6	跟骨	6
锁骨	4~6	趾骨(跖骨)	6~8

六、骨折的治疗

治疗骨折的目的在于恢复肢体正常的结构和功能，必须始终坚持动静结合、筋骨并重、内外兼治和医患合作的原则。复位、固定、药物治疗、功能锻炼是处理骨折最基本的措施。治疗骨折时，必须坚持伤肢固定与功能锻炼的统一（动静结合）、骨折与骨周围软组织损伤治疗并重（筋骨并重）、局部与整体的兼顾（内外兼治）、医疗措施与患者主观能动性的配合（医患合作）的治疗原则。结合现代放射学、解剖学、生物力学等知识，最大限度地将骨折恢复到正常或接近正常的解剖关系，并维持复位后的平衡和稳定，坚持积极地功能锻炼，尽早促使骨折愈合，恢复肢体功能。

(一) 复位

复位是将移位的骨折端恢复到解剖关系或接近解剖关系，重建骨骼的支架作用。复位是治疗骨折的首要步骤，在全身及局部情况允许下，应越早越好，并且要尽可能做到不增加局部组织损伤。常用方法如下。

1. 手法复位　是指通过手法使移位骨折复位的方法。其具有简便安全、痛苦少和骨折愈合快等优点，应为首选。复位要求尽早、稳妥、准确、轻巧且不增加损伤为原则，切忌使用暴力。手法复位以术者两手操作为主，根据不同情况辅以身体其他部位，尽可能做到一次复位成功。

(1) 复位前的准备：① 麻醉：根据患者具体情况，选用恰当的麻醉方式，以便在整复时减少患者的痛苦，保证肌肉松弛便于复位。若骨折相对简单，整复容易，可在短时间内获得满意复位者，也可不用麻醉。② 人员准备：确定术者和助手，明确各自的职责。充分了解患者的全身和局部情况，结合病史、受伤机理、临床检查及 X 线片等确定骨折的部位、类型、移位方向。③ 固定材料的准备：准备好固定所需的夹板、压垫、扎带、石膏绷带、牵引装置等，还需根据患者具体情况考虑准备急救用品，以免发生意外。

(2) 复位的基本手法：四肢各部位都有彼此拮抗的肌肉和肌群。在复位时，应先将患肢所有关节放在肌肉松弛的位置，以利于复位。骨折复位必须掌握"以子求母"，即以远端对近端的复位原则。于复位时移动远断端（子骨）去凑合近断端（母骨）为顺，反之为逆，逆则难以达到复位的目的。目前常用的复位手法为正骨八法：手摸心会、拔伸牵引、旋转屈伸、端提挤按、摇摆触碰、夹挤分骨、折顶回旋、按摩推拿。

临床上除了运用手法整复外，对一些特殊骨折还可使用针拨复位法，它是采用钢针直接穿过皮肤，对手法不易整复的关节内骨折、关节邻近骨折和脱位，进行复位或配合固定的方法，称为针拨复位。多适用于骨折位置较深、塌陷骨折、骨折块旋转或翻转以及骨折端之间软组织嵌入等手法难以整复的骨折；局部皮肤条件差或全身情况差不宜手术、手法复位或夹板固定；关节脱位因关节囊或肌腱绞锁，不易整复者。

（3）整复手法的注意事项：手法整复动作必须轻柔，切忌使用暴力，以免增加骨膜和周围软组织的损伤。复位过程中不宜过多使用X线透视，以免放射性损害。小儿骨折应特别注意手法的轻重，避免多次重复使用手法造成医源性损害（如骨化性肌炎）。

（4）复位时机：原则上复位应越早越好。损伤1～6小时内，肢体肿胀较轻，手法操作容易，复位效果较佳。若延迟1～2天，软组织肿胀不严重，又无其他并发症，仍可用手法复位。若伤肢肿胀严重，或局部皮肤有水疱、血疱时，可暂时不整复，先作临时固定或牵引，抬高患肢，处理水疱、血疱，待肢体肿胀消退，皮肤条件好转后，再行手法复位或切开复位。

2. 切开复位　是手术切开骨折部位软组织，暴露骨折段，在直视下复位骨折。其具有复位精确，同时施行坚强的内固定，使肢体早期活动，尽快恢复正常功能等优点。但同时也有损害局部血液循环影响骨折愈合，并发感染的可能，以及因瘢痕组织的形成而影响肌肉功能和限制近关节活动的不足。另外，金属固定物属于异物，可引起身体的排异反应。切开复位主要适用于以下情况：① 闭合复位失败或不能用手法整复的骨折。② 有移位的关节内骨折。③ 多发骨折，如同一肢体多发骨折或同一骨的多段骨折。④ 大块的撕脱骨折伴有重要的肌肉或韧带断裂，如髌骨骨折。⑤ 骨折合并重要血管、神经损伤。⑥ 骨折不愈合、畸形愈合以及陈旧性骨折。

3. 复位标准　临床上分为解剖复位和功能复位，一般情况下应力求使骨折达到或接近解剖复位，尤其是关节内的骨折更应做到解剖复位，恢复关节面的平整光滑。当不能达到解剖复位时，则必须达到功能复位的要求，以利于骨折的愈合和伤肢功能的恢复。

（1）解剖复位：骨折的畸形和移位完全纠正，恢复了骨的正常解剖关系，对位（指两骨折端的接触面）和对线（指两骨折段在纵轴上的关系）良好，称为解剖复位。解剖复位可使骨折端稳定，便于早期练功，加快骨折的愈合及肢体功能的恢复。对所有的骨折都应争取达到解剖复位。

（2）功能复位：骨折复位虽尽了最大努力，仍有某种移位未能完全纠正，但骨折在该位置愈合后，对肢体功能无明显影响者，称为功能复位。即允许有一定的残留移位存在，应根据患者的年龄、职业和骨折的部位、类型的不同而要求不同。① 对线标准：骨折部位的旋转和分离移位必须完全纠正；与关节活动方向一致的成角移位，成人不宜超过10°，儿童不宜超过15°，可在骨痂改造塑形期有一定的矫正和适应；与关节活动方向垂直的成角，必须完全纠正；前臂双骨折不允许有成角畸形。② 对位标准：长骨干骨折对位至少达到1/3以上，干骺端骨折至少达到3/4以上；肱、股骨不允许有前后的侧方移位，胫骨尽可能不出现侧方移位。③ 长度标准：分离移位必须完全纠正；下肢的短缩移位成人不超过1 cm，儿童不超过2 cm。

（二）固定

固定包括外固定与内固定两类。常用外固定方法有夹板、石膏与支架等。夹板固定是中医骨伤科传统的外固定方法，骨折手法复位后行夹板固定，通过扎带、夹板与压垫的外部作用力，以及肌肉收缩活动的内在动力，克服骨折再移位因素，保持断端稳定。夹板固定通常不包括肢体上下关节，利于进行功能锻炼，体现中医骨伤科学"动静结合"思想。手法复位与夹板固定是中医骨伤科特色之一，对于促进骨折愈合、改善肢体功能，有着重要作用。石膏固定是以石膏绷带浸水后，缠绕在肢体上，使成石膏管型或石膏托，凝固成坚固的硬壳，对骨折能发挥有效的固定作用。其优点是能够根据肢体的形状而塑型，缺点是石膏无弹性，固定后容易发生过紧或过松现象；石膏固定范围一般超过上下关节，不利于早期功能锻炼。对于骨折的固定还可以使用各种形状的托板和支架，以保持患肢在特定位置上。常用的有铁丝托板、木托板、钢背心等。对于部分骨折行手法复位、外固定治疗效果不佳者，应采用内固定治疗，内固定包括接骨板、髓内钉及钢丝等。

（三）药物治疗

骨折的药物治疗包括内服药和外用药两个基本方法。古代骨伤科学家已积累了不少秘方、验方，都各有所长，但均以"跌打损伤，皆瘀血在内而不得散也，血不活则瘀不能去，瘀不去则折不能续"和"瘀去、新生、骨合"为理论指导。内服药和外用药，对纠正因损伤而引起的脏腑经络、气血功能紊乱，促进骨折愈合均有良好的作用。

1. 外用药

（1）初期：以活血化瘀、消肿止痛类的药膏为主，如双柏散、消瘀止痛膏、定痛膏、消炎散等。局部红肿热痛时可外敷清营退肿膏、金黄散等。

（2）中期：以接骨续筋类药膏为主，如接骨续筋膏、外敷接骨散、驳骨散、碎骨丹等。

（3）后期：因骨已连接，可用舒筋活络类膏药外贴，如万应膏、跌打膏、伤科膏、坚骨壮筋膏、温痛散等。骨折后期，若损伤在关节附近，为防止关节强直、筋脉挛缩，可外用熏洗、熨药及伤药水揉擦，配合功能锻炼，达到活血散瘀、舒筋活络、迅速恢复功能的目的。临床常用的熏洗及熨药有海桐皮汤、骨科外洗一方、骨科外洗二方、舒筋活血洗方等，常用的伤药水有伤筋药水、活血酒等。

2. *内服药*

（1）初期：由于筋骨脉络损伤，血离经脉，瘀积不散，气血凝滞，经络受阻，故宜活血化瘀，消肿止痛为主，可选用桃核承气汤、活血止痛汤、新伤续断汤、复元活血汤、夺命丹、八厘散等，如有伤口者可服玉真散。

应该注意的是，由于外伤骨折后，血脉受损，卫阳虚弱，外邪易于侵袭，即所谓“伤后易感寒”而出现畏寒怕冷、发热脉浮等症，故治疗应“治伤先发散”，先服散寒解表之药如人参败毒散更佳。初期对于老人、儿童等体质虚弱者或气血亏虚严重者，注意辨证施治，可考虑使用补法。

（2）中期：肿胀逐渐消退，疼痛明显减轻，但瘀肿未尽，骨折尚未连接，故治宜接骨续筋为主，可选用新伤续断汤、续骨活血汤、桃红四物汤、接骨丹、接骨紫金丹等。

此期尤须辨证用药，如老年人下肢骨折患者，由于长时间卧床，加之骨折后郁郁寡欢，思虑伤脾，以致脾不健运，湿邪停滞而出现不思饮食、脘腹胀满、胸闷不饥、午后生热、舌苔薄黄等，此时应清热利湿，健脾和中，可选用三仁汤合平胃散之类。

（3）后期：骨折处已有骨痂形成，治宜壮筋骨，养气血，补肝肾为主，可选用壮筋养血汤、生血补髓汤、六味地黄丸、八珍汤、健步虎潜丸等。

在骨折后期，更应注意补益脾胃。肾主骨、生髓，为先天之本，但需要后天之脾胃运化水谷精微来濡养、补充才得以完善。只有营养充足，才能使骨痂生长迅速，故而李东垣有“补肾不若补脾”之说。可选用参苓白术散、补中益气汤、归脾丸等加减。

（四）功能锻炼

功能锻炼是治疗骨折的一项重要内容，骨折固定后必须尽早进行功能锻炼，使伤肢及全身在解除疼痛的前提下，作全面的主动活动，以促进骨折愈合，防止发生筋肉萎缩、骨质疏松、关节僵硬以及坠积性肺炎等并发症。功能锻炼必须根据骨折的部位、类型、稳定程度，选择适当的姿势，在医护人员的指导下进行。动作要协调，循序渐进，本着对骨折端无影响及影响极小的方式开始，逐步加大活动量，从复位、固定后即开始锻炼，并贯穿于整个治疗过程。

1. *骨折早期*　伤后1～2周内，患肢局部肿胀、疼痛，容易发生再移位，筋骨正处于修复阶段。此期练功的目的是消瘀散肿，加强气血循环，方法是使患肢肌肉作舒缩活动，但骨折部上下关节暂不活动或轻微活动。例如前臂骨折时，可作抓空握拳及手指屈伸活动，上臂仅作肌肉舒缩活动，而腕、肘关节不活动。下肢骨折时可作股四头肌舒缩及踝部伸屈活动等。健肢及身体其他各部关节都应进行功能活动，卧床者还需加强深呼吸练习并结合自我按摩等。练功时以健肢带动患肢，次数由少到多，活动时间由短到长，活动幅度由小到大，以患者不痛为原则，切忌任何粗暴的被动活动。

2. *骨折中期*　2周以后患肢肿胀基本消退，局部疼痛逐渐消失，瘀未尽去，新骨始生，骨折部日趋稳定。此期功能锻炼的目的是加强去瘀生新、和营续骨能力，防止局部筋肉萎缩、关节僵硬及全身的并发症。练功活动的形式除继续进行患肢肌肉的舒缩活动外，并在医务人员的帮助下逐步活动骨折部上下关节。动作应缓慢，范围由小到大，至接近临床愈合时应增加活动次数，加大运动幅度和力量。例如，股骨干骨折，在夹板固定及持续牵引的情况下，可进行撑臂抬臀，举屈蹬腿，伸屈髋、膝等活动；胸腰椎骨折进行飞燕点水、五点支撑等活动。

3. *骨折后期*　骨折已临床愈合，夹缚固定已解除，但筋骨未坚，肢体功能未完全恢复。此期功能锻炼的目的是尽快恢复患肢关节功能和肌力，达到筋骨强劲、关节滑利。练功的方法可取坐位、立位，以加强伤肢各关节活动为重点，如上肢着重各种动作的练习，下肢着重于行走负重训练。在练功期间还可同时进行热熨、熏洗等。部分患者功能恢复有困难时，或已有关节僵硬者可配合按摩推拿手法，以协助达到舒筋活血之目的，最终恢复患肢的正常生理功能。

（徐祖健　黄　剑）

第二节　上 肢 骨 折

上肢是劳动操作的主要部位。它是以上臂和前臂为杠杆，各关节为运动枢纽，通过手部操作而体现其功能的。因此，对上肢功能的要求灵活性高于稳定性。治疗上，必须重视手部早期练功活动，固定时间一般较下肢略微缩短。

一、锁 骨 骨 折

锁骨是有两个弯曲的长骨，位置表浅，桥架于胸骨与肩峰之间，是肩胛带同上肢与躯干间的骨性联系。锁骨呈

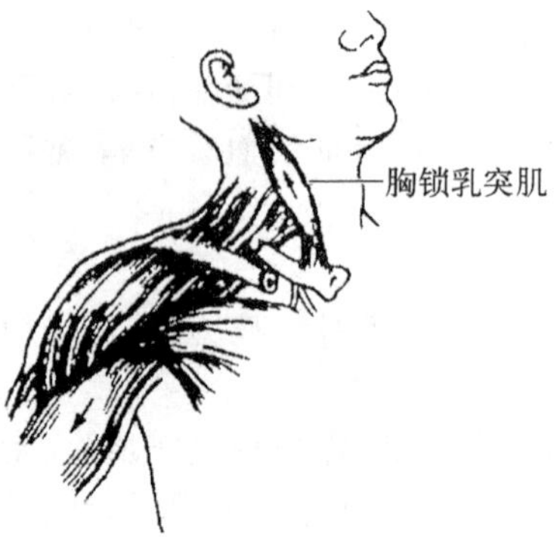

图 6－15　锁骨骨折的典型移位

"∽"形，内侧段前凸，且有胸锁乳突肌和胸大肌附着，外侧段后凸，有三角肌和斜方肌附着。锁骨骨折较常见，多发生在中 1/3 处，尤以幼儿多见。

【病因病机】

多因摔倒时肩外侧或手部着地，外力经肩部传达至锁骨而发生，以短斜行骨折为多。骨折后，内侧段可因胸锁乳突肌的牵拉向后上方移位，外侧段则由于上肢的重力和三角肌以及胸大肌牵拉而向前下方移位，相互重叠（图 6－15）。

直接暴力多引起横断或粉碎骨折，临床较少见。骨折严重移位时，锁骨后方的臂丛神经和锁骨下动、静脉可能合并损伤。

【诊断要点】

因锁骨位于皮下，骨折后局部肌肉痉挛、肿胀、疼痛、压痛均较明显，可摸到移位的骨折端，故不难诊断。患肩内收下垂，常以健手托着患侧肘部，以减轻上肢重量牵拉，头向患侧倾斜，下颌偏向健侧，使胸锁乳突肌松弛而减少疼痛。幼年患者缺乏自诉能力，且锁骨部皮下脂肪丰厚，不易触摸，尤其是青枝骨折，临床表现不明显，易贻误诊断，但在穿衣、上提其手或从腋下托起时，会因疼痛加重而啼哭，常可提示诊断。X 线正位片可显示骨折类型和移位方向。根据受伤史、临床表现和 X 线检查即可作出诊断。

锁骨外侧 1/3 骨折时，需要判断喙锁韧带是否已损伤，因为该韧带损伤与否直接关系到治疗方法的选择和预后。不能肯定诊断时，可拍摄双侧应力 X 线片。即让患者坐位或站立位，以手腕各悬挂—2.25～6.75 kg 重物（不是提在手中），放松上肢肌肉，然后拍摄双肩正位 X 线片。如患肩喙锁韧带断裂，则 X 线片显示为骨折移位加大，并且喙突与锁骨之间距离增宽。锁骨的胸骨端或肩峰端关节面的骨折，常规 X 线片有时较难确定诊断，必要时需行断层 X 线检查。

诊断骨折的同时，应详细检查患肢末梢血液循环、肌肉活动及皮肤感觉，以除外锁骨下神经、血管的损伤。

【治疗】

幼儿无移位骨折或青枝骨折可用三角巾悬吊患侧上肢。有移位骨折，虽可设法使其复位，但实际上没有很好的方法维持复位，最终锁骨总要残留一定的畸形。外形虽不雅观，但一般不影响肩关节的功能。婴幼儿由于骨塑形能力强，因此，一定的畸形在发育中可自行矫正，不必为取得解剖复位而反复整复，不宜随意采用手术治疗。有移位骨折可按以下方法治疗。

1. *整复方法*　患者坐位，挺胸抬头，双手叉腰，术者将膝部顶住患者背部正中，双手握其两肩外侧，向背侧徐徐牵引，使之挺胸伸肩，此时骨折移位即可复位或改善，如仍有侧方移位，可用提按手法矫正（图 6－16）。

2. *固定方法*　在两腋下各置棉垫，用绷带从患侧肩后经腋下，绕过肩前上方，横过背部，经对侧腋下，绕过对侧肩前上方，绕回背部至患侧腋下，包绕 8～12 层。包扎后，用三角巾悬吊患肢于胸前，即为"∞"字绷带固定法（图 6－17①）；亦可用双圈固定法（图 6－17②）。一般需固定 4 周，粉碎骨折可延长固定至 6 周。大多数病例均可达临床愈合。

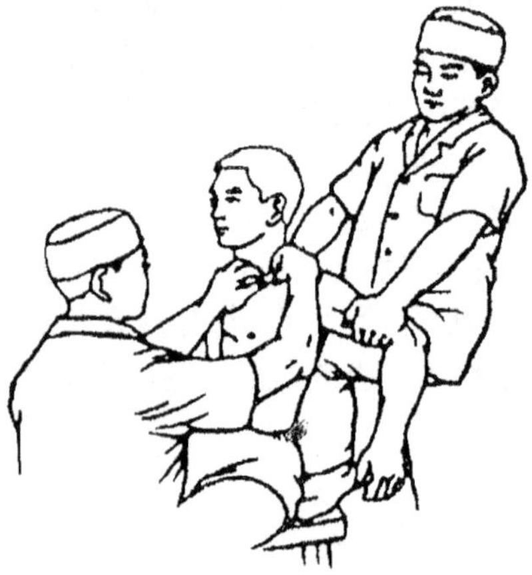

图 6－16　锁骨骨折的整复方法

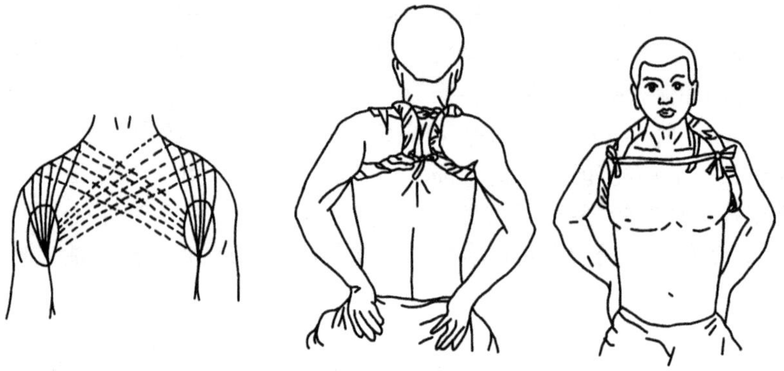

① "∞"字绷带固定法　　② 双圈固定法

图 6－17　锁骨骨折固定方法

3. *手术治疗*　采用切开复位内固定术应慎重，手术创伤加之骨膜的广泛剥离，可导致骨折延迟愈合甚至不愈合。对粉碎骨折移位严重、开放性骨折、多发骨折或断端骨片损伤锁骨下神经、血管及有刺破皮肤可能时，可行切开复位，克氏针或钢板螺丝钉内固定术。

4. *药物治疗*　初期宜活血祛瘀，消肿止痛，可内服活血止痛汤或肢伤一方加减，外敷接骨止痛膏或双柏散；中期宜接骨续筋，内服可选用新伤续断汤、续骨活血汤、肢伤二方，外敷接骨续筋药膏；中年以上患者，易因气血虚弱，血不荣筋，并发肩关节周围炎，故后期宜着重养气血，补肝肾，壮筋骨，可内服六味地黄丸或肢伤三方，外贴坚骨壮筋膏。儿童患者骨折愈合迅速，如无兼证，后期不必用药。

5. 练功活动　初期可作腕、肘关节屈伸活动，中后期逐渐作肩部练功活动，重点是肩外展和旋转运动，以防止肩关节因固定时间太长而致功能受限制。

二、肱骨外科颈骨折

肱骨外科颈位于解剖颈下 2～3 cm，相当于大、小结节下缘与肱骨干的交界处，为疏松骨质和致密骨质交界处，常易发生骨折，而肱骨解剖颈很短，骨折较罕见。紧靠肱骨外科颈内侧有腋神经向后进入三角肌内，臂丛神经、腋动静脉通过腋窝，严重移位骨折时可合并神经血管损伤。

【病因病机】

多因跌倒时手掌或肘部着地，传达暴力所引起，若上臂在外展位受力或外力迫使肩部外展发生的骨折为外展型骨折，若上臂在内收位受力或外力迫使肩部内收而发生的骨折为内收型骨折。以老年人较多见，亦可发生于儿童与成人。临床常见以下三种类型（图 6－18）。

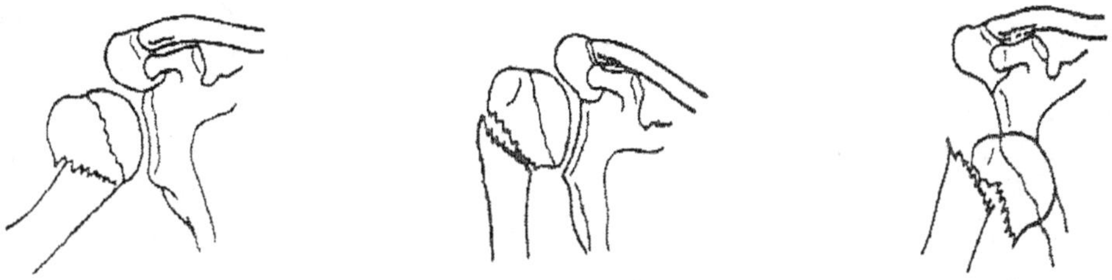

① 外展型骨折　② 内收型骨折　③ 骨折脱位

图 6－18　肱骨外科颈骨折

1. 外展型骨折　由外展传达暴力所致。断端外侧嵌插而内侧分离，多向前、内侧突起成角。有时远端向内侧移位，常伴有肱骨大结节撕脱骨折。

2. 内收型骨折　由内收传达暴力所致。断端外侧分离而内侧嵌插，向外侧突起成角，骨折远端也可向外侧移位。

3. 肱骨外科颈骨折合并肩关节脱位　由外展外旋传达暴力所致。若暴力继续作用，可使肱骨头冲破关节囊向前下方脱位。脱出的肱骨头可因喙突、肩盂或关节囊的阻滞而得不到整复，关节面向内下，骨折面向外上，位于远端的内侧。临床较少见，若处理不当，常容易造成患肢严重的功能障碍。

无论外展型或内收型骨折，多数都伴有骨折端向前成角或骨折近端的向前移位。

肱骨外科颈骨折是接近肩关节的骨折，周围肌肉比较发达，肩关节的关节囊和韧带比较松弛，肱骨头的活动幅度较大，手法整复较为困难，骨折后容易发生软组织粘连，或结节间沟不平滑。中年以上患者，易并发肱二头肌长头肌腱炎、冈上肌腱炎或肩关节周围炎。

【诊断要点】

伤后局部肿胀、功能障碍、疼痛，有压痛和纵轴叩击痛，上臂内侧可见瘀斑。非嵌插性骨折可出现骨擦音和异常活动。X 线正位、穿胸侧位（或外展侧位）片可确定骨折类型及移位情况。根据受伤史、临床表现和 X 线检查可作出诊断。

【治疗】

无移位的裂缝骨折或嵌插骨折，仅用三角巾悬吊患肢 1～2 周即可开始活动。有移位骨折可按下列方法治疗。

1. 整复方法　患者坐位或卧位，一助手用布带绕过腋窝向上提拉，屈肘 90°，前臂中立位，另一助手握其肘部，沿肱骨纵轴方向牵拉，纠正缩短移位（图 6－19①），然后根据不同类型再采用不同的复位方法。

（1）外展型骨折：术者双手握骨折部，两拇指按于骨折近端的外侧，其他各指环抱骨折远端的内侧向外端提，助手同时在牵拉下内收其上臂即可复位（图 6－19②）。

（2）内收型骨折：术者两拇指压住骨折部向内推，其他四指使远端外展，助手在牵引下将上臂外展即可复位（图 6－19③）。如成角畸形过大，还可继续将上臂上举过头顶；此时术者立于患者前外侧，用两拇指推挤远端，其他四指挤按成角突出处，如有骨擦感，断端相互抵触，则表示成角畸形矫正（图 6－19④）。对合并肩关节脱位者，有些可先

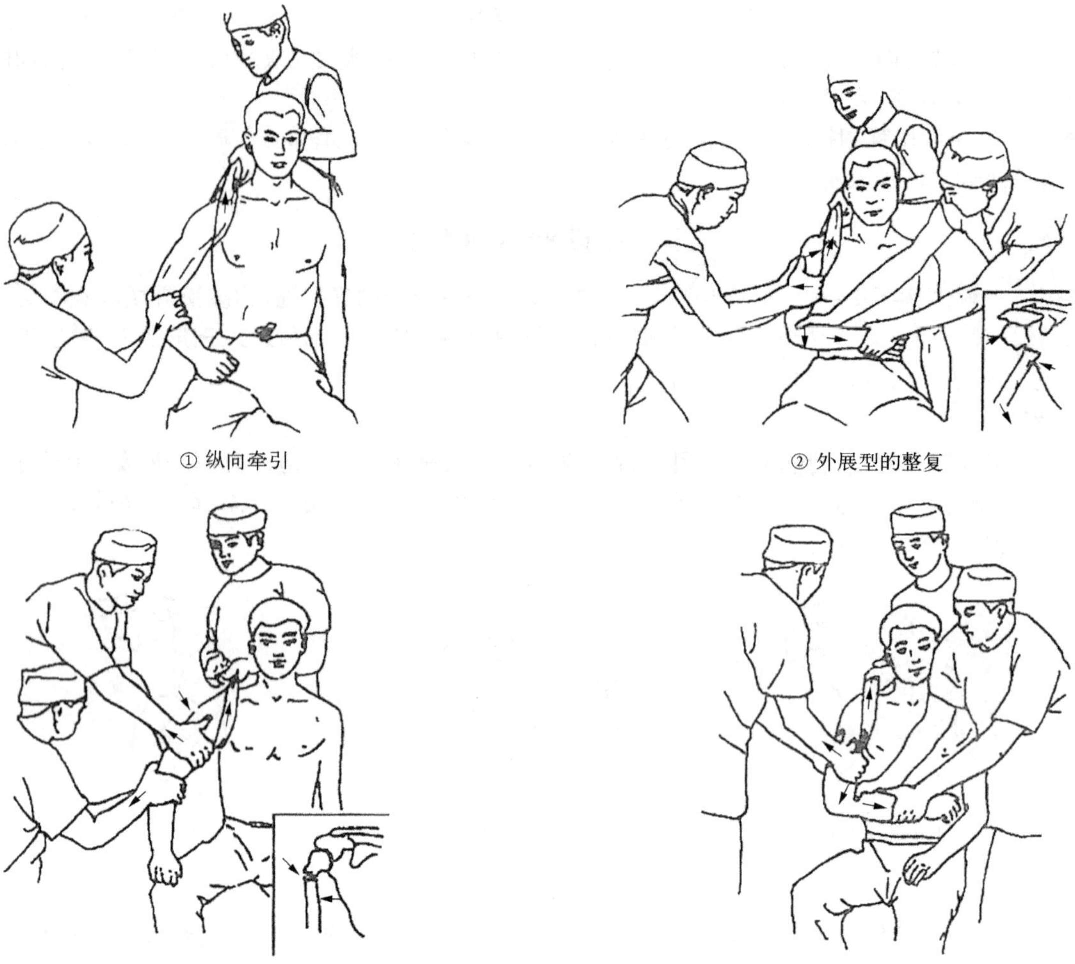

① 纵向牵引 ② 外展型的整复

③ 内收型的整复1 ④ 内收型的整复2

图 6-19 肱骨外科颈骨折复位方法

整复骨折，然后用手法推送肱骨头；亦可先持续牵引，使肩肱关节间隙加大，纳入肱骨头，然后整复骨折。

对于有骨折端向前成角或近端向前移位的骨折，可采用前屈过顶配合提按手法加以矫正。

2. *固定方法*

（1）夹板固定：长夹板三块，下达肘部，上端超过肩部，夹板上端可钻小孔系以布带结，以便作超关节固定。短夹板一块，由腋窝下达肱骨内上髁以上，夹板的一端用棉花包裹，即成蘑菇头样大头垫夹板。在助手维持牵引下，将棉垫3～4个放于骨折部的周围，短夹板放在内侧，若内收型骨折，大头垫应放在肱骨内上髁的上部；若外展型骨折，大头垫应顶住腋窝部，并在成角突起处放一平垫，三块长夹板分别放在上臂前、后、外侧，用三条扎带将夹板捆紧，然后用长布带绕过对侧腋下用棉花垫好打结。对移位明显的内收型骨折，除夹板固定外，尚可配合皮牵引3周，肩关节置于外展前屈位，其角度视移位程度而定。

（2）石膏固定：在肘关节屈曲90°位，用有棉垫作衬垫的石膏板由腋窝绕过肘关节、上臂外侧达肩部，再用绷带环形缠绕，使石膏板紧贴肩及上臂，固定的时间与夹板固定相同。

3. *手术治疗* 肱骨外科颈骨折移位严重经手法复位不成功，或因延误治疗而不能手法复位者，骨折合并脱位手法整复失败的青壮年患者，应考虑切开复位螺丝钉或“T”形钢板内固定。此外，对合并腋部神经、血管损伤者，应尽早手术以修复。

4. *药物治疗* 初期宜活血祛瘀，消肿止痛，内服可选用和营止痛汤、活血止痛汤、肢伤一方加减，外敷消瘀止痛药膏、双柏散；老年患者则因其气血虚弱，血不荣筋，易致肌肉萎缩，关节不利，故在中后期宜养气血，壮筋骨，补肝肾，还应加用舒筋活络，通利关节的药物，内服可选用接骨丹、生血补髓汤或肢伤三方加减，外敷接骨续筋膏和接骨膏等。解除固定后可选用海桐皮汤、骨科外洗一方、骨科外洗二方熏洗。

5. *练功活动* 初期先让患者作握拳，屈伸肘、腕关节，舒缩上肢肌肉等活动，3周后练习肩关节各方向活动，活动范围应循序渐进，每日练习10多次。一般在4周左右即可解除外固定。后期应配合中药熏洗，以促进肩关节功能恢复。

练功活动对老年患者尤为重要。

三、肱骨干骨折

由肱骨外科颈下 1 cm 至内外髁上 2 cm 处的一段长管状坚质骨称为肱骨干。其上部较粗，自中 1/3 以下逐渐变细，至下 1/3 渐成扁平状，并稍向前倾。肱骨干骨折很常见。肱骨干中下 1/3 交界处后外侧有一桡神经沟，桡神经在此紧贴骨干穿行，故中下 1/3 交界处骨折，易造成损伤。

【病因病机】

肱骨干中上部骨折多因直接暴力引起，多为横断或粉碎骨折。肱骨干周围有许多肌肉附着，由于肌肉的牵拉，故在不同平面的骨折就会造成不同方向的移位。上 1/3 骨折（三角肌止点以上）时，近端因胸大肌、背阔肌和大圆肌的牵拉而向前、向内移位；远端因三角肌、喙肱肌、肱二头肌和肱三头肌的牵拉而向上、向外移位。中 1/3 骨折（三角肌止点以下）时，近端因三角肌和喙肱肌牵拉而向外、向前移位；远端因肱二头肌和肱三头肌的牵拉而向上移位（图 6－20）。肱骨干下 1/3 骨折多由间接暴力（如投弹、掰手腕）所致，常呈斜行、螺旋骨折。移位可因暴力方式、前臂和肘关节的位置影响而异，多为骨折端向后外成角、骨折远段内收内旋移位。

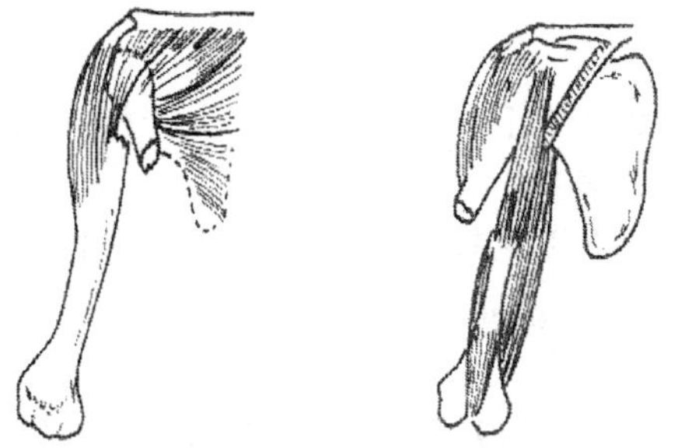

① 三角肌止点以上骨折　② 三角肌止点以下骨折

图 6－20　肱骨干骨折的移位

【诊断要点】

伤后局部有明显疼痛、压痛、肿胀和功能障碍。骨折移位时，上臂有短缩或成角畸形，并有异常活动和骨擦音。检查时应注意腕和手指的功能，以便确定桡神经是否有损伤。X 线正侧位片可明确骨折的部位、类型和移位情况。根据受伤史、临床表现和 X 线检查可明确诊断。

【治疗】

治疗肱骨干骨折时，如过度牵引、反复多次整复或体质虚、肌力弱的横断骨折和粉碎骨折患者，再因上肢重量悬垂作用，在固定期间可逐渐发生分离移位。如处理不及时或不恰当，则可致骨折迟缓愈合甚至不愈合。因此，在治疗过程中，必须防止骨折断端分离移位。

1. *整复方法*　患者坐位或平卧位。一助手用布带通过腋窝向上，另一助手握持前臂在中立位向下，沿上臂纵轴对抗牵引，一般牵引力不宜过大，否则易引起断端分离移位。待重叠移位完全矫正后，根据骨折不同部位的移位情况进行整复。

（1）上 1/3 骨折：在维持牵引下，术者两拇指抵住骨折远端外侧，其余四指环抱近端内侧，将近端托起向外，使断端微向外成角，继而拇指由外推远端向内，即可复位。

（2）中 1/3 骨折：在维持牵引下，术者以两拇指抵住骨折近端外侧挤按向内，其余四指环抱远端内侧向外端提，纠正移位后，术者捏住骨折部，助手徐徐放松牵引，使断端互相接触，微微摇摆骨折远端或从前后内外以两手掌相对挤压骨折处，可感到断端摩擦音逐渐减小，直至消失，骨折处平直，表示基本复位。

（3）下 1/3 骨折：多为螺旋或斜行骨折，仅需轻微力量牵引，矫正成角畸形，将两斜面挤按复正。

2. *固定方法*

（1）夹板固定：前后内外四块夹板，其长度视骨折部位而定，上 1/3 骨折要超肩关节，下 1/3 骨折要超肘关节，中 1/3 骨折则不超过上、下关节，并应注意前夹板下端不能压迫肘窝。如果移位已完全纠正，可在骨折部的前后方各放一长方形大固定垫，将上、下骨折端紧密包围。若仍有轻度侧方移位时，利用固定垫两点加压；若仍有轻度成角，利用固定垫三点加压，使其逐渐复位。若碎骨片不能满意复位时，也可用固定垫将其逐渐压回，但应注意固定垫厚度宜适中，防止皮肤压迫性坏死。在桡神经沟部位不要放固定垫，以防桡神经受压而麻痹。固定后肘关节屈曲 90°，以木托板将前臂置于中立位，患肢悬吊在胸前。应定期作 X 线检查，以及时发现在固定期间骨折端是否有分离移位。若发现断端分离，应加用弹性绷带上下缠绕肩、肘部，使断端受到纵向挤压而逐渐接近。

（2）石膏固定：对于复位后比较稳定的骨折，可用“U”形石膏固定。若为中、下段长斜行或长螺旋骨折，手法复位后不稳定，可采用上肢悬垂石膏固定，但有可能重量太大，导致骨折端分离，宜采用轻质石膏，并在固定期间严密观察骨折对位对线情况，石膏的长度以及固定时间与夹板固定相同。

3. *手术治疗*　对开放性骨折、肱骨干多段骨折、手法复位失败者、合并血管神经损伤者、骨折断端有软组织嵌入者，或合并同侧肩、肘部骨折者（如侧撞骨折）等，可考虑切开复位钢板内固定，术中注意保护桡神经。

4. *药物治疗* 按骨折三期辨证用药。骨折迟缓愈合者，应重用接骨续损药，如鳖虫、自然铜、骨碎补之类。闭合性骨折合并桡神经损伤，可将骨折复位后用夹板固定，内服药中加入益气活血，通经活络之品，如黄芪、地龙之类，并选用骨科外洗二方、海桐皮汤熏洗。

5. *练功活动* 固定后即可作伸屈指、掌、腕关节活动，有利于气血畅通。肿胀开始消退后，患肢上臂肌肉应用力作舒缩活动，逐渐进行肩、肘关节活动。骨折愈合后，应加强肩、肘关节活动，并配合药物熏洗，使肩、肘关节活动功能早日恢复。

四、肱骨髁上骨折

肱骨髁上骨折是指发生于肱骨内外髁水平以上 2 ~ 3 cm 处的骨折，多发于儿童，偶见于老人，成人发病率较低（一旦发生多为粉碎骨折）。

肱骨下端较扁薄，髁上部处于疏松骨质和致密骨质交界处，后有鹰嘴窝，前有冠状窝，两窝之间仅为一层极薄的骨片，两髁稍前屈，并与肱骨纵轴形成向前 30° ~ 50°的前倾角（图 6 - 21）。前臂完全旋后，肘关节伸直时，上臂与前臂纵轴呈 10° ~ 15°外翻的携带角，骨折移位可使此角改变而呈肘内翻或肘外翻畸形。肱动脉和正中神经从肱二头肌腱膜下通过，桡神经通过肘窝前外方并分成深浅两支进入前臂（图 6 - 22）。肱骨髁上骨折时，易被刺伤或受挤压而合并血管神经损伤。

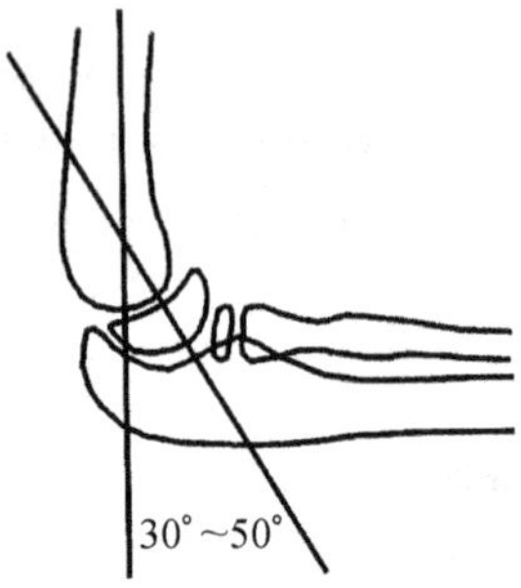

图 6 - 21 肱骨干与肱骨髁的前倾角

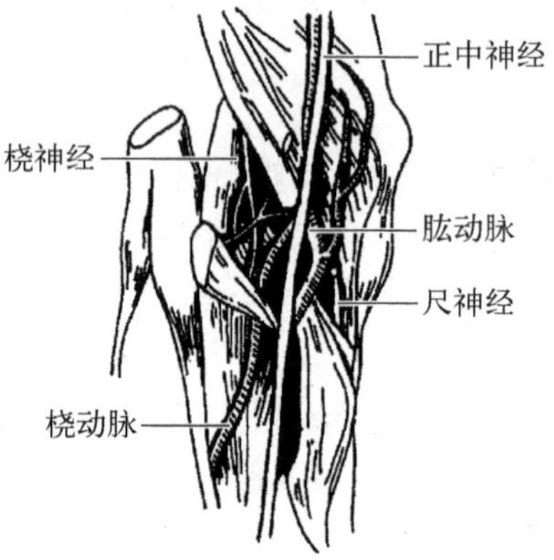

图 6 - 22 经过肘窝的神经和血管

【病因病机】

肱骨髁上骨折多因间接跌倒所致。根据暴力形式和受伤机理的不同，可将肱骨髁上骨折分为伸直型、屈曲型和粉碎型三种。

若在伸肘位摔倒，手掌触地，或外力迫使肘部伸直，则引起伸直型骨折。这是因地面反作用力经手掌、前臂传达，将肱骨髁推向后上方，由上而下的重力将肱骨干推向前方，骨线由前下向后上走行，骨折远端携带肘关节向后移位，移位的骨折近端容易造成正中神经和肱动脉的压迫而损伤；若在屈肘位摔倒，肘后侧触地，或外力迫使肘关节屈曲，则引起屈曲型骨折。暴力从肘后侧经过尺骨鹰嘴把肱骨髁由后下方推向前上方，骨折线呈后下向前上走行，远端携带肘关节向前移位，此类骨折很少发生血管神经损伤。

如肘部同时受到侧方暴力作用时，可产生相应的移位，根据骨折端侧方移位情况，伸直型及屈曲型又可分为尺偏型和桡偏型。尺偏型骨折易造成骨折近端挤压挫碾桡神经而发生损伤。反之，桡偏型骨折易造成尺神经损伤。

肱骨髁上粉碎型骨折又称肱骨髁间骨折。此类骨折是累及关节面的骨折与髁上骨折有一定的差异，多见于成人。骨折常因肱骨下端受到压缩性的暴力所致，尺骨半月切迹将肱骨下端劈裂而分为内、外髁两骨片，亦可分伸直型和屈曲型两种（图 6 - 23）。有时，受伤姿势虽与骨折类型有关，但并非必然的因果关系。

【诊断要点】

无移位骨折者，肘部可有肿胀、疼痛，肱骨髁上处有压痛，功能障碍。骨折有移位者，肘部疼痛、肿胀较明显，甚至出现张力性水疱，伸直型骨折肘部呈靴（跟）样畸形，但肘后肱骨内、外髁和鹰嘴三点关系仍保持正常，这一点可与肘关节后脱位相鉴别。此外，还应注意桡动脉的搏动，腕和手指的感觉、活动、温度、颜色，以便确定是否合并神经或血管损伤。神经损伤表现为该神经支配范围的运动和感觉障碍，以桡神经、正中神经损伤为多见。若肘部严重肿胀，桡动脉搏动消失，患肢剧痛，手部皮肤苍白、发凉、麻木，被动伸指有剧烈疼痛者为肱动脉损伤或受压，处理不当则前臂屈肌发生肌肉

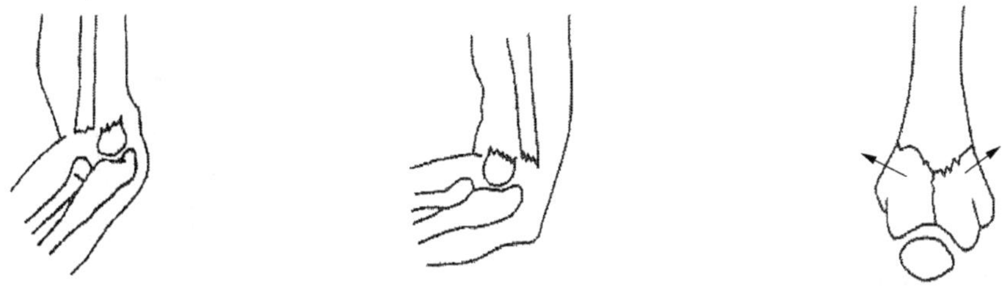

① 伸直型　　② 屈曲型　　③ 髁间骨折

图 6-23　肱骨髁上骨折类型

坏死，纤维化后形成缺血性肌挛缩。骨折畸形愈合的后遗症以肘内翻为多见，肘外翻少见。粉碎型骨折多后遗肘关节不同程度的屈伸活动功能障碍。肘关节 X 线正侧位片可显示骨折类型和移位方向。伸直型骨折远端向后上方移位，骨折线多从前下方斜向后上方。屈曲型骨折远端向前上方移位，骨折线从后下方斜向前上方。粉碎型骨折两髁分离，骨折线呈"T"形或"Y"形。根据受伤史、临床表现和 X 线片可作出诊断。

【治疗】

无移位骨折可置患肢于屈肘 90°位，用颈腕带悬吊 2～3 周。有移位骨折应按以下方法处理。

1. *整复方法*　肱骨髁上骨折整复手法较多，现将临床上常用的整复手法介绍如下：患者仰卧，两助手分别握住其上臂和前臂，作顺势拔伸牵引，术者两手分别握住远近段，相对挤压，先用端挤手法矫正前后移位，再纠正侧方移位（伸直型骨折时，如果先整复侧方移位易造成近端对前方的血管和正中神经的损伤）。若远段旋前（或旋后），应首先纠正旋转移位，使前臂旋后（或旋前）。纠正上述移位后，若整复伸直型骨折，则以双手拇指从肘后推按远端向前，两手其余四指重叠环抱骨折近段向后提拉，并令助手在牵引下徐徐屈曲肘关节，常可感到骨折复位时的骨擦感；整复屈曲型骨折时，手法与上述相反，应在牵引后将远端向背侧压下，并徐徐伸直肘关节（图 6-24）。

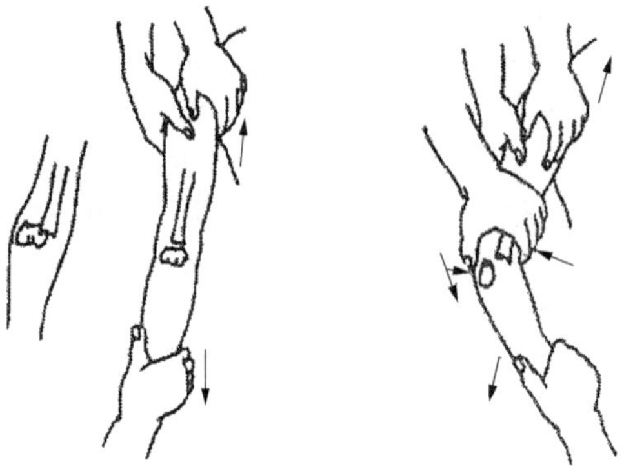

① 矫正侧方移位　　② 矫正前后移位

图 6-24　肱骨髁上骨折整复方法

尺偏型骨折容易后遗肘内翻畸形，是由于整复不良或尺侧骨皮质遭受挤压，而产生塌陷嵌插所致。因此，在整复肱骨髁上骨折时，应特别注意矫正尺偏畸形，以防止肘内翻的发生。

开放性骨折则应在清创后进行手法复位，再缝合伤口。若系粉碎型骨折或软组织肿胀严重，水疱较多而不能手法整复或整复后固定不稳定者，可在屈肘 45°～90°位置进行尺骨鹰嘴牵引或皮牵引，重量 1～2 kg，一般在 3～7 天后再进行复位。肱骨髁上粉碎骨折并发血循环障碍者，必须紧急处理，首先应在麻醉下整复移位的骨折断端，并行尺骨鹰嘴牵引，以解除骨折端对血管的压迫，如冰冷的手指温度逐渐转暖，手指可主动伸直，则可继续观察。如经上述处理无效，则必须及时探查肱动脉情况。肱骨髁上骨折所造成的神经损伤一般多为挫伤，在 3 个月左右多能自行恢复，除确诊为神经断裂者外，不需过早地进行手术探查。

2. *固定方法*

（1）夹板固定：复位后固定肘关节于屈曲 90°～110°位置 3 周。夹板长度应上达三角肌中部水平，内外侧夹板下达（或超过）肘关节，前侧板下至肘横纹，后侧板远端呈向前弧形弯曲，并嵌有铝钉，使最下一条布带斜跨肘关节缚扎而不致滑脱；采用杉树皮夹板固定时，最下一条布带不能斜跨肘关节，而在肘下仅扎内外侧夹板。为防止骨折远端后移，可在鹰嘴后方加一梯形垫；为防止内翻，可在骨折近端外侧及远端内侧分别加塔形垫。夹缚后用颈腕带悬吊（图 6-25）。屈曲型骨折应固定肘关节于屈曲 40°～60°位置 3 周，以后逐渐屈曲至 90°位置 1～2 周。如外固定后患肢出现血循环障碍，应立即松解全部外固定，置肘关节于屈曲 45°位置进行观察。

（2）石膏固定：复位后，伸直型骨折用石膏托在曲肘 90°、前臂中立位；屈曲型骨折在伸肘 150°、前臂中立位，固定 4～5 周。X 线片证实骨折愈合良好，即可拆除石膏，开始功能锻炼。

（3）尺骨鹰嘴牵引：伤后时间较长，局部组织损伤严重，出现骨折部严重肿胀时，不能立即行手法复位。应卧床休息，抬高患肢，采用尺骨鹰嘴悬吊牵引，同时加强手指活动，待肿胀消退后行手法复位。手法复位以后，可继续牵引维持复位位置，或加用肘关节的小夹板固定。4～6 周 X 线片证实已有骨愈合，可取消牵引，继续小夹板固定，逐渐开始肘关

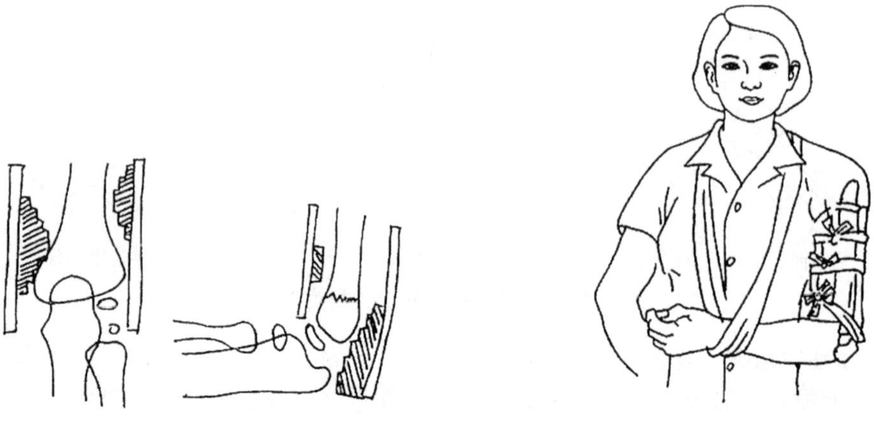

① 加垫法　　② 夹板固定

图 6－25　伸直型肱骨髁上骨折夹板固定

节主动活动。

3. *手术治疗*　手法复位失败者，或合并血管、神经损伤者。可考虑行探查术的同时，直视下复位并以骨圆针交叉内固定。对陈旧性骨折并发肘内翻畸形者，应行截骨矫正术。

4. *药物治疗*　肱骨髁上骨折的患者以儿童占大多数，且骨折局部血液供应良好，愈合迅速，所以药物治疗以早期的活血化瘀为主，中后期用药较少，功能恢复期可配合药物外敷治疗。

5. *练功活动*　固定期间多作握拳、腕关节屈伸等活动，粉碎骨折应于伤后1周在牵引固定下开始练习肘关节屈伸活动，其他类型骨折应在解除固定后，积极主动锻炼肘关节伸屈活动，严禁暴力被动活动，防止骨化性肌炎的发生。

五、肱骨外髁骨折

肱骨外髁骨折是指发生在肱骨下端外侧髁部的骨折，包括肱骨外上髁、肱骨小头及小部分肱骨滑车在内的骨折。儿童肘关节有6个骨骺，即肱骨下端4个骨骺、桡骨小头骨骺和鹰嘴骨骺。肘部各骨骺的出现和闭合都有一定年龄（图6－26）。肱骨外髁包含非关节面的外上髁和关节面的肱骨小头两部分。前臂伸肌群附着于肱骨外上髁，对骨折的移位可造成一定影响。肱骨外髁骨折是儿童常见的一种肘关节损伤。

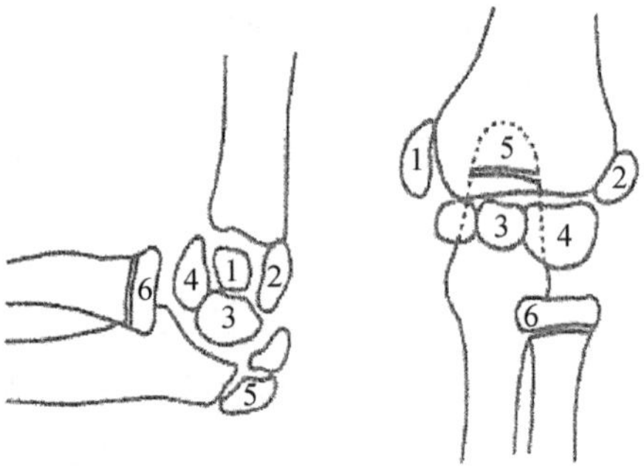

图 6－26　肘关节各骨骺出现与闭合年龄

【病因病机】

本病多由间接暴力所致，跌倒时手部先着地，肘关节处于外翻位或内翻位均可引起肱骨外髁骨折，绝大多数发生在5～10岁的儿童。一般多由外力从手部传达至桡骨小头撞及肱骨外髁而引起，或因附着肱骨外髁的前臂伸肌群强烈收缩而将肱骨外髁撕脱。分离的骨折块包括整个肱骨外髁、肱骨小头骨骺、邻近的肱骨滑车一部分和属于肱骨小头之上的一部分干骺端。外髁骨折后，由于前臂伸肌群的牵拉，骨折块可发生翻转移位，有的甚至可达180°。根据骨折块的移位情况可分为无移位骨折、轻度移位骨折和翻转移位骨折三种（图6－27），翻转移位骨折又可分为前移翻转型和后移翻转型。若旋转发生于两个轴上，表明骨折块上的筋膜完全被撕裂，由于前臂伸肌群的牵拉，致关节面指向内侧，而骨折面指向外侧。在纵轴上旋转，还可致骨折块的内侧部分转向外侧，而外侧部分转向内侧。

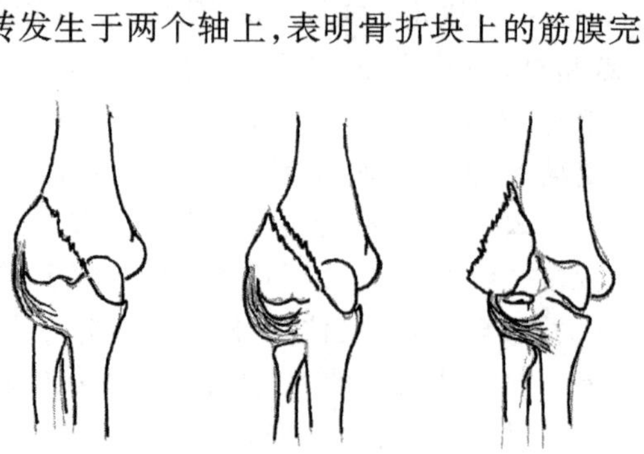

① 无移位骨折　② 轻度移位骨折　③ 翻转移位骨折

图 6－27　肱骨外髁骨折

【诊断要点】

伤后肘关节呈半屈伸位，活动功能严重障碍，以肘外侧为中心明显肿胀、疼痛，于肱骨外髁部压痛明显，分离移位时，在肘外侧可摸到活动的骨折块或骨擦感，但早期可因明显肿胀而掩盖畸形，及至消肿以后，在肘外侧才发现骨突隆起，肘关节活动障碍。晚期可出现骨不连接、进行性肘外翻和牵拉性尺神经麻痹。

肘关节X线正侧位片可明确骨折类型和移位方向。在年幼患者，大部分骨折块属于软骨性，仅骨化中心才在X线片上显影，以致常被误认为仅是一块小骨片的轻微骨折，甚至被漏诊。事实上，骨折块是相当大的一块，几乎等于肱骨下端的一半，属关节内骨折，若处理不恰当，往往会引起肢体严重的畸形和功能障碍，故在处理时，应当充分估计这一点，不能完全以X线片上所显示的形态来衡量骨折的严重程度。根据受伤史、临床表现和X线检查可作出诊断。

【治疗】

无明显移位的肱骨外髁骨折，仅屈肘90°、前臂悬吊胸前即可。有移位的骨折，要求解剖复位，最好争取在软组织肿胀之前，在适当的麻醉下，予以手法整复。若伤后时间超过1周或闭合复位不满意，应切开复位。晚期未复位者，则视肘关节的外形和功能而考虑是否手术。如晚期因肘外翻引起牵拉性尺神经麻痹，可施行尺神经前置术。

1. 整复手法　如单纯向外移位者，屈肘、前臂旋后，将骨折块向内推挤，使骨折块进入关节腔而复位。有翻转移位者，凡属前移翻转型者，先将骨折块向后推按，使之变为后移翻转型，然后用以下方法整复（以右肱骨外髁翻转骨折为例）。

复位时，可先用拇指指腹轻柔按摩骨折部，仔细摸认骨折块的滑车端和骨折面，辨清移位的方向及翻转、旋转程度。然后术者左手握患者腕部，置肘关节于屈曲45°、前臂旋后位，加大肘内翻，使关节腔外侧间隙增宽，腕背伸以使伸肌群松弛，并以右食指或中指扣住骨折块的滑车端，拇指扣住肱骨外上髁端，先将骨折块稍平行向后方推移，再将滑车端推向后内下方，把肱骨外上髁端推向外上方以矫正旋转移位，然后用右拇指将骨折块向内挤压，并将肘关节伸屈、内收、外展以矫正残余移位。若复位确已成功，则可触及肱骨外髁骨嵴平整，压住骨折块进行肘关节伸屈活动良好，且无响声。另一方法是用钢针插入顶拨翻转移位的外髁骨折块的上缘，使之复位。

2. 固定方法

（1）夹板固定：有移位骨折闭合整复后，肘伸直，前臂旋后位，外髁处放固定垫，尺侧肘关节上、下各放一固定垫，四块夹板从上臂中上段到前臂中下段，四条布带缚扎，使肘关节伸直而稍外翻位固定2周，以后改屈肘90°位固定1周。亦可用四块夹板固定肘关节屈曲60°位3周，骨折临床愈合后解除固定。

（2）石膏固定：主要适用于无移位或轻微移位（不超过1 mm）骨折，曲肘90°用石膏后托制动2～4周，定期复查X线片，X线片证实骨折愈合良好，即可拆除石膏，开始功能锻炼。

3. 手术治疗　肱骨外髁骨折，如复位不满意，骨折块向外移位或残留不同程度的旋转畸形，在骨愈合过程中将发生迟缓愈合、畸形愈合或不愈合。因此，手法整复失败，或固定过程中发生再移位者，应切开复位克氏针内固定。

4. 药物治疗　与肱骨髁上骨折相同。

5. 练功活动　有移位骨折在复位1周内，可作手指轻微活动，不宜作强力前臂旋转、握拳、腕关节屈伸活动。1周后，逐渐加大指、掌、腕关节的活动范围。解除固定之后，开始进行肘关节屈伸，前臂旋转和腕、手的功能活动。

六、肱骨内上髁骨折

肱骨内上髁是指发生在前臂屈肌群和旋前圆肌附着处的骨折，属于关节外骨折。其后方有尺神经紧贴尺神经沟通过，在骨折发生时，容易损伤。在骨折复位不良或骨折畸形愈合后，尺神经沟发生改变，易引起尺神经炎。

【病因病机】

肱骨内上髁骨折多由间接暴力所致。常见于儿童跌倒时手掌着地引起，或青少年的举重、投掷等运动损伤。受伤时，肘关节处于伸直并过度外翻位，使肘部内侧受到外翻应力，同时前臂屈肌群急骤收缩，而将其附着的内上髁撕脱，骨折块被拉向前下方，甚至产生旋转。根据骨折块移位的程度一般可分为四度（图6－28）。

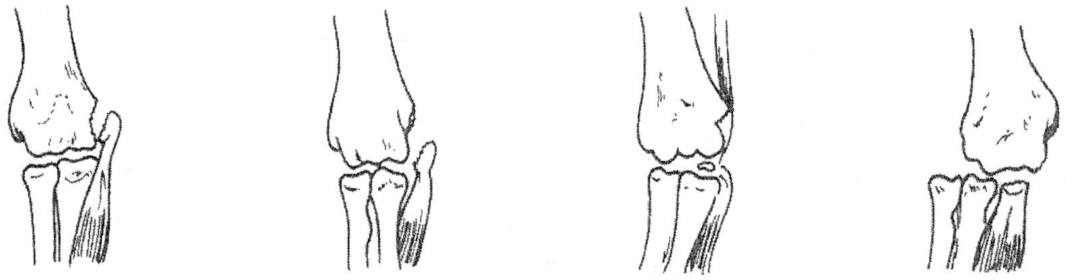
① Ⅰ度　② Ⅱ度　③ Ⅲ度　④ Ⅳ度

图6－28　肱骨内上髁骨折

Ⅰ度：裂缝骨折或仅有轻度移位，因其部分骨膜尚未完全断离。

Ⅱ度：骨折块有分离和旋转移位，但骨折块仍位于肘关节间隙的水平面以上。

Ⅲ度：由于肘关节遭受强大的外翻暴力，使肘关节的内侧关节囊等软组织广泛撕裂，肘关节腔内侧间隙张开，致使撕脱的内上髁被带进其内，并有旋转移位，且被肱骨滑车和尺骨半月切迹关节面紧紧夹住。

Ⅳ度：肘关节脱位合并内上髁的撕脱骨折。撕脱骨块的骨折面朝向滑车，并嵌入尺骨鹰嘴和肱骨滑车之间。此类骨折常易被忽略，而被误认为单纯肘关节脱位，仅采用一般肘关节脱位复位手法，致使骨折块嵌入尺骨鹰嘴和肱骨滑车之间，转成Ⅲ度骨折。

【诊断要点】

伤后肘关节呈半屈伸位，肘关节功能障碍，肘内侧肿胀、疼痛、压痛明显，有皮下瘀斑。分离移位时在肘内侧可触及活动的骨折块，Ⅰ、Ⅱ度骨折时仅有肘内侧牵拉性疼痛，关节活动轻度障碍。Ⅲ度骨折时肘关节屈伸明显障碍；Ⅳ度骨折时肘关节明显畸形，肿胀较严重，肘后三点关系不正常，有弹性固定。Ⅲ度和Ⅳ度骨折可合并尺神经损伤，晚期因骨痂压迫或尺神经沟粗糙，亦有可能损伤尺神经，应注意检查。肘关节X线正侧位片可明确骨折类型和移位方向。但6岁以下儿童该骨骺尚未出现，只要临床检查符合即可诊断，不必完全依赖X线片。

【治疗】

1. *整复手法* Ⅰ度骨折者用夹板固定于屈肘90°位约2周即可。Ⅱ度骨折手法整复时，在屈肘45°前臂中立位，术者以拇、食指固定骨折块，拇指自下方向上方推挤，使其复位。Ⅲ度骨折手法复位时，在拔伸牵引下，伸直肘关节，前臂旋后、外展，造成肘外翻，使肘关节的内侧间隙增宽，术者拇指在肘关节内侧触到骨折块的边缘时，助手即强度背伸患肢手指及腕关节，使前臂屈肌群紧张，将关节内的骨折块拉出，必要时术者还可用拇指和食指抓住尺侧屈肌肌腹的近侧部向外牵拉，以辅助将骨折块拉出关节间隙，以后再按Ⅱ度骨折作手法整复。Ⅳ度骨折应先将脱位的肘关节整复，助手两人分别握住患肢远、近端，尽量内收前臂，使肘内侧间隙变窄，防止骨折块进入关节腔内，术者用推挤手法整复肘关节侧方脱位，使其转化为Ⅰ度或Ⅱ度骨折，再按上法处理，整复时应注意勿使转变为Ⅲ度骨折，整复后应及时拍摄X线片复查。整复后，应常规检查尺神经有无损伤。

2. *固定方法*

（1）夹板固定：对位满意后，在骨折块的前内下方放一固定垫，再用夹板超肘关节固定于屈肘90°位2～3周。

（2）石膏固定：与肱骨外髁骨折相同。

3. *手术治疗* 对于手法复位失败，有尺神经症状者，特别是Ⅲ度骨折，或同时合并其他骨折（骨骺损伤）者，以及延误治疗的陈旧损伤，应采取切开复位内固定手术治疗。

4. *药物治疗* 与肱骨髁上骨折相同。

5. *练功活动* 1周内只作手指轻微屈伸活动；1周后可逐渐加大手指屈伸活动幅度，禁忌作握拳及前臂旋转活动；2周后可开始作肘关节屈伸活动；解除固定后可配合中药熏洗并加强肘关节屈伸活动。

七、尺骨鹰嘴骨折

尺骨鹰嘴为肱三头肌的附着处，尺骨半月切迹关节面与肱骨滑车关节面构成肱尺关节，是肘关节屈伸的枢纽。

【病因病机】

尺骨鹰嘴骨折多数由间接暴力造成。跌倒时，肘关节突然屈曲，同时肱三头肌强烈收缩，则发生尺骨鹰嘴撕脱骨折，近端被肱三头肌牵拉而向上移位（图6-29）。直接暴力亦可造成尺骨鹰嘴骨折，如肘后部受直接打击，或屈肘位摔倒时，肘后着地而使鹰嘴受直接撞击，常发生粉碎骨折，但多数无明显移位。鹰嘴骨折线多数侵入半月切迹，为关节内骨折；少数撕脱的骨折片较小，骨折线可不侵入关节。成年人多见，少年儿童亦可发生。

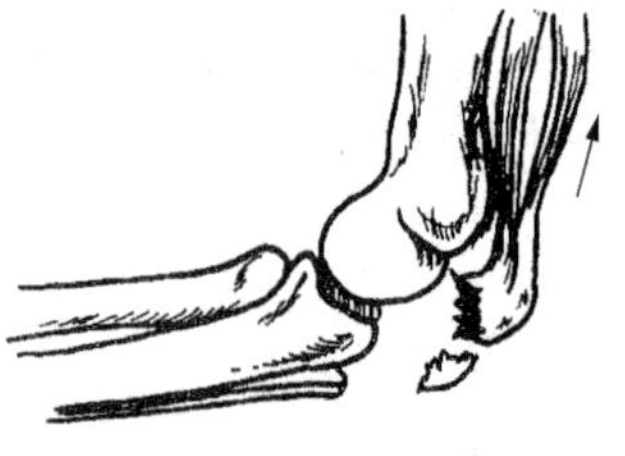

图6-29 尺骨鹰嘴骨折移位

【诊断要点】

伤后尺骨鹰嘴部疼痛，压痛明显，局限性肿胀，肘关节屈曲活动障碍。分离移位时，在局部可扪到鹰嘴骨片向上移和明显的骨折间隙，移位较轻的粉碎骨折可触及骨擦感，主动伸肘功能丧失。关节内积血时，鹰嘴两侧凹陷处隆起。肘关节X线侧位片可明确骨折类型和移位程度。根据受伤史、临床表现和X线检查，可作出诊断。

【治疗】

无移位骨折或老人粉碎骨折移位不显著者，不必手法整复。有分离移位者，则必须整复。

1. *整复方法* 先把血肿抽吸干净，术者站在患肢近端外侧，两手环握患肢，以两拇指推迫其近端向远端靠拢，两食指与两中指使肘关节徐徐伸直，即可复位。

2. 固定方法

（1）夹板固定：无移位骨折、已施行内固定者或肱三头肌成形术者，可固定肘关节于屈曲20°～60°位3周；有移位骨折手法整复后，在尺骨鹰嘴上端用抱骨垫固定，并用前、后侧超肘夹板固定肘关节于屈曲0°～20°位3周，以后再逐渐固定在90°位1～2周。

（2）石膏固定：无移位骨折，曲肘45°～90°长臂石膏后托固定2～3周，以减缓疼痛和肿胀。一般在固定3周即可获得充分的稳定，此时可去除石膏，在保护下进行功能锻炼，直至骨折在X线片上表现为完全愈合之前，避免屈肘超过90°。

3. 手术治疗　手法整复失败或外固定不能维持对位的关节内固定者，可切开复位内固定。根据骨折类型及移位的具体情况，可分别采用松质骨螺钉、钢丝张力带或钩状钢板固定。

4. 药物治疗　按骨折三期辨证用药，解除固定后加强中药熏洗。

5. 练功活动　3周以内只作手指、腕关节屈伸活动，禁止肘关节屈伸活动，第4周以后才逐步作肘关节主动屈伸锻炼，严禁暴力被动屈肘。此外，可配合进行肩关节练功活动。

八、桡骨小头骨折

桡骨近端包括桡骨小头、颈和结节。桡骨小头关节面浅凹呈盘状，与肱骨小头构成肱桡关节。桡骨小头边缘关节面成环状与尺骨的桡切迹相接触，构成桡尺近侧关节。桡骨小头和颈的一部分位于关节囊内，环状韧带围绕桡骨小头。桡骨小头骨折破坏了肱桡关节和尺桡关节结构，属于关节内骨折，临床上易被忽略，若未能及时治疗，将造成前臂旋转功能障碍或引起创伤性关节炎。

【病因病机】

桡骨小头骨折多由间接暴力造成。跌倒时手掌先着地，肘关节处于伸直和前臂旋前位，暴力沿前臂桡侧向上传达，引起肘部过度外翻，使桡骨小头撞击肱骨小头受挤压而发生骨折。少年儿童多见，青壮年亦可发生。在儿童易发生桡骨小头骨骺分离。桡骨小头骨折可分为幼年青枝骨折，无移位或轻度移位骨折，有移位的劈裂、粉碎和嵌插骨折等（图6－30）。

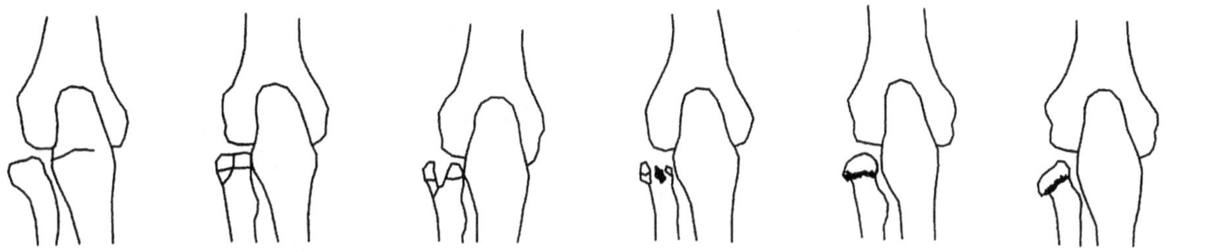

① 青枝骨折　② 裂纹骨折　③ 劈裂骨折　④ 粉碎骨折　⑤ 嵌插骨折　⑥ 嵌插合并移位骨折

图6－30　桡骨小头骨折

【诊断要点】

伤后肘部疼痛，肘外侧明显肿胀（若血肿被关节囊包裹，可无明显肿胀），桡骨小头局部压痛，肘关节屈伸旋转活动受限制，尤以前臂旋后时，疼痛加重。肘关节X线正侧位片可明确骨折类型和移位程度。但5岁以下儿童，该骨骺尚未出现，只要临床表现符合，即可诊断，不必完全依赖X线片。

【治疗】

对无移位或轻度移位的嵌插骨折而关节面倾斜度在30°以下者，估计日后影响肘关节功能不大，则不必强求解剖复位。对明显移位骨折则应施行整复。

1. 整复方法　整复前先用手指在桡骨小头外侧进行触摸，准确地摸出移位的桡骨小头。复位时一助手固定上臂，术者一手牵引前臂在肘关节伸直内收位来回旋转，另一手的拇指把桡骨小头向上、向内侧按挤，使其复位。

若手法整复不成功，可使用钢针拨正法：局部皮肤消毒，铺巾，在X线透视下，术者用不锈钢针自骨骺的外后方刺入，针尖顶住骨骺，向内、上方拨正。应注意避开桡神经，并采用无菌操作。

移位严重，经上述方法仍不能整复者，应切开复位，如成年人的粉碎、塌陷、嵌插骨折，关节面倾斜度在30°以上者，可行桡骨小头切除术，但14岁以下的儿童不宜行桡骨小头切除术。

2. 固定方法

（1）夹板固定：各类型骨折复位后均应固定肘关节于屈曲90°位置2～3周。

（2）石膏固定：对于无须复位的无移位骨折，可固定关节于屈曲90°位置制动3～4天，根据患者对疼痛的耐受情况开始主动活动。2～3个月后绝大多数患者可望获得比较满意的结果。

3. *手术治疗* 对骨折压缩移位>3 mm，关节面倾斜>30°或骨折超过桡骨小头的1/3者，应行切开复位，并用细克氏针固定骨折。如成人桡骨小头粉碎骨折，碎片明显分离或塌陷骨折累及关节面2/3以上者，应考虑行桡骨小头切除术。

4. *药物治疗* 早期治则是活血祛瘀，消肿止痛，儿童骨折愈合较快，在中后期主要采用中药熏洗，可不用内服药物。

5. *练功活动* 整复后即可作手指、腕关节屈伸活动，2～3周后作肘关节屈伸活动。桡骨小头切除术后，肘关节的练功活动应更提早一些。

九、桡、尺骨干双骨折

前臂由桡、尺骨构成，其功能为旋转，尺骨是前臂的轴心，通过桡尺近侧、远侧关节及骨间膜与桡骨相连。桡骨围绕尺骨旋转，自旋后位至旋前位，回旋幅度可达150°。前臂肌肉较多，有屈肌群、伸肌群、旋前肌和旋后肌等。骨折后可出现重叠、成角、旋转及侧方移位，故整复较难。前臂骨间膜是致密的纤维膜，几乎连接桡、尺骨的全长，其松紧度随着前臂的旋转而发生改变。前臂中立位时，两骨干接近平行，骨干间隙最大，骨干中部距离最宽，骨间膜上下松紧一致，对桡、尺骨起稳定作用；当旋前或旋后位时，骨干间隙缩小，骨间膜上下松紧不一致，而两骨间的稳定性消失。因此，在处理桡、尺骨干双骨折时，为了保持前臂的旋转功能，应使骨间膜上下松紧一致，并预防骨间膜挛缩，故尽可能在骨折复位后将前臂固定在中立位。在治疗双骨折中要注意克服骨干的成角、交叉愈合趋势以及上或下尺桡关节脱位，才能够保证前臂的良好功能。

【病因病机】

桡、尺骨干双骨折可由直接暴力、传达暴力或扭转暴力所造成。有时导致骨折的暴力因素复杂，难以分析其确切的暴力因素，而且前臂桡、尺骨干双骨折易发生开放，其发生率仅次于胫、腓骨干骨折。

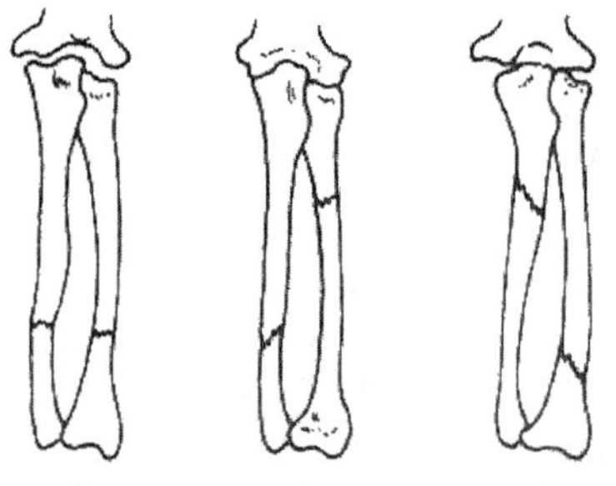

图6-31 不同外力所致桡、尺骨干双骨折

1. *直接暴力* 多由于重物打击、机器或车轮的直接压轧，或刀砍伤，导致同一平面的横断或粉碎骨折（图6-31①）。由于暴力的直接作用，多伴有不同程度的软组织损伤，包括肌肉、肌腱断裂，神经血管损伤等。

2. *间接暴力* 跌倒时手掌着地，暴力通过腕关节向上传导，由于桡骨负重多于尺骨，暴力作用首先使桡骨骨折，若残余暴力比较强大，则通过骨间膜向内下方传导，引起低位尺骨斜行骨折（图6-31②）。

3. *扭转暴力* 跌倒时手掌着地，同时前臂发生旋转，导致不同平面的桡、尺骨螺旋骨折或斜行骨折。多为高位尺骨骨折和低位桡骨骨折（图6-31③）。

【诊断要点】

伤后局部肿胀、疼痛、压痛明显，前臂功能丧失。完全骨折时多有成角畸形、骨擦音和异常活动，但儿童青枝骨折仅有成角畸形；X线片时应包括肘关节和腕关节，除确定骨折类型和移位方向外，还可确定有无桡尺近侧、远侧关节脱位。

【治疗】

桡、尺骨干双骨折可发生多种移位，如重叠、成角、旋转及侧方移位等。若治疗不当可发生尺、桡骨交叉愈合，影响旋转功能。因此，治疗的目标除了良好的对位、对线以外，特别应注意防止畸形和旋转。

1. *整复方法* 患者平卧，肩外展90°，肘屈曲90°，中、下1/3骨折取前臂中立位，上1/3骨折取前臂旋后位，由两助手作拔伸牵引，矫正重叠、旋转及成角畸形。桡、尺骨干双骨折均为不稳定时，如骨折在上1/3，则先整复尺骨；如骨折在下1/3，则先整复桡骨；骨折在中段时，应根据两骨干骨折的相对稳定性来决定。若前臂肌肉比较发达，加之骨折后出血肿胀，虽经牵引后重叠未完全纠正者，可用折顶手法加以复位。若斜行骨折或锯齿骨折有背向侧方移位者，应用回旋手法进行复位。若桡、尺骨骨折断端互相靠拢时，可用挤捏分骨手法，术者用两手拇指和食、中、无名三指分置骨折部的掌、背侧，用力将尺、桡骨间隙分到最大限度，使骨间膜恢复其紧张度，向中间靠拢的桡、尺骨断端向桡、尺侧各自分离。

2. *固定方法*

（1）夹板固定：若复位前桡、尺骨相互靠拢者，可采用分骨垫放置在两骨之间；若骨折原有成角畸形，则采用三点加压法。各垫放置妥当后,依次放掌、背、桡、尺侧夹板;掌侧板由肘横纹至腕横纹,背侧板由鹰嘴至腕关节或掌指关节,桡侧板由桡骨小头至桡骨茎突,尺侧板自肱骨内上髁下达第5掌骨基底部,掌、背两侧夹板要比桡、尺两侧夹板宽,夹板间距离约1 cm。缚扎后,再用铁丝托或有柄托板固定,屈肘90°,三角巾悬吊,前臂原则上放置在中立位,固定至临床愈合,成人6~8周,儿童3~4周。

(2)石膏固定:手法复位成功后,也可用上肢前、后石膏夹板固定,待肿胀消退后改为石膏管型固定,一般8~12周可达到骨性愈合。

3. *手术治疗* 对于开放性骨折;多发性骨折;不稳定骨折;同一肢体多发骨折或同一骨干多段骨折;手法整复不满意或外固定无法维持骨折端对位者;神经血管或肌腱损伤者;畸形愈合前臂功能受限者,可切开复位以钢板或髓内针内固定。

4. *药物治疗* 按骨折三期辨证用药,若尺骨下1/3骨折愈合迟缓时,要着重补肝肾、壮筋骨以促进其愈合,若后期前臂旋转活动仍有阻碍者,应加强中药熏洗。

5. *练功活动* 初期鼓励患者作手指、腕关节屈伸活动及上肢肌肉舒缩活动;中期开始作肩、肘关节活动,如弓步云手,活动范围逐渐增大,但不宜作前臂旋转活动。解除固定后作前臂旋转活动。

十、桡、尺骨干单骨折

桡、尺骨干单骨折多发生于青少年,临床较少见。骨折移位可发生远近端尺桡关节的脱位,造成前臂的旋转功能障碍,应引起重视。单骨干骨折的治疗重在恢复骨干的轴线以及上、下尺桡关节的对位和稳定性,详见孟氏骨折与盖氏骨折。

十一、尺骨上1/3骨折合并桡骨小头脱位

尺骨上1/3骨折合并桡骨小头脱位也称孟氏骨折(Monteggia's Fracture)。多发生于青壮年及儿童,临床上又有儿童型、成人型、幼儿型的分类。另外亦有将桡、尺骨上段双骨折合并桡骨小头脱位者称为孟氏骨折Ⅳ型。在治疗中除强调骨折复位,更要注意桡骨小头复位后的稳定性,才能保证前臂的旋转功能。

【病因病机】

直接暴力和间接暴力均能引起尺骨上1/3骨折合并桡骨小头脱位,而以间接暴力所致者为多。根据暴力方向及骨折移位情况,临床上可分为伸直、屈曲、内收三型(图6-32)。

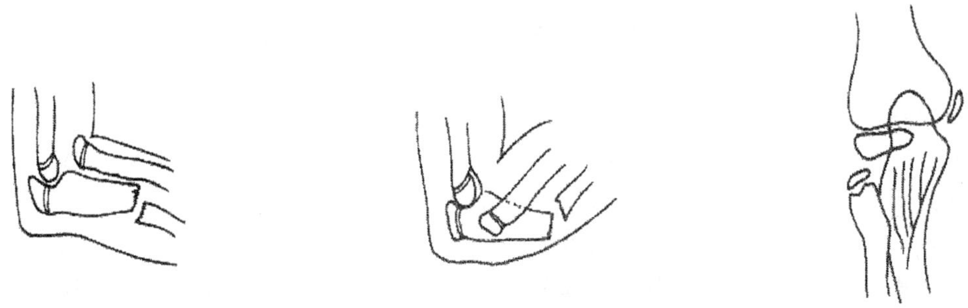

① 伸直型　② 屈曲型　③ 内收型

图6-32 尺骨上1/3骨折合并桡骨小头脱位的类型

1. *伸直型* 比较常见,多见于儿童(又称儿童型)。跌倒时,前臂旋后,手掌先着地,肘关节处于伸直位或过伸位,可造成伸直型骨折。传达暴力由掌心通过尺、桡骨传向上前方,先造成尺骨斜行骨折,继而迫使桡骨小头冲破或滑出环状韧带,向前外方脱出,骨折断端随之突向掌侧及桡侧成角。在成人,外力直接打击背侧,亦可造成伸直型骨折,为横断或粉碎骨折。

2. *屈曲型* 多见于成人(又称成人型)。跌倒时,前臂旋前,手掌着地,肘关节处于屈曲位,可造成屈曲型骨折。传达暴力由掌心传向上后方,先造成尺骨横断或短斜行骨折,并突向背侧、桡侧成角,桡骨小头向后外方滑脱。

3. *内收型* 多见于幼儿(又称幼儿型)。跌倒时,手掌着地,肘关节处于内收位,可造成内收型骨折。传达暴力由掌心传向上外方,造成尺骨冠状突下方骨折并突向桡侧成角,桡骨小头向外侧脱出。

【诊断要点】

伤在后肘部及前臂肿胀、移位明显者,可见尺骨成角畸形,在肘关节前、外或后方可摸到脱出的桡骨小头,骨折和脱

位处压痛明显。检查时应注意腕和手指感觉和运动功能，以便确定是否因桡骨小头向外脱位而合并桡神经挫伤。对儿童的尺骨上1/3骨折，必须仔细检查桡骨小头是否同时脱位。凡有移位的桡、尺骨干单骨折的X线片须包括肘、腕关节，以免遗漏上下桡尺关节脱位的诊断。正常桡骨小头与肱骨小头相对，桡骨干纵轴线向上延长，一定通过肱骨小头的中心。肱骨小头骨骺一般在1～2岁时出现，因此，对1岁以内的患儿，最好同时摄健侧X线片以便对照。桡骨小头脱位后可能自动还纳，X线片仅见骨折而无脱位，若此时忽略对桡骨小头的固定，可能发生再脱位。

【治疗】

新鲜的尺骨上1/3骨折合并桡骨小头脱位绝大多数均可采用手法复位、小夹板外固定治疗。合并桡神经损伤者，亦可手法复位，桡骨小头脱位整复后，桡神经的损伤多可逐渐自行恢复。手法复位失败或陈旧性骨折，可考虑切开复位钢板内固定。对于环状韧带损伤造成桡骨小头不稳定者，可考虑环状韧带修补或重建术。特殊型孟氏骨折虽复位容易，但难以维持其对位，因此，手法复位弊多利少，一般均主张采用切开复位内固定。

1. *整复方法* 原则上先整复桡骨小头脱位，后整复尺骨骨折。患者平卧，前臂置中立位，两助手顺势拔伸，矫正重叠移位，对伸直型骨折，术者两拇指放在桡骨小头外侧和前侧，向尺侧、背侧按挤，同时肘关节徐徐屈曲90°，使桡骨小头复位，然后术者捏住骨折断端进行分骨，在骨折处向掌侧加大成角，再逐渐向背侧按压，使尺骨复位；对屈曲型骨折，两拇指放在桡骨小头的外侧、背侧，向内侧、掌侧挤按，同时肘关节徐徐伸直至0°位，使桡骨小头复位，有时还可听到或感觉到桡骨小头复位的滑动声，然后先向背侧加大成角，再逐渐向掌侧挤按，使尺骨复位；对内收型骨折，助手在拔伸牵引的同时，外展患侧的肘关节，术者拇指放在桡骨小头外侧，向内侧推按桡骨小头，使之还纳，尺骨向桡侧成角亦随之矫正。

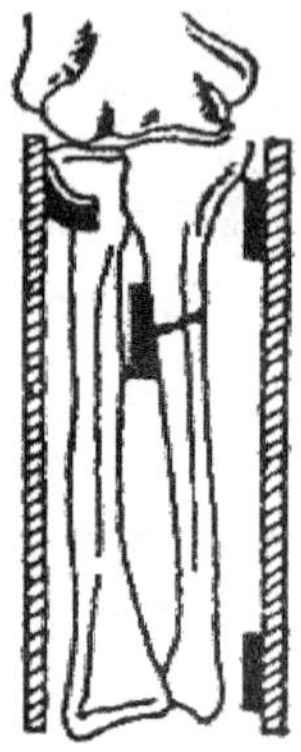

图6－33 分骨垫和纸压垫的放置

2. *固定方法*

（1）夹板固定：先以尺骨骨折平面为中心，在前臂的掌侧与背侧各置一分骨垫，在骨折的掌侧（伸直型）或背侧（屈曲型）置一平垫；在桡骨小头的前外侧（伸直型）或后外侧（屈曲型）或外侧（内收型）放置葫芦垫；在尺骨内侧的上下端分别放一平垫（图6－33），用胶布固定。然后在前臂掌、背侧与桡、尺侧分别放上长度适宜的夹板，用四道布带捆绑。伸直型骨折应固定于屈肘位4～5周；屈曲型或内收型宜固定于伸肘位2～3周后，改屈肘位固定2周。

（2）石膏固定：手法复位成功后在屈肘90°位长臂石膏固定，儿童固定4～6周，成人固定6～8周，X线片证实骨愈合后，即可行功能锻炼。

3. *手术治疗* 手法复位失败者、特殊型骨折应切开复位，应用钢板或髓内针固定尺骨并同期修复环状韧带。术后用长臂石膏固定肘关节于功能位。对于陈旧性骨折，尺骨畸形严重，肘关节功能严重受限者，应行尺骨畸形矫正、桡骨小头复位及环状韧带重建术。

4. *药物治疗* 初期宜活血祛瘀，消肿止痛，内服和营止痛汤或肢伤一方，瘀肿较甚者加三七或云南白药；外敷跌打万花油或消肿止痛膏。中期宜和营生新、接骨续损，内服续骨活血汤或肢伤二方；外敷驳骨散或接骨膏。后期宜补肝肾，壮筋骨，养气血，内服六味地黄汤，肢伤三方或健步虎潜丸；解除夹板后，外用散瘀和伤汤或骨科外洗一方、骨科外洗二方熏洗患肢。

5. *练功活动* 复位固定后，应作指、掌关节的屈伸，握拳活动和肩关节的活动功能锻炼。肘关节不要过早活动，禁止作前臂旋转活动。3周内伸直型和特殊型禁止作伸肘活动，屈曲型禁止作屈肘活动，以免因肱二头肌牵拉引起桡骨小头再脱位、环状韧带再损伤以及骨折部位向掌侧或背侧成角移位。3周后骨折初步稳定，可逐步作肘关节伸屈活动，如小云手等，但前臂应始终保持中立位，严防尺骨骨折处发生旋转活动，否则可造成骨折迟缓愈合或不愈合。当骨折临床愈合，拆除夹板固定后，可加强肘关节伸屈活动，并开始进行前臂旋转活动功能的锻炼。

十二、桡骨下1/3骨折合并桡尺远侧关节脱位

桡骨下1/3骨折合并桡尺远侧关节脱位也称盖氏骨折（Galeazzi's Fracture）。多见于成人，儿童较少见。桡骨下1/3骨折极不稳定，整复固定较难，桡尺远侧关节脱位容易漏诊，造成不良后果，故对这种损伤应予足够重视。

【病因病机】

间接和直接暴力均可引起此类骨折。多因跌倒时手掌着地，传达暴力向上传至桡骨下1/3处而发生骨折，由于骨折端短缩移位，同时引起三角纤维软骨破裂与下桡尺关节脱位，有时可合并尺骨茎突骨折。跌倒时，如前臂旋前，则桡骨远侧段可向背侧移位；如前臂旋后，则桡骨远侧段可向掌侧和尺侧移位。直接暴力引起者较少见，可因前臂桡骨背侧遭受暴力打击所致。常见桡骨远侧段向尺侧移位，主要因围绕桡骨远侧段的拇长展肌、拇短伸肌在前臂旋前时，可将其

压向前臂的掌侧和尺侧，以及旋前方肌牵拉所造成（图 6－34）。

桡骨骨折合并桡尺远侧关节脱位的病理变化比较复杂，临床可分为三型：

第一型：桡骨干下 1/3 骨折（一般为青枝骨折），合并尺骨下端骨骺分离，皆为儿童。

第二型：桡骨干下 1/3 横断、螺旋或斜行骨折，骨折移位较多，桡尺远侧关节明显脱位，多属传达暴力造成。此型最常见。

第三型：桡骨干下 1/3 骨折，桡尺远侧关节脱位合并尺骨干骨折或弯曲畸形，多为机器绞伤。

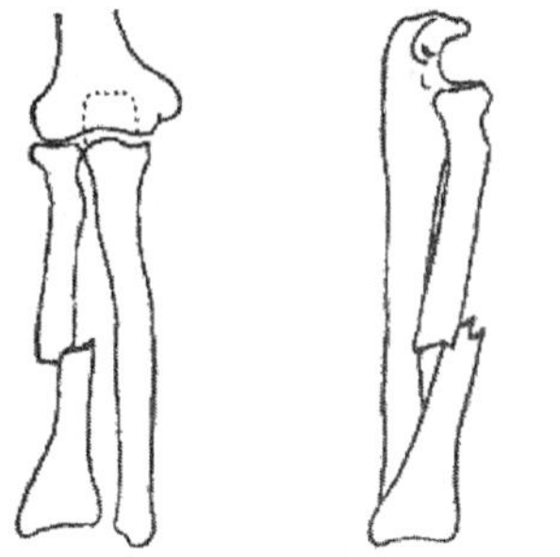

① ②

图 6－34 桡骨下段骨折合并桡尺远侧关节脱位

【诊断要点】

伤后前臂肿胀、疼痛，桡骨下 1/3 部向掌侧或背侧成角畸形。腕部亦有肿胀、压痛，下桡尺关节松弛并有挤压痛。当检查桡骨有明显假关节活动而尺骨尚完整时，即应想到本病。拍摄 X 线片时，必须包括腕关节，以观察下桡尺关节的分离程度，是否伴有尺骨茎突骨折。

【治疗】

第一型骨折按桡骨下端骨折处理。第二型骨折先整复桡尺远侧关节，然后整复骨折，按前臂骨折处理。第三型骨折对尺骨仅有弯曲无骨折者，须先将尺骨的弯曲畸形矫正，桡骨骨折及桡尺远侧关节脱位才能一起复位；尺骨弯曲畸形不能矫正，或整复固定失败者，则切开整复内固定。现将第二型骨折的整复固定方法分述如下。

1. *整复方法* 患者平卧，肩外展，肘屈曲，前臂中立位，两助手行拔伸牵引 3～5 分钟，将重叠移位拉开。然后术者用左手拇指及食、中二指挤平掌侧移位，再用两拇指由桡尺侧向中心扣紧桡尺远侧关节。关节脱位整复后，将备妥的合骨垫置于腕部背侧，由桡骨茎突掌侧 1 cm 处绕过背侧到尺骨茎突掌侧 1 cm，作半环状包扎，再用 4 cm 宽绷带缠绕 4～5 周固定。然后嘱牵引远段的助手，用两手环抱腕部维持固定，持续牵引。桡骨远折段向尺侧掌侧移位时，一手作分骨，另一手拇指接近折段向掌侧，食、中、无名三指提远折段向背侧，使之复位；桡骨远折段向尺侧背侧移位时，一手作分骨，另一手拇指按远折段向掌侧，食、中、无名三指提近折段向背侧，使之复位。

骨折整复后，再次扣挤下桡尺关节。如合骨垫松脱，则重新固定。用分骨垫、夹板固定后，经 X 线检查，位置满意，再正式包扎固定。

2. *固定方法*

（1）夹板固定：在维持牵引和分骨下，捏住骨折部，掌、背侧各放一个分骨垫。分骨垫在骨折线远侧占 2/3，近侧占 1/3。用手捏住掌、背侧分骨垫，各用 2 条粘膏固定。根据骨折远段移位方向，再加用小平垫。然后再放置掌、背侧夹板，用手捏住，再放桡、尺侧板，桡侧板下端稍超过腕关节，以限制手的桡偏，尺侧板下端不超过腕关节，以利于手的尺偏。

（2）石膏固定：手法复位后，在屈肘 90°、前臂中立位超过腕关节的长臂石膏固定，前期的几周应定期摄 X 线片复查，直到骨折愈合后才能去除石膏，行功能锻炼。

3. *手术治疗* 特殊型盖氏骨折或骨折端有软组织嵌入者，如闭合整复失败，采用切开复位钢板内固定。陈旧骨折畸形愈合影响前臂旋转功能者，可作桡骨切开矫正畸形，钢板内固定术。同时视具体情况决定是否同期切除尺骨小头。

4. *练功活动与药物治疗* 与桡、尺骨干双骨折大致相同。

十三、桡骨远端骨折

桡骨远端骨折，是中老年人常见的腕部骨折，由于受伤时骨折移位方向的不同，可分为伸直型骨折和屈曲型骨折。

桡骨远端与腕骨（舟状骨与月骨）形成关节面，其背侧边缘长于掌侧，故关节面向掌侧倾斜 10°～15°。桡骨下端内侧缘切迹与尺骨头形成下尺桡关节，切迹的下缘为三角纤维软骨的基底部所附着，三角软骨的尖端起于尺骨茎突基底部。前臂旋转时桡骨沿尺骨头回旋，而以尺骨头为中心。桡骨下端外侧的茎突，较其内侧长 1～1.5 cm，故其关节面还向尺侧倾斜 20°～25°。这些关系在骨折时常被破坏，在整复时应尽可能恢复正常解剖结构。

【病因病机】

多为间接暴力所致，偶见直接暴力造成（如摇把骨折）。骨折的移位程度与暴力的大小有关，受伤时的姿态决定了骨折的类型。儿童发生此类损伤，易发生骨骺分离。

伸直型骨折，又称克雷斯（Colles）骨折。跌倒时，腕关节呈背伸位，手掌着地，骨折远段向背侧和桡侧移位，桡骨远段关节面改向背侧倾斜，向尺侧倾斜减少或完全消失，甚至形成相反的倾斜。同时尺骨茎突向掌侧移位，下桡尺关节发生脱位。伴随着骨折移位三角软骨盘受到牵拉而损伤。此类骨折临床较为常见。

屈曲型骨折，又称史密斯（Smith）骨折。跌倒时，腕关节呈掌屈位，手背着地，骨折远段向掌侧和桡侧移位，尺骨茎突向背侧移位。此类骨折较少见。

当暴力造成桡骨远端关节面劈裂骨折合并有桡腕关节半脱位时，称为巴尔通（Barton）骨折，此类骨折较少见，手法复位较为困难，应与克雷斯骨折和史密斯骨折相区别。

直接暴力造成的骨折较少见，多为桡骨远端的粉碎骨折。

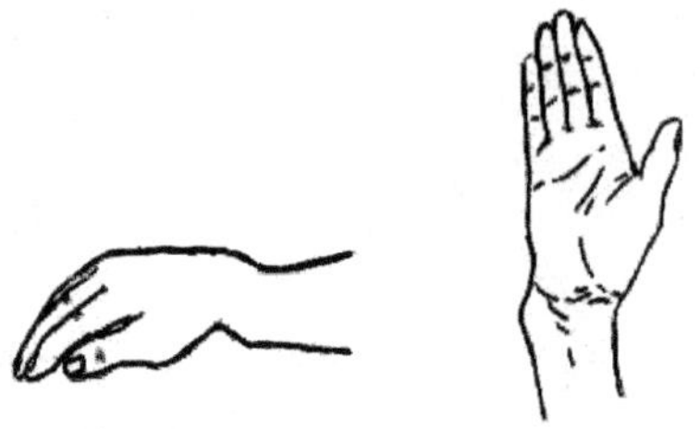

① “餐叉样”畸形　② “枪上刺刀状”畸形

图6－35　桡骨远端伸直型骨折后的畸形

【诊断要点】

伤后局部肿胀、疼痛，手腕功能部分或完全丧失。骨折远端向背侧移位时，可见“餐叉样”畸形（图6－35①）；向桡侧移位时，呈“枪上刺刀状”畸形（图6－35②）；缩短移位时；无移位或不完全骨折时，肿胀多不明显，仅觉局部疼痛和压痛，可有环状压痛和纵轴压痛，腕和指运动不便，握力减弱，须注意与腕部软组织扭伤鉴别。腕关节X线正侧位片，可明确骨折类型和移位方向。

【治疗】

无移位的骨折不需要整复，仅用掌、背两侧夹板固定2～3周即可，有移位的骨折则必须整复。

1. *整复方法*　患者坐位，老年人则平卧为佳，肘部屈曲90°，前臂中立位。术者双手拔伸牵引，一手置于患腕尺侧上方，另一手置于患腕桡侧下方，错对挤压，使腕关节尺偏，纠正远段向桡侧移位，然后在牵引下折顶后远段旋前，纠正远段向背侧移位及旋后移位，保持腕关节掌屈尺偏位。

整复伸直型骨折时，患肢前臂取旋前位，由一助手把持上臂，术者两拇指并列置于患肢腕部背侧，其他四指置于其腕部掌侧，扣紧大小鱼际肌，先顺势拔伸2～3分钟，待重叠移位完全纠正后（图6－36①），维持牵引下，迅速尺偏掌屈腕部，使之复位（图6－36②）；若仍未完全复位，则由两助手维持牵引，术者用两拇指迫使骨折远段尺偏掌屈，即可达到复位。整复骨折线进入关节或骨折块粉碎的伸直型骨折时，则在助手和术者拔伸牵引纠正重叠移位后，术者双手拇指在背侧按压骨折远端，双手余指置于近端的掌侧端提近端向背侧，以矫正掌背侧移位，同时使腕掌屈、尺偏，以纠正侧方移位。

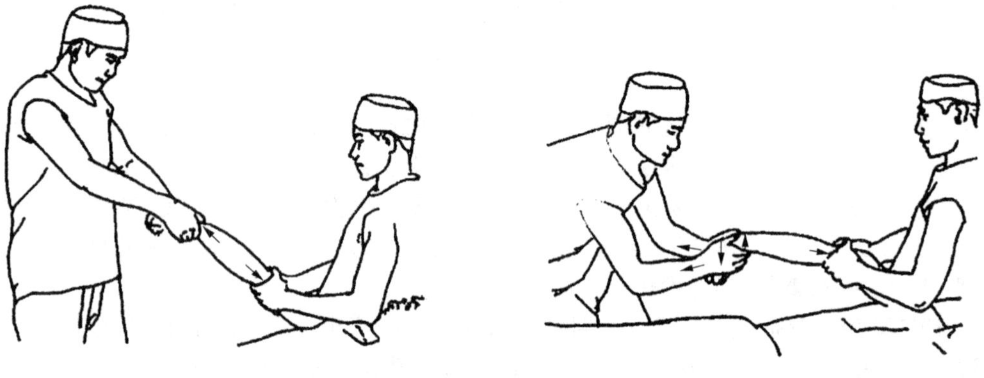

①　②

图6－36　桡骨远端伸直型骨折复位法

整复屈曲型骨折时，由两助手拔伸牵引，术者可用两手拇指由掌侧将骨折远段向背侧推挤，同时用食、中、无名三指将近段由背侧向掌侧挤压，然后术者捏住骨折部，牵引手指的助手徐徐将腕关节背伸，使屈肌腱紧张，防止复位的骨折移位。

2. *固定方法*

（1）夹板固定：伸直型骨折先在骨折远端背侧和近端掌侧分别放置一平垫，然后放上夹板，夹板上端达前臂中、上1/3，桡、背侧夹板下端应超过腕关节，限制手腕的桡偏和背伸活动；屈曲型骨折则在远端的掌侧和近端的背侧各放一平垫，桡、掌侧夹板下端应超过腕关节，限制桡偏和掌屈活动。扎上3条布带，最后将前臂悬挂胸前，保持固定4～5周。

（2）石膏固定：手法复位后，伸直型骨折在屈腕、尺偏位用超腕关节石膏托固定；屈曲型骨折在腕关节稍背伸、尺倾位用超腕关节石膏托固定，三角巾悬吊患肢于肘关节屈曲90°位。定期拍片复查，待水肿消退后，及时更换石膏，4～6周后拆除石膏行功能锻炼。

3. *手术治疗*　闭合整复失败者、陈旧性骨折畸形愈合者可切开复位钢板固定。

4. *药物治疗*　儿童骨折早期治则是活血祛瘀，消肿止痛，中后期可不用内服药物。中年人骨折按三期辨证用药。老人骨折中后期着重养气血，壮筋骨，补肝肾。解除固定后，均应用中药熏洗以舒筋活络，通利关节。

5. *练功活动*　固定期间积极作指间关节、指掌关节屈伸锻炼及肩肘部活动。解除固定后，作腕关节屈伸和前臂旋转锻炼。

十四、腕舟骨骨折

舟骨是最大的一块腕骨，细长略弯曲呈舟状。其跨越了远近排腕骨间关节，中段较细的腰部为骨折多发处。多见于成年人。

【病因病机】

多为间接暴力所致，跌倒时，手掌着地，腕关节强度桡偏背伸，暴力向上传达，舟骨被锐利的桡骨关节面的背侧缘或茎突缘切断。骨折可发生于腰部、近端或结节部（图6－37），其中以腰部多见。由于掌侧腕横韧带附着在舟骨结节部，而舟骨其余表面多为关节软骨所覆盖，血液供应较差。骨折后，骨折近段血供破坏较严重，而且骨折端承受剪力较大，除结节部骨折愈合较佳外，其余部位骨折容易发生迟缓愈合、不愈合或缺血性坏死。

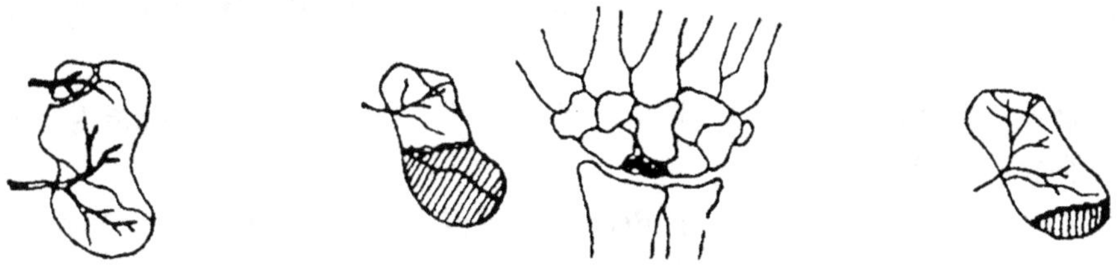

① 结节部骨折　② 腰部骨折　③ 近端骨折

图6－37　腕舟骨骨折不同部位的血供破坏情况

【诊断要点】

伤后局部轻度疼痛，腕关节活动功能障碍，鼻烟窝部位肿胀、压痛明显，将腕关节桡倾、屈曲拇指和食指而叩击其掌指关节时亦可引起疼痛。X线检查，腕部正位、侧位和尺偏斜位片可协助诊断。但第一次拍摄X线片未发现骨折而临床表现仍有可疑时，可于2～3周以后重复X线检查，因此时骨折端的骨质被吸收，骨折较易显露。

【治疗】

舟骨骨折很少移位，一般不需整复。若有移位时，可在用手牵引下使患腕尺偏，以拇指向内按压骨块，即可复位。鼻烟窝部位处放棉花球作固定垫，然后用塑形夹板或纸壳夹板固定腕关节伸直而略向尺侧偏、拇指于对掌位，固定范围包括前臂下1/3、腕、拇掌及拇指指间关节，新鲜及陈旧性骨折均可采用。亦可用短臂石膏管型固定腕关节于背伸25°～30°、尺偏10°、拇指对掌和前臂中立位。结节部骨折一般约6周均可愈合，其余部位骨折愈合时间可为3～6个月，甚至更长时间，故应定期作X线检查，如骨折仍未愈合则须继续固定，加强功能锻炼，直至X线正斜位片证实骨折线消失，才能解除外固定。对迟缓愈合的腕舟骨骨折，中后期应加强接骨续筋，益肝补肾中药内服和熏洗。

1. *整复方法*　患者取坐位，前臂轻度旋前位，术者一手握患侧腕上，另一手拇指置于阳溪穴处，其余四指环握拇指，在牵引下使患腕尺偏，然后以拇指向掌侧、尺侧按压移位的骨折远端，即可复位。

2. *固定方法*

（1）夹板固定：复位后，可在阳溪穴处放置一固定垫，然后用纸壳夹板固定腕关节伸直而略向尺偏，拇指于对掌位，固定范围包括前臂下1/3、远端至掌横纹处、拇指掌指关节，新鲜或陈旧性骨折均可采用。将腕关节固定于背伸25°～30°、尺偏10°、拇指对掌和前臂中立位。固定时间一般在12周左右。

（2）石膏固定：手法复位后以石膏管型从肘下至远端掌横纹及拇指近节，固定拇指于对掌位，腕关节中立位或背伸轻度尺偏位。

3. *手术治疗*　手术指征一般限于骨折不愈合及有并发症者，对青壮年患者，骨折端有轻度硬化，舟骨腰部骨折，时间已超过3个月，仍无愈合征象，但未并发创伤性关节炎者可考虑自体骨移植术；近侧骨折端发生缺血性坏死，已有创伤性关节炎形成，可行近端骨折块切除术或腕关节融合术。

4. *药物治疗*　早期治宜活血祛瘀，消肿止痛，可内服活血止痛汤或壮筋养血汤。中期宜接骨续损，可内服肢伤二方或正骨紫金丹等。后期宜养气血，补肝肾，壮筋骨，内服健步虎潜丸、六味地黄丸或补中益气汤，外用五加皮汤或骨科外洗二方煎水熏洗。

5. *练功活动*　早期可作手指的屈伸活动和肩、肘关节的活动，如屈肘挎篮、小云手等，但禁忌做腕桡偏动作。中期以主动握拳活动为主。后期解除固定后，可作握拳及腕部的主动屈伸、旋转活动。骨折迟缓愈合者，暂不宜作过多的腕部活动。

十五、掌骨骨折

掌骨骨折是常见的手部骨折。多见于成人，儿童较少见，男多于女。

【病因病机】

直接外力和间接外力均可造成骨折，如重物砸伤，握拳击物等。第1掌骨短而粗，活动性较大，骨折多发生于基底部，还可合并腕掌关节脱位，临床上较常见。第2、3掌骨长而细，握拳击物时重力点多落在第2、3掌骨，故容易发生骨折。第4、5掌骨既短又细，且第5掌骨易遭受打击而发生掌骨颈骨折。手部周围的肌肉、肌腱较多，肌肉的收缩可造成不同程度的向背侧成角移位。

【诊断要点】

掌骨全长均可在皮下摸到，骨折时局部肿痛，功能障碍，有明显压痛，纵压或叩击掌骨头则疼痛加剧，如有重叠移位，则该掌骨短缩，可见掌骨头凹陷。宜摄手掌的X线正位与斜位片，因侧位片第2～4掌骨互相重叠，容易漏诊。掌骨骨折可分下列几种。

1. *第1掌骨基底部骨折* 多由间接暴力引起，骨折远段受拇长屈肌、拇短屈肌与拇指内收肌的牵拉，近端受拇长展肌的牵拉，骨折大多数向桡背侧突起成角。

2. *第1掌骨基底部骨折合并脱位* 又称贝内特（Bennett）骨折。由间接暴力引起，骨折线呈斜行经过第1掌腕关节面，第1掌骨基底部内侧的三角形骨块，因有掌侧韧带相连，仍留在原位，而骨折远端从大多角骨关节面上脱位至背侧及桡侧（图6－38）。

3. *掌骨颈骨折* 由间接暴力或直接暴力所致，但以握拳时掌骨头受到冲击的传达暴力所致者为多见。第5掌骨因其易暴露和受打击，故最多见，第2、3掌骨次之。骨折后断端受骨间肌与蚓状肌的牵拉，而向背侧突起成角，掌骨头向掌侧屈转（图6－39）；又因手背伸肌腱牵拉，以致近节指骨向背侧脱位，掌指关节过伸，手指越伸直，畸形越明显。

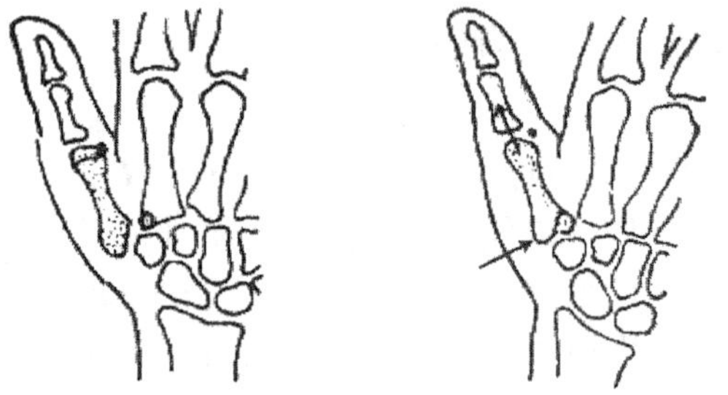

① 移位方向　② 整复方法

图6－38 第1掌骨基底部骨折脱位

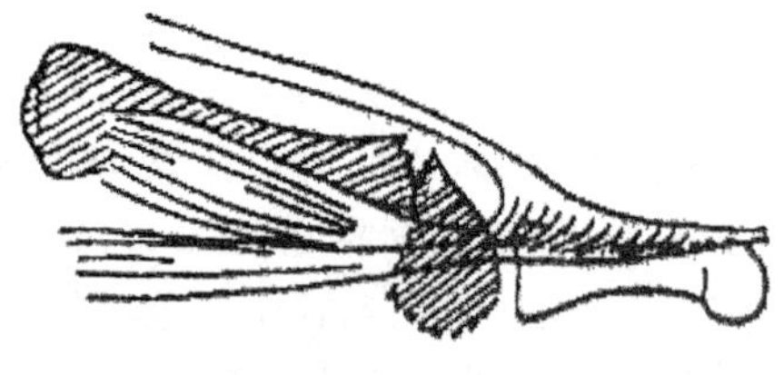

图6－39 掌骨颈骨折畸形

4. *掌骨干骨折* 可为单根骨折或多根骨折。由直接暴力所致者，多为横断或粉碎骨折。扭转及传达暴力引起者，多为斜行或螺旋骨折。骨折后因骨间肌及屈指肌的牵拉，使骨折向背侧成角及侧方移位，单根的掌骨骨折移位较轻，而多根骨折则移位较明显，且对骨间肌的损伤也比较严重。

【治疗】

1. *整复方法*

（1）第一掌骨基底部骨折：可在臂丛麻醉下，术者一手握腕，拇指置于第1掌骨基底部之突起处，一手握患侧拇指，先将拇指向远侧与桡侧牵引，然后将第1掌骨头向桡侧与背侧推扳，同时以拇指用力向掌侧与尺侧压顶骨折处以矫正向桡侧与背侧突起成角。

（2）第1掌骨基底部骨折脱位：可采用与基底部骨折相同的整复方法，但应注意应使拇指外展而不要将第1掌骨外展，否则反而加重掌骨内收，则脱位难以整复。亦可采用二人复位法，患者取坐位，助手之一手握患侧拇指呈外展和轻微对掌位，另一手握其余四指。术者用一手握腕上，进行拔伸牵引，然后术者用另一手拇指压第1掌骨基底部背侧与桡侧，同时用食指在第1掌骨头掌侧端向桡背侧提托，使第1掌骨外展而复位。

（3）掌骨颈骨折：整复时，术者一手握手掌，手指捏持骨折近段，另一手握患指，将掌指关节屈至90°，使掌指关节侧副韧带处于紧张状态，使近节指骨基底托住掌骨头，此时沿近节指骨纵轴推顶，同时用拇指将掌骨干向掌侧按压，畸形即可矫正（图6－40①）。由于骨折端向背侧成角，常错误地将掌指关节于背伸或伸直位牵引，这样会以侧副韧带在掌骨头上的止点处为轴，使掌骨头向掌侧旋转，反而加重掌骨头屈曲畸形，更难以整复（图6－40②）。

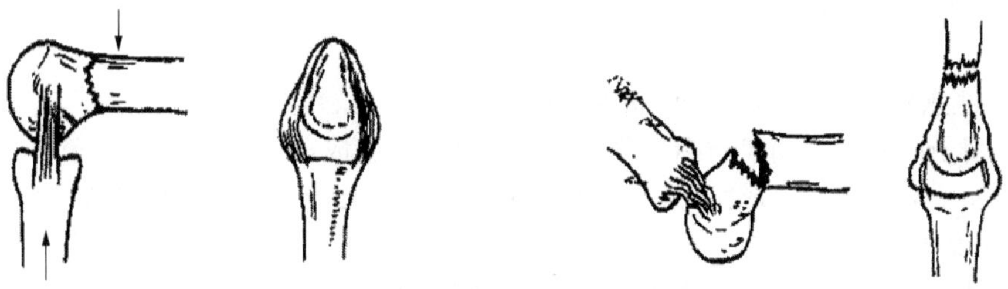

① 正确的整复　　② 不正确的整复

图 6－40　掌骨颈骨折的整复

（4）掌骨干骨折：整复时，助手握持前臂，术者一手牵引患指，另一手施行手法。在拔伸牵引下，先按压骨折端矫正向背侧突起成角，然后用食指和拇指在骨折的两旁自掌侧与背侧行分骨挤压，矫正侧方移位。

2. 固定方法

（1）夹板固定：第 1 掌骨基底部骨折或骨折脱位复位后，在基底部骨折远端桡背侧放一小平垫，控制骨折成角或关节脱位。

掌骨颈骨折整复后，用竹片夹板或铝板在背侧将掌指关节和近侧指间关节固定于屈曲 90°位。

掌骨干骨折复位后，先在骨折部背侧两骨之间各放一个分骨垫，用胶布固定之。对于斜行、粉碎、短缩较多的不稳定骨折，可配合指骨骨牵引或用丁字铝板作功能固定加以牵引，外加夹板固定，至骨折愈合（图 6－41）。

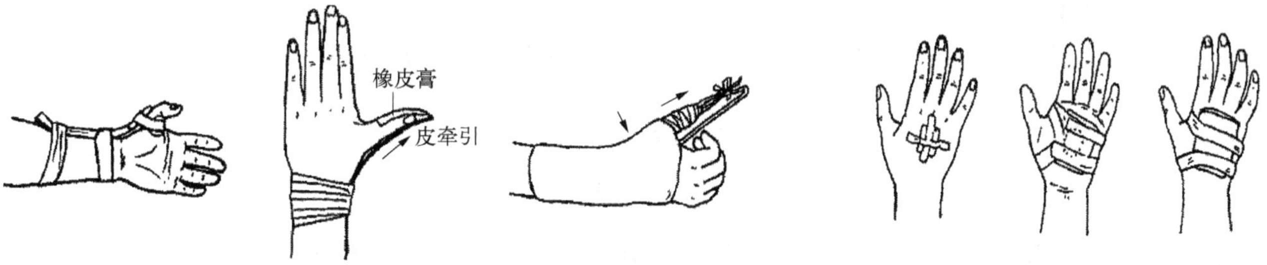

① 第1掌骨基底部骨折弧形夹板固定法　② 弧形夹板加皮牵引　③ 第1掌骨基底部骨折脱位的石膏固定与拇指牵引　④ 第3掌骨干短斜行骨折复位后的固定

图 6－41　掌骨骨折固定方法

固定期间，要注意夹板固定的松紧度，尤其是弧形夹板固定时第 1 掌骨基底部的固定垫不宜过厚，掌骨干骨折夹板固定时背侧的分骨垫不宜过厚过硬，以免引起压迫溃疡。

（2）石膏固定：第 1 掌骨基底部骨折或骨折脱位复位后，用短臂石膏固定，拇指末节不固定，可作拇指伸屈活动。制动 4～6 周，功能多恢复满意。

3. 手术治疗　多发性掌骨干骨折；骨折或合并脱位闭合整复失败；陈旧性骨折脱位畸形愈合；开放性骨折 8 小时内，污染较重者或伴有皮肤缺损、肌腱损伤者；骨折畸形愈合需手术矫正者，考虑切开复位克氏针或微型钢板螺钉内固定。X 线透视下经皮克氏针固定，适用于手法整复后不易维持位置的横行或短斜行骨折。

4. 药物治疗　早期宜活血祛瘀，消肿止痛，内服四物止痛汤或七厘散；外敷跌打万花油。中期宜和营生新，接骨续损，内服续骨活血汤或驳骨丹；后期宜培补肝肾，强壮筋骨，内服虎潜丸、六味地黄丸等。解除夹板后，外用上肢洗方或海桐皮汤熏洗。

5. 练功活动　有移位的掌骨骨折，经固定后，应避免患指的活动，可作肩、肘关节活动。在 3～4 周内，第 1 掌骨各类骨折不能作腕掌关节内收活动，掌骨颈骨折不能作伸指活动，第 3～5 掌骨干骨折不能作用力的伸指、握掌活动。一般 4～6 周骨折临床愈合后，可解除外固定，逐步加强手指和腕关节的功能锻炼活动，应主动活动，禁止作被动扳拉等手法活动。

十六、指 骨 骨 折

指骨骨折为手部最常见的骨折，骨折段受附着肌腱牵拉而造成较为典型的畸形。治疗时不可轻视，处理不当可发生畸形愈合，还可因关节囊挛缩，骨折端与邻近肌腱相粘连而导致关节功能障碍，对手的功能产生不良影响。

【病因病机】

指骨骨折多由直接暴力所致，易引起开放性骨折。有横断、斜行、螺旋、粉碎或波及关节的骨折。骨折可发生于近节、中节或末节，而以近节骨干骨折多见。

【诊断要点】

指骨均在皮下，只要注意检查，不易漏诊。骨折时有明显肿胀、疼痛和骨擦音。

1. 近节指骨骨折　骨折断端因骨间肌与蚓状肌牵拉而向掌侧突起成角。

2. 指骨颈骨折　骨折亦向掌侧突起成角，由于伸肌腱中央部的牵拉，远端可向背侧旋转达 90°，使远端的背侧与近端的断面相对而阻止骨片的整复。

3. 末节指骨基底背侧骨折　末节指骨基底背侧为指伸肌腱扩张的止点，多由于手指伸直时，指端受暴力弯曲引起撕脱性骨折。如在接球时，指端被球撞击所致。骨折后末节手指屈曲呈典型的锤状畸形，不能主动伸直，又称锤状指。

【治疗】

指骨骨折的治疗，需注意的问题有三：其一是要力争解剖复位，因屈伸肌腱紧贴指骨干走行，如骨折有成角、错位、短缩等畸形存在，容易导致肌腱粘连，或张力失去平衡，造成手指不同程度的功能障碍；其二是注意防止旋转愈合，一旦有旋转，屈指时患指与邻指交叉而影响功能；其三是强调骨折应固定在功能位。依据骨折发生的部位或类型，采用手法复位外固定或手术内固定治疗，并注意早期的功能锻炼，以利于恢复手部的良好功能。

（卢　勇　吕发明　黄异飞）

第三节　下肢骨折

下肢的主要功能是负重和行走，故需要一个良好的稳定结构。下肢骨折复位要求有良好的对位和对线，同时患肢与健肢要恢复等长。若患肢成角畸形，将会影响肢体的负重；若患肢短缩在 2 cm 以上，就会出现明显跛行。下肢肌肉发达，骨折整复后，单纯夹板或石膏固定难以保持断端整复后的位置，尤其是股骨干骨折及不稳定的胫、腓骨骨折，常需要配合持续牵引，固定时间也应相对长些，以防止过早负重而发生畸形或再骨折。

一、股骨颈骨折

股骨颈骨折是指股骨头至股骨粗隆间之间的骨折。股骨颈骨折常发生于老年人，女略多于男。股骨颈部细小，处于骨松质和骨密质交界处，外伤后易受损伤。由于骨折破坏头颈部的血供，而且骨折端承受的剪力较大，临床治疗中存在骨折不愈合和股骨头无菌性坏死并发症。

【病因病机】

造成股骨颈骨折的内因为股骨颈细，负重量大，老年人因肝肾不足，筋骨衰弱，骨质疏松，有时仅受较轻微旋转外力便可引起骨折。外因多为间接外力所致，对于老年人典型的受伤姿势是平地滑倒、髋关节旋转内收，臀部先着地，引起骨折。青壮年、儿童股骨颈骨折多由车祸、高处坠下等强大暴力而导致。股骨颈骨折可分为若干类型，与治疗方法的选择和预后的判断有较密切的关系。

1. 按骨折部位之不同可分为头下、颈中和基底骨折（图 6－42）　髋关节囊起于髋臼边缘，前面止于转子间线，后面止于股骨颈中下 1/3 交界处。因此，股骨颈前面全部在关节囊内，后面仅有 2/3 在关节囊内。头下部和颈中部骨折的骨折线在关节囊内，故又称囊内骨折；基底部骨折因骨折线的后部在关节囊外，故又称囊外骨折。股骨头、颈部的血运主要来自三个途径（图 6－43）：

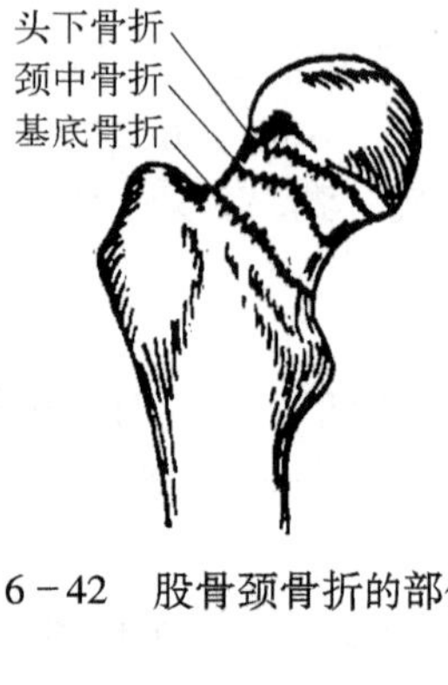

图 6－42　股骨颈骨折的部位

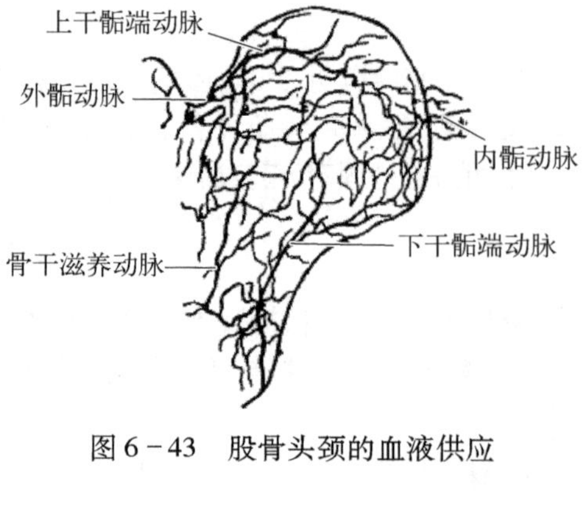

图 6－43　股骨头颈的血液供应

（1）关节囊的小动脉来源于旋股内侧动脉、旋股外侧动脉、臀下动脉和闭孔动脉的吻合部到关节囊附着部，分为外骺动脉、上干骺端和下干骺端动脉，进入股骨颈，供应股骨颈和大部分股骨头的血运。

（2）股骨干滋养动脉仅达股骨颈基底部，小部分与关节囊的小动脉有吻合支。

（3）圆韧带的小动脉较细，仅能供应股骨头内下部分的血运，与关节囊小动脉之间有吻合支。移位严重的囊内骨折，股骨头断绝了来自关节囊的血液供应，以致骨折近段缺血，不但骨折难以愈合，而且容易发生股骨头无菌性坏死。股骨颈的骨折线越高，越易破坏颈部的血液供应，因而，骨折不愈合、股骨头无菌性坏死的发生率就越高。基底部骨折因骨折线部分在关节囊外，除由股骨干髓腔来的滋养血管的血供断绝外，由关节囊来的血运大多完整无损，骨折近端血液供应良好，因此，骨折不愈合和股骨头无菌性坏死的发生率较低。

2. 按股骨颈X线表现可分为外展型和内收型骨折两种（图6－44）　外展型骨折多在头下部，移位少，呈嵌插骨折，骨折线与股骨干纵轴的垂直线所成的倾斜角往往小于30°，骨折局部剪力小，较稳定，故愈合率较高。内收型骨折的骨折线与股骨干纵轴的垂线所成的倾角往往大于50°。此类骨折很少嵌插，移位较多，骨折远端多内收上移，骨折端承受剪力较大，骨折愈合率低，股骨头无菌性坏死率较高（图6－45）。

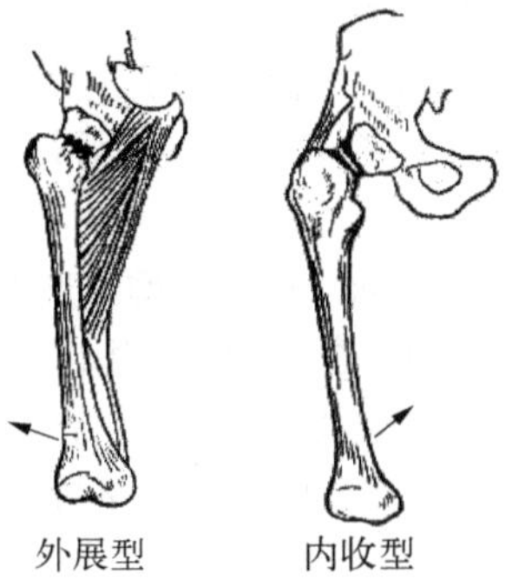

图6－44　股骨颈骨折的类型

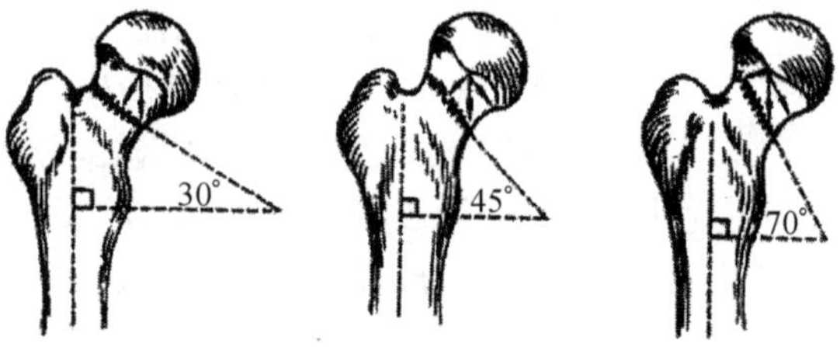

图6－45　骨折线的倾斜角与剪式伤力的关系

【诊断要点】

髋部外伤史，伤后有髋部疼痛，髋关节任何方向的被动或主动活动都能引起局部剧烈疼痛，有时疼痛沿大腿内侧向膝部放射。腹股沟中点附近有压痛和纵轴叩击痛。囊内骨折有关节囊包裹，其外为厚层肌肉，故肿胀瘀斑不明显。囊外骨折则肿胀较明显，或伴有瘀斑。伤后即不能站立行走，髋关节功能丧失。但部分嵌插骨折仍可能站立或跛行，检查时应加以注意。有移位骨折，患肢呈外旋、缩短畸形，髋、膝关节轻度屈曲。囊内骨折受关节囊的束缚，外旋角度较小（为45°～60°），囊外骨折则外旋角度较大（常达90°），并可扪及股骨大转子上移。临床上要注意与髋关节脱位相鉴别。摄髋关节X线正侧位片可明确骨折部位、类型和移位情况，对决定治疗及估计预后均有帮助。若受伤后，临床症状可疑，X线片如果未发现明显骨折线，应摄健侧X线片对比，或行股骨颈CT检查。根据受伤史、临床表现和X线检查可作出诊断。

【治疗】

应按骨折的时间、类型和患者的全身情况等决定治疗方案。无移位或嵌插骨折不需复位，但患肢应制动；移位骨折应尽早给予复位和固定；不愈合的股骨颈骨折、老年筋骨衰弱者可采用全髋或半髋关节置换术；此类骨折主要见于老年人，由于卧床时间较长，应注意并发症的预防和处理。

1. 整复方法

（1）牵引复位法：为了减少对软组织的损伤，目前多采用骨牵引逐步复位法。即患者入院后，在外展中立位行股骨髁上骨牵引，牵引2～3日后，将患肢由中立位改为轻度内旋位，以便纠正骨折的前向成角，使复位的骨折端紧紧扣住，并在床边摄X线片，如尚未复位，则调整内收或外展角度，或适当调整牵引重量。若仍有残余移位，则采用手法整复纠正。一般情况下，复位在1周内完成。

（2）屈髋屈膝法：患者仰卧位，助手固定骨盆，术者握其腘窝，并使膝、髋均屈曲90°，向上牵引，纠正缩短畸形，然后伸髋内旋外展以纠正成角畸形，并使骨折面紧密接触。复位后可行手掌试验，如患肢外旋畸形消失，表示已复位（图6－46）。

2. 固定方法　无移位或嵌插骨折，让患者卧床，将患肢置于外展位、膝关节轻度屈曲、足中立位。为防止患肢外旋，可在患足穿丁字鞋加以保护（图6－47），也可采取皮牵引。移位骨折骨牵引6～8周，如无特殊禁忌证，可用多根钢针或半螺纹空心拉力钉微创内固定治疗，这样能早期离床活动，从而减少因卧床时间长而

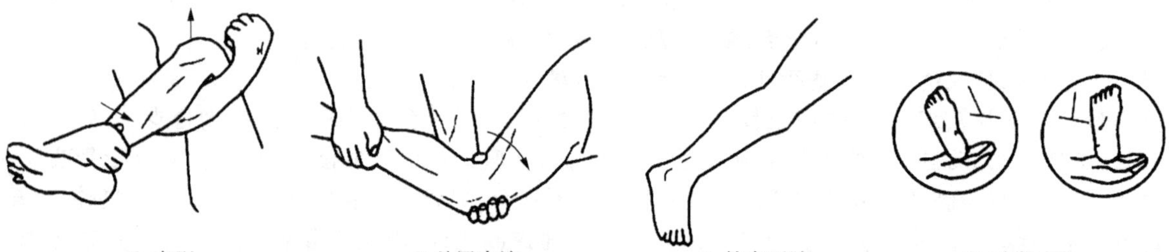

① 牵引　② 外展内旋　③ 伸直下肢　④ 手掌试验

图 6－46　股骨颈骨折复位法和手掌试验

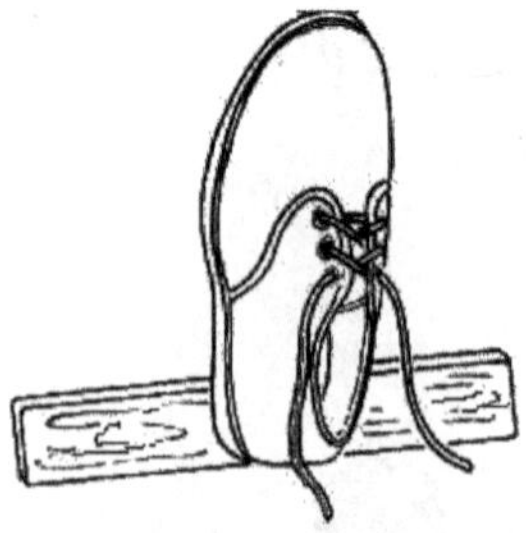

图 6－47　丁字鞋

发生的并发症。

3. *手术治疗*　股骨颈骨折不愈合或发生股骨头无菌性坏死者，根据患者年龄、健康情况，结合局部的不同病理变化，选用转子间移位截骨术、转子下外展截骨术、股骨头切除与转子下外展截骨术或人工股骨头置换、髋关节置换等手术。

4. *药物治疗*　早期治宜活血化瘀，消肿止痛，用桃红四物汤加三七等。若大便秘结、脘腹胀满等症，可酌加枳实、大黄等通腑泻热。中期治宜养气血，舒筋活络，用舒筋活血汤。后期治宜补肝肾，壮筋骨，用壮筋养血汤。

5. *练功活动*　卧床期间应加强全身锻炼，鼓励患者深呼吸，主动拍胸咳嗽排痰，预防坠积性肺炎的发生。多饮水，减少泌尿系感染及结石的形成。给臀部垫气圈或泡沫海绵垫，防止褥疮的发生；同时应积极进行患肢股四头肌舒缩活动、踝关节和足趾屈伸功能锻炼，以防止肌肉萎缩、关节僵直的发生。无移位骨折 3 个月后可扶拐步行锻炼，一般不宜负重太早，应根据 X 线片显示骨折愈合情况，考虑患肢逐步负重锻炼。

二、股骨转子间骨折

股骨转子间骨折又称股骨粗隆间骨折，是指股骨颈基底至小转子水平以上部位所发生的骨折。患者多为高龄老人，男多于女，青壮年发病者较少。股骨转子部的结构主要是松质骨，周围有丰富的肌肉层，血运丰富，骨折后很少发生骨折不愈合或股骨头无菌性坏死，其预后远较股骨颈骨折为佳。

【病因病机】

发病原因及受伤机制与股骨颈骨折相同。因转子部骨质松脆，故多为粉碎骨折。股骨颈和股骨干之间形成一个内倾角，亦称颈干角，正常值在 110°～140°之间。颈干角大于正常值为髋外翻，小于正常值为髋内翻（图 6－48）。股骨颈的中轴线与股骨两髁中点间的连线形成一个角度，称前倾角或扭转角，初生儿为 20°～40°，随年龄增长逐渐减少，成人为 12°～15°（图 6－49）。

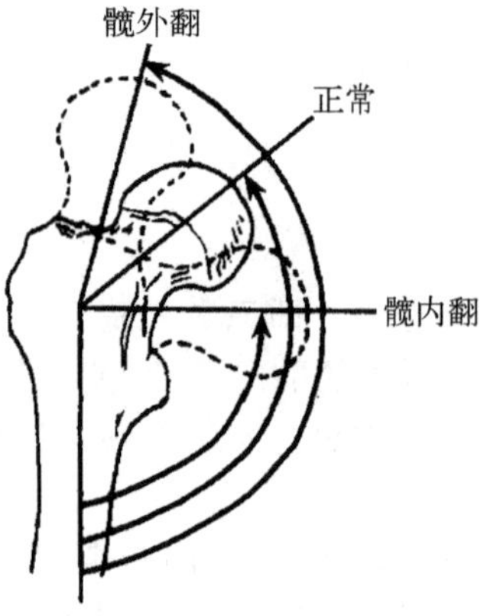

图 6－48　股骨颈内倾角（颈干角）

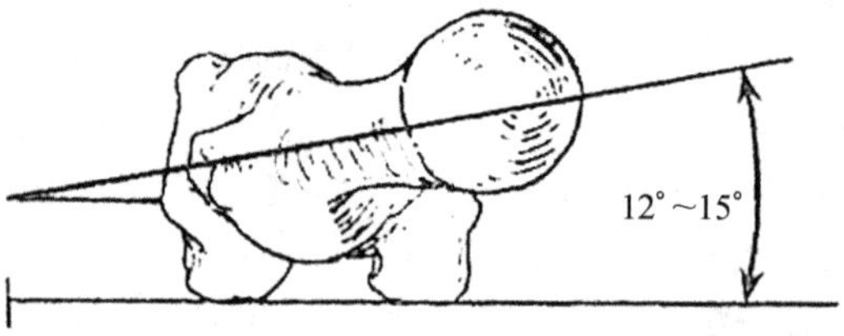

图 6－49　股骨颈前倾角

根据转子间骨折线的方向和位置，临床上可分为三型：顺转子间骨折、反转子间骨折、转子下骨折（图 6－50）。

1. *顺转子间骨折*　骨折线自大转子顶点开始，斜向内下方行走，达小转子部。根据暴力的情况不同，小转子或保持完整，或成为游离骨片，但股骨上端内侧的骨支柱保持完整，骨的支撑作用还比较好，髋内翻不严重,移位较少。远端因下肢重量而轻度外旋。粉碎型则小转子变为游离骨块,大转子及其内侧骨支柱亦破碎,髋内翻严重,远端明显上移,患肢呈外旋短缩畸形。

2. *反转子间骨折* 骨折线自大转子下方斜向内上方行走,达小转子的上方。骨折线的走向与转子间线或转子间骨嵴大致垂直。骨折近端因外展肌与外旋肌群的收缩而外展、外旋,远端因内收肌群与髂腰肌的牵引而向内、向上移位。

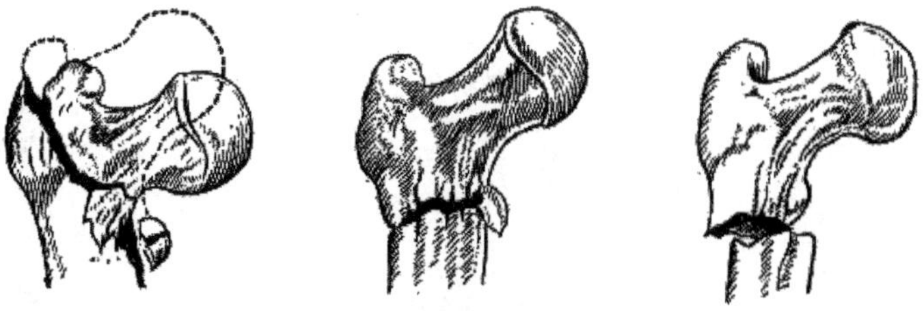

① 顺转子间骨折 ② 反转子间骨折 ③ 转子下骨折

图 6－50 股骨转子间骨折的类型

3. *转子下骨折* 骨折线经过大小转子的下方。骨折近端受外展、外旋肌群牵拉处于外展外旋位;远端受内收肌群牵拉而内收上移。

骨折的稳定关键在于内侧骨皮质的状态。其中,顺转子间粉碎骨折、反转子间骨折及转子下骨折均破坏内侧皮质的完整,造成皮质的碎裂或小粗隆的游离,导致内侧皮质支柱作用消失,易形成髋内翻,均属不稳定骨折。

【诊断要点】

伤后局部剧烈疼痛、肿胀明显,患者不能站立或行走,患肢明显短缩、内收、外旋畸形。股骨转子间骨折和股骨颈骨折均多见于老年人,临床表现和全身并发症也大致相仿。但股骨转子部血运丰富,肿胀明显,有广泛的瘀斑,压痛点多在大转子处,预后良好;而股骨颈骨折瘀肿较轻,压痛点在腹股沟中点,囊内骨折愈合较难。双髋 X 线正位及患髋侧位片可明确诊断和骨折类型。

【治疗】

治疗关键在于避免髋内翻,减少并发症。

1. *整复方法* 无移位骨折无须整复,有移位骨折应采用手法(与股骨颈骨折同)整复或骨牵引整复,整复时必须注意纠正股骨颈干角和股骨颈前倾角,避免遗留髋关节内翻及旋转畸形,影响髋关节的功能。

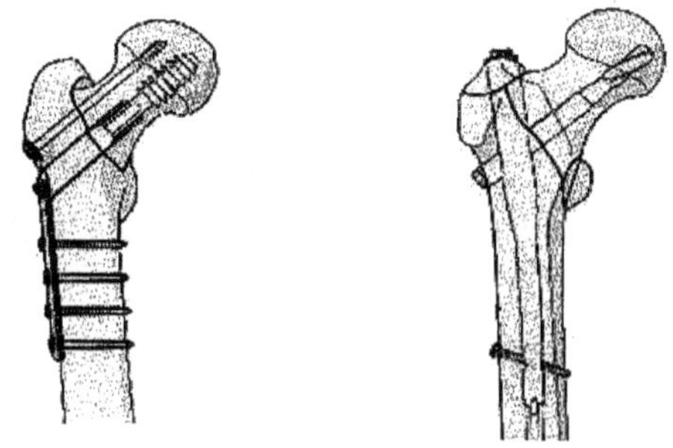

① 侧方钉板固定 ② 髓内针固定

图 6－51 内固定

2. *固定方法* 无移位的骨折采用丁字鞋固定。有移位的骨折应采用持续牵引与外展石膏固定结合,牵引重量为6 ~ 8 kg,固定患肢于外展中立位 6 ~8 周。

3. *手术治疗* 少数不稳定骨折、不宜长期卧床或经手法复位不理想者,可行内固定治疗。方法用侧方钉板或髓内针固定(图 6－51)。

4. *药物治疗* 根据骨折三期辨证用药,早期应注意活血化瘀,消肿止痛,对年老体衰、气血虚弱者,不宜重用桃仁、红花之类,宜用三七、丹参等活血止痛之品,使瘀祛而又不伤新血。

5. *练功活动* 固定期间,应鼓励患者早期在床上进行全身锻炼,嘱患者每天作踝关节屈伸运动与股四头肌舒缩锻炼,预防气血瘀滞。解除固定后,先在床上作髋膝关节的功能活动,以后可扶双拐作不负重步行锻炼,待 X 线片证实骨折愈合后方可逐步负重。

三、股骨干骨折

股骨干骨折是指股骨小转子下至股骨髁上之间的骨干骨折。多见于青壮年及儿童,男多于女。股骨是人体中最长的管状骨,股骨干由坚厚的皮质骨所构成,表面光滑,后方有一粗线,为肌肉附着处。骨干有轻度向前突出的弧度,有利于股四头肌发挥伸膝作用。骨髓腔略呈圆形,上、中 1/3 的内径大体均匀一致,下 1/3 的内径较膨大。股骨周围肌肉发达,骨折整复后单纯夹板或石膏固定难以保持断端位置,常配合骨牵引。

【病因病机】

股骨干骨折多由从高处坠下、车祸或受重物打击等强大暴力而引起。直接暴力引起多为横断或粉碎骨折;间接暴力所产生的杠杆作用、扭转作用多引起斜行或螺旋骨折,均属不稳定骨折。儿童股骨干骨折常会出现不完全骨折或青枝骨折,属稳定骨折。成人一侧股骨干骨折后,即使是闭合性损伤,内出血亦可多达 500 ~ 1 000 ml,加之疼痛剧烈,早期可出现休克,若同时有多处骨折者更应注意。大腿挤压伤又可引起挤压综合征。因受肌群收缩及肢体重力的影响,骨折断端往往呈现典型的移位(图 6－52)。

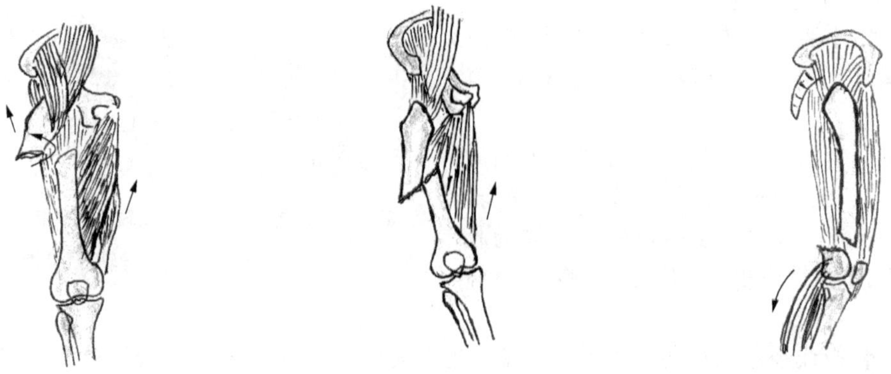
① 上1/3骨折 ② 中1/3骨折 ③ 下1/3骨折

图6－52 股骨干骨折移位

1. *股骨干上1/3骨折* 骨折近段因受髂腰肌、臀中肌、臀小肌，以及其他外旋肌群的牵拉而产生屈曲、外展、外旋移位；骨折远端由于内收肌群作用则向后、向上、向内移位。

2. *股骨干中1/3骨折* 两骨折段除有重叠畸形外，移位方向依暴力而定，但多数骨折近端呈外展屈曲倾向，远端因内收肌的作用，内收上移。

3. *股骨干下1/3骨折* 因膝后方关节囊及腓肠肌的牵拉，骨折远端往往向后移位，严重者骨折段有损伤腘动、静脉及坐骨神经的可能。

【诊断要点】

有明确外伤史，伤后局部肿胀、疼痛、压痛、功能丧失，出现缩短、成角和旋转畸形，可扪及骨擦音，有异常活动。严重移位的股骨下1/3骨折，在腘窝部有巨大的血肿，小腿感觉和运动障碍，足背、胫后动脉搏动减弱或消失，末梢血循环障碍，应考虑有血管、神经的损伤。损伤严重者，由于剧痛和出血，早期可合并外伤性休克。严重挤压伤、粉碎骨折或多发性骨折，还可并发脂肪栓塞。X线检查可显示骨折的部位、类型及移位情况。

【治疗】

因下肢重而长，杠杆作用大，如果不适当的搬运和扭动能引起极其严重的血管、神经或其他软组织损伤，因此，要重视股骨干骨折的急救处理。现场严禁脱鞋、脱裤或作不必要的检查，应用简单而有效的方法给予临时固定，急速送往医院。

由于股骨干周围肌肉发达，远侧肢段重力大，骨折后骨折端极不稳定，多采用可靠的固定方式，才能使骨折趋向于稳定而达到愈合。

1. *整复方法* 患者取仰卧位，一助手固定骨盆，另一助手用双手握小腿上段，顺势拔伸，并徐徐将伤肢屈髋屈膝各90°，沿股骨纵轴方向用力牵引，矫正重叠移位后，再按骨折的不同部位分别采用下列手法。

（1）股骨干上1/3骨折：将伤肢外展，并略加外旋，然后术者一手握近端向后挤按，另一手握住远端由后向前端提。

（2）股骨干中1/3骨折：将伤肢外展，术者以手自断端的外侧向内挤按，然后以双手在断端前、后、内、外夹挤。

（3）股骨干下1/3骨折：在维持牵引下，膝关节徐徐屈曲，并以紧挤在腘窝内的双手作支点将骨折远端向近端推挤。

若股骨干骨折重叠移位较多，手法牵引未能完全矫正时，可用反折手法矫正。若斜行、螺旋骨折背向移位，可用回旋手法矫正，往往断端间的软组织嵌顿也随之解脱。对于肌肉收缩力强的股骨干骨折，尤其是粉碎骨折、蝶形骨折亦可采用持续骨牵引的方法逐渐复位，只要牵引重量和牵引方向合适，骨折端往往能自动得到良好对位。

2. *固定方法*

（1）夹板固定：复位后根据股骨干上、中、下1/3骨折的不同部位放置压垫，防止骨折的成角和再移位。股骨干上1/3骨折，应将压垫放在骨折近端的前方和外侧，股骨干中1/3骨折，压垫放在骨折线的外侧和骨折近端的前方，股骨干下1/3骨折，压垫放在骨折近端的前方（图6－53）。再按照大腿的长度放置四块夹板，后侧夹板上应放置一较长的塔形垫，以维持股骨干正常的生理弧度，最后用布带捆扎（图6－54）。

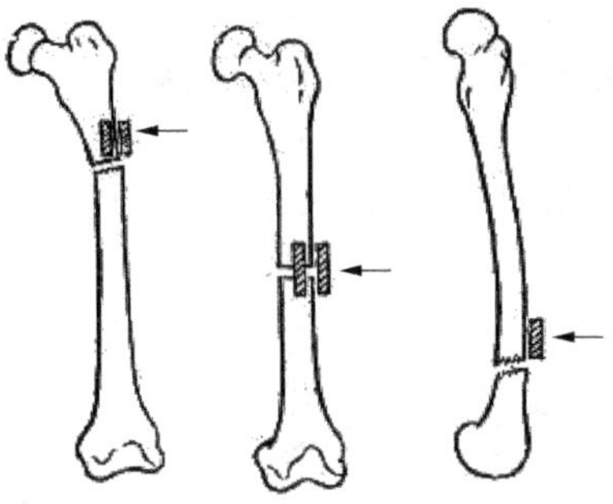

图 6-53 不同型骨折加垫位置

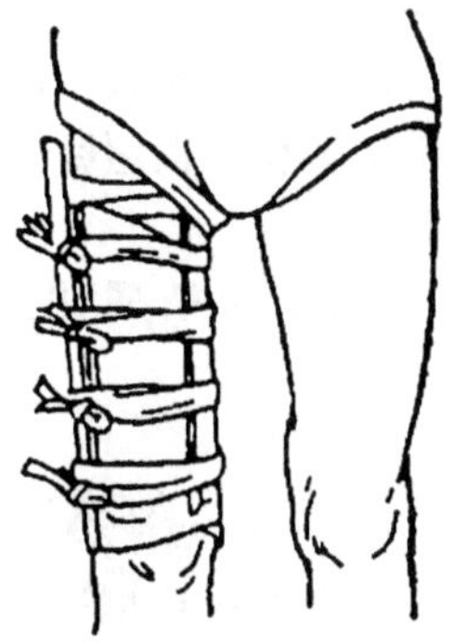

图 6-54 夹板固定外观

(2)持续牵引:因大腿部肌肉丰厚,肌收缩力大,且下肢杠杆力量强,对骨折施行手法复位夹板固定后,仍有可能使已复位的骨折端发生移位。故还应按不同的年龄、不同的体质采用不同的牵引方式,才能维持复位后良好的位置。股骨干骨折常用的持续牵引方法有以下几种。

1)皮牵引:适用于儿童、年老体弱患者以及成人早期骨折的临时固定。

2)骨牵引:适用于下肢肌肉比较发达的青壮年或较大年龄的儿童以及软组织挫伤较严重的股骨干骨折。与皮牵引相比骨牵引具有牵引力量强,皮肤、神经、血管不良反应小,维持时间长等优点。按部位不同,可采用股骨髁上牵引和胫骨结节牵引。

股骨髁上牵引:适用于中上 1/3 骨折或远端向后移位的下 1/3 骨折。中 1/3 骨折应置患肢于外展中立位,下 1/3 骨折应置患肢于屈髋屈膝中立位。

胫骨结节牵引:适用于中下 1/3 骨折和骨折远端向前移位的下 1/3 骨折,患肢置屈髋外展位。在骨骺未闭合的患儿行胫骨结节部穿针时穿针点应向下移 2 ~3 cm。择期手术内固定患者早期宜选用胫骨结节牵引,以防止针道引起的切口感染。

3. *手术治疗* 股骨干骨折经非手术治疗,一般都能获得满意的效果。但有以下情况者可考虑手术切开复位内固定。开放性骨折早期就诊者;合并神经血管损伤,需手术探查及修复者;要求早期下床活动,有手术意愿者;骨折畸形愈合者。常用的手术方法有带锁髓内针和钢板螺钉内固定两大类。

4. *药物治疗* 按骨折治疗的三期辨证用药,早期可服新伤续断汤,中期服接骨丹,后期服健步虎潜丸。

5. *练功活动* 早期主要以练习股四头肌舒缩及踝关节、跖趾关节屈伸活动为主。如小腿及足出现肿胀可适当配合按摩。从第 3 周开始,直坐床上,用健足蹬床,以两手扶床练习抬臀使身体离开床面,以达到使髋、膝关节开始活动的目的。从第 5 周开始,两手拉吊杆,健足踩在床上支撑,收腹、抬臀,臀部完全离开床面,使身体、大腿与小腿成一平线,以加大髋、膝关节活动范围。当骨折端有连续性骨痂时,患肢可循序渐进地增加负重。经观察证实骨折端稳定,可改用单拐,1 ~2 周后才弃拐行走。此时再拍 X 线片检查,若骨折没有重新移位,且愈合较好,方可解除夹板固定。

四、股骨髁上骨折

股骨髁上骨折是指发生在腓肠肌起点上 2 ~4 cm 范围内的骨折。以青壮年人多见。愈合后易出现成角畸形、关节不对称。

【病因病机】

间接暴力多见于由高处跌下,足部或膝部着地,严重的内、外翻或旋转力所致。对于老年患者,轻微的滑倒和屈曲位摔倒也可发生髁上骨折。直接暴力可因重物直接打击或挤压造成。

股骨髁上骨折可分为屈曲型、伸直型,一般以屈曲型多见。屈曲型骨折远端向后侧移位,骨折呈横断或斜行,骨折线由后上斜向前下方,骨折远端因受腓肠肌的牵拉和关节囊的紧缩,而向后移位,容易压迫或损伤腘动、静脉和神经;伸直型骨折,远端向前移位,骨折线从前上斜向后下。

【诊断要点】

临床表现与股骨干下 1/3 骨折相类似,检查时应注意防止膝关节过伸而造成血管神经损伤。若局部出现较大的血肿,且胫后动脉、足背动脉搏动明显减弱或消失时,应考虑为腘动脉损伤。膝关节 X 线正侧位片,可确定骨折的类型和移位情况。

【治疗】

对青枝骨折或无移位的骨折,应将膝关节内的积血抽吸干净,然后用夹板固定,前侧板下端至髌骨上缘,后侧板的下端至腘窝中部,两侧板以带轴活动夹板超膝关节固定,小腿部的固定方法与小腿骨折相同,膝上以4根布带固定。亦可用石膏管型于膝功能位固定。

1. *整复方法* 有移位的骨折可按屈曲型、伸直型依照对抗肌肉牵拉原理实施不同的骨牵引方法进行整复(图6-55)。

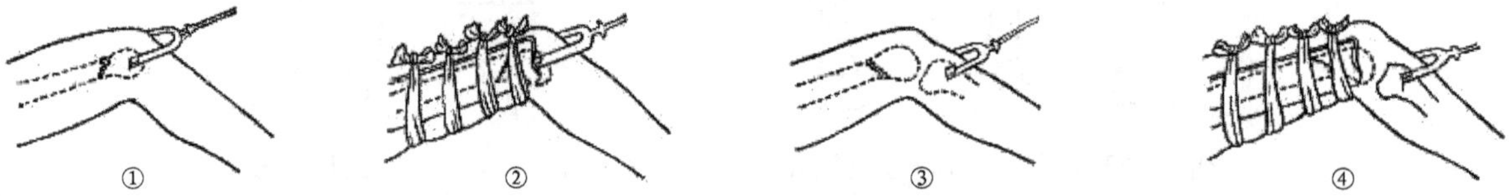

图6-55 股骨髁上骨折骨牵引法

(1) 屈曲型骨折,可采用股骨髁部冰钳或克氏针牵引,骨牵引点位置应考虑能抗衡肌肉及关节囊的牵拉作用力,矫正畸形。

(2) 伸直型骨折则采用胫骨结节牵引。骨牵引后只要稍配合手法整复即可复位。整复时要注意保护腘窝神经血管,用力不宜过猛,复位困难者,可加大牵引重量后整复。

2. *固定方法* 骨折对位后局部用夹板固定,两侧板的下端呈叉状,骑在冰钳或克氏针上。

3. *手术治疗* 若骨折粉碎较重,用上述方法仍不能复位或合并腘动、静脉损伤和压迫者,应考虑手术探查、切开整复内固定。

4. *药物治疗* 药物治疗按骨折三期辨证施治,解除夹板固定后应用中药熏洗并结合理筋按摩。

5. *练功活动* 与股骨干骨折基本相同,但因骨折靠近关节,易发生膝关节功能受限,所以应尽早进行股四头肌舒缩和关节屈伸功能锻炼。5~7周后解除牵引,改用超膝关节夹板固定直至骨折愈合。

五、股骨髁间骨折

股骨髁间骨折又称股骨双髁骨折,为关节内骨折,是膝部较严重的损伤,青壮年多见,骨折愈合后易出现膝关节强直。

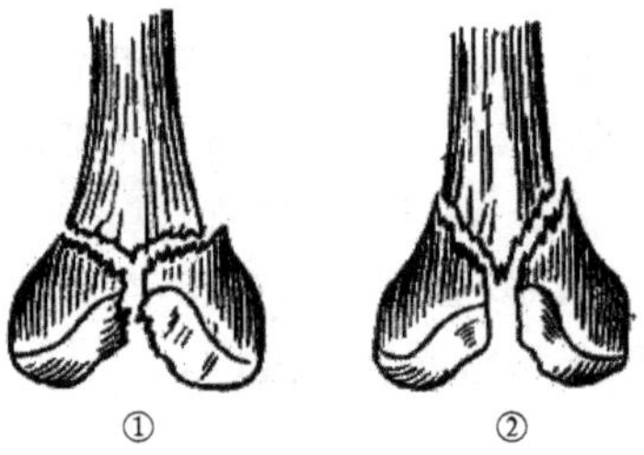

图6-56 股骨髁间骨折类型

【病因病机】

损伤病因与股骨髁上骨折相类似,但较髁上骨折承受的暴力要大。多因自高处坠落下,足部触地,先发生股骨髁上骨折,如暴力继续传达,骨折近端嵌插于股骨髁之间,将股骨髁劈开分内外两块,成为“T”或“Y”形骨折(图6-56),由于暴力强大,肌肉牵拉力等因素,故移位严重。髁间骨折为关节内骨折,关节腔常有大量积血。

【诊断要点】

伤后膝部疼痛,肿胀严重,有皮下瘀斑,膝关节呈半屈曲位,下肢功能丧失,患肢缩短,膝部可能有横径或前后径增大,局部压痛明显,并可扪及骨擦音。应注意检查腘窝有否血肿,足背、胫前动脉的搏动,以及小腿和足背的皮肤感觉、温度,以便确定是否伴有血管神经损伤。膝部X线正侧位片可明确骨折类型和移位情况。根据受伤史、临床表现和X线检查可作出诊断。

【治疗】

治疗髁间骨折,应达到良好的对位,使关节面光滑完整,才能有效地恢复关节的功能和防止创伤性关节炎、关节强直的发生。

1. *整复方法* 整复前应先吸净关节腔内积血。对股骨内外髁分离者,可采用股骨冰钳牵引;无明显移位者,用胫骨结节牵引。在牵引下用两手掌压迫股骨内外两髁,使骨折块复位。

2. *固定方法* 骨折对位后局部超膝关节用夹板固定(固定方法同“股骨髁上骨折”)。

3. *手术治疗* 较严重的关节内骨折,有明显移位,手法整复不能达到满意复位者,应施行切开复位内固定手术。

4. *药物治疗* 药物治疗按骨折三期辨证施治。

5. *练功活动* 牵引期间应舒缩股四头肌,6~8周后解除牵引,继续用超膝关节夹板固定,指导患者练习不负重步行锻炼和关节屈伸活动。骨折愈合后坚强后再负重行走。

六、髌骨骨折

髌骨是人体内最大的籽骨，呈三角形，底边在上而尖端在下，后面是软骨关节面。股四头肌腱连接髌骨上部，并跨过其前面，移行为髌韧带止于胫骨结节。髌骨是伸膝装置的支点，有保护膝关节、增强股四头肌肌力，维护膝关节稳定的作用。髌骨骨折多见于成年人和老年人，儿童极为少见。

【病因病机】

髌骨骨折可由直接暴力或间接暴力造成，以后者多见。

1. *直接暴力* 多见于屈膝摔倒，髌骨直接受撞击而引起，骨折多呈粉碎型、纵行、边缘型。髌骨前方的股四头肌筋膜以及关节囊一般尚完整，故移位较小，对伸膝功能影响较少。

2. *间接暴力* 由于膝关节在半屈曲位时跌倒，为了避免倒地，股四头肌强力收缩，髌骨与股骨滑车顶点密切接触成为支点，髌骨受到肌肉强力牵拉而骨折，骨折多呈横断骨折。髌骨前方的股四头肌筋膜和关节囊的破裂，两骨块分离移位，伸膝装置受到破坏(图6－57)，如不正确治疗，可影响伸膝功能。

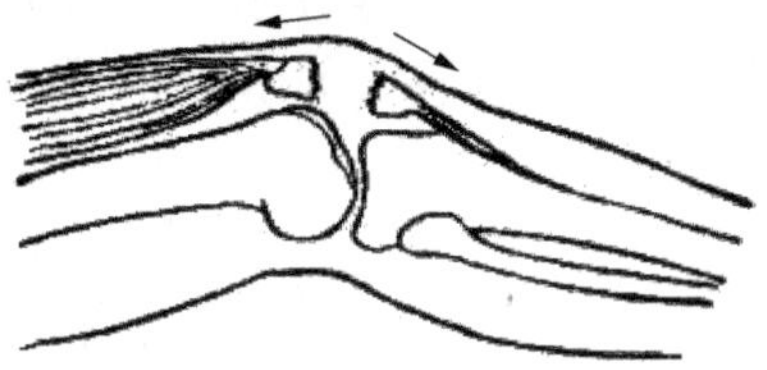

图6－57 髌骨骨折示意图

直接和间接暴力混合损伤的特征是皮肤有直接创伤所致的证据，骨折块有相当大的分离。

【诊断要点】

伤后膝部肿胀、疼痛，膝关节不能自主伸直，常有皮下瘀斑和膝部皮肤擦伤，骨折有分离移位时，可以摸到凹陷呈沟状的骨折断端，可有骨擦音或异常活动。膝关节X线侧、斜位及轴位片可以明确骨折的类型和移位情况。根据受伤史、临床表现和X线检查可作出诊断。

【治疗】

治疗髌骨骨折时，要求恢复伸膝装置的功能，并保持关节面的平整光滑，防止创伤性关节炎的发生。无移位的骨折，可单纯采用抱膝圈固定；有移位的骨折，需手法整复固定；整复困难的应手术治疗。

1. *整复方法* 患膝伸直位，先在无菌操作下抽吸关节腔内积血，再注入1%普鲁卡因溶液10～20 ml局部浸润麻醉，术者用两手拇、食、中指捏住断裂之髌骨两端，挤压合拢，然后用一手的拇、食指按住上下两端，以另一手，触摸髌骨，以确定是否完整。

2. *固定方法*

(1) 抱膝圈固定法：用铅丝做一个较髌骨略大的圆圈，铅丝外缠以较厚的纱布绷带，并扎上四条布带，后侧夹板长度由大腿中部到小腿中部，宽13 cm、厚1 cm。复位满意后，外敷消肿药膏，用抱膝圈固定，腘窝部垫一小棉垫，膝伸直位于后侧板上，抱膝圈的四条布带捆扎于后侧板固定，时间一般为4周(图6－58)。

(2) 抓髌器固定法：适用于有分离移位的新鲜闭合性髌骨骨折，在无菌操作下，麻醉后，抽净膝内积血，将抓髌器间距宽的双钩抓在髌骨上极前缘上，将其间距窄的双钩抓在髌骨下极前缘，拧紧加压螺丝，骨折即可自行复位(图6－59)。术后2日可行走锻炼。

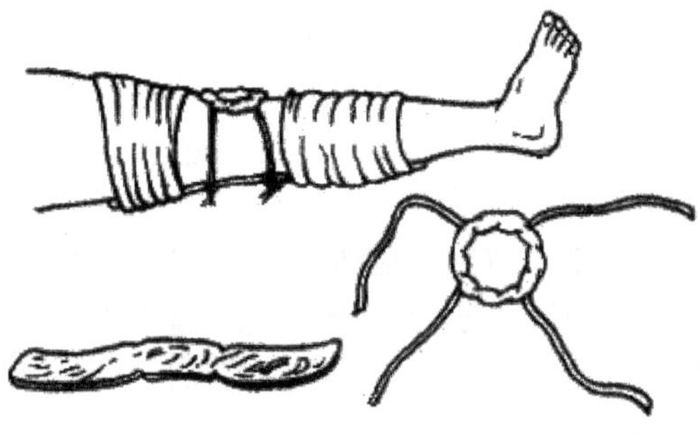

图6－58 抱膝圈固定法

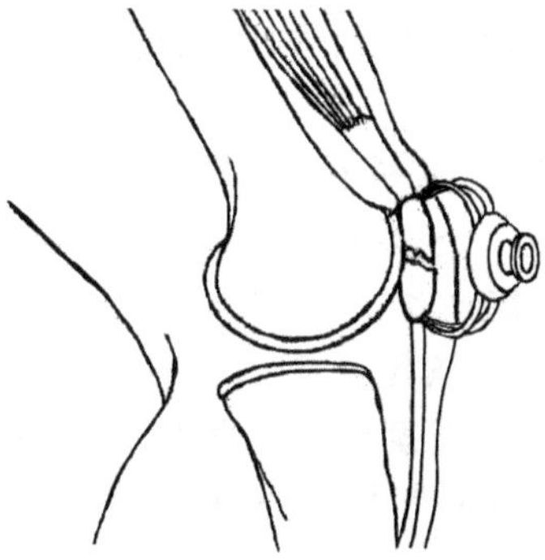

图6－59 抓髌器固定法

3. *手术治疗* 手法整复困难者可考虑手术切开复位内固定术，方法为张力带钢丝内固定或内置聚髌器固定。

4. *药物治疗* 髌骨骨折早期瘀肿非常明显，应重用活血祛瘀消肿的药物；中期应用接骨续筋、通利关节之品，后期服补肝肾，壮筋骨的药物，解除固定后应用中药熏洗。

5. *练功活动* 在固定期间应逐步加强股四头肌舒缩活动，解除固定后，应逐步进行膝关节的屈伸锻炼。但在骨折未达到临床愈合之前，注意勿过度屈曲，避免将骨折处重新拉开。

七、胫骨髁骨折

胫骨上端的扩大部分为内侧髁和外侧髁，其平坦的关节面称胫骨平台。故胫骨髁骨折又称胫骨平台骨折，多发生于青壮年。

【病因病机】

多由高处跌下，足底触地而产生的传达暴力所致。若两侧髁受力不相等时，则受力较大的一髁发生骨折；若内、外两侧髁所受压力相等时，则两侧髁同时发生骨折；膝关节过度内翻和外翻时，亦可造成胫骨内侧髁或外侧髁骨折，同时易发生对侧侧副韧带的撕裂，骨折后多有不同程度的关节面破坏（图6－60）。

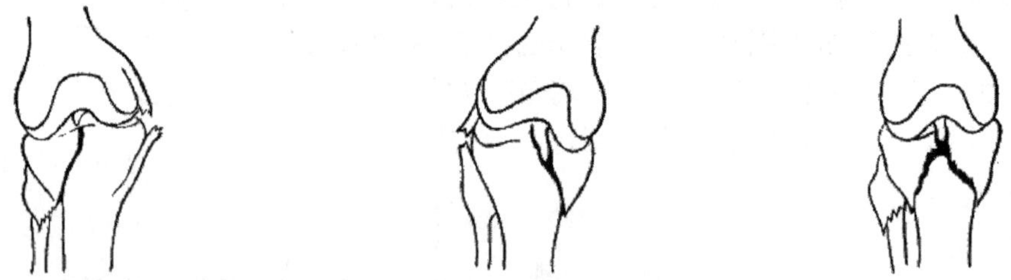

图6－60 胫骨髁间骨折的类型

【诊断要点】

膝部明显瘀肿、疼痛、功能障碍，可有膝外、内翻畸形，X线片可确诊。

【治疗】

无移位骨折，可固定膝关节于伸直约150°位置4～5周；有移位骨折应施行手法整复、撬拨复位、持续牵引治疗，力求恢复胫骨关节面的平整和下肢正常的生理曲线，以防止创伤性关节炎的发生。

1. *整复方法* 患者仰卧，一助手握住患肢足踝部向下用力牵引。若外髁骨折，则令助手在维持牵引下将患肢内收，术者两手四指环抱膝关节内侧，两手拇指推按骨折片向上、向内复位。若内髁骨折，用相反方向的手法整复。双髁骨折者，两助手在中立位强力相对拔伸牵引，继而术者以两手掌根部分置于胫骨上端内外髁处，扣挤复位。

若关节面塌陷者，可在X线透视下，严密消毒，局麻后将钢针刺入塌陷关节面下进行撬拨，使之复位，撬针时应避免伤及腓总神经。

2. *固定方法*

（1）夹板固定：骨折复位后取夹板五块，分别置于膝内、外、后侧及前内外侧处，夹板长度据患肢情况而定，加压垫包扎，另用一长夹板加于后托包扎固定，腘窝垫一小枕，置膝关节于微屈位。

（2）石膏固定：骨折复位后，采用石膏下托固定，石膏从脚踝至股骨干中上段，脚踝处于中立位，膝关节微屈位。固定6～8周，拆除石膏后，进行功能恢复锻炼。

（3）牵引治疗：适用于严重粉碎骨折，手法、手术难以复位者。采用跟骨牵引，以便于膝关节屈伸练习，牵引后早期开始膝关节活动，以利用股骨髁的挤压使胫骨关节面复位，牵引持续6周，3个月后开始练习活动。

3. *手术治疗* 若移位严重，且关节面有塌陷，手法无法复位者，应考虑切开复位和内固定。合并韧带断裂者，早期作韧带修补术或晚期作重建术。

4. *药物治疗* 按骨折三期辨证用药，后期可用中草药熏洗配合膝关节练功活动，以利关节功能恢复。

5. *练功活动* 早期积极作股四头肌舒缩活动及关节屈伸锻炼，解除固定后，在床上练习膝关节屈伸活动或扶拐不负重步行锻炼，5～6周后经检查骨折牢固愈合，方可下地练习负重，应注意负重过早可造成胫骨平台重新塌陷。

八、胫、腓骨干骨折

胫、腓骨干骨折很常见，各种年龄均可发病，尤以10岁以下儿童或青壮年为多。其中又以胫骨干骨折为多，胫、腓骨干骨折次之，腓骨干骨折少见。胫骨干中上段横截面呈三棱形，中下1/3处横断面变成矩形，此处为骨形态改变部位，容易产生应力集中，且该段比较细弱，为骨折的好发部位，由于血供较差，愈合较慢。

【病因病机】

胫、腓骨干可由多种外力导致骨折，如高处坠落，足部先着地，小腿旋转，或受重物打击、挤压等。

1. *直接暴力* 由重物打击或挤压造成，暴力多由外侧或前外侧来，而骨折多是横断、短斜行或粉碎骨折。胫、腓骨两骨折线都在同一水平，软组织损伤较严重（图 6－61①）。

2. *间接暴力* 由高处坠下时的传达暴力或扭伤的扭转暴力所致，多为斜行或螺旋骨折。双骨折时，腓骨的骨折线较胫骨为高，软组织损伤较轻（图 6－61②）。

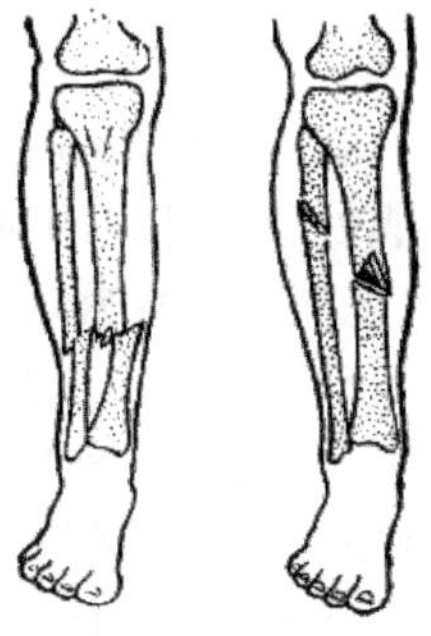

图 6－61 不同暴力所致的胫、腓骨干骨折

骨折后由于暴力的方向、肌肉的牵拉、小腿和足部的重力影响，可以出现重叠、成角或旋转移位。胫骨的位置表浅，前内侧组织少，大部分的肌肉走行于小腿的后外侧，骨折后极易发生骨折端向前内成角移位，造成小腿前内侧开放。胫、腓骨骨折是全身骨干骨折中最易发生开放性骨折的部位。

正常人的踝关节和膝关节是在两个相互平行的轴上运动，若发生成角和旋转移位，必然破坏二轴心的平行关系，既影响步行和负重功能，并可导致创伤性关节炎的发生。

腘动脉在进入比目鱼肌的腱弓后，分为胫前、后动脉，此两动脉都贴近胫骨下行，胫骨上端骨折移位时，有可能损伤血管。由于其特殊解剖关系，也是临床中极易发生筋膜间隔区综合征的部位。

胫骨的营养血管由胫骨干上 1/3 的后方进入，在致密骨内下行一段距离，而后进入髓腔，胫骨中下 1/3 又缺乏肌肉附着，故胫骨干中、下段发生骨折后，往往因局部血液供应不良，而发生迟缓愈合或不愈合。

【诊断要点】

外伤后局部疼痛、肿胀、功能障碍明显，可触及骨擦音和异常活动，移位严重时可出现短缩、成角和旋转等畸形。同时应注意软组织的损伤程度，有无血管及神经的损伤等。当局部肿胀严重、组织张力增加、足趾背伸受限，并出现被动牵拉痛时，应考虑小腿筋膜间隔区综合征的可能。此时应测骨筋膜室内压及超声检查。X 线检查可明确骨折的部位、类型、移位。

【治疗】

胫、腓骨骨折的治疗原则主要是恢复小腿的长度和负重功能，对骨折端的成角和旋转移位，予以完全纠正，恢复膝关节与踝关节二轴心的平行关系。应重点处理胫骨骨折，无移位骨折只需要夹板或石膏固定，直至骨折愈合；有移位的稳定骨折（如横断骨折），可用手法整复，夹板或石膏固定；不稳定骨折（如粉碎骨折、斜行骨折），可用跟骨牵引配合手法整复、夹板固定。开放性骨折应彻底清创，尽快闭合伤口，将开放性骨折变为闭合性骨折进行治疗。如创口条件允许，也可彻底清创后，予以内固定。

1. *整复方法* 患者平卧，膝关节屈曲 20°～30°，一助手用肘关节套住患者腘窝部，另一助手握住足部，沿胫骨长轴作对抗牵引 3～5 分钟，矫正重叠、旋转及成角移位后，根据骨折断端移位方向，利用端挤提按手法到正侧方移位。

2. *固定方法*

（1）夹板固定：根据骨折断端复位前移位的方向及其倾向性而放置适当的压力垫。胫骨前嵴两侧放置两块前侧板，然后分别置放内、外及后侧夹板，用捆扎绳加以固定。在固定期间注意观察肢体末梢血运情况以及胫骨嵴和外踝等骨突部位是否有压迫，并随时对固定进行调节，防止夹板固定过松或者过紧。固定时间一般为 4～6 周，X 线检查达到临床愈合标准，可以解除固定。

（2）石膏固定：复位后长腿石膏外固定，对石膏进行塑形来维持骨折的对位、对线。胫、腓骨干双骨折一般采用石膏上下托固定，保持伸膝 150°左右，防止骨折端的旋转，固定时间与夹板固定相同。

（3）跟骨牵引：适用于斜行、螺旋、粉碎等不稳定骨折和开放性骨折。通过跟骨牵引配合夹板固定进行治疗。

（4）外固定架固定：对于开放性骨折或组织损伤比较严重，无法实施外固定及手术治疗者，可考虑行外固定架固定。

3. *手术治疗* 适用于不稳定骨折或多段骨折以及污染不重并且受伤时间较短的开放性骨折。常用的手术固定方法有外固定器固定、钢板内固定、带锁髓内针内固定等。

4. *药物治疗* 按骨折三期辨证施治。开放性骨折早期在活血祛瘀药中加以凉血清热，祛风解毒之品，如局部肿甚，宜酌加利水消肿之药。骨折后期内治法应着重补气血，养肝肾，壮筋骨。陈旧性骨折实施手法折股或切开复位后，亦应及早使用补法。

5. *练功活动* 固定后,即作踝、足部关节屈伸及股四头肌收缩活动锻炼。跟骨牵引者,3周后可用健腿和两手支持体重抬起臀部。固定期间,定期拍片复查,夹板松动应及时调整,石膏松动及时更换,防止骨折移位。8~10周根据X线片及临床检查,达到临床愈合标准即可去除外固定。

九、踝部骨折

踝关节由胫、腓骨下端与距骨滑车构成。胫骨下端内侧向下突起形成内踝,其后缘向下突出者形成后踝,腓骨下端形成外踝。外踝的位置比内踝低,故踝关节内翻幅度比外翻幅度大。踝关节两侧有内侧的三角韧带和外侧的副韧带连接,控制其内外翻运动幅度。关节囊前后松弛,两侧紧张,并与内外侧韧带相延续,正常时其跖屈背伸运动幅度大,内外翻运动幅度小。由内外踝与胫骨下端前缘和后缘形成的踝穴,距骨居于其中,构成屈戌关节。距骨分为头、颈、体三部,前宽后窄,其上面为鞍状关节面。踝部背伸运动时,距骨头(宽)部进入踝穴,其骨性结构较稳定;跖屈运动时,距骨体(窄)部进入踝穴,其骨性结构不稳定。

【病因病机】

踝关节骨折临床较多见,多发生于青年或成年人。踝关节较其他关节面积小,而负担重量及活动量较大,故易发生损伤。踝关节骨折可有多种外力所致,根据其所受外力作用和骨折移位情况分为外旋、外翻、内翻、跖屈,背伸、纵压和直接外力所致骨折。其中以外旋、外翻骨折较多见。

根据踝关节损伤的程度,可以分为三度:单踝骨折为Ⅰ度;双踝骨折伴距骨轻度脱位为Ⅱ度;三踝骨折伴距骨脱位为Ⅲ度。

1. *外旋骨折* 多为踝部受外旋暴力所致,骨折发生时距骨体外旋撞击外踝造成外踝在关节水平以上发生由内下向外上后走行的螺旋骨折(骨折线高于关节水平)。暴力强大时,内踝受三角韧带的牵拉而发生撕脱性骨折(骨折线低于关节水平)。当距骨体向外侧脱出时,常伴有胫骨下端前缘或者后缘的撕脱骨折(图6-62①)。

2. *外翻骨折* 多为踝部受外翻暴力所致,骨折发生时,距骨体外翻撞击外踝造成由内下向外上走行的斜行骨折(骨折线高于关节水平)。同时内侧三角韧带受牵拉而发生损伤,或造成内踝的撕脱性骨折(横行、骨折线低于关节水平),暴力强大时,可造成距骨向外脱位、合并前缘或后缘的骨折(图6-62②)。

3. *内翻骨折* 多为踝部受到内翻暴力所致,骨折发生时距骨体内翻,外侧副韧带紧张造成外踝的撕脱性骨折(骨折线低于关节水平)。同时距骨体撞击内踝造成内踝斜行骨折(骨折线高于关节水平)。暴力严重时可以造成距骨向内脱位,合并胫骨下端后缘骨折(图6-62③)。

4. *跖屈骨折* 踝部受到跖屈暴力所致,骨折发生时,跖屈的距骨体撞击胫骨下端后缘发生骨折,暴力强大时,可造成距骨的向后脱位和胫骨下端前缘的撕脱骨折(图6-62④)。

5. *背伸骨折* 背伸骨折临床较少见,多为踝部受到背伸暴力所致,此类暴力往往造成距骨的骨折。受伤时距骨体向前移位,造成胫骨下端前缘骨折(图6-62⑤)。

6. *纵压骨折* 多为高处坠落,踝部受到距骨的撞击,胫骨下端在矢状面或冠状面发生"Y"或"T"形骨折,使胫骨下端关节面严重破坏(图6-62⑥)。

7. *直接外力骨折* 本类骨折较少见。多为踝部受到直接暴力打压或挤压造成,骨折多为不规则的粉碎型,伴有严重的软组织损伤。

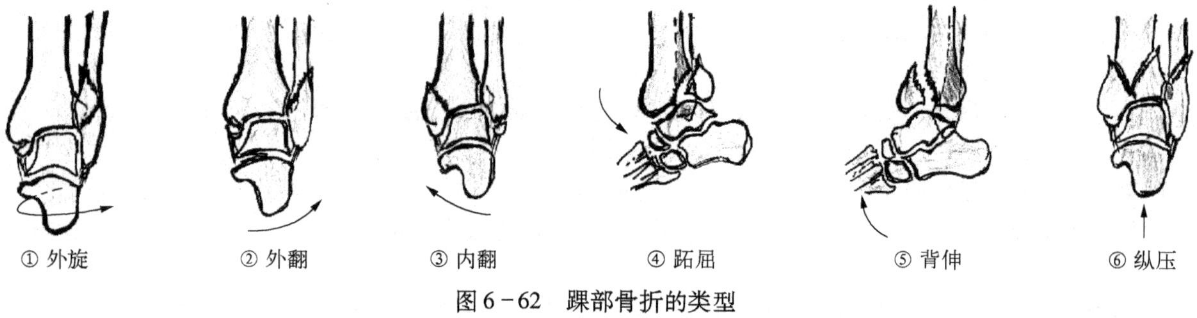

图6-62 踝部骨折的类型

上述类型的骨折是以单一的暴力所致,但踝部受伤机理较为复杂,往往合并多种骨折类型和移位方式。

【诊断要点】

局部瘀肿、疼痛和压痛,功能障碍,可闻及骨擦音。外翻骨折多呈外翻畸形,内翻骨折多呈内翻畸形,距骨脱位时,则畸形更加明显。X线片可显示骨折脱位程度和损伤类型。

【治疗】

踝关节骨折的治疗,重在达到良好对位,恢复关节面的平整,保持踝穴的稳定性,才能保证踝关节的功能。无移位骨折仅将踝关节固定在0°中立位3~4周即可,有移位的骨折脱位应予以整复。

1. 整复方法　患者平卧屈膝,助手抱住其大腿,术者握其足跟和足背作顺势拔伸,外翻损伤使踝部内翻;内翻损伤使踝部外翻;跖屈损伤使踝部背伸;反之,背伸损伤使踝部跖屈;外旋损伤使踝部内旋。如有下胫腓联合分离,可在内、外两踝部加以挤压;如后踝骨折合并距骨后脱位,可用一手握胫骨下端向后推,另一手握前足向前提,并徐徐将踝关节背伸。利用紧张的关节囊将后踝拉下,或利用长袜套套住整个下肢,下端超过足尖20 cm,用绳结扎,作悬吊滑动牵引,使后踝逐渐复位,对于纵压型骨折,可以在手法复位的基础上,配合跟骨牵引治疗。总之,要根据受伤机制和损伤类型并分析X线片,以酌定其整复手法。

2. 固定方法

(1) 夹板固定:先在内外踝的上方各放一塔形垫,下方各放一梯形垫,用五块夹板进行固定,其中内、外、后板上自小腿上1/3,下平足跟,前内侧及前外侧夹板较窄,其长度上起胫骨结节,下至踝关节上。夹板必须塑形,使内翻骨折固定在外翻位,使外翻骨折固定在内翻位。将踝关节固定于0°或中立位4~6周。

(2) 石膏固定:外旋、外翻、内翻型骨折多采用"U"形石膏固定,用以增加侧方应力,防止再移位。外旋骨折应在踝关节中立位固定;外翻骨折在内翻位固定;内翻骨折在中立稍外翻位固定。跖屈、背伸、纵压、直接外力型骨折多采用石膏托固定,跖屈骨折应在踝关节背伸位固定;背伸骨折在跖屈位固定;纵压和直接外力型多采用中立位固定。固定时间为4~6周。

3. 手术治疗　若手法复位失败或开放性骨折脱位,可考虑切开复位内固定;陈旧性骨折脱位则考虑切开复位植骨术或关节融合术。

4. 药物治疗　按骨折三期辨证用药,一般中期以后应注意舒筋活络、通利关节;后期局部肿胀难消,应行气活血,健脾利湿。

5. 整复固定后,鼓励患者作足趾活动和踝部背伸活动　双踝骨折从第3周起,可在保持夹板固定的情况下加大踝关节的主动活动范围,并辅以被动活动。被动活动时,术者一手握紧内、外侧夹板,另一手握前足,使足部作背伸和跖屈活动,但不作旋转和翻转活动。5周后可将外固定打开,对踝关节周围的软组织进行按摩,理顺经络,点按商丘、解溪、丘墟、昆仑、太溪等穴,并配合中药熏洗。在袜套悬吊牵引期间亦多作踝关节的伸屈活动。

十、距骨骨折

足骨由28块小骨组成,其中包括跗骨7块、跖骨5块、趾骨14块、固定的籽骨2块,由韧带与肌肉相连,构成三个主要足弓,即内侧纵弓、外侧纵弓与跖骨间的横弓。足弓有负重、推进行走与吸收人体震荡的功能。距骨是足弓的顶,上与胫骨下端向连接,下连跟骨与舟状骨。

【病因病机】

多因踝背伸外翻暴力所致,如机动车驾驶员足踩刹车时撞车,足踝强烈背伸,胫骨下端的前缘像凿子一样插入距骨颈体之间,将距骨劈成前后两段。如暴力继续作用,则合并跟距关节脱位,跟骨、距骨头连同足向前上方移位。待暴力消失时,因跟腱与周围肌腱的弹性,足向后回缩,跟骨的载距突常钩住距骨体下面之内侧结节,而使整个骨折的距骨体随之向后移位,脱位与胫腓踝穴之后方,距骨体向外旋转,骨折面朝向外上方,甚至还合并内踝骨折(图6-63)。踝跖屈内翻暴力可引起距骨前脱位,单纯跖屈暴力可因胫骨后踝与距骨体后唇猛烈顶压而引起距骨后唇骨折,临床较少见。

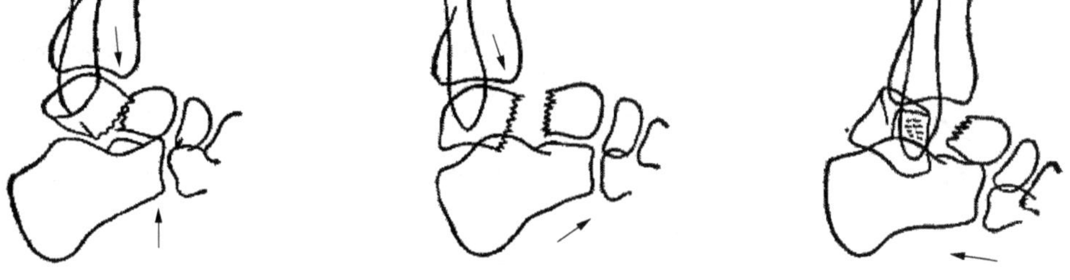

① 距骨颈骨折　② 合并距下关节脱位　③ 合并距骨体后脱位

图6-63　踝背伸外翻暴力引起的距骨颈骨折脱位

距骨表面3/5为软骨面,故发生骨折时,骨折线多经过关节面,发生创伤性关节炎的机会较多。距骨的主要血液供应自距骨颈部进入,距骨颈骨折时,常损伤来自足背的血液供应,所以距骨体很容易发生缺血性坏死。

【诊断要点】

伤后局部肿胀、疼痛、不能站立行走。明显移位时则出现畸形。踝部与跗骨正侧位X线片,可以明确骨折的移位程度、类型及有无合并脱位。

【治疗】

治疗距骨骨折时,要求恢复踝关节的活动功能,并保持关节面的完整光滑,防止创伤性关节炎的发生。无移位的骨折,可采用夹板或石膏固定;有移位的骨折,需手法整复固定;整复困难的应手术治疗。

1. *整复方法* 单纯距骨颈骨折时,患肢膝关节屈曲至90°,术者一手握住前足,轻度外翻后,向下向后推压,另手握住胫骨下端后侧向前端提,使距骨头与距骨体两骨折块对合;合并距骨体后脱位时,应先增加畸形,即将踝关节极度背伸、稍向外翻,以解除载距突与距骨体的绞锁,并将距骨体向前上方推压,使其复入踝穴,然后用拇指向前顶住距骨体,踝关节稍跖屈,使两骨折块对合;距骨后唇骨折伴有距骨前脱位时,先将踝关节极度跖屈内翻,用拇指压住距骨体的外上方,用力向内后方将其推入踝穴。距骨脱位复位后,往往其后唇骨折片亦随之复位。

2. *固定方法* 距骨颈骨折整复后,应将踝关节固定在跖屈稍外翻8周;距骨后唇骨折伴有距骨前脱位者,应固定在功能位4~6周;切开整复内固定或关节融合术者,应用石膏管型固定踝关节在功能位3个月。

3. *手术治疗* 新鲜骨折手法整复失败,可切开整复。距骨体缺血性坏死,距骨粉碎骨折、距骨体陈旧性脱位或并发踝关节严重创伤性关节炎,应行胫距、距跟关节融合术。

4. *药物治疗* 距骨骨折容易引起骨的缺血性坏死。故中后期应重用补气血,益肝肾,壮筋骨的药物,以促进骨折愈合。

5. *固定期间应作足趾、膝关节屈伸锻炼* 解除固定后,应开始扶拐逐渐负重步行锻炼;并实施局部按摩,配合中药熏洗,并进行踝关节屈伸、内翻、外翻活动锻炼、施行关节融合术者,则扶拐锻炼时间要长些。

十一、跟骨骨折

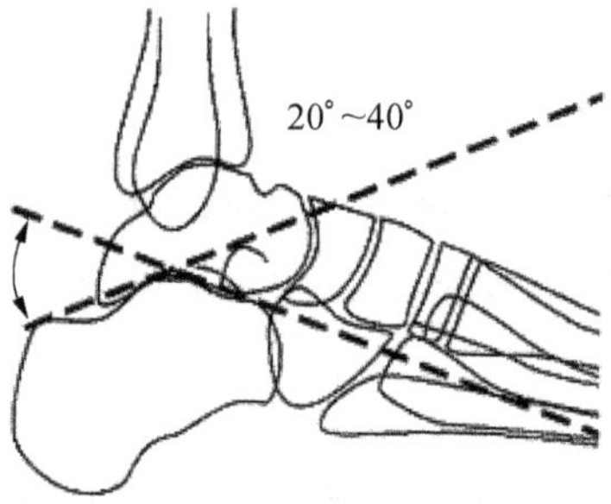

图6-64 跟骨关节结节角

跟骨骨折在跗骨骨折中最为常见,约占60%。跟骨呈不规则长方形,共有6个表面和4个关节面。上表面的3个关节面与距骨形成距跟关节,为重要的负重关节;前表面的1个关节与骰骨形成跟骰关节。跟骨结节上缘与跟距关节面形成30°~40°的角度,称为跟骨结节角(Bohler角),是跟距关系的一个重要标志(图6-64)。跟骨骨折常波及跟距关节,易继发创伤性关节炎。

【病因病机】

多由传达暴力导致,从高处跌下时足跟着地,体重经过距骨传达至跟骨,在地面的反作用力下导致跟骨骨折。少数也因跟腱的牵拉导致撕脱骨折,或者扭伤引起载距突的撕脱骨折。

跟骨骨折类型主要分为:

1. *不波及跟距关节的跟骨骨折* 跟骨结节纵行骨折、跟骨结节水平(鸟嘴形)骨折、跟骨载距突骨折、跟骨前端骨折、接近跟距关节的骨折等(图6-65)。此类骨折预后良好。

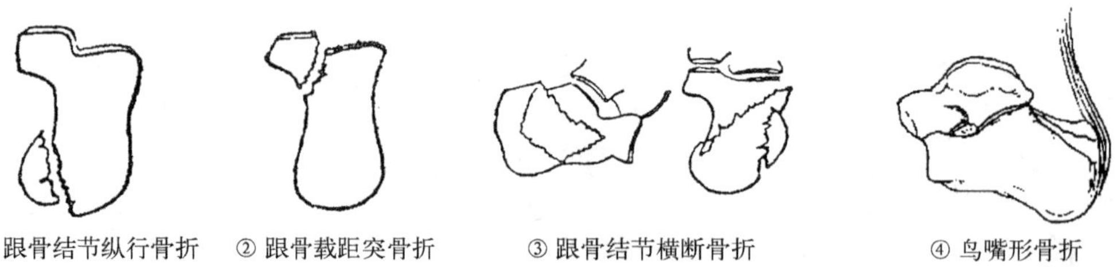

① 跟骨结节纵行骨折 ② 跟骨载距突骨折 ③ 跟骨结节横断骨折 ④ 鸟嘴形骨折

图6-65 不波及跟距关节的跟骨骨折

2. *波及跟距关节的跟骨骨折* 如外侧跟距关节塌陷骨折、全部跟距关节塌陷骨折等。治疗难度较大,预后不良,容易继发创伤性关节炎而影响功能,是跟骨骨折治疗的难点之一(图6-66)。

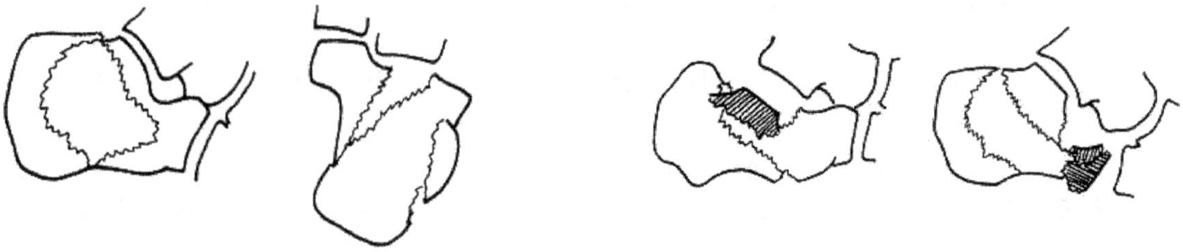

① 外侧跟距关节塌陷骨折　　　　② 全部跟距关节塌陷骨折

图 6－66　波及跟距关节的跟骨骨折

【诊断要点】

有明显的外伤史，多有高处跌落，或者足部扭伤史。跟部疼痛、压痛、肿胀，皮下瘀斑，足跟不能着地，可伴有足、踝部关节活动受限，足跟横径增宽，足弓塌陷，或足部内外翻畸形。应注意检查足筋膜间隔综合征，同时可能因暴力向上传达而导致同侧下肢其他部位、骨盆以及脊柱和颅脑的损伤，应注意检查，以免漏诊。足侧位以及跟骨轴位 X 线检查，一般可以判断骨折以及其类型，轴位片可显示跟距关节以及载距突的骨折，如累及关节可进一步进行 CT 检查。

【治疗】

治疗思路是恢复跟骨与距骨的对位关系及关节面的平整，还原结节关节角，尽量恢复足弓以及纠正跟骨体增宽，避免日后可能出现的创伤性关节炎、足跟痛、足弓塌陷而影响负重和行走。对无移位的骨折，外敷活血止痛的中药，局部制动，扶拐不负重行走 3～4 周后可逐渐负重练习。有移位的骨折需要用手法复位或手术治疗，尤其是累及关节面的骨折则原则上应解剖复位。

1. 整复方法

（1）不波及跟距关节面骨折：跟骨结节纵行骨折，挤按手法一般皆可复位。跟骨结节水平（鸟嘴形）骨折，主要因跟腱的撕脱导致，整复时应尽量保持跟腱的松弛。患者仰卧，屈膝跖屈，术前轻轻按揉小腿三头肌，使其放松，助手固定小腿，术者用拇及食指顺着跟腱两侧向下，用力推挤移位的骨块，使其复位。载距突骨折有移位时，仅用拇指将其推归原位即可。接近跟距关节的骨折的整复方法同波及跟距关节的骨折。

（2）波及跟距关节的骨折：患者平卧，屈膝 90°，一助手握住小腿，另一助手握前足，牵引至极度跖屈位，术者双手合拢，用大鱼际叩挤跟骨内外两侧，纠正跟骨体增宽，同时尽量向下牵拉以恢复正常结节关节角，叩挤并摇摆，直至骨擦感逐渐消失。

2. 固定方法　无移位骨折一般不作固定。载距突骨折、跟骨前端骨折，仅用石膏托固定患足于中立位 4～6 周。对于波及跟距关节的骨折，手法复位成功后可用夹板固定，跟骨两侧各置一棒形纸垫，用四块夹板，维持患足于跖屈位，进行超踝关节固定，夹板固定的优点在于其可调性和有限范围内可进行早期功能锻炼，一般固定 6～8 周。

3. 手术治疗　对于手法复位不满意，或者关节面塌陷严重，应采用针拨复位固定术或者切开复位内固定术治疗。选择手术治疗应严格考虑年龄、全身情况、局部条件、骨折类型以及手术时机等综合因素，尽量降低感染等手术并发症的发生。

4. 药物治疗　按骨折三期用药，解除外固定后加强熏洗，同时注意保暖，避免风寒湿侵袭。

5. 练功活动　复位后即作膝及足趾屈伸活动。一般骨折，固定 1 周后，扶双拐不负重行走，锻炼足部活动。波及关节面骨折而关节面塌陷粉碎明显者；2 周后不负重下地活动，利用夹板固定期间的足部活动，通过关节的自行模造作用而恢复部分关节功能；6～8 周后逐渐下地负重。

十二、跖 骨 骨 折

跖骨骨折在足部骨折中最常见，由并列的 5 根长管状跖骨形成足部横弓，第 1、5 趾骨头成为足内外侧纵弓前端的支重点，与跟骨共同成为足底主要的三个负重点。第 1 跖骨相对短粗，骨折发生几率小；第 5 跖骨基底部可在足底外缘明显触及到，有腓骨短肌和第三腓骨肌肌腱附着。

【病因病机】

直接暴力、肌肉牵拉、累积应力等可导致不同部位、不同类型的骨折。

1. 直接暴力　车轮碾伤、重物砸伤等作用于足背导致跖骨骨折，一般第 2～4 跖骨骨折多见，并且多为多根、粉碎骨折(图6-67)。造成开放骨折后,感染率较高。有时因骨折端移位,压迫足背动脉弓而可能造成前足缺血,甚至坏死。

2. 肌肉牵拉　足内翻扭伤时,因骨短肌、第三腓骨肌肌腱的强烈牵拉,会导致第5跖骨基底部撕脱骨折,一般移位不大(图6-68)。

3. 累积应力　长途行军,长跑等原因,对第2、3跖骨颈部形成持续反复的应力刺激,累积应力会逐渐导致此处疲劳骨折,又称行军骨折。因骨折不完全,骨折线不明显,同时有骨膜增生或者骨痂,容易误诊或者漏诊(图6-69)。

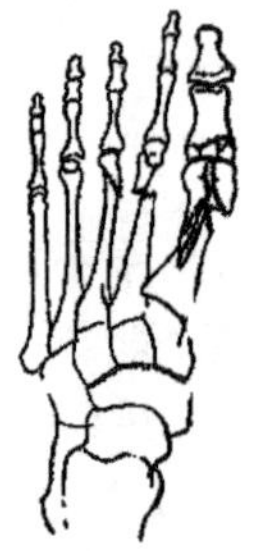

图6-67　直接暴力导致的跖骨骨折

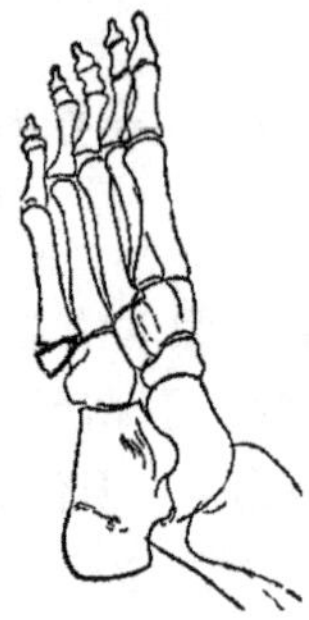

图6-68　第5跖骨基底部骨折

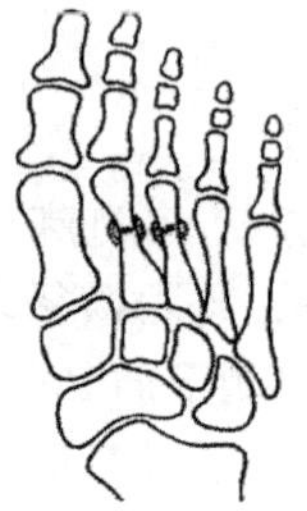

图6-69　第2、3跖骨疲劳骨折

【诊断要点】

(1) 有足部碾压或者砸伤、扭伤或者超负荷运动的病史。

(2) 局部疼痛、压痛、肿胀、功能障碍,可有骨擦音及畸形。疲劳骨折可有纵向叩击痛,同时疼痛有渐进性加重的过程。第5跖骨基底部骨折则足底外缘体表处压痛明显,足部内翻时疼痛加重的特点。

(3) 常规行足部X线正、斜位片检查,直接暴力导致的骨折应注意观察骨折部位、移位程度及方向。第5跖骨基底部撕脱骨折应与骨骺以及籽骨相鉴别,应结合临床症状,必要时与健侧对比。疲劳骨折早期X线表现可能为阴性,应结合职业、病史以及症状体征来确诊,2~3周后重新检查可见球形骨痂形成。

【治疗】

治疗思路是恢复足部横弓及纵弓,还应重视足底触地负重的特点,避免因移位遗留导致足底疼痛。早期开放骨折应彻底清创抗感染,注意足背动脉是否有压迫。对于无移位骨折、疲劳骨折、第5跖骨基底部骨折无须复位,中药外敷,简单固定或者不固定,休息4~6周即可,应避免过早负重行走而导致再次移位。有移位的骨折则手法复位,夹板或石膏固定。

十三、趾 骨 骨 折

趾骨骨折占足部骨折第二位,因其排列于足部最前端,容易受到垂直以及纵向暴力而发生骨折。除了第1趾骨远、近两节以外,其余四趾均有远、中、近三节趾骨组成。第1趾粗大有力且较长。

【病因病机】

多因重物砸伤或踢伤所致,前者多为粉碎或纵裂骨折,后者多为横断或斜行骨折,常合并皮肤或趾甲损伤。第5趾骨骨折发生率最高,粉碎性和开放性骨折多见,易感染。

【诊断要点】

明显的外伤史,局部疼痛、肿胀瘀斑、压痛明显。常伴有趾甲劈裂、脱落或者甲下血肿。

【治疗】

第1趾骨近节骨折复位要求相对较高,因其在行走时作用较大。开放骨折则应清创,保持清洁干燥,避免感染。甲下血肿时,放血减压或者拔除趾甲。复位时,术者一手固定近端,另一手拇、食指持远端,徐徐牵引的同时端挤归正。复位后,用竹、铝片夹板或者邻趾固定,亦可用足底短腿石膏托固定3~4周即可。

(李　波　付庆鹏　嘎拉台　董　平)

第四节　躯 干 骨 折

躯干骨由脊柱(33个脊椎骨)、胸骨(胸骨柄、胸骨体和剑突)、肋骨(12对)和骨盆(髋骨、耻骨、坐骨)所组成,脊柱的下段(骶椎和尾椎)构成骨盆的后壁;脊柱的胸段,与两侧肋骨及胸骨组成胸廓,支撑着人体的上身,保护位于胸腔、腹腔和盆腔内的重要脏器。躯干骨损伤的致伤暴力强大,损伤机制复杂,往往合并内脏组织结构及脊髓的破坏,产生严重的并发症,可致终身残疾甚至死亡。因此,对于躯干骨折的诊断和治疗,应当既要重视骨折,也要重视并发的内脏及脊髓的损伤及其对全身和局部生理功能的影响。

一、肋骨骨折

肋骨共12对,呈弓形,分左右对称排列,与胸椎和胸骨相连构成胸廓,有支持和保护内脏的重要作用。上7对肋骨借助软骨直接附着于胸骨,称为真肋。下5对称假肋,第8~10肋骨借第7肋软骨间接与胸骨相连,第11~12肋骨前端游离,称为浮肋。肋骨呈扁平,为两层薄弱的皮质骨中包裹一层松质骨,较为脆弱。

肋骨骨折临床多见,好发于成人和老年人,青少年则少见。一肋一处骨折多见;多肋多处骨折少见,可并发内脏损伤,严重者危及生命。老年人肋骨骨质疏松,容易发生骨折。已有恶性肿瘤转移灶的肋骨,也易发生病理性骨折。第4~7肋骨长而薄且固定,在外力作用下较易发生骨折,骨折部位常在前外侧。

因肋骨与肋骨之间均有肋间肌,即由肌间内肌和肋间外肌交叉固定,将肋骨连成一体,故肋骨骨折一般移位较少发生。

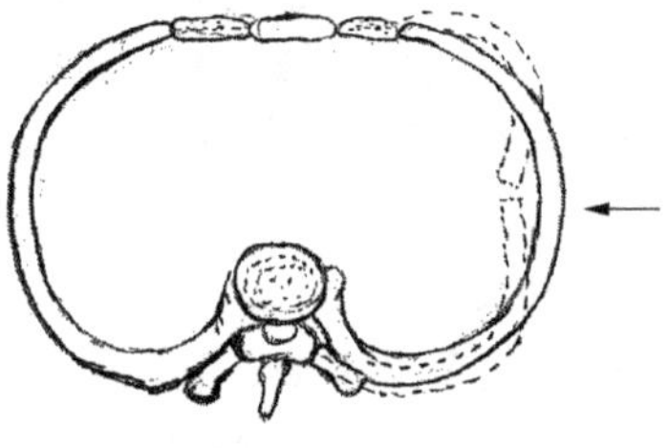

图6-70 直接暴力

【病因病机】

1. *直接暴力* 拳棒打击、车辆碰撞等外力直接作用于肋骨,该处肋骨被迫向胸廓内陷而致骨折,造成骨折端向内塌陷。此类骨折易伤及胸膜和肺脏,造成气胸、血胸的机会也较多(图6-70)。

2. *间接暴力* 如塌方、车轮碾轧、重物挤压等,使胸廓受到前后方向挤压的暴力,肋骨被迫向外弯曲凸出,在最突出处发生骨折,多发生在腋中线附近(图6-71①)。亦有因暴力打击前胸,而致后肋骨折,或打击后胸而致前肋骨折(图6-71②)。骨折多为斜行,断端向外突出,刺破胸膜的机会较少,偶尔刺破皮肤,造成开放性骨折。

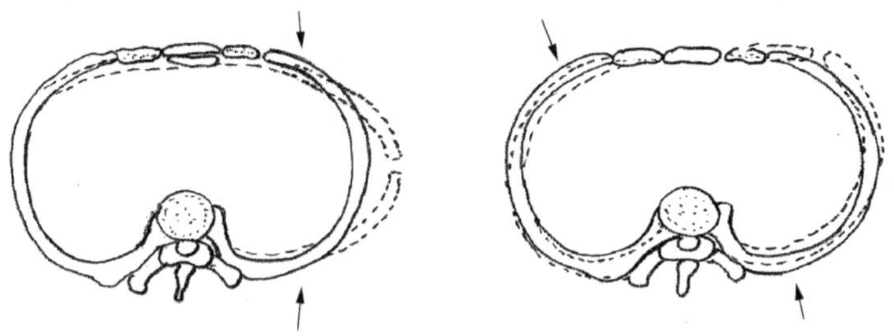

① 挤压及打击前胸,后肋骨折　② 打击后胸,前肋骨折

图6-71 间接暴力

3. *肌肉收缩* 长期剧烈咳嗽或喷嚏时,胸部肌肉急剧而强烈的收缩,亦可偶发肋骨骨折,但多发生在体质虚弱、骨质疏松者。

肋骨骨折多为闭合性骨折,可发生于一根或数根。一根肋骨一处骨折者,称为单处骨折,肋骨两处骨折者,称双处骨折。多根双处骨折时可造成肋骨断段的游离,使该处胸廓失去支持,形成浮动胸壁,产生反常呼吸运动,即吸气时因胸膜腔负压增加而向内凹陷;呼气时因胸膜腔内负压减低而向外凸出,使肺的通气功能障碍,严重影响呼吸和循环功能。若骨折断端刺破胸膜,空气从外界进入胸膜腔,则可并发气胸,流入的空气使患侧肺压缩,影响正常呼吸功能和血液循环。如胸膜穿破口已闭,不再有空气进入胸膜腔,则称为闭合性气胸;如胸膜穿破口未闭,空气仍自由沟通,则称为开放性气胸;若胸膜穿破口形成阀门,吸气时空气通过破裂口进入胸膜腔,呼气时则不能将空气排出,胸腔内压力不断增加,对肺的压迫和纵隔推移也愈来愈大,则称为张力性气胸。若骨折端刺破胸壁和肺的血管,血液流入胸膜腔,即为血胸,多与气胸同时发生,称为血气胸。

【诊断要点】

伤后局部肿胀、疼痛,有血肿或瘀斑。咳嗽、打喷嚏、深呼吸或躯干转动时疼痛则加重。患者多能指出骨折部位,检查时骨折处有压痛或畸形。有时可摸到骨擦音。两手分别置于胸骨和胸椎,前后挤压胸廓,或左右挤压胸廓,均可引起骨折处剧烈疼痛(图6-72)。

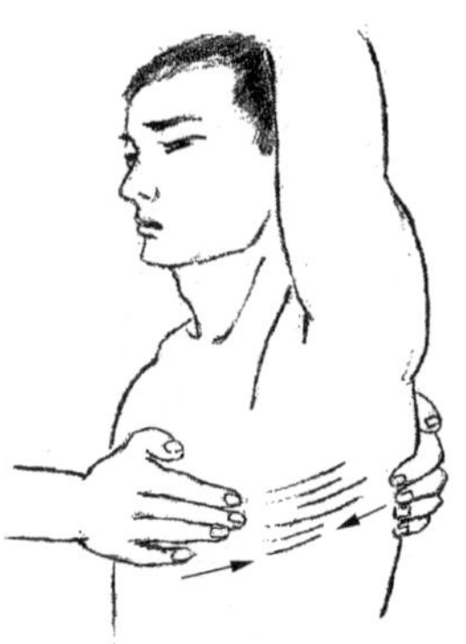

图6-72 胸廓挤压试验阳性

X线检查甚为重要,凡是胸部外伤患者,疑有骨折,必须拍摄胸部X线正、侧、斜位片,必要时行CT或三维CT检查,明确肋骨骨折的部位、根数及移位情况,更重要的是检查有无气、血胸的发生及其程度如何。如气胸量多时,肺可被压缩,纵隔可向健侧移位。血胸量少,仅肋间角消失,大量的血胸时,则全肺被液体阴影所掩盖。如同时存在气血胸时,则出

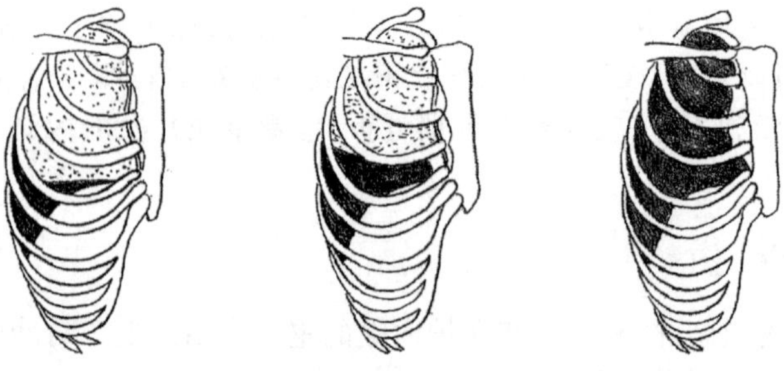

图 6-73　血胸

现液平面(图 6-73)。

【治疗】

单纯肋骨骨折,因有肋间肌固定和其余肋骨支持,所以多无明显移位,且较稳定,一般不需整复。即便是畸形愈合,亦不妨碍呼吸运动。如有肋骨骨折合并其他并发症时,必须及时处理,否则会造成严重后果。一般肋骨骨折的处理如下。

1. 整复方法

(1) 坐位整复法:患者正坐,助手在患者背后,将一膝顶住患者背部,双手握其肩,缓缓用力向后方拉开,使患者挺胸,医生一手扶健侧,一手按定患侧,用挤按手法将高凸部分按平。若患者身体虚弱时,可取仰卧位,背部垫高,同样采用挤按手法将骨折整复。

(2) 卧位整复法:患者仰卧位,一助手双手平按患者上腹部,令患者用力吸气,至最大限度再用力咳嗽,同时助手用力按压上腹部,术者以拇指下压突起之肋骨端,即可复位。若为凹陷骨折,在咳嗽的同时,术者双手对挤患部的两侧,使下陷者复起。

2. 固定方法

(1) 胶布固定法:患者正坐,在贴胶布的皮肤上涂复方安息香酸酊,作呼气时使胸围缩至最小,然后屏气,用宽 7~10 cm 的长胶布,自健侧肩胛中线绕过骨折处紧贴到健侧锁骨中线,第 2 条盖在第 1 条的上缘,互相重叠 1/2,由后向前、由下至上地进行固定,直至将骨折区和上下邻近肋骨全部固定,以跨越骨折上、下各两肋为宜,固定时间 3~4 周(图 6-74)。若皮肤对胶布过敏或患有支气管哮喘、慢性支气管炎、肺气肿,或老人心肺储备能力有限者,因半环式胶布固定可加重呼吸限制而不宜采用。

(2) 宽绷带固定法:适用于老年人或皮肤对胶布过敏者。骨折复位后,局部肿不甚者,可外贴伸筋膏,肿甚者外敷祛瘀消肿膏,然后覆以硬纸壳,胶布贴于胸壁,再用宽绷带或多头带包扎外固定。敷药者 3~5 天更换一次,后贴伸筋膏,继续固定 3~4 周(图 6-75)。

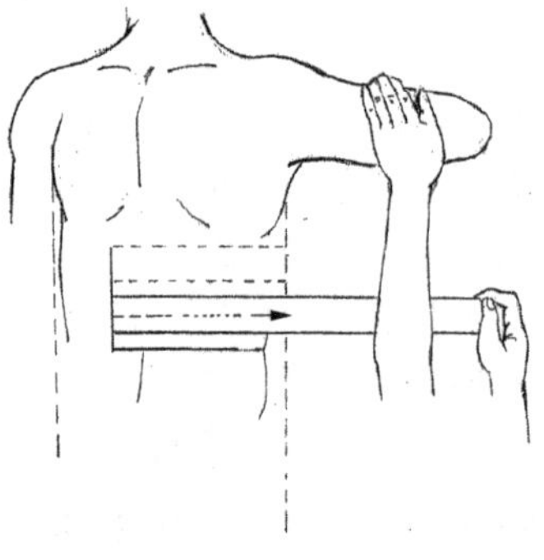

图 6-74　肋骨骨折胶布固定法

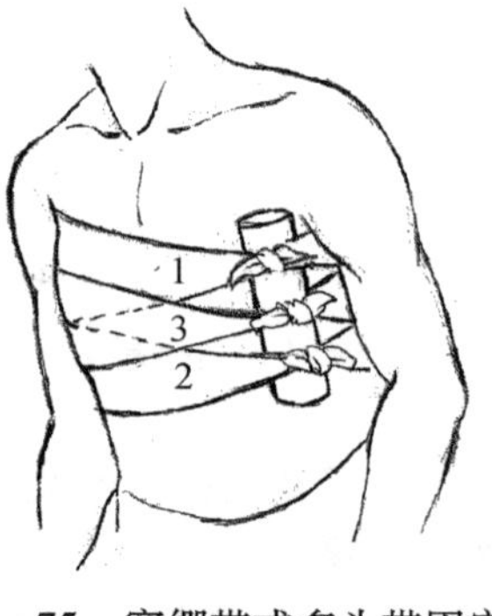

图 6-75　宽绷带或多头带固定法

(3) 肋骨牵引固定法:适用于单根多发或多根多发骨折。为了减少反常呼吸引起的生理障碍,固定胸壁,必要时行肋骨牵引治疗。

3. 药物治疗

(1) 内治:初期应活血化瘀,理气止痛。伤血为主者,可选用复元活血汤、血府逐瘀汤;伤气为主者,可选用柴胡疏肝散、金铃子散,加用款冬花、桔梗、杏仁、黄芩等,以宣肺止咳化痰;痛甚者加云南白药或三七;咯血者加仙鹤草、血余炭等。中期以接骨续筋为主,内服接骨紫金丹。后期胸肋隐隐作痛或陈伤者,宜化瘀和伤,行气止痛,可选用三棱和伤汤;气血虚弱者,用八珍汤合柴胡疏肝散。

(2) 外治:初期可选用消肿散、消肿止痛膏。中期用接骨续筋膏或接骨膏。后期用狗皮膏或万灵膏敷贴,或用海桐皮汤熏洗。

4. 合并症的处理　肋骨骨折引起的疼痛、血气胸及肺部感染,可严重影响患者的呼吸循环功能,导致进行性低氧血症,甚至死亡,应引起高度重视并积极采取措施加以处理。

(1) 气胸:闭合性气胸而胸腔积气较少者,对肺功能影响不大,不需特殊处理,积气往往能自行吸收。若积气较多时,有胸闷、气急、呼吸困难,考虑为张力性气胸时,需紧急在前胸第 2 肋间隙插入一针头排气,暂时降低胸腔内压力,以后插入胸腔引流管进行水封瓶引流。开放性气胸急救时可用消毒的纱布或凡士林油纱布填塞伤口包扎，阻止胸腔与外界空气相通，待病情好转后，再进行清创术。

(2) 血胸：非进行性血胸如积血多者，可在伤后12～14小时后，在腋后线第6～7肋间隙进行胸腔穿刺，抽出胸腔积血，可分次抽出，每次抽吸后注入抗生素，预防感染。对进行性血胸，在积极抢救休克后，进行开胸探查，术后插入引流管，水封瓶引流。

(3) 疼痛：用0.5%盐酸利多卡因溶液50 ml注射于骨折部位，对消除肋骨骨折引起的严重疼痛有效，止痛时间长达2～3小时，必要时可重复使用。也可行肋间神经封闭，阻滞范围除肋骨骨折部位的肋间神经外，还应包括骨折部位上、下各一肋间神经。

(4) 肺内感染：由患者或护理人员扶按伤处，鼓励并协助患者咳嗽、排痰，多作深呼吸。用庆大霉素加α-糜蛋白酶雾化吸入，以稀释痰液，有助排痰。有慢性阻塞性肺部疾病或已发生肺部感染者，应及时做痰细菌培养加药敏，全身应用敏感抗生素。

5. 练功活动 患者经整复固定后，一般均应下地活动，重伤员需卧床者，可抬高床头取半坐卧位，并锻炼腹式呼吸运动。有痰者，护理人员或患者自行扶住伤处后，鼓励患者咳痰，待症状减轻后即应下地活动。

二、脊柱骨折

脊柱是躯干的中轴。是负重、运动、吸收震荡及平衡肢体的重要结构，具有保护及支持内脏、脊髓的作用。

脊椎由33个椎骨组成，其中颈椎7节，胸椎12节，腰椎5节，骶椎5节及尾椎4节。成人骶椎已融合为一体，尾椎亦合成一个尾骨。因此，成人椎骨只有26个，能活动的只有24个椎体。椎体与椎体间借椎间软骨盘连接，共有23个椎间盘。

人类直立的脊柱有四个弯曲的类似弹簧作用的生理弧度，即颈段前凸、胸段后凸、腰段前凸、骶尾段后凸，借椎间盘和生理弧度，以缓冲外力对脊柱的冲击和震荡。

脊柱的运动和稳定，依赖于脊柱周围的肌肉舒缩和固定作用，使脊柱能作出各种灵活动作。因此，可以认为肌肉是脊柱稳定的外在平衡，两者是相辅相成的。故在脊柱损伤时，应考虑两者的关系。

脊髓有两个膨大部分，一个在第4颈椎～第1胸椎椎体之间，上肢的运动和感觉中枢集中于此；一个在第10胸椎～第1腰椎椎体之间，下肢运动和感觉中枢以及膀胱自主排尿中枢集中于此。因此，当脊髓膨大部或膨大部以上的脊椎发生骨折脱位，造成脊髓损伤，可引起损伤部位以下瘫痪。

脊柱骨折为骨科常见骨折。其发生率占全身骨折的5%～6%，以胸腰段骨折发生率高，其次为颈、腰椎，胸椎最少，常伴有脊髓或马尾神经损伤。

【病因病机】

1. 依据损伤机制分类

(1) 屈曲型损伤：脊椎在屈曲位受到暴力作用或暴力造成脊柱过度屈曲所致。外力集中到椎体前部，使脊柱相应部位椎体前半部受到上下位椎体、椎间盘的挤压而发生压缩性骨折，其后部的棘上韧带、棘间韧带、关节突关节囊受到牵张应力而断裂，上位椎体向前下方移位，引起半脱位，椎体后部的附件包括椎板、椎弓根、关节突、横突与棘突，可发生撕脱、断裂、脱位或绞锁，严重者常并发脊髓损伤，但椎体后侧皮质并未压缩断裂。屈曲型骨折占所有脊椎骨折脱位的90%以上，其中大部分发生在胸腰段。活动范围较大的下段颈椎和胸腰椎结合部(第11胸椎～第2腰椎)最为多见。

(2) 过伸型损伤：脊柱在过伸位受到暴力作用或暴力迫使脊柱过伸造成的损伤。当患者从高处仰面摔下，背部或腰部撞击木架或地面坚硬物体上，被冲击的部位形成杠杆支点，使脊柱骤然过伸，造成前纵韧带断裂，椎体前下或前上缘撕脱骨折，棘突椎板相互挤压而断裂，严重时上位椎体可向后移位。

(3) 垂直压缩型损伤：脊柱受到垂直暴力作用而发生的损伤。如高处掉落的物体纵向打击头顶，或跳水时头顶垂直撞击地面，以及人从高处坠落时臀部触地，均可使椎体受到椎间盘挤压而发生粉碎骨折，骨折块向四周“爆裂”移位，尤其是椎体后侧皮质断裂，骨折块突入椎管造成椎管变形，脊髓损伤。

(4) 侧屈型损伤：暴力迫使脊柱侧屈而发生的损伤。如高处坠落时一侧臀部触地，或因重物压砸使躯干向一侧弯曲，而发生椎体侧方楔形压缩骨折，其对侧受到牵张应力，引起神经根或马尾神经牵拉性损伤。

(5) 水平剪力型损伤：又称安全带型损伤，多属屈曲分离型剪力损伤。高速行驶的汽车在撞车瞬间患者下半身被安全带固定，躯干上部由于惯性而急剧前移，以前柱为枢纽，后、中柱受到牵张力而破裂张开，造成经棘上棘间韧带-后纵韧带-椎间盘水平断裂；或经棘突-椎板-椎体水平骨折，往往移位较大，脊髓损伤多见。

(6) 撕脱型损伤：由于肌肉急骤而不协调收缩，造成棘突或横突撕脱性骨折，脊柱的稳定性不受破坏，骨折移位往往较小。

老年人由于内分泌功能减退而致骨质疏松，尤其是老年妇女停经以后，骨质明显疏松。椎体对负重受压的承受力差，稍受外力挤压时，即可引起压缩性骨折，椎体多呈现鱼椎骨状的双凹形改变。如蹲下提重物、滑倒着地，或乘车颠簸，虽然外力较轻也可致骨折。

2. 依据骨折形态分类

（1）压缩骨折：椎体前方受压缩呈楔形变。压缩程度常以椎体前缘高度与后缘高度的比值计算。分度则以前缘高度与后缘高度之比。Ⅰ度为1/3，Ⅱ度为1/2，Ⅲ度为2/3。

（2）爆裂骨折：椎体呈粉碎骨折，骨折块向四周移位，向后移位可压迫脊髓及神经。椎体前后径和横径均增宽，两侧椎弓根距离加宽，椎体高度减小。

（3）撕脱骨折：在过伸及过屈位损伤时，在韧带附着点发生撕脱骨折，或旋转损伤时的横突骨折。

（4）骨折脱位：脊柱骨折合并脱位。脱位可为椎体向前或向后移位，并有关节突关节脱位或骨折；也可为旋转脱位，一侧关节突绞锁，另一侧半脱位（图6-76）。

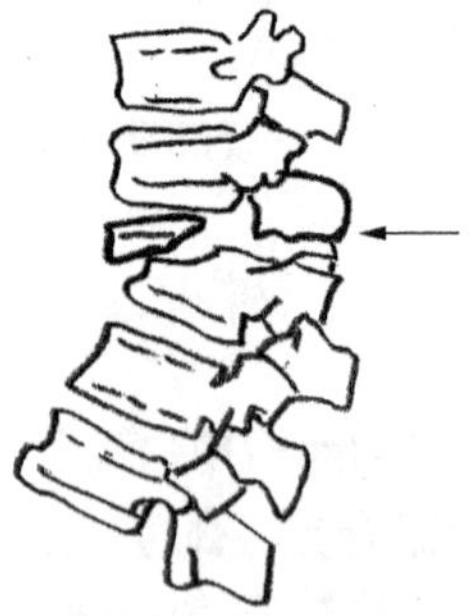

图6-76 骨折脱位

根据损伤后脊柱的稳定程度分为稳定性损伤与不稳定性损伤。无论是搬运或脊柱活动，骨折无移位趋向者，称为稳定性损伤，如单纯椎体压缩性骨折不超过1/3、单纯横突棘突骨折等。在严重外力作用下，除椎体、附件骨折外，还常伴有韧带、椎间盘损伤，使脊柱的稳定因素大部分被破坏，在搬运中易发生移位而损伤脊髓或马尾神经，称为不稳定性损伤，如骨折脱位、椎体爆裂性骨折、压缩性骨折超过1/2者。

【诊断要点】

1. 外伤史　患者有明显的外伤史，如高处坠落、车祸、重物砸伤、坍塌事故等均可能发生脊柱损伤。应详细了解暴力作用过程和部位、受伤时的姿势及搬运情况。在颅脑外伤、醉酒意识不清时，应特别注意排除颈椎损伤。

2. 临床表现　伤后脊柱疼痛及活动障碍为主要症状。脊柱可有畸形，脊柱棘突骨折可见皮下瘀血。伤处局部有疼痛，如颈项痛、胸背疼、腰痛或下肢疼痛等。棘突有明显浅压痛。脊背部有肌痉挛，骨折部有压痛和叩击痛。颈椎骨折时，屈伸运动或颈部旋转运动受限。胸椎骨折时，躯干活动受限，如伴肋骨骨折者可有呼吸受限或呼吸音减弱。腰椎骨折时，腰部有明显压痛，伸、屈下肢时腰痛。腰部活动明显受限。因腰椎骨折引起腹膜后血肿者，可伴腹部胀痛、胃纳不佳、肠鸣音减弱、便秘、腹部有压痛或反跳痛，舌苔薄白或黄腻，脉弦数等瘀血内阻的里实证。脊柱骨折时每因活动或搬动引起局部剧痛。

颈、胸椎骨折可并发脊髓损伤，腰椎骨折可并发脊髓圆锥和马尾神经损伤。可致患者四肢瘫、截瘫和大小便功能障碍等。

3. 影像学检查

（1）X线检查：对确定脊柱损伤的部位、类型和程度，以及在指导治疗方面具有极为重要的价值，是诊断脊柱损伤的首选方法。任何脊柱损伤均应摄正侧位X线片，或加拍斜位片，应注意查看骨折或脱位的部位和类型；椎体压缩、前后左右移位、成角和旋转畸形及其程度；椎管管径改变；棘突间距增大及椎板、关节突、横突、棘突骨折及其程度；如陈旧性损伤判断其是否稳定，应拍摄损伤节段的前屈、后伸侧位片。

（2）CT扫描：能清楚地显示椎体、椎骨附件和椎管等结构复杂的解剖关系和骨折移位情况，其突出的优点是不受自身影像重叠及周围软组织掩盖影响，对周围软组织具有很高的分辨率。对于观察椎管周围的附件损伤，特别是用一般X线检查很难显示的寰枕部、颈胸段损伤，更具优越性。但如果CT扫描层面间距过大，可遗漏病变区域。另外，不能发现多节段损伤也是其缺陷。CT的三维成像可进一步表达骨折的具体情况。

（3）MRI：具有多平面成像及很高的软组织分辨力，能非常明确地显示脊髓和椎旁软组织是否损伤及损伤的具体细节，是脊髓损伤最有效的影像学检查手段。可通过观察脊髓内部信号改变和椎管内其他结构的创伤情况，来判断脊髓损伤程度，对制订治疗方案、评估预后有较大的指导意义。

4. 电生理检查　包括肌电图和体感诱发电位（somatosensory evoked potentials，SEP）检查等，能确定脊髓损伤的严重程度，帮助预测功能恢复情况，并对脊柱脊髓手术起到监护脊髓功能的作用。当伤后仍有或伤后不久就出现体感诱发电位者，其恢复的可能性较大，而且体感诱发电位的改善往往先于临床体征。如伤后体感诱发电位完全消失，多预示脊髓的完全性损伤。

【治疗】

1. 急救处理　脊柱骨折和脱位的正确急救处理，对患者的治疗及预后有重要意义。在受伤现场应就地检查，首先要明确脊柱损伤的部位。其次要观察伤员是否有截瘫并确定截瘫部位。以此作为搬运时的依据。搬运过程中，原则上脊柱保持平直，避免屈曲和扭转。可采用两人或数人在患者一侧，动作一致地平托头、胸、腰、臀、腿的平卧式搬运，或同时扶住患者肩部、腰、髋部的滚动方式，将患者移至硬性担架上。对颈椎损伤者，应由一人专门扶住头部或用沙袋固定住头部，以防颈椎转动。切忌用被单提拉两端或一人抬肩、另一人抬腿的搬运法，因其不但会增加患者的痛苦，还可使脊椎移位加重，损伤脊髓。由于导致脊柱损伤的暴力往往巨大，在急救时应特别注意颅脑和重要脏器损伤、休克等的诊断并优先处理，维持呼吸道通畅及生命体征的稳定。

2. 整复方法　根据脊柱损伤的不同类型和程度，选择不同的治疗方法。胸腰椎压缩骨折较稳定。如属年老体弱、骨质疏松的患者，一般不主张手法复位，仅需卧床休息 3 个月左右或适当的练功活动即可。如系年轻患者，功能要求高，恢复后要从事体力劳动，故应采取及时复位、良好的固定和积极的功能活动，才能获得满意疗效。复位方法总的原则是逆损伤的病因病理并充分利用脊柱的稳定结构复位。屈曲型损伤应伸展位复位，过伸型损伤应屈曲位复位。在复位时应注意牵引力的作用方向和大小，防止骨折脱位加重或损伤脊髓。颈椎损伤伴关节绞锁时，应首选颅骨牵引复位法，胸腰椎损伤则可选用下肢牵引复位法或垫枕，腰背肌锻炼复位法。在复位过程中，为了减少患者的痛苦和松弛痉挛的肌肉，可以适当给予止痛药物。

（1）屈曲型脊椎骨折

1）牵引过伸按压法：患者俯卧硬板床上，两手抓住床头，助手立于患者头侧，两手把持腋窝处，一助手立于足侧，双手握双踝，两助手同时用力，逐渐进行牵引，至一定程度后，足侧助手在牵引的基础上，逐渐将双下肢提起悬离床面，使脊柱呈现过伸位，得到充分牵引和后伸，使肌肉松弛、椎间隙及前纵韧带被拉开后，术者双手重叠，压于骨折后突部位，用力下压，借助前纵韧带的伸张力，将压缩之椎体拉开，同时后突畸形得以复平。

2）二桌复位法：用高低不等的二桌，高低差为 25 ~ 30 cm，平排在一起，将患者置于二桌上，患者头部朝高桌，然后将高桌边逐渐移至上臂中段近下颏处，将低桌渐移至大腿中段处，借助患者体重，使胸腰部悬空。此时术者可用手掌托住患者的腹部，慢慢下沉，以减轻疼痛，达到脊柱过伸的目的，2 ~ 5 分钟后，脊柱的胸腰部明显过伸，此时前纵韧带被拉紧，被压缩之椎体得以复位后，立即采用石膏背心或金属胸腰过伸支架固定。石膏背心要求上至胸骨上缘，下至耻骨联合。骨突处放一衬垫以防压伤，注意三点（胸骨部、耻骨部、下腰部）的固定和塑形。

3）两踝悬吊复位法：患者俯卧于复位床上，将两踝悬空吊起。如没有复位床，亦可在屋梁上装一滑轮，将双足向上吊起，徐徐悬空，使胸腰段脊柱过伸，其原理与二桌复位法相同。复位后同样用支架固定脊柱于过伸位（图 6 - 77）。

4）垫枕法：让患者仰卧于手术台上，胸腰段置于肾托上，然后逐渐摇起肾托，将患者的胸腰段挺起呈拱桥形，使脊柱后伸。复位后，可在腰部置软枕，仰卧位休息（图 6 - 78）。

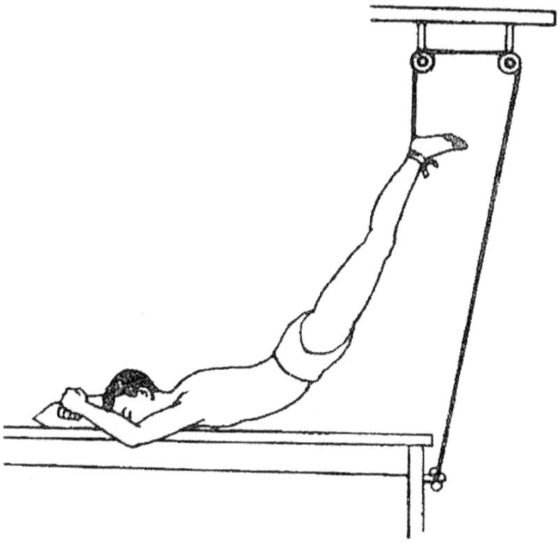

图 6 - 77　两双踝悬吊复位法

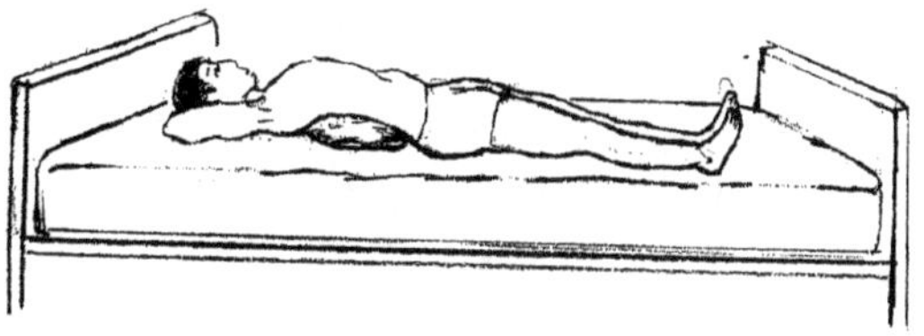

图 6 - 78　垫枕法

5）自身复位功能疗法：本法简便安全，效果可靠，患者恢复快，合并症少。同时能发挥患者在复位和治疗中的主动作用。以背伸肌为动力。增加前纵韧带及椎间盘前部纤维环的张力，使压缩的椎体逐渐张开。骨折畸形逐渐得以矫正。背伸肌力的加强，即形成一个有力的肌肉夹板，对脊柱的稳定起重要作用。此法可以免除长期石膏固定的痛苦，避免了骨质疏松。由于坚持背伸肌锻炼，骨折的后遗症也明显减少，同时也可改善全身血液循环。早期消除全身症状，增加饮食，恢复体力，有利于患者的康复。其具体方法如下：患者仰卧于硬床上，骨折处垫一软枕，如疼痛者可服中药或给止痛剂，待疼痛缓解后即可进行腰背肌锻炼。

6）持续牵引法：对于轻度移位、无关节绞锁的颈椎骨折，一般采用枕颌布托牵引法。将其套住枕部与下颌部，通过滑轮进行牵引，头颈略后伸，牵引重量2～3 kg，持续牵引4～6周。如颈椎骨折伴有关节绞锁者，需用颅骨牵引。牵引重量逐步增加，并及时摄片了解复位情况，一般采用5～10 kg可将绞锁整复，牵引方向先略加前屈，复位后，牵引方向改为后伸，重量可逐渐减至1～2 kg，继续牵引4～6周后换带颈托或石膏围领。

（2）伸直型脊椎骨折：颈椎部损伤时，可采用颈椎中立位枕颌布托牵引法，必要时可使颈椎稍向前屈曲位。无脊髓损伤者，持续牵引4～6周后，换颈托或石膏围领保护。腰椎部损伤时，应避免脊柱后伸，根据需要将脊柱保持于伸直或略屈曲的位置。

3. *固定方法* 一般单纯性胸腰椎压缩骨折，须仰卧硬板床，骨折部垫软枕。卧床时间为3～4周。对于不稳定胸腰椎骨折，可采用脊椎骨折夹板或石膏背心、金属支架固定，固定时间4～6个月，必要时也可手术治疗。颈椎骨折脱位者，屈曲型损伤用颅骨牵引结合头颈伸展位固定，过伸型损伤则需保持颈椎屈曲20°～30°位；另外头-胸支架、头颈胸石膏、颈围领等均适用于颈椎损伤固定。

4. *药物治疗*

（1）初期：由于筋骨脉络的损伤，血离经脉，瘀积不散，经络受阻，局部肿胀、剧烈疼痛，故治宜活血化瘀，消肿止痛。若局部持续疼痛，腹满胀痛，大便秘结，苔黄厚腻，脉弦有力，证属血瘀气滞，腑气不通，治宜攻下逐瘀，方用桃核承气汤或大成汤加减。

（2）中期：肿痛虽消而未尽，筋骨未复，故治宜活血和营，接骨续筋为主，方用续骨活血汤、接骨丹、接骨紫金丹。

（3）后期：腰酸腿软，四肢无力，活动后局部隐隐作痛，属肝肾不足，气血两虚，治宜补益肝肾，调养气血，方用六味地黄汤、八珍汤或健步虎潜丸和续断紫金丹，外贴万应膏或狗皮膏。

5. *手术治疗的适应证* 对于骨折脱位移位明显，闭合复位失败，或骨折块突入椎管压迫脊髓者应选择手术切开复位，在直视下观察脊柱损伤的部位和程度，复位准确，恢复椎管管径，解除脊髓压迫，重建脊柱稳定性，利于患者尽早康复训练，并且可减轻护理难度，预防并发症的发生。

6. *练功活动* 屈曲型胸腰椎压缩骨折可采用下述方法。

（1）仰卧式

1）五点支撑法：在木板床上，患者仰卧，用头部、双肘及足跟支撑起全身，使背部尽力腾空后伸。伤后早期即可采用此法（图6－79）。

2）三点支撑法：患者双臂置于胸前，用头部及双足跟撑在床上，使全身腾空后伸。本法是五点支撑法的基础上发展，适用于中后期（图6－80）。

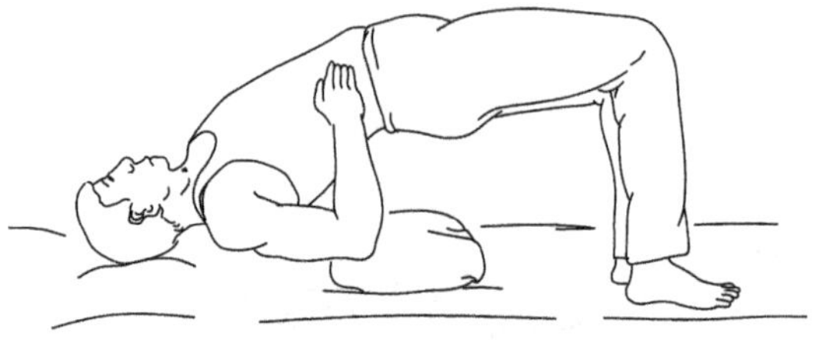

图6－79 五点支撑法

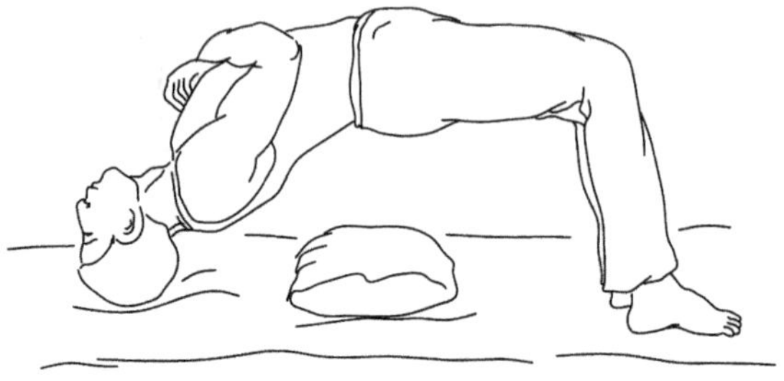

图6－80 三点支撑法

3）四点支撑法：用双手及双足支重，全身后伸腾空如拱桥式。此种练功法难度较大，青壮年患者经过努力，在伤后5～6周可以达到练功要求。

（2）俯卧式

第一步：患者俯卧，两上肢置于体侧，抬头挺胸，两臂后伸。使头、胸及两上肢离开床面。

第二步：在双膝关节伸直的同时，后伸下肢，并使其尽量向上翘起，两下肢也可先交替后伸翘起，而后再一同后伸。

第三步：头、颈、胸及两下肢同时抬高，两臂后伸，仅使腹部着床，整个身体呈反弓形，如飞燕点水姿势。

练功法作为复位的一个重要部分，必须坚持早期进行练功，循序渐进，持之以恒，只要全身情况允许，一般伤后1～2天，即要指导伤员进行练功。并向患者讲明练功要领及必要性。解除病员的思想负担，充分调动患者的积极因素。一般经过2周后，骨折可大部分复位，4周后基本恢复，8～12周后骨折愈合。本法对合并附件骨折或不全脱位之不稳定骨折亦能达到复位目的，疗效满意。通过功能锻炼椎体在压缩1/3或不到1/2者，可基本恢复正常高度，后期脊柱功能恢复满意。

附

外伤性截瘫

外力破坏了脊柱的结构和稳定性，导致骨折脱位挤压脊髓，即可引起脊髓损伤，是脊椎骨折与脱位最严重的并发症。

【病因病机】

脊髓损伤有开放性和闭合性之分，开放性脊髓损伤多由火器伤所致；闭合性脊髓损伤多由高处坠下、重物砸伤，翻车撞车、工矿交通事故或地震伤所造成。临床多见于脊柱屈曲型损伤所致的骨折与脱位。下列情况均可造成脊髓损伤：① 椎体及关节突脱位；② 椎体、关节突骨折脱位；③ 椎体后缘骨折并有移位；④ 关节突跳跃征；⑤ 关节突骨折；⑥ 椎弓或椎板骨折并有移位；⑦ 棘突基底部骨折并向前移位；⑧ 黄韧带的压迫；⑨ 椎间盘的压迫；⑩ 硬膜内或硬膜外出血；⑪ 脊髓内或脊髓外水肿；⑫ 椎体脱位后又自行复位。

前 7 种情况均可在普通 X 线片有异常发现，而后 5 种情况在普通 X 线片上则不明显。

脊髓损伤的类型按脊髓损伤由轻到重及临床表现分为脊髓震荡、脊髓受压和脊髓断裂等，根据其功能障碍程度，可分为暂时性、不完全性和完全性三种。损伤在颈膨大或其以上者，则出现高位截瘫，上下肢均出现瘫痪；损伤在颈膨大以下者，不论损伤平面在胸段或腰段，肢体瘫痪则仅出现在下肢，称为低位截瘫。

1. *脊髓震荡* 亦称为脊髓休克，是脊髓神经细胞遭受强烈刺激而发生的超限抑制。损伤后脊髓没有明显器质性损伤，脊髓功能处于暂时性生理停滞状态。临床表现为损伤平面以下弛缓性瘫痪。一般经过数小时至 2 ~ 3 周后可逐渐恢复，不留任何神经系统的后遗症。脊髓震荡与脊髓完全断裂初期表现颇为相似，其主要鉴别点：脊髓震荡所致瘫痪为不完全性，有时在数小时内即可有轻微恢复。如受伤后经过一段时间，运动、感觉完全消失，则可能是完全断裂。如疑有脊髓断裂，可在 24 小时后做阴茎反射及肛门反射试验，其中之一恢复者，提示为不完全损伤。

2. *脊髓不完全性横断损伤* 脊髓遭受严重损伤，但未完全横断，表现为损伤平面以下运动、感觉、括约肌功能和反射的不同程度的保留，是临床最常见的实质性损伤。

3. *脊髓完全性横断损伤* 由于与高级中枢的联系完全中断，失去中枢对脊髓神经元的控制作用，兴奋性极为低下，横断以下出现弛缓性瘫痪，感觉、肌张力消失，内脏和血管反射活动暂时丧失，进入无反应状态，称为脊髓休克。脊髓休克过后，最先恢复的是球海绵体肌反射或肛门反射。当上述反射之一恢复，而损伤平面以下的深、浅感觉完全丧失，任何一个肌肉的运动收缩均不存在，其他深、浅反射消失，大、小便失去控制，预示为完全性脊髓损伤。伤后数月可由弛缓性瘫痪变为痉挛性瘫痪。

4. *马尾神经损伤* 第 2 腰椎以下骨折与脱位可引起马尾神经损伤，损伤平面以下感觉、反射消失，肌肉弛缓性瘫痪，膀胱无张力等(图 6-81)。

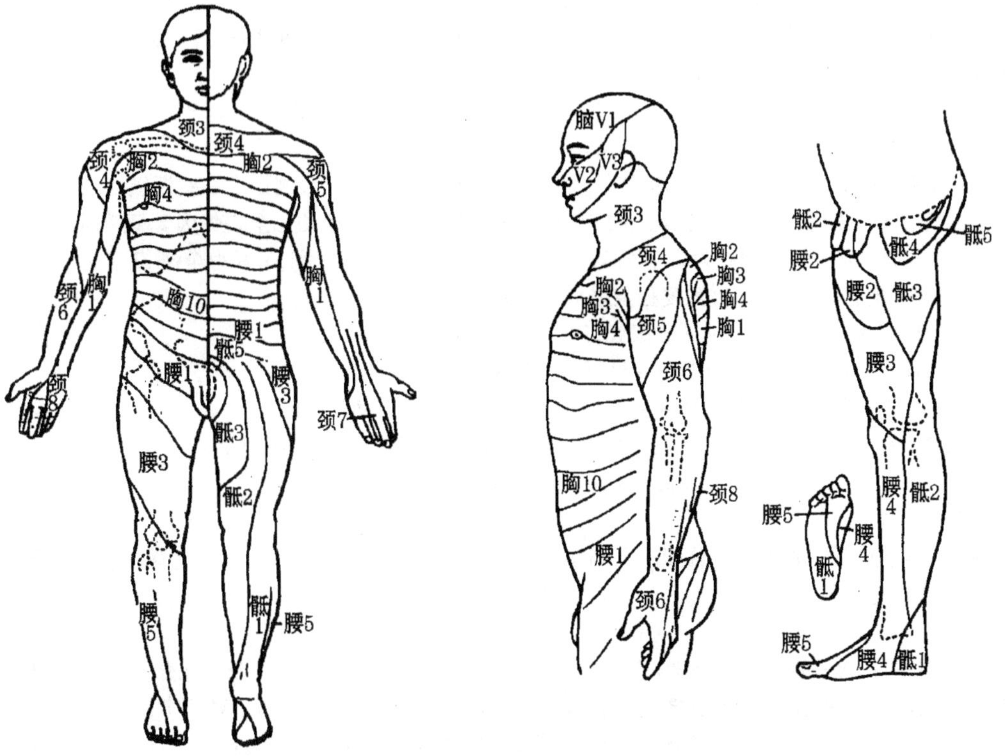

① ②

图 6-81 皮肤感觉的分布节段

【诊断要点】

对脊髓和马尾神经损伤者，临床应进行全面的神经系统检查以及准确的X线检查，了解脊髓损伤平面及其程度。

1. 病史

（1）外伤史：应详细询问患者损伤的过程及机制。脊髓损伤的发生与多种因素有关，脊髓损伤程度与椎体移位程度并非完全一致。尤其对多发性损伤、颅脑损伤及醉酒后神志不清者更需注意观察脊髓损伤的可能。

（2）既往史：过去是否有脊柱系统外伤或者疾病，有无神经系统症状，对判断脊髓损伤性质和预后有很大的帮助。如果原有颈椎病脊髓受压，在轻微外力作用下即可发生严重的脊髓损伤。

（3）伤后临床症状及体征出现的时间：外伤后立即出现，多为骨折脱位引起；如伤后没有出现而搬动患者后发生，表明搬动时引起骨折移位加重，损伤了脊髓。肢体功能障碍由轻渐重，截瘫平面由低渐高，说明脊髓损伤范围增大；反之，病情改善。

2. 神经系统检查

（1）感觉：包括触觉、痛觉、温度觉、震动觉、关节位置感觉、两点分辨觉等。检查后按感觉改变区域及程度，详细用图纸记录。如在观察过程中，感觉区域有所改变，则另作记录，以资比较。一定区域感觉消失、减退或敏感均表示一定节段的脊髓或神经根遭受损伤。

（2）运动：检查损伤平面以下肌肉运动情况（详见肌力检查），如颈段脊髓损伤，则应检查四肢；颈段以下脊髓损伤，则检查两下肢即可。应按各部位不同肌群及不同的功能进行检查。一般可按肌肉收缩及肢体活动程度作粗略估计。

（3）反射：包括浅反射、深反射及病理反射。浅反射应检查腹壁反射、提睾反射及肛门反射等。深反射在上肢应检查，肱二头肌反射、肱三头肌反射及桡骨膜反射等；在下肢应检查膝腱反射及跟腱反射等。病理反射在上肢有霍夫曼征，在下肢有巴宾斯基征、查多克征、奥本海姆征、戈登征及髌阵挛、踝阵挛等。

（4）括约肌功能：在脊髓休克期间，或脊髓、马尾神经完全横断早期，括约肌功能完全丧失。患者无尿意，尿潴留，膀胱充盈至一定程度时，尿液自尿道口溢出。肛门括约肌完全松弛，大便干时则便秘，大便稀时则失禁。如脊髓、马尾神经不全断裂或脊髓压迫，可致不同程度的括约肌功能丧失。

（5）自主神经功能：在脊髓损伤的早期，损伤平面以下表现为：无汗、皮肤划痕试验阴性，血管舒缩功能障碍，可致静脉及淋巴回流不畅。下肢可有水肿，胃肠道蠕动减弱，产生不同程度的腹胀。

3. 辅助检查

（1）X线检查：既可判断脊柱损伤的部位、类型、程度和移位方向，又可间接了解脊髓损伤平面，估计其损伤程度。当致伤暴力结束后，移位的骨折脱位可因肌肉收缩或搬运而自行复位，虽然脊髓损伤很重，但X线片却不能显示骨折脱位情况，因此，X线片必须与临床检查相结合，才能作出正确诊断。

（2）CT：可显示X线片不能显示的骨折、椎管形态及骨块移位突入椎管情况，对检查脊柱损伤合并脊髓损伤特别重要。

（3）MRI：能清楚地三维显示脊椎及脊髓改变和其相互关系，尤其对软组织如椎间盘突出，脊髓受压部位、原因、程度和脊髓本身变性、水肿、出血等病理变化的判断更为准确。

（4）电生理检查：最主要的目的是确定神经损伤程度和截瘫层面。完全性脊髓损伤时SEP无诱发电位波形出现，不完全损伤时，则可出现诱发电位，但波幅降低和（或）潜伏期延长，其中尤以波幅降低意义更大。

4. 脊髓损伤程度的评定标准　为了判断脊髓损伤的程度、评价治疗效果及预后，制订了一些评级标准，主要有以下几种方法。

（1）截瘫指数法：深浅感觉完全丧失为2，完全存在为0，部分丧失为1；肌肉运动完全丧失为2，正常肌力为0，部分丧失为1；膀胱及直肠括约肌（大小便功能）完全失去控制为2，正常为0，部分丧失为1。三者之和，6者为全瘫，0者为正常，1～5者为不全瘫。此方法简单易记，便于掌握，但在不全瘫中，对恢复程度之表示有时不够确切。

（2）美国脊髓损伤协会（ASIA）根据Frankel分级修订的标准

A. 完全性损害：在损伤平面以下（包括骶段4～5）无任何感觉和运动功能保留。

B. 不完全损害：在损伤平面以下（包括骶段4～5）存在感觉功能，但无运动功能。

C. 不完全损害：在损伤平面以下存在感觉和运动功能，但大部分关键肌肌力在Ⅲ级以下。

D. 不完全损害：在损伤平面以下存在感觉和运动功能，且大部分关键肌肌力≥Ⅲ级。

E. 感觉和运动功能正常。

外伤性截瘫诊断并不困难，根据外伤史和临床一系列检查及其表现，可以明确诊断。可判断脊髓神经损伤平面。但仍没有可靠的客观办法判断完全或不全损伤。

【治疗】

1. 一般处理　对脊柱损伤合并脊髓损伤患者，应注意全身检查，以确定是否存在休克或其他合并损伤，如发现有出血，休克，应立即止血抢救休克。如有其他合并损伤，应根据轻重缓急，首先处理危及生命的内脏损伤。对于脊柱损伤，应严格遵守脊柱损伤的搬运原则，正确地急救与运送必须采用防止脊柱骨折、脊髓损伤加重的搬运方法和器具，最好一次直达有相应救治条件的医院。高位颈髓损伤者，容易出现呼吸困难，痰液不易咳出，应保持呼吸道通畅，防止窒息，必要时作气管切开，吸氧及人工辅助呼吸。严格无菌操作下放置导尿管，补充热量、蛋白质，胃肠减压，肛管排气及处理便秘等。

脊髓损伤发生后，局部将出现由出血、水肿、细胞变性，以致脊髓坏死的一系列进行性的病理变化，早期在脊髓发生坏死之前，进行有效治疗，才能对保存脊髓结构的完整和促进其功能的恢复。可应用甘露醇快速静点，脱水消肿，积极创造条件尽早手术。高压氧舱疗法等。

2. *复位治疗*　对截瘫的患者，脊柱骨折脱位本身的处理，其主要目的是使椎管恢复正常或接近正常，解除对脊髓的压迫，改善脊髓血运、防止脊髓损伤的进一步加重和促进神经功能恢复。X线片显示椎管内无骨片，感觉障碍固定在一定的平面，无进行性上升趋势者，可采用闭合复位，一般可采用腰部垫枕法，双踝悬吊法等整复移位的椎骨。但无论采用何法，动作都要轻巧柔和，避免加重脊髓损伤。对脊髓或马尾神经不全损伤者，脊椎骨折脱位纠正后，可以逐渐恢复功能。但对不稳定骨折脱位，采用闭合复位应慎重。对颈椎骨折脱位，应采用颅骨牵引快速复位法，然后再以维持量持续牵引。对脊柱不稳定骨折及脱位，应进行手术切开复位，同时行可靠的内固定，重建脊柱稳定性，防止椎体再次移位。有效的内固定可减轻护理难度，有助于患者早日离床活动，防止长期卧床并发症的发生。

3. *药物治疗*

（1）早期：多为气血运行不畅，血溢脉外，瘀血阻滞，经络不通。宜行气活血祛瘀，消肿止痛，方用身痛逐瘀汤或桃仁四物汤加减。

（2）中期：受伤几个月后，因长期卧床，创伤损耗，而致脾胃气虚，宜补脾益气，温经通络，方用补中益气汤、归脾汤等加减。

（3）后期：久病卧床，气血不足，脾肾阳虚，治宜补肾壮阳，方用金匮肾气丸加减。气血两虚者，应予以补益气血，方用八珍汤等加减。另外针灸、中药穴位注射、外用理疗也可促进神经功能恢复。

除中药治疗外，目前较成熟的已用于临床的药物为甲泼尼龙，伤后8小时内应用，越早越好，可减轻脊髓水肿，保持细胞膜的完整。20%甘露醇快速静脉滴注，也可减轻脊髓水肿。

4. *截瘫并发症的防治*　外伤性截瘫经常发生各种并发症，有的在早期出现，有的在晚期出现，常见的有排尿障碍、褥疮、呼吸道感染等。处理不当，可能危及生命，应引起足够的重视。

（1）排尿障碍：脊髓损伤后，排尿障碍是一个严重问题，有一部分患者因尿路感染，结石和肾盂积水引起尿毒症而死亡。患者发生截瘫后，立即在严格消毒无菌条件下插入适当型号橡皮导尿管，将膀胱内的尿液完全导尽。这样可以避免膀胱过于膨胀。以后白天每4小时开放1次（患者自己掌握），夜间每6小时放尿1次，以防膀胱长期收缩。每周在无菌下，用300 ml 1∶10 000的苯扎溴铵液或无菌生理盐水冲洗膀胱1～2次，并鼓励患者多饮水。每周更换导尿管1次，换尿管应在早饭后1小时内进行，先将膀胱内尿液导尽，然后将导尿管抽出，至少6～8小时后再置入新导尿管。在此间患者应少进流质，以免膀胱过于扩大。换管的前夜应使用抗生素，直至换管12小时后停止。每次放尿时，应鼓励患者使用腹压或作下腹部按摩，逐步建立反射性膀胱，形成反射性排尿。一旦这种反射建立，则可除去导尿管行自动排尿试验，如排空良好，则无须留置导尿管。若残余尿较多或尿路感染。再置导尿管继续训练。

一旦发生尿路感染，将床头抬高，同时鼓励病员大量饮水，增加放尿次数。若不能饮水，应静脉滴注等渗葡萄糖盐水。每天用无菌生理盐水或加用敏感抗生素冲洗膀胱1～2次。中药应利水通淋，清热解毒，选用八正散、导赤散加减，同时全身应用敏感抗生素。一般尿路感染均可得到控制。但应以增加饮水量为主，不可过度长期依赖抗生素。

（2）褥疮：是截瘫患者的最常见并发症之一，面积较大、坏死较深的褥疮，可使患者丢失大量蛋白质和血清，引起局部和全身的感染，造成营养不良、贫血、低蛋白血症，还可引起高烧、败血症等，甚至可致死亡。

1）褥疮发生的原因：脊髓损伤平面以下感觉障碍，缺少正常保护性反应，受压组织缺血坏死，以及被褥潮湿、皮肤过度摩擦等是促使褥疮发生的重要原因。褥疮最易发生于身体骨性突起的部位，如骶部、粗隆部、髂前上棘、坐骨结节、腓骨小头、足跟、枕部、肩胛区、内外踝及肘部等处。

2）褥疮的临床分度：Ⅰ度，局部皮肤红肿，可有硬结或表皮糜烂，有少量渗出；Ⅱ度，局部皮肤呈紫红色，水疱形成或皮肤全层破溃，但皮下组织尚未累及；Ⅲ度，皮肤溃疡深达皮下组织，累及筋膜和肌肉，但深层骨组织未受累；Ⅳ度，坏死深达骨组织，伴有骨坏死和骨感染。

3）褥疮的防治：经常变换体位。在骨突周围用柔软衬垫垫好，不间断的变换体位，不分昼夜，每隔2～3小时按顺序翻身一次，即由右侧卧位变为仰卧位，仰卧位变为左侧卧位，再由左侧卧位变为仰卧位。每次变换体位后，应在受压部位用红花酒精（或50%酒精）揉擦，干后再扑上滑石粉，进行轻按摩，以促进局部血液循环，增加皮肤的抵抗力。再以软枕或海绵等妥善垫好。仰卧位时应在骶部、跟部用气圈或海绵等衬垫，使骨突皮肤不受压迫。侧卧时应在大粗隆、腓骨小头、外踝等处垫好。

保持清洁。截瘫患者，因大小便失禁，故会阴部、骶部、臀部容易被尿液、粪便湿污，经常用温水洗净，在用酒精涂擦后，再以滑石粉涂擦。并经常保持床单、被褥的干燥清洁、柔软平坦。

褥疮已经发生，应积极处理。对小而浅的褥疮的治疗原则是必须避免再压迫。

定期清洁换药。可用红外线理疗及轻度的皮肤按摩，以增强局部的血液循环，促进创面的愈合。局部亦可用双柏膏或四黄膏外敷。创面化脓坏死者可用拔毒生肌散、九一丹或生肌玉红膏外敷。疮口脓液稀薄，肉芽生长时，可用生肌膏或橡皮膏换药。对大而深的褥疮，经上法久治不愈者，应用外科手术方法切除坏死组织，充分引流，促使肉芽组织生长，或用皮瓣、肌皮瓣移植修复创面。同时应注意加强营养，必要时可少量多次输血。

（3）呼吸系统的并发症：呼吸困难及肺部感染是颈髓损伤患者最常见的并发症。肋间神经完全麻痹，肋间肌瘫痪，膈肌运动亦受影响，气体交换量下降，潮气量和肺活量明显降低，肺内分泌物增多，加之咳嗽力量较弱，难以清除气道内的分泌物，发生限制性或混合性呼吸障碍，导致缺氧，并可引起肺部感染、肺不张。防治方法包括：注意保暖，预防感冒，坚持每2小时为患者翻身一次，同时轻轻叩击背部及胸廓，有利痰液排出。鼓励患者深呼吸、咳嗽及咳痰，选用有效抗生素及α-糜蛋白酶混合雾化吸入。经常变换体位，借助重力将特殊肺段中的分泌物引流出来。对于高位截瘫者，因分泌物较多，影响气体交换，可行气管切开，使用呼吸机辅助呼吸，此时应注意氧气湿化及吸痰，加强呼吸机管理。有肺部感染时应积极控制。

（4）便秘及腹胀：脊髓损伤后，肠蠕动减慢，直肠平滑肌松弛和肛门括约肌功能丧失，肠内容物水分过多吸收，常发生腹胀和便秘，患者可有腹胀、食欲不振、消化功能减退等症状。胸腰部脊柱骨折脱位时，腹膜后血肿使副交感神经功能受到抑制，出现肠扩张，肠蠕动减少，甚至导致麻痹性肠梗阻等。对于便秘较重者可口服缓泄剂，如番泻叶10 g代茶饮，大黄片、麻子仁丸等口服，也可用生理盐水或肥皂水灌肠，有利于粪便排出。如粪块积聚干结，可戴手套掏出。对腹胀明显者，可服用木香顺气汤或应用胃肠减压、肛管排气等方法处理。

截瘫后期，应训练建立反射性排便，使患者养成每日定时排便的习惯，最好坐位排便，并给予适当的刺激，如增加腹压或手压下腹部，按压或扩张肛门。日久能使结肠收缩及肛门括约肌松弛，形成反射，以达到自行排便。

5. *练功活动* 练功活动是调动患者的主观能动性去战胜截瘫的一项重要措施，强调损伤患者的康复应从伤后之日开始。早期练功可促进全身气血流通，加强新陈代谢，提高机体抵抗力，防止肺部感染、褥疮、尿路感染等并发症，同时可以锻炼肌力，为恢复肢体功能与下地活动准备条件。

受伤的早期，在保护脊柱的稳定性的同时，对未受累及的肢体及肌肉进行主动的功能锻炼。不但可防止肌肉萎缩，而且可为功能重建打下基础。每日在医护人员的指导下定时锻炼，主动锻炼。重点为颈项、上肢及腰脊部操练。可以借助于器械进行，如扩胸器、握力计、哑铃等，以增强上肢、肩部肌肉及胸大肌、背阔肌的肌力。对瘫痪的下肢，亦应在医护人员及家属的帮助下进行被动活动，防止关节僵直和肌肉萎缩。活动由足趾开始，循序锻炼踝、膝、髋关节的屈伸活动，预防爪形趾及足下垂的发生。3个月后可练习抓住床上支架坐起，或坐轮椅活动，继而练习站立位所需要的平衡动作。站立时应特别注意膝部的保护，防止摔倒，可用简便、轻巧的下肢支架保护，在双杠扶手中学习站立。站稳后，再练习前进和后退步行动作。最后练习扶双拐行走，以便生活自理，到户外活动。

在整个功能活动期间，可配合按摩、针灸、理疗等。对截瘫的早期按摩，可以预防肌肉萎缩和关节僵直。针灸和理疗可提高瘫痪肌肉的肌力，帮助肢体功能重建。

三、骨盆骨折

骨盆是由骶骨、尾骨和两侧髋骨（髂骨、耻骨和坐骨）接连而成的坚强骨环，是连接躯干与下肢的桥梁。躯干的重力通过骨盆传达到下肢，下肢的运动必须通过骨盆才能传达到躯干。

骨盆周围附着肌肉较多，这些肌肉的急骤收缩均可引起附着点的撕脱骨折，同时也是骨盆骨折发生移位的因素之一。

骨盆对盆腔内的脏器和组织（如膀胱、直肠、输尿管、性器官、血管和神经）有保护作用，严重的骨盆骨折，常可伤及盆腔内脏器或血管神经，尤其大量出血会造成休克，管腔脏器破裂可造成严重感染，危及生命。

随着现代化工农业和高速交通的发展，高能量损伤引起的骨盆骨折的发生率也在迅速增高，而且往往是多发性损伤。在因交通事故死亡的伤员中，与骨盆骨折相关的失血性休克、脏器破裂后严重感染、脂肪栓塞和DIC是其早期死亡的主要因素。

【病因病机】

骨盆骨折多由强大外力作用所致，如高处坠落伤、重物土石压砸伤和交通事故伤等，主要力量是外旋、内旋和垂直剪力。根据致伤暴力作用方向和部位不同可分为如下。

1. *根据暴力作用的形式分类*

（1）前后挤压或外旋暴力损伤：暴力作用在耻骨联合和后侧髂脊上，一侧或两侧髂骨将随着外旋使耻骨联合分离。如果暴力能量低，耻骨联合分离不超过2.5 cm，当外力消失后分离的耻骨联合自然恢复，不发生韧带损伤。如果暴力较大，髂骨继续外旋，造成骶棘韧带和骶髂前韧带撕裂，骨盆呈翻书状分离。如暴力继续外旋，可能发生骶髂关节脱位或发生一侧髂骨纵裂骨折或骶骨外侧纵裂骨折，半环随之向后上方移位。

（2）侧方挤压或内旋暴力损伤：受侧方挤压暴力时首先发生骨盆前环闭孔区的骨折，可局限在一侧耻骨单支或上下支，或双侧耻骨上、下支骨折，断裂、重叠。侧方暴力如进一步挤压，可造成髋臼处骨盆横断骨折或髋臼前壁和前柱同时骨折，或髋臼后壁和后柱同时骨折，或臼底破裂股骨头中央性脱位。

（3）垂直剪切暴力：如高处跌下，重力落于骨盆的前下方传向后侧，造成垂直剪力损伤。骨盆后侧所有韧带完全撕裂，髂骨明显移位。

（4）复合暴力损伤：由前后、侧方及垂直暴力等联合导致骨盆多处损伤，易造成盆腔器官与血管的损伤。

2. 根据骨盆损伤的程度分类

（1）骨盆弓无断裂的骨折：这类骨折不影响骨盆的完整性，病情较轻。如髂骨翼骨折，髂前上、下棘骨折，耻骨一支骨折，坐骨结节骨折，骶骨骨折，尾骨骨折或脱位（图6－82）。

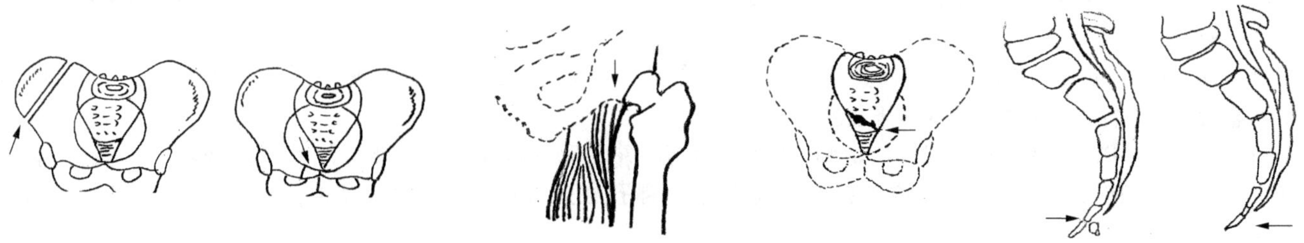

图6－82　骨盆弓无断裂的骨折

（2）骨盆环单弓断裂的骨折：这类骨折影响到骨盆环，但未完全失去连接，基本保持环状结构的完整。如一侧耻骨上、下支骨折或坐骨上支或下支单独骨折，髂骨翼骨折，骶骨骨折，一侧骶髂关节脱位，一侧骶髂关节附近的髂骨骨折等。骨折仅表现为裂纹骨折，或有轻度移位，但较稳定，愈后良好（图6－83）。

（3）骨盆环双弓断裂的骨折：骨盆环的完整性遭到破坏。如耻骨联合分离合并一侧骶髂关节脱位或髂骨骨折；一侧耻骨上、下支骨折合并同侧骶髂关节脱位或髂骨骨折；骨盆环多处骨折（图6－84）。骨折共同特点是折断的骨块为骨盆环的一段，处于游离状态，移位较大而且不稳定。

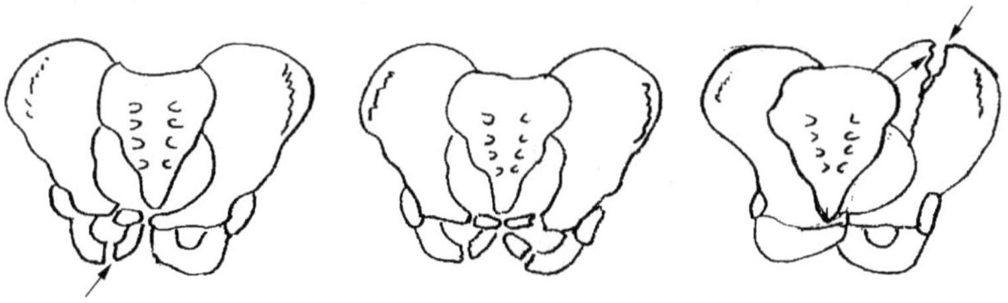

图6－83　骨盆环单弓断裂的骨折

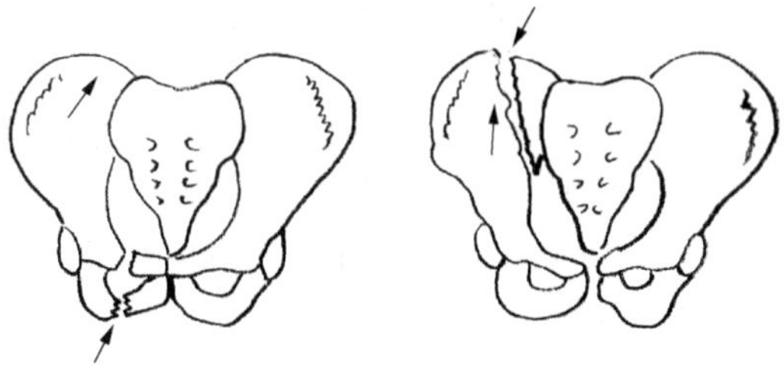

图6－84　骨盆环双弓断裂的骨折

【诊断要点】

1. 外伤史　首先有明确的外伤史，了解受伤时间、受伤方式及作用部位等。

2. 临床症状和体征

（1）全身情况：由于致伤暴力强大，可能同时有颅脑、胸部和腹部脏器损伤，骨盆骨折易造成大出血，临床诊断时应注意。

（2）骨折的症状和体征：骨盆局部疼痛肿胀、皮下瘀血和皮肤擦伤痕。按顺序触按髂骨、耻骨联合、耻骨、坐骨和骶尾部，寻找压痛点及骨擦音。

3. 特殊检查

（1）骨盆分离挤压试验阳性，通过对骨盆环的分离和挤压，骨折处出现疼痛和骨擦音，提示骨盆骨折（图6－85、图6－86）。

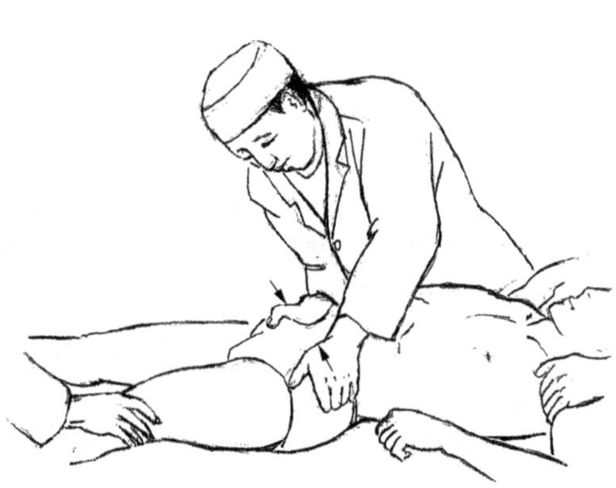

图6－85　骨盆挤压试验

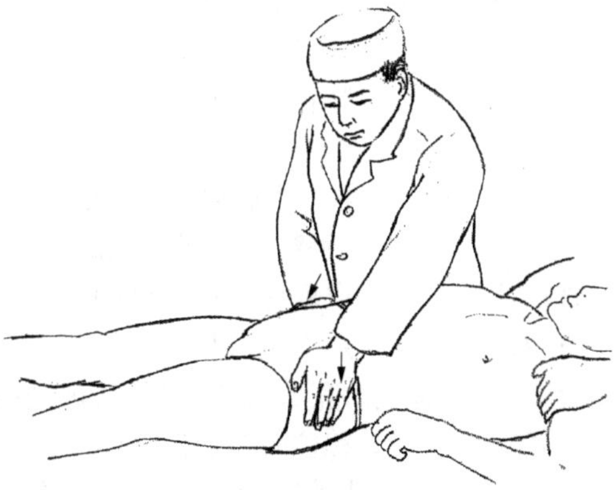

图6－86　骨盆分离试验

（2）“4”字试验：如阳性，提示骶髂关节损伤。

（3）直腿抬高试验：患者直腿抬高下肢时可牵扯骨折处，引发骨盆部疼痛，对诊断骨盆骨折有很高的灵敏度。

（4）脐与两侧髂前上棘的距离不等长：较短的一侧为骶髂关节错位上移。

4. X线检查　是诊断骨盆骨折的主要方法。大多数的骨盆骨折都能被X线平片发现，并可确定骨折部位、损伤程度和骨折的类型等。

（1）骨盆前后位X线片：为常规检查，可显示骨盆全貌。由于在仰卧位骨盆与身体纵轴呈40°～60°矢状面倾斜，因此骨盆的正位（前后位）片对骨盆缘来讲实际上是斜位。

（2）出口位：伤员仰卧，X线球管从足侧指向耻骨联合，并与垂线呈40°角斜摄X线片，显示髂骨翼、骶骨、髋臼骨折、骨盆上移及旋转移位。由于出口位是真正的骶骨正位，骶孔在此位置上为一个完整的圆形，对发现骶孔处骨折有很重要的意义。

（3）入口位：伤员仰卧，X线球管从头侧与骨盆呈40°角摄X线斜片，能较好地显示骶骨、两侧髂骨的后部，耻骨联合、耻骨支的上缘部位，骶髂关节的上方和髋臼的顶弓。对于判断骨盆前后移位优于其他投照位置。无论是侧方挤压造成的髂骨翼内旋，还是前后挤压造成的髂骨翼外旋，都可在此位置上显示出来。

5. 螺旋CT　三维重建对于判断骶髂关节损伤的部位、类型和程度，骶骨骨折及骨盆旋转畸形，髋臼骨折，有其独到优势。

6. 骨盆骨折的并发症

（1）失血性休克：严重的骨盆骨折，出血量可在短时间内达到全身血量的40%～50%，而很快出现失血性休克，是伤者死亡的主要原因。主要表现为面色苍白，出冷汗，躁动不安或意识淡漠，肢体发凉，口渴，少尿或无尿，脉搏细数，血压下降等。

（2）泌尿系统损伤：主要为后尿道损伤和膀胱破裂，多由耻骨支或耻骨联合分离对其挤压、牵拉和穿刺引起。主要表现为有尿意但排不出尿，会阴或下腹部胀痛，尿潴留或尿外渗，尿道口流血或有血迹。试插导尿管受阻，肛门指诊发现前列腺向后上回缩，尿道逆行造影可明确诊断。

膀胱破裂多由移位明显的骨折端穿刺所致，也可在膀胱充盈时，下腹部突然遭受挤压，使膀胱顶部发生破裂。如同时发生腹膜破裂，则可有大量尿液流入腹腔，但早期可无腹膜刺激征，稍后才出现明显的腹膜刺激征，这种腹膜炎出现的“迟发”现象，可与腹腔其他脏器破裂早期即出现严重腹膜刺激征相鉴别。膀胱破裂时导尿管可以顺利插入，但无尿液或仅有少许血尿，注入生理盐水200～300 ml后回抽，却不能抽出或抽出量明显少于注入量。膀胱造影可以确诊。

（3）直肠损伤：多由骶骨骨折端直接刺伤，或骨折移位撕裂所致。骨盆骨折后出现肛门出血、下腹疼痛及里急后重感为主要症状，肛门指诊可见指套上有血迹并可触及骨折端。

（4）女性生殖道损伤：女性骨盆内器官拥挤而固定，当直接暴力作用于骨盆，骨盆被碾压而成粉碎或严重变形时，易发生子宫、阴道及周围脏器联合损伤。下腹部、会阴部疼痛，非月经期阴道流血，体检发现下腹部、会阴部的皮下瘀血、局部血肿，阴道指诊触痛明显、触及骨折端及阴道破裂伤口。B超检查可发现有子宫破裂、下腹部血肿等。

（5）神经损伤：多因骨折移位牵拉或骨折块压迫所致，可引起腰丛、骶丛、闭孔神经或股神经损伤。伤后可出现臀部或下肢麻木、感觉减退或消失、肌肉萎缩无力，也可引起阳痿，多为可逆性，一般经治疗后能逐渐恢复。

【治疗】

1. 急救处理　骨盆骨折后大量失血导致的失血性休克，是其主要并发症和患者死亡的主要原因，故应把抢救创伤性出血休克放在第一位，需控制出血、迅速补足血容量。建立2～3个静脉通道，灌注平衡液，而后迅速补充新鲜血液，在有效抗休克的治疗下，血压不稳而且逐渐下降，血色素和红细胞继续降低，同时腹膜后血肿也逐渐增大，则应考虑手术探查，及时结扎髂内动、静脉止血，可挽救生命。

2. 整复方法

（1）骨盆边缘骨折：髂前上下棘骨折，骨折块有移位者，应予以手法复位。患者仰卧，患侧膝下垫高，使髋膝关节呈半屈曲位，术者以捏挤按压手法将骨折块推回原位。坐骨结节骨折，患者侧卧位，使髋伸直膝屈曲位，术者以两手拇指按压迫使骨折块复位。复位后保持患肢伸髋；屈膝位休养，以松弛腘绳肌防止再移位。

尾骨骨折脱位，复位时，患者侧卧屈髋屈膝位，术者右手戴手套，食指伸入肛门内，扣住向前移位的尾骨下端，同时拇指按扳骶骨下端，两指同时用力提按，将骨折远端向后推即可复位。复位后外贴伸筋膏，侧卧休养。

（2）骨盆环单弓断裂无移位骨折：骨盆环虽有骨折但无移位，骨盆环保持完整而稳定。如髂骨翼骨折，一侧耻骨上、下支，或坐骨上、下支单独骨折，骶骨裂纹骨折等。一般无须整复，卧床休息。

（3）骨盆环双弓断裂移位骨折

1）双侧耻骨上、下支与坐骨上、下支骨折：此骨折致骨盆环的前方中间段游离，由于腹肌的牵拉而往往向上向右移位。整复时患者仰卧屈髋，助手把住腋窝向上牵拉，术者双手扣住耻骨联合处，将骨折块向前下方扳提，触摸耻骨联合之两边骨折端平正时，已示复位。整复后，术者以两手对挤髂骨部，使骨折端嵌插稳定。一侧耻骨上、下支与坐骨上、下支骨折伴耻骨联合分离者，触摸耻骨联合处整齐无间隙，则表示复位。

2）髂骨骨折合并耻骨联合分离：骨块连同伤侧下肢多向外上方移位，并有轻度外旋。患者仰卧，上方助手把住腋窝向上牵引，下方助手握患肢踝部向下牵引，同时逐渐内旋。术者立于患侧，一手扳住健侧髂骨翼部，一手向前下方推按骨折块，触摸耻骨联合平正无间隙，是以复位。

3）耻骨或坐骨上、下支骨折伴同侧骶髂关节错位：伤侧骨块连同下肢常向上移位并有外旋，因骶髂关节错位而不稳定。整复时患者仰卧，上方助手把住腋窝向上牵拉，下方助手握伤肢踝部向下牵引并内旋，术者立于患侧向下推按髂骨翼，测量两侧髂嵴最高点在同一水平时，再以对挤手法，挤压两髂翼及两髋部，使骨折块互相嵌插，触摸骨折处无凹凸畸形，即已复位。耻骨联合分离并一侧骶髂关节错位复位手法亦基本相同。

3. *牵引* 对垂直方向移位明显的骨盆骨折，需行股骨髁上骨牵引，且需同时应用前方外固定架，可获得安全而充分的治疗。牵引重量为体重的1/7～1/5，牵引时间必须维持8～12周，否则可因软组织或骨折端愈合不良而再移位或下地负重后再次移位。牵引重量不足和牵引时间过短是治疗中常易发生的错误。

4. *固定方法* 对于髂前上下棘骨折，复位后可采取屈髋屈膝位休息，同时在伤处垫一平垫，用多头带或绷带包扎固定。3～4周去固定，即可下床活动。骶尾部骨折，一般不需固定，如仰卧位可用气圈保护。4～5周即可愈合。

骨盆环单弓断裂无移位骨折，可用多头带及弹力绷带包扎固定，4周解除固定。

骨盆环双弓断裂有移位骨折，必须给予有效的固定和牵引。对于双侧耻骨上下支和坐骨上下支、一侧耻骨上下支或坐骨上下支骨折伴耻骨联合分离者，复位后可用多头带包扎固定，或用骨盆兜带将骨盆兜住，吊于牵引床的纵杆上，4～6周即可。对于髂骨骨折合并耻骨联合分离、耻骨上、下支或坐骨上、下支骨折伴同侧骶髂关节错位、耻骨联合分离并一侧骶髂关节错位者，复位后多不稳定，除用多头带固定外，患肢需用皮牵引或骨牵引，床尾抬高。如错位严重行骨牵引者，健侧需上一长石膏裤，以作反牵引。一般6～8周即可去牵引。

5. *药物治疗* 如因出血过多引起休克时，可内服独参汤加附子、炮姜。若局部肿胀、疼痛严重者，应活血化瘀，消肿止痛，可选用活血止痛汤。如伤后肠胃气滞，腹胀纳呆，呕吐，二便不通者，应活血顺气、通经止痛。可选用顺气活血汤或大成汤。如伤后小便不利，黄赤刺痛，口渴发热等，应滋阴清热解毒，通利小便，可选用导赤散合八正散。中期以续筋接骨为主，内服接骨丹。后期应补肝肾，舒筋活络为主，可选用生血补髓汤、舒筋活血汤，外用海桐皮汤。

6. *练功活动* 骨盆周围有坚强的筋肉，骨折整复后不易发生移位，且骨盆为松质骨，血运丰富，容易愈合。未损伤骨盆后部负重弓者，伤后第1周练习下肢肌肉收缩及踝关节伸屈活动，伤后第2周练习髋膝关节的屈伸活动，伤后第3周可扶拐下地站立活动。骨盆后弓损伤者，牵引期间应加强下肢肌肉舒缩和关节屈伸活动，解除固定后，即可下床开始扶拐站立与步行进行各方面的功能锻炼。

（侯德才）

第五节 骨骺损伤

骨骺和骺板为未成熟骨骼的生长组织结构，每个骨骺及其骺板共同组成骨骺复合体。四肢长骨的纵向生长是由于盘状骺板承受压力增殖发育的结果，其生长潜力大。骨骺损伤是青少年骨骼发育停止以前的一种特殊损伤，小儿骨折中大约15%涉及骨骺损伤，男孩多于女孩，这是由于男孩外伤机会多，并且骨骺闭合晚。部分骨骺损伤可引起骨骺早闭而影响骨骼发育，导致肢体短缩和关节畸形。除了外伤，感染和其他疾病也可以形成本病。如果对本病认识不够，临床上往往有误诊、漏诊。各类骨骺损伤的特点不同，在治疗方法的选择上及治疗标准上也存在较大差别。

【骨骺的解剖生理特点】

在骨骼的生长发育过程中，骨的关节端是由关节软骨、骨骺、未闭合的软骨板——骺板所组成。关节软骨是未成熟的透明软骨，营养主要是由关节滑液供应。

1. *骨骺* 骨骺位于长骨两端，在出生时为软骨组织，称为软骨骺。多在出生后数年内相继骨化，称为二级骨化中心，各部位的骨骺二级骨化中心出现的时间不同，但又是相对恒定的。骨骺软骨自中心向外连续不断的成骨活动，软骨细胞骨化，使其不断增大，骨骺中骨的成分持续增加，而软骨成分逐渐减少，至青春期后，整个骨骺仅关节面保留一薄层的关节软骨，其余部分均转化为骨组织。根据骨骺所在部位及生理功能的不同，可将其分为压力性骨骺和牵拉性骨骺两种。压力性骨骺在四肢关节部位直接承受并向骨干传导应力，是四肢骨的纵向生长区。牵拉性骨骺则多为肌肉或肌腱附着部,常常因肌肉牵拉而发生撕脱损伤。

2. 骺板　是位于骨骺与长骨干骺端之间的软骨结构,在生长过程中由原始球形骺板逐渐变为扁平盘状骺板。骺板软骨在很长的一段时间内,保持增殖生长能力,使软骨不断增生、骨化。一般来说,骨化越早的骨骺其骺板生长潜力越大。在上肢肩和腕部的骨骺生长潜力明显大于肘部,而在下肢则膝部生长潜力大于踝部,髋部最小。骺板的损伤可引起生长障碍或紊乱,表现为生长迟缓、生长停止、生长不对称及过度生长。骺板的纵切面,从骨骺向干骺端可依次分为4个细胞层:① 静止细胞层,是圆或椭圆形的小而密集、生长不活跃的幼稚软骨细胞;② 增殖细胞层,是软骨生长活跃区,细胞大而扁平,顺长骨纵轴方向成柱状排列,基质丰富,强度较好;③ 肥大细胞层,是软骨成熟区,由于软骨基质相对减少,强度减低;④ 软骨内骨化层,是软骨细胞崩解、软骨基质骨化区,标志着软骨的消亡和新骨的形成,其基质骨化,强度较高。在肥大细胞层软骨基质少,强度最低,为外伤性骨骺分离的高发生区域。

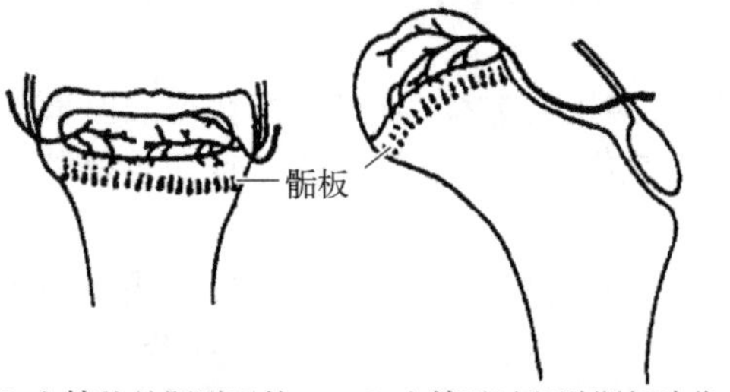

① 血管从骨骺附近软组织直接进入骨骺　② 血管通过紧贴骺板边缘的关节软骨进入骨骺

图6-87　骨骺的血液供应

3. 骨骺的血液供应　血管进入骨骺有两种方式,常见一种是骨骺的侧面有软组织覆盖,血管在远离骺板的部位通过软组织直接进入骨骺,而且进入的血管往往是多条,在骨骺分离时,血管不易损伤(图6-87①)。另外一种是整个骨骺在关节内,为关节软骨所覆盖,血管通过紧贴骺板边缘的关节软骨进入骨骺,股骨头和桡骨小头骨骺均属于此类,一旦骨骺分离,血管常常遭到破坏,造成骨骺和骺板血运丧失(图6-87②)。

4. 骺板的血液供应　骺板的血液供应有两组,一组来自骨骺系统,由骨骺动脉的分支穿过骺板进入生发细胞层,为软骨提供营养,所以骨骺的血供障碍,可直接影响骺板生发细胞的增殖能力。骺板的另一组血管来源于干骺动脉,其终末支进入骺板的软骨内骨化层,可促进新骨沉积,有利于软骨内成骨过程的顺利完成,此组血管损伤可致软骨基质不能钙化,肥大细胞堆积不能成骨。

【病因病机】

1. 骨骺损伤机制　骨骺损伤大多为间接外力所致。幼儿在跑跳中摔倒,传达外力或扭转暴力的作用,使骺板首先断裂分离。由高处坠落时纵向外力挤压可致骺板压缩损伤。另外可因肌肉肌腱的过度牵拉,使其附着处的骺板发生撕脱性损伤。因生发细胞层被破坏常发生骨骺早期闭合或骺板早期骨化,骨桥生成,发生于一侧的骺板早闭可致关节端发育不平衡而致畸形;而全骨骺早闭或过度发育,可致肢体发育畸形,过长或短缩。由于干骺端的松质骨强度较低,在骨骺损伤过程中常合并有与其相连的干骺端的松质骨骨折。

2. 骨骺损伤分型　根据外力作用的方式不同,骨骺损伤的程度也有较大差别,通常分为六种类型(图6-88)。

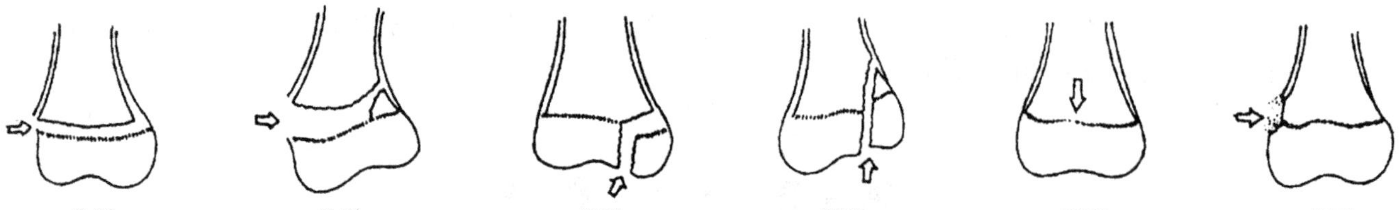

图6-88　骨骺损伤的类型

Ⅰ型:骨折线通过骺板软骨成熟区的肥大细胞层,此层软骨强度最弱,新生儿肱骨两端的完全骨骺分离、感染或佝偻病继发的病理性骨骺分离多属此型损伤。

Ⅱ型:与Ⅰ型损伤近似,骨折线主要通过骺板软骨肥大细胞层,到达骺板边缘之前折向干骺端,分离的骨骺侧带有小块干骺端骨片,骨片侧为软组织铰链所在,肱骨近端骨骺分离多属于此型。

Ⅲ型:为关节内骨折,骨折线从关节面开始通过骨骺进入骺板软骨生长区与成熟区,然后90°转弯沿骺板肥大细胞层直达骺板边缘。此型损伤较少见,好发于胫骨两端骨骺。

Ⅳ型:亦为关节内骨折,骨折线起始于关节面,经骨骺(或骺软骨)、骺板全层和干骺端三部分,肱骨外髁骨折和内踝骨折多属此型损伤。此型骨骺损伤不稳定,复位不良容易产生并发症。

Ⅴ型:乃垂直挤压暴力引起的骺板软骨压缩骨折,好发于膝部和踝部骨骺,X线检查常无阳性发现,早期诊断困难,若与健侧对比可能发现骺板厚度减少。由于软骨生长层细胞严重破坏和来自骨骺的营养血管广泛损伤,常导致骺板生长功能丧失,导致骨骺提前闭合。

Ⅵ型:此为骺板软骨膜环或Ranvier软骨膜沟损伤,常见于被草坪除草机损伤踝部或股骨髁部韧带撕脱骨折,X线检查显示骺板边缘骨折或缺损,骨折常涉及邻近骨骺和干骺端,处理不当易继发畸形。

【诊断要点】

1. 外伤史 任何外力作用均可造成其损伤。临床常见的损伤类型主要为外伤后的传达暴力、扭转暴力和肌肉的强力收缩所致,少数可由高处坠落而致的纵向挤压或车祸等外伤直接挤压所形成。由于幼儿难以完整表达受伤过程及症状,所以医生要注意从多方面收集了解幼儿受伤过程、症状演变及治疗过程等信息。

2. 临床表现 作出任何小儿韧带损伤和脱位的诊断都应慎重。

由于外伤程度的不同,患儿可以表现为关节及其周围软组织肿胀、疼痛和功能障碍,移位明显者可出现肢体畸形,甚至可伴有血运障碍和神经损伤的表现。而在损伤较轻的患儿可仅仅表现为患病肢体不能持物或不能负重,局部肿胀和疼痛却不明显。由于骺软骨在X线片上不显影,其损伤移位多需通过骨化中心及干骺端等可显影部分的移位来"间接"印证,无移位的Ⅰ型骨骺损伤,X线检查更无异常发现,此时在患病部位的压痛是唯一的诊断依据。因此,从某种意义上来讲,临床检查比X线片所提供的诊断依据要更为确切。局限而固定的压痛、有移动性的骨块均说明有骨骺损伤。

3. X线检查 常规行X线正侧位片检查,必要时加照斜位、轴位以及拍摄正常肢体作为对照。骨骺损伤的X线检查有以下特征。

(1)骨核变小:骨骺在X线片上可显影的部分只是其骨化的部分,即骨核。当骨核的位置发生了变化就意味着骨骺发生了移位。

(2)干骺端骨折片:其干骺端出现三角形或片状骨折块,提示骨骺损伤,是Ⅱ型和Ⅳ型骨骺损伤的特征。Ⅱ型损伤骨折片与骨膜相连,故移位较小。Ⅳ型损伤骨折片较长,骨膜断裂分离明显,故与干骺端分离较大。骨折片移位越大,说明损伤的骨骺移位越大,与其对应的关节骨端的相互关系也随之发生改变。

(3)骺板宽度改变:当一侧骺板遭到纵向挤压时,其骺板宽度可被压缩而变窄;当骺板遭到牵拉外力或在成角的张力侧时,骺板可增宽分离;当一侧被挤压而对侧呈现张力时,两种情况可同时显现。

(4)关节骨端与邻近骨干的相互关系:Ⅰ、Ⅱ型损伤其骨骺与干骺端分离,而与相对应的关节骨端的关系正常。Ⅲ、Ⅳ型损伤骨骺与干骺端和其相对应的关节骨端的关系均异常。Ⅴ型损伤只发生骺板厚度的改变,无其他关系异常。如果Ⅲ、Ⅳ型损伤同时合并关节脱位,则同时伴有形成关节的骨端及相邻骨干的相互关系异常。Ⅵ型损伤在骨骺部位有特殊外伤史,但早期诊断较为困难,一般在晚期才出现局部骨桥或骨赘形成。

(5)应注意副骨化中心的存在:正常骨化中心附近可出现另外的骨化中心,是一种解剖生理变异。其X线片特点是边缘光滑、间隙对称、密度均匀,无骨皮质断裂,骨小梁连续。应注意结合病史及体征加以鉴别。

【治疗】

1. 整复方法 骨骺损伤的移位越早复位越好。Ⅰ、Ⅱ型损伤主要为闭合复位外固定为主。复位手法须轻柔稳妥,避免加重损伤,手法复位时,需要充分麻醉,使肌肉完全放松,重叠骨端得到完全牵开,使骨骺损伤端在"不接触"的状态下得到整复。

2. 固定方法 可采用夹板或石膏加以固定3~4周。患肢1~2个月之内避免负重;骨骺损伤愈合较快,固定时间不宜过长,以免关节僵硬;Ⅳ型损伤不稳定,易移位而影响愈合,故需拍片证实骨折已愈合后才能去除固定。固定去除后需加强关节功能锻炼,下肢应延后负重时间。

3. 手术治疗的适应证 骨骺损伤要求解剖对位,使关节面光滑平整,防止肢体发育障碍,对于复位不良者,均需手术治疗。切开复位不要剥离骺板周围的软骨膜,用克氏针内固定为宜。手术内固定时应注意选择细克氏针避开骺板插入,或尽量垂直骺板插入,切莫横向穿过骺板。

由于骨骺损伤常可导致骨骼的异常发育或早闭。所以针对骨骺损伤的患儿,应密切观察患病肢体的生长发育情况,定期拍摄X线片观察(3~4周一次),以后1~2年拍片一次,应将每次拍片资料保存,便于对比观察,直至骨骼发育成熟为止。

(侯德才)

第七章
脱 位

导 学

本章主要阐述了脱位的概念、病因病机、诊断要点及治疗。

通过学习，掌握各种脱位的诊断要点和治疗；熟悉各种脱位的解剖基础及基本概念；了解各种脱位产生的病因病理。对临床常见的颞颌关节脱位、肩关节脱位、小儿桡骨小头半脱位、髋关节脱位更要重点学习，熟练掌握。应对脱位手法整复的方法进行反复练习，提高临床疾病的诊治能力。

第一节 脱 位 概 论

凡构成关节的骨端关节面脱离正常位置，引起功能障碍，称为脱位。

关节脱位，多发生在活动范围较大，活动较频繁的关节。在大关节脱位中，以肩关节为最多，其次为肘关节、髋关节及颞颌关节。上肢脱位较下肢脱位多见。患者以青壮年男性为多，儿童与老年人较少。儿童脱位多合并骨骺分离。

一、关节稳定性的维持

关节是连接骨骼的枢纽，每个关节都包括关节面、关节囊和关节腔三种基本结构。关节的稳定和平衡主要依靠骨骼、韧带和肌肉维持。骨骼和韧带维持静力平衡，肌肉起动力平衡作用。当外来暴力超过了维持关节稳定结构的生理保护限度，则可使骨端突破其结构的薄弱点而发生脱位。

1. *骨骼* 构成关节的骨端关节面相互对合，或凹，或凸，或平，借助周围的关节囊将其包绕，使之连接。从关节类型看，杵臼关节较其他形式的关节更为稳定。如髋关节，髋臼较深，周围有关节盂缘软骨加深，可容纳大部分股骨头，骨性结构较为稳定，但同属杵臼关节的肩关节，肱骨头大，关节盂小而浅，故稳定程度远不及前者。踝关节由内、外、后三踝构成踝穴，距骨居于其中，亦形成了较稳定的关节因素。骨性结构不稳定者可借助韧带、肌肉、关节内软骨等其他因素维持关节的稳定，如膝关节。

2. *韧带* 韧带不仅连接构成关节的骨端，并参与维持关节在运动状态下的稳定性，使关节的活动保持在正常的生理范围内。如膝、肘关节伸直时，两侧副韧带紧张，以限制非生理性的内收、外展活动，髋关节伸直时，髂股韧带紧张，以阻止其过伸。此外，还可通过韧带内的末梢感受器在张力下的反射作用，经神经中枢而影响肌肉，形成拮抗作用。如当胫距关节极度内翻时，由于踝关节外侧的腓距、腓跟韧带受到张力，可被动地限制其继续内翻，并通过反射使外翻肌群(腓骨长、短肌)收缩，以对抗其内翻。

3. *肌肉* 四肢大部分肌肉的肌腹或腱性部分通过一个关节或两个关节。其主要作用是维持关节的动力平衡，即通过肌肉间的拮抗和协同作用来维护关节的稳定。例如，股四头肌中的股直肌、股中间肌、股外侧肌的作用方向与髌韧带不在一条直线上，髌骨有向外脱位的倾向，但因股内侧肌有向上方牵拉的作用力，可使髌骨维持在正常位置。又如肘关节的主要活动是屈伸，这一动作的完成是通过伸肘肌(肱三头肌)和屈肘肌(肱二头肌、肱桡肌、肱肌等)之间的拮抗而达到动力平衡。拮抗肌对主动肌的运动有缓冲作用，可保护关节在运动中的稳定性。

关节稳定性的维持是上述因素综合作用的结果。各关节的结构特点不同，故维持稳定的条件亦不同。某一结构的稳定性不足，可通过其他结构的强化而得到补偿。如膝关节，胫骨上端关节面(胫骨平台)近似在一个水平面上，股骨内外髁关节面则向下、向后凸，单从骨性结构看，该关节极不稳定。但膝关节周围有韧带、肌肉(腱)保护，关节内还有滑液囊、关节内韧带、半月板(盘)等辅助结构，故可增强关节的稳定性和活动功能。因此，只有对关节的稳定和不稳定因素应进行综合分析，才能得出正确的结论。

二、病因病机

造成关节脱位的原因是多方面的，不外乎是内因和外因综合作用的结果。

1. 外因　关节脱位多由直接或间接暴力所致，其中以间接暴力（传达、杠杆、扭转等）所致者较多见，如跌仆、挤压、扭转、冲撞、坠堕等损伤。所以只要外力达到一定程度，超过关节所能承受的应力，就能破坏关节的正常结构，发生脱位。

2. 内因　关节脱位主要与年龄、性别、体质、局部解剖结构特点等有关。如年老体衰、肝肾亏损，筋肉松弛者易发生颞颌关节脱位；小儿肘部因环状韧带发育尚不健全，常发生桡骨小头半脱位。成年人脱位多于儿童，男性多于女性，体力劳动者多于脑力劳动者。此外，先天性关节发育不良及体质虚弱，关节周围组织（关节囊、韧带）松弛者，亦较易发生脱位。过度膝外翻及股骨外髁发育不良等，是髌骨习惯性脱位的病理基础。若治疗不当，关节囊及其周围韧带未能完整修复，常可导致习惯性脱位。

关节内病变，或近关节的病变（如脓毒或结核），可引起关节破坏而致病理性关节脱位。如化脓性关节炎、骨关节结核等疾病的中、后期，可并发关节脱位。而小儿瘫和中老年人患有中风，半身不遂，由于患肢关节周围的肌肉与韧带松弛，也可引起关节脱位或半脱位，特别多见于肩、髋关节。

关节脱位还与关节的解剖特点有关，如肩关节的肩胛盂小而浅，肱骨头大，关节囊的前下方松弛和肌肉少，加上关节活动范围大与活动机会较多，故肩关节脱位较易发生。

关节脱位，有时可伴有血管神经损伤、骨端关节面或关节盂边缘部骨折。若暴力强大，骨端可穿破软组织和皮肤，可造成开放性脱位。脱位不仅是局部的病变，而且对整个机体产生广泛的影响。因而出现不同程度的伤气血、伤经络等病理变化。

三、脱位的分类

1. 按产生脱位的病因

（1）外伤性脱位：正常关节因遭受外力而引起脱位者。临床上最常见。

（2）病理性脱位：关节结构被病变破坏而产生脱位者。

（3）先天性脱位：因胚胎发育异常，导致先天性骨关节发育不良而发生脱位者。如先天性髋关节脱位、先天性髌骨脱位及先天性膝关节脱位。

2. 按脱位的时间　分为新鲜脱位（脱位时间在2～3周以内）和陈旧性脱位（脱位时间超过2～3周），多次反复发生的脱位称为习惯性脱位。

3. 按脱位的方向　分为前脱位、后脱位、上脱位、下脱位及中心性脱位。四肢及颞颌关节脱位以远侧骨端移位方向为准，脊柱脱位根据上位椎体移位方向而定。如肩关节脱位时，按脱位后肱骨头所在的位置可分为前脱位、后脱位。髋关节脱位时，按股骨头所在位置可分为前脱位、后脱位及中心性脱位。

4. 按脱位关节是否有创口与外界相通　分为开放性脱位和闭合性脱位。

5. 按脱位程度分类

（1）完全脱位：组成关节的各骨端关节面完全脱出。

（2）不完全脱位：又称半脱位，组成关节的各骨端关节面部分脱出，或关节周围组织嵌顿于关节内造成关节功能障碍。

（3）单纯性脱位：指无合并症的脱位。

（4）复杂性脱位：脱位合并骨折，血管、神经、内脏损伤者。

四、脱位的诊断要点

关节脱位的诊断，主要根据临床症状、体征及X线片。

1. 一般症状

（1）疼痛和压痛：关节脱位时，常伤及附近韧带、肌腱与肌肉组织，脉络受损，气血凝滞，阻塞经络。因而局部出现不同程度的疼痛和压痛，活动时疼痛加剧。

（2）肿胀：脱位后，由于关节周围受损，筋肉出血和组织液渗出，使关节明显肿胀。如损伤血脉，则出现血肿，皮下瘀斑，甚至出现张力性水疱。

（3）功能障碍：关节脱位后结构失常，关节面失去正常的对合关系，因而，关节完全丧失或大部分丧失活动功能，包括主动运动和被动运动。

2. 特有体征

（1）关节畸形：关节脱位后，骨端关节面脱离了正常位置，关节的正常骨性标志发生改变，破坏了肢体原有形态，因而发生畸形。如肩关节前脱位呈方肩畸形；肘关节后脱位呈靴样畸形等。除上述畸形外，关节脱位后往往可以触到脱位的骨端，如肩关节前脱位，在喙突或锁骨下可触及肱骨头；髋关节后脱位，在臀部可触到股骨大转子。

（2）关节盂空虚：关节完全脱位后，由于构成关节的一侧骨端脱离了关节盂，造成关节盂空虚，表浅关节比较容易触摸辨别。如肩关节脱位后，肱骨头内移，肩峰下关节盂空虚，摸之有凹陷。

（3）弹性固定：脱位后，骨端位置改变，关节周围未撕裂的肌肉痉挛、收缩，可将脱位后的骨端固定在特殊位置上。对脱位关节作被动运动时，有一种抵抗和弹性的感觉。虽然有一定活动度，但存在弹性阻力，当去除外力后，脱位的关节又回复到原来的特殊位置，这种情况称为弹性固定。

根据病史、一般症状和特有体征，脱位通常不难作出临床诊断。但为了明确诊断与便于治疗，应常规行 X 线片检查，以了解脱位的方向、程度和是否合并骨折。

五、脱位的并发症

脱位的并发症是指关节脱位引起的其他损伤，可分为两种，一种是与脱位同时发生的损伤，称为早期并发症；一种是脱位当时并未发生，而在脱位后期逐步出现的病症，称为晚期并发症。早期并发症若能及早发现并妥善处理，则预后多佳；晚期并发症的疗效很难达到满意程度。故对早期并发症应以积极治疗为主，而对晚期并发症则应以预防为主。

1. 早期并发症

（1）骨折：脱位并发骨折是由于骨端的相互撞击及肌肉强力收缩产生的牵拉所引起，多发生在骨端关节面或关节边缘部，少数可合并同侧骨干骨折。如肩关节前脱位并发肱骨大结节撕脱性骨折，肘关节后脱位并发肱骨内上髁骨折和髋关节后脱位并发髋臼后上缘骨折等，大多数脱位整复后，骨折片亦随之复位。

（2）神经损伤：较常见，多由脱位的骨端牵拉或压迫神经干所致。如肩关节脱位时腋神经损伤；肘关节脱位可引起尺神经损伤；髋关节后脱位时，坐骨神经被股骨头压迫或牵拉等。这种神经损伤，多为挫伤，极少数造成神经断裂。一般在关节复位后，随着压迫或牵拉因素解除，可在3个月左右逐渐恢复，不必手术治疗。但如神经功能无恢复迹象，应早期施行神经探查吻合术。

（3）血管损伤：一般多因压迫牵拉关节周围的血管所致。多为血管挫伤，亦可发生血管撕裂伤。如肩关节前下脱位合并腋动脉损伤；肘关节后脱位，肱动脉受压损伤；膝关节脱位，腘动脉可受牵拉和压迫。这类血管损伤，多能随着关节的复位而恢复。若是伴有动脉硬化症的老年患者，可因动脉挫伤导致血栓形成，影响患肢血液循环。发生大血管破裂者极为少见，应作急症处理，手术修补、吻合或结扎血管。

（4）感染：开放性脱位如不及时清创或清创不彻底，可引起关节与创口的感染，或发生特异性感染，如破伤风、气性坏疽等，严重者可危及生命，故应特别注意预防。

2. 晚期并发症

（1）关节僵硬：由于关节内、外的血肿机化后，形成关节内滑膜反折处粘连，以及关节周围组织，关节囊及其周围的韧带、肌腱、肌肉等粘连或瘢痕挛缩，导致关节活动严重受限，甚者僵硬不能活动。

（2）骨化性肌炎：关节受到损伤后，关节附近的骨膜被剥离损伤，形成局部血肿，并与周围血肿相沟通，随着血肿机化和骨样组织形成，可引起骨化性肌炎。尤其脱位伴有严重的软组织损伤或后期关节功能锻炼时作强烈被动屈伸活动，更易引起骨膜下血肿扩散，形成广泛的骨化性肌炎。此症好发于肘、膝、肩、髋等处。

（3）骨的缺血性坏死：主要因为脱位时损伤了关节囊和关节内、外的韧带，并且使这些组织内的血管遭到伤害，致骨的血液循环受到破坏，导致骨缺血性坏死。将会遗留关节的疼痛和功能障碍。常见的缺血性坏死的部位有股骨头、腕舟骨、月骨、距骨等。

（4）创伤性关节炎：由于脱位时关节软骨面受损伤，造成关节面不平整或因整复不当，关节面之间关系未完全复原所致。当活动负重时，关节面不断遭受磨压，活动时引起疼痛。后期可发生退行性变与骨端边缘骨质增生，形成创伤性关节炎。常见于下肢负重的关节，尤以膝关节多见。

六、脱位的治疗

脱位治疗的目的，是恢复受损关节的正常解剖关系及功能。应根据脱位的不同原因、类型决定治疗方案。

1. 新鲜脱位的治疗

（1）麻醉：可减轻患者疼痛，使痉挛收缩的肌肉松弛，便于手法整复，适用于髋关节、肩关节等大关节脱位。根据脱位关节的位置不同，可选择全身麻醉、臂丛神经阻滞、硬膜外麻醉，亦可选用针刺麻醉、中药麻醉等。对于肌肉不很紧张的新鲜脱位，无须麻醉亦可复位成功，或仅用止痛镇静剂便可进行复位。

（2）整复方法：早期、正确、无损伤的手法复位则效果优良，日后可完全恢复关节的活动功能，若是延误了时间或手法不得当，往往治疗效果较差。手法复位时，术者与助手应熟悉病情，了解手法操作步骤，密切配合。应根据脱位的方向和骨端的所处位置，运用拔伸牵引、旋转屈伸、提按端挤等手法，利用杠杆原理将脱位的骨端轻巧地通过关节囊破裂口送回原位，并结合理筋手法，按摩推拿及理顺筋络，从而达到解剖复位。儿童的关节脱位，复位动作要特别轻柔，否则易造成骨骺分离。早期复位容易成功，功能恢复好；复位晚则困难大，效果差。复位中切忌粗暴，要注意防止附加损伤，如骨折、血管和神经损伤等。进行脱位手法整复的原理为：

1）欲合先离：通过术者与助手对抗牵引或持续骨牵引使之离而复合。牵引手法是其他整复手法的基础。

2）原路返回：根据造成关节脱位的损伤机制，使脱出的骨端沿发病原路，通过关节囊破裂口返回正常位置。如肘关节后脱位，先使关节伸直牵引，冠状突离开鹰嘴窝越过滑车，屈曲肘关节即可复位。

3）杠杆作用：通过拔伸、屈伸、提按、端挤等手法，利用杠杆原理，将脱位的骨端轻巧地回到正常位置。

4）松弛肌肉：应用麻醉、肌肉松弛剂或止痛镇静剂，使患肢肌肉松弛，骨端易于还纳。

手法复位不能成功时，需手术复位。手术复位的适应证：① 关节囊裂口与肌腱如纽扣状，将脱位的骨端绞锁，多次手法整复失败者；② 脱位并发骨折或韧带、肌腱断裂，复位后可能有关节不稳定者；③ 脱位并发严重血管神经损伤者；④ 开放性脱位者。

（3）固定：关节脱位复位后，及时正确的固定是保证软组织损伤修复和防止再脱位的重要措施，应将伤肢固定于功能位或关节稳定的位置上，使损伤组织迅速修复，防止脱位复发和骨化性肌炎。固定的材料可选用绷带、夹板、三角巾、托板、牵引带、石膏等，同时辅以适当活动。一般脱位应固定 2～3 周，不宜过长，否则易发生组织粘连、关节僵硬，影响疗效。

（4）药物治疗

1）初期：伤后 1～2 周内，关节周围的筋肉与络脉受损，血离经脉，气血瘀滞，肿痛明显，应以活血化瘀为主，佐以行气止痛，内服可选用活血止痛汤、云南白药等，外用药则可选用活血散、消肿止痛膏等。

2）中期：伤后 2～3 周，疼痛瘀肿消而未尽，筋骨尚未修复，故应以和营生新，续筋接骨为主。内服可选用壮筋养血汤、肢伤二方等，外用药可选用活血散、舒筋活络药膏等。

3）后期：受伤 3 周以后，因筋骨损伤，耗伤肝肾，气血亏损，体质虚弱，应补养气血，补肝肾，壮筋骨。内服可选用补肾壮筋汤、虎潜丸等，外治可选用五加皮汤、海桐皮汤熏洗。

（5）练功活动：复位固定后，其他未固定的关节应作主动功能锻炼，受伤关节附近的肌肉也应作主动的舒缩活动。解除固定后，逐步进行受伤关节的活动。练功可促进血液循环，加快损伤组织的修复，预防肌肉萎缩、骨质疏松及关节僵硬等并发症的发生。练功活动范围由小到大，循序渐进并持之以恒，但要防止活动过猛，尤其要避免粗暴的被动活动。

2. 陈旧性脱位的治疗　关节脱位日久，由于关节囊内、外血肿机化，瘢痕组织充填于关节腔内，关节周围软组织粘连，关节周围的肌肉与韧带挛缩，造成整复的困难。手法复位一般适用于青壮年患者，脱位时间不超过 3 个月，脱位的关节有一定活动度，且无骨折、骨质疏松、损伤性骨化及神经损伤等并发症。对于年老患者，体衰，有心血管疾患，如高血压、心脏病等；关节脱位时间较长（超过 3～6 个月），X 线片显示骨质疏松者；脱位的关节活动度极小且异常僵硬者；有严重的并发症，如骨折、神经损伤、血管损伤、损伤性骨化、感染等，手法复位要慎重。整复方法为：

1）牵引舒筋：对于脱位时间长、关节活动范围小、关节周围肌肉丰厚（如髋关节）或软组织挛缩较明显者，应先行持续牵引 1 周左右，成人用骨牵引，儿童用皮牵引。并辅以按摩推拿患部，每日 3 次，每次 15～30 分钟。

2）活动解凝：在麻醉下先行旋转拔伸，反复摇晃，然后对脱位关节进行屈伸、内收外展和回旋的被动活动，活动范围由小到大，动作应轻柔而缓慢，使关节周围软组织的粘连和挛缩得到松解。此过程需要 30～60 分钟。

3）整复脱位：经上述准备手法后，当患部筋肉粘连得到松解，关节活动较充分时，可按照不同关节脱位，采用适当手法进行复位，动作要温和，切忌暴力。

手法复位不成功者，身体状况可以耐受手术者，可考虑手术切开复位或作关节融合术、关节成形术、截骨术及人工关节置换术等。后期治疗与新鲜脱位大致相同。

第二节　颞颌关节脱位

颞颌关节脱位，亦称下颌关节脱位，俗称吊下巴。

颞颌关节是由下颌骨的一对髁状突和颞骨的一对下颌关节窝组成。髁状突和关节窝均在关节囊内,关节囊较薄弱而松弛,尤以关节囊的前壁为甚。颞颌关节是人体头面部唯一能活动的关节,属左右联动关节,它的主要运动是下颌骨的下掣(开口)、上提(闭合)、前伸、后退及侧转。

本病多发于老年人及体质虚弱者。按脱位时间和复发次数,可分为新鲜、陈旧和习惯性脱位三种;按一侧或两侧脱位,有单侧脱位和双侧脱位之分;按脱位后下颌骨髁状突离开颞颌关节窝的方向,有前脱位和后脱位之分,临床以前脱位多见。

【病因病机】

1. 过度张口　在大笑、打呵欠、拔牙时,下颌骨的髁状突可过度向前滑动,越过关节结节,到其前方,即可引起该关节单侧或双侧前脱位。

2. 外力打击　在张口状态下,外力向前下方作用于下颌角或颊部,关节囊的侧壁韧带不能抗御外来暴力,则可形成单侧或双侧颞颌关节前脱位。

3. 杠杆作用　在单侧上下臼齿之间,咬食较大硬物时,硬物为支点,肌力拉动下颌体向前下滑动,多形成单侧前脱位。

4. 肝肾亏损　《伤科汇纂》说:"夫颌颏脱下,乃气虚不能收束关窍也。"年老体衰,久病体质虚弱,因其气血不足,肝肾亏损,筋骨失养,韧带松弛,容易发生习惯性脱位。

【诊断要点】

多有过度张口或暴力打击等外伤史。颞颌关节脱位后,立即出现口半开,不能自然张合,语言不清,咬食不便,吞咽困难,局部酸痛,流涎等症状。面部呈"苦笑状"。

1. 双侧脱位　下颌骨下垂,向前突出,咬肌痉挛呈块状隆起,面颊变成扁平状,双侧颧弓下方可触及下颌髁状突,耳屏前方可触及一明显凹陷,患者常以手托住下颌就诊。

2. 单侧脱位　口角歪斜,下颌骨向健侧倾斜,患侧颧弓下方可触及下颌骨髁状突,在患侧耳屏前方可触及一凹陷。

【治疗】

1. 整复方法

(1) 双侧脱位口腔内复位法:患者坐靠背椅,须低位,以便术者施术,助手双手固定患者头部(或头倚墙)。术者站在患者前面,可先用伤筋药水(舒筋止痛水、茴香酒)在颊车穴处揉擦数遍,以缓解咀嚼肌的紧张,必要时还可加用热敷。术者用数层纱布或胶布裹住拇指,防止复位时被患者咬伤,同时嘱患者不要紧张,尽量放松面部肌肉,将口张大。术者用双手拇指伸入患者的口腔内,按于两侧下臼齿上,其余四指在外面托住下颌,两拇指先往下按,待下颌骨移动时再往里推之,余指同时协调地将下颌骨向上端送,听到滑入关节的响声,说明脱位已复入,此时拇指迅速向两旁滑开,随即从其口腔内退出,防止手指被患者咬伤(图7-1)。

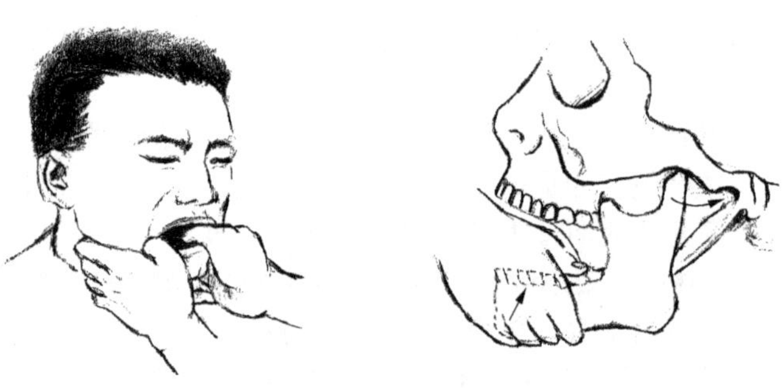

图7-1　颞颌关节脱位整复方法

(2) 单侧脱位口腔内复位法:患者坐位,术者位于患者旁侧,一手掌部按住健侧耳屏前方,将头部抱住固定,另一手拇指用纱布包缠好插入口内,按置于患侧下臼齿,其余2~4指托住下颌。操作时,其余2~4指斜行上提,同时拇指用力向下推按,感觉有滑动响声,即已复位。

(3) 口腔外复位法:用口腔内相同的手法,在口腔外进行复位。术者站在患者前方,双手拇指分别置于两侧下颌体与下颌支前缘交界处,其余四指托住下颌体,然后双手拇指由轻而重向下按压下颌骨,双手余指同时用力将其向后方推送,听到滑入关节之响声,说明脱位已整复。此法适用于年老齿落的习惯性脱位患者。

2. 固定方法　复位成功后,托住颌部,维持于闭口位,然后将四头带兜住下颌部,其余四头分别在头顶上打结,固定时间8~14天。习惯性颞颌关节脱位固定时间为2~3周。其目的是保持复位后的位置,使被拉松拉长的关节囊和韧带得到良好修复,防止再脱位。固定期间嘱患者不要用力张口,不要吃硬食。

3. 手术治疗　陈旧性脱位手法复位较为困难,若关节周围粘连严重,手法复位失败后,可行切开复位或髁状突切除术。

4. 药物治疗　初期应选用活血祛瘀,理气,舒筋方剂,以促进气血运行、筋脉畅通,如复元活血汤等。

5. *练功活动* 每天进行数次叩齿动作,使咀嚼肌得到运动,增强肌肉张力,以维持和加强下颌关节的稳定。在固定期间,患者不应用力张口、大声讲话,宜吃软食,避免咬嚼硬食,四头带或绷带不宜捆扎过紧,应允许张口超过1 cm。

第三节 上 肢 脱 位

一、肩关节脱位

肩关节脱位,亦称肩肱关节脱位,肩关节由肩胛骨的关节盂与肱骨头构成,是典型的球窝关节。关节盂小而浅,肱骨头大,其骨性结构不稳定。另外,关节囊和韧带薄弱松弛,关节囊前下方缺少坚强的韧带和肌肉保护,这种结构使肩关节的活动范围大而且活动方式多,但在遭受外力时易发生脱位,是临床上常见的关节脱位之一。

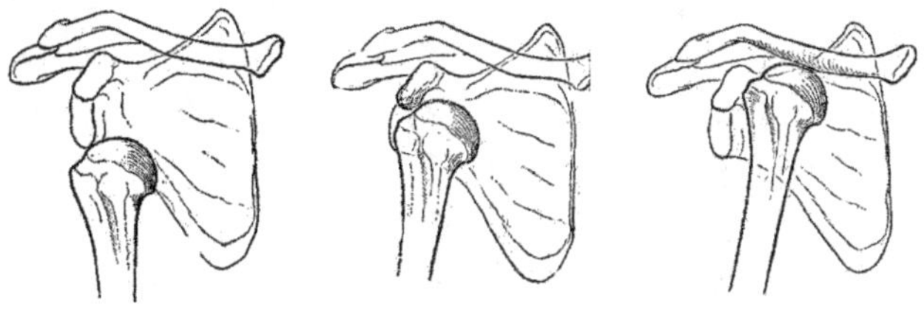
① 盂下脱位 ② 喙突下脱位 ③ 锁骨下脱位

图 7－2 肩关节前脱位的类型

肩关节脱位好发于 20～50 岁之间的成年男性。根据脱位的时间长短和脱位次数的多少,可分为新鲜、陈旧和习惯性脱位三种。根据脱位后肱骨头所在的部位,又可分为前脱位、后脱位两种,而前脱位又可分为喙突下、盂下、锁骨下脱位,其中以喙突下脱位最多见(图 7－2)。但由于肌肉的收缩、牵拉作用,盂下脱位多转变为喙突下脱位。

【病因病机】

1. *前脱位*

(1) 直接暴力:多因打击或冲撞等外力直接作用于肩关节而引起,但极少见。临床常见的是向后跌倒时,以肩部着地,或因来自后方的冲击力,使肱骨头向前脱位。

(2) 间接暴力:可分为传达暴力与杠杆作用力两种,临床最多见。

1) 传达暴力:患者侧向跌倒,上肢外展外旋,手掌或肘部着地,地面的反作用力由下向上,由掌面沿肱骨纵轴向上传达到肱骨头。肱骨头向肩胛下肌与大圆肌的薄弱部分冲击,将关节囊的前下部顶破而脱出,加之喙肱肌、冈上肌等的痉挛,将肱骨头拉至喙突下凹陷处,形成喙突下脱位。较为多见。若暴力继续向上传达,肱骨头可能被推至锁骨下部成为锁骨下脱位,较为少见。若暴力强大,则肱骨头可冲破肋间进入胸腔,形成胸腔内脱位。

2) 杠杆作用力:当上肢过度高举、外旋、外展向下跌倒,肱骨颈受到肩峰冲击,成为杠杆支点,使肱骨头向前下部滑脱,呈盂下脱位。但因胸大肌和肩胛下肌的牵拉,可滑至肩前成喙突下脱位。

肩关节脱位的主要病理改变是关节囊撕裂和肱骨头移位。关节囊的破裂多在关节盂的前下缘或下缘,少数从关节囊附着处撕裂,甚至将纤维软骨唇或骨性盂缘一并撕裂;或在脱位时,肱骨头后侧遭到关节盂前缘的挤压或冲击,发生肱骨头后外侧凹陷性骨折。仅有少数大结节骨块与骨干完全分离,被冈上肌拉至肩峰下,手法复位则又不易成功。当肩关节在外展、外旋位置时,因肱骨头后侧的凹陷,肱骨头有向前的倾向,易发生再脱位。偶见腋神经损伤,故复位前后应注意检查神经有无损伤。

2. *后脱位* 肩关节后脱位极少见,可由间接暴力或直接暴力所致,以后者居多。如暴力直接从前方损伤肩关节、癫痫发作或电抽搐治疗的强力肌痉挛等,均可引起后脱位。当肩关节前面受到直接冲击力,肱骨头可因过度内收、内旋冲破关节囊后壁,滑入肩胛冈下,形成后脱位;或间接暴力,跌倒时手掌着地,肱骨头极度内旋,地面的反作用力继续向上传导,也可使肱骨头向后脱出。

习惯性肩关节脱位的主要病理改变是关节囊前壁撕破,关节盂或盂缘撕脱及肱骨头后侧凹陷性骨折。由于处理不当,以上组织未得到整复,发生畸形愈合,即可发生再脱位。盂唇前缘撕脱与肱骨头后侧塌陷的患者,亦是多次发生脱位的可能原因。在肩关节外旋 50°～70°的 X 线正位片上,可以看到肱骨头的缺损阴影。在以上病理改变的基础上,当肩关节遭到轻微外力,即可发生脱位,如乘车时拉扶手、穿衣时伸手入袖、举臂挂衣等动作,均可发生脱位。

【诊断要点】

肩关节脱位,有其特殊的典型体征。受伤后,局部疼痛、肿胀,肩部活动障碍。伴有骨折时,则疼痛、肿胀更甚。

1. *前脱位* 患者常以健侧手托患侧前臂,紧贴于胸壁,以防肩部活动引起的疼痛。头倾向患侧以减轻肩部疼痛。

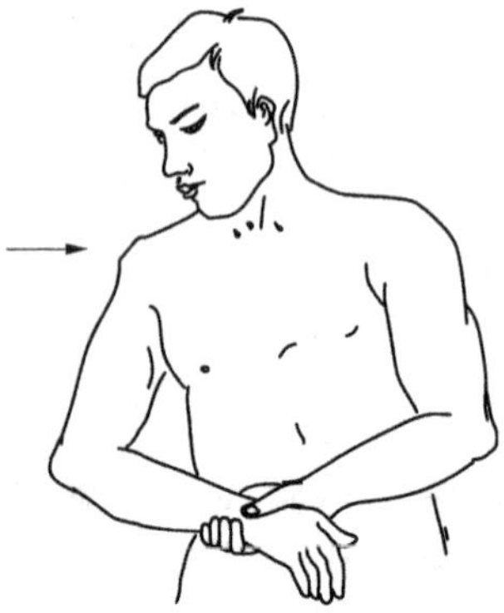
图7-3 “方肩”畸形

上臂处轻度外展、前屈位。患肩失去饱满外形，肩峰显著突出，形成典型的“方肩”畸形(图7-3)。

检查时，触诊肩峰下空虚，常可在喙突下、腋窝处或锁骨下触到脱位的肱骨头。伤臂处于20°~30°肩外展位，并呈弹性固定。搭肩试验及直尺试验阳性。测量肩峰到肱骨外上髁长度时，患肢短于健肢(但盂下脱位，则长于健肢)。肩部正位和穿胸侧位X线片，可确定诊断及其类型，并可了解是否有骨折发生。

2. 后脱位　肩关节后脱位是所有大关节脱位中最易误诊的一个损伤，较少见。肩关节后脱位大多数为肩峰下脱位，它没有前脱位时那样明显的方肩畸形及肩关节弹性绞锁现象。主要表现为有肩部前方暴力作用的病史，喙突突出明显，肩前部塌陷扁平，可在肩胛冈下触到突出的肱骨头，上臂呈现轻度外展及明显内旋畸形。肩部X线上下位(头脚位)片，可以明确显示肱骨头向后脱位。

3. 陈旧性肩关节脱位　脱位日久，患侧的三角肌萎缩，“方肩”畸形更加明显，在盂下、喙突下或锁骨下可摸到肱骨头，肩关节的各方向运动均有不同程度的受限。搭肩试验、直尺试验阳性。

4. 习惯性肩关节脱位　有多次脱位历史，脱位时，疼痛多不剧烈，但肩关节活动仍有障碍，久可导致肩部肌肉发生萎缩，当肩关节外展，外旋和后伸时，可诱发再脱位。X线检查，拍摄肩前后位及上臂60°~90°内旋位或上臂50°~70°外旋位片，可明确肱骨头后侧是否有缺损。

5. 合并症

(1) 肩袖损伤：肩关节本身疼痛和功能障碍，常常混淆和掩盖肩袖损伤的体征，所以易造成漏诊。因此，肩关节脱位在复位后，应详细检查肩外展功能。对于肱骨头移位明显的病例，如无大结节骨折，则应考虑肩袖损伤的可能。诊断不能明确时，可行肩关节造影，如发现造影剂漏入肩峰下滑囊，则证明已有肩袖撕裂。

(2) 肱骨大结节撕脱骨折：30%~40%肩关节脱位病例合并大结节骨折，除肩关节脱位一般症状外，往往疼痛、肿胀较明显，可在肱骨头处扪及骨碎片及骨擦音。

(3) 肱二头肌长头腱滑脱：临床上往往无明显症状，只是在整复脱位时，有软组织嵌插于关节盂与肱骨头之间而妨碍复位。

(4) 血管、神经损伤：较容易遭受牵拉伤的是腋神经或臂丛神经内侧束，肱骨头压迫或牵拉也可以损伤腋动脉。腋神经损伤后，三角肌瘫痪，肩部前外、后侧的皮肤感觉消失。血管损伤则极少见，若腋动脉损伤，患肢前臂及手部发冷和紫绀，桡动脉搏动持续减弱或消失。

(5) 肱骨外科颈骨折：合并肱骨外科颈骨折时，疼痛、肿胀更为严重。与单纯肩关节脱位不同的是上臂无固定外展畸形，有一定的活动度，并可闻及骨擦音，X线片可以帮助诊断及了解骨折移位情况。

【治疗】

新鲜肩关节脱位，一般采用手法复位，大结节骨折，腋神经及血管受压，往往可随脱位整复而骨折复位，神经、血管受压解除；陈旧者先试手法复位，若不能整复，则根据年龄、职业及其他情况，考虑作切开复位治疗；合并肱骨外科颈骨折，可先试行手法复位，若手法复位不成功，应考虑切开复位内固定，习惯性脱位，可做关节囊缩紧术。

1. 整复方法　复位一般无须麻醉，仅给予口服止痛药或肌注哌替啶50~100 mg即可。

(1) 新鲜外伤性肩关节脱位

1) 手牵足蹬法：令患者仰卧，用拳头大之棉垫置于患侧腋下，以保护软组织。术者立于患侧，双手握住患侧腕部，用一足背外侧(右侧脱位用右足，左侧脱位用左足)置于腋窝内。术者在双肘、双膝伸直，一足着地，另一足蹬住腋窝的姿势下，在肩外旋，稍外展位，缓慢有力地向下牵引患肢，然后内收、内旋，充分利用足背外侧为支点的杠杆作用，将肱骨头撬入关节盂内。当有回纳感时，复位即告成功。复位时，足背外侧尽量顶住腋窝底部，动作要徐缓，不可使用暴力，以免腋部血管、神经损伤。若复位不成功时，多为肱二头肌长头腱阻碍而不能复位，可患肢向内、外旋转，使肱骨头绕过肱二头肌长头腱，再进行复位。可获成功(图7-4)。

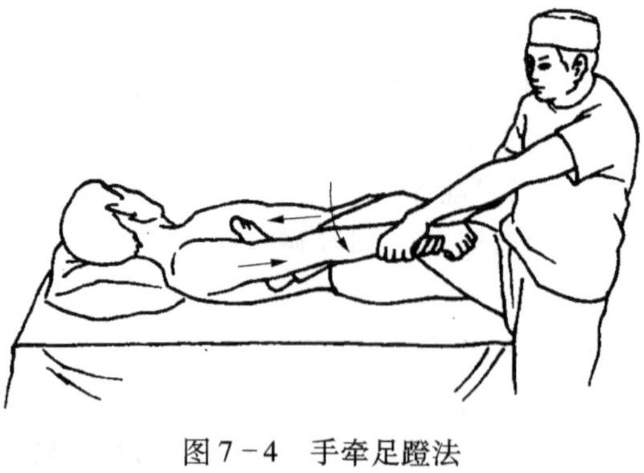
图7-4 手牵足蹬法

2) 拔伸托入法：患者取坐位，第一助手立于患者健侧肩后，两手斜行环抱固定患者作反牵引，第二助手一手握肘部，一手握腕上，外下方牵引，用力由轻而重，持续2~3分钟，术者立于患肩外侧，两手拇指压其肩峰,其余手指插入腋窝内,在助手对抗牵引下,术者将肱骨头向外上方钩托,同时第二助手逐渐将患肢向内收、内旋位牵拉,直至肱骨头有回纳感觉,复位即告完成。此法安全易行,效果好,适用于各型肩关节脱位,是临床上常用的方法之一(图7-5)。

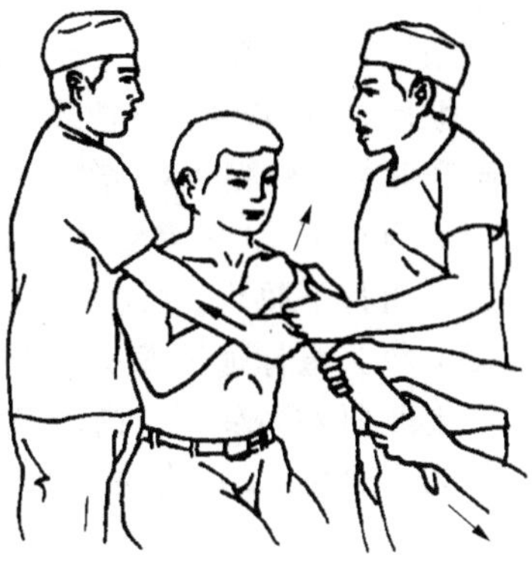

图7-5 拔伸托入法

3)椅背整复法:唐代蔺道人在《仙授理伤续断秘方·理伤续断方》中载:"凡肩胛骨出,相度如何整。用椅当圈住肋,仍以软衣被盛簟,使一人捉定,两人拔伸,却坠下手腕,又着曲手腕,绢片缚之。"即让患者坐在靠背椅上,用棉垫置于腋部,保护腋下血管,神经,免受损伤。将患肢放在椅背外侧,腋肋紧靠椅背,一助手扶住患者和椅背,起固定作用,术者握住患肢,先外展、外旋牵引,再逐渐内收,并将患肢下垂,内旋屈肘,即可复位成功。此法是应用椅背作为杠杆支点整复肩关节脱位的方法,适用于肌肉不发达,肌力较弱的肩关节脱位者。

4)膝顶推拉法:患者坐在凳上,以左肩脱位为例,术者立于患侧,左足立地,右足踏在坐凳上,右膝屈曲小于90°,膝部顶于患侧腋窝,将患肢外展80°~90°,并以拦腰状绕过术者身后,术者以左手握其肘部,右手置于肩峰处,右膝顶,左手拉。当肱骨头达到关节盂下缘时,右膝将肱骨头向上用力一顶,即可复位。此法适用于脱位时间短,肌力较弱的患者。此法术者一人操作即可,不需助手协助。

脱位整复成功的表现是"方肩"畸形消失,肩部丰满,与对侧外观相似,腋窝下、锁骨下、喙突下等扪不到肱骨头,搭肩试验阴性,直尺试验阴性,肩关节被动活动恢复正常功能。X线表现肱骨头与关节盂的关系正常。

若手法复位确有困难,应认真考虑阻碍复位的原因,如肱二头肌长腱套住肱骨头阻碍复位;撕破的关节囊成扣眼状阻碍肱骨头回纳;骨折块阻拦脱位整复;脱位时间较长,关节附近粘连尚未松解,患者肌肉发达,牵引力不够大,未能有效对抗痉挛的肌肉收缩力;麻醉不够充分,肌肉的紧张未松弛,或手法操作不当等因素。当遇到此等情况时,再次试行整复时应更换手法,反复内、外旋并改变方向;切不可粗暴操作,用力过猛。

(2)陈旧性肩关节脱位:治疗陈旧性脱位,应以手法复位为首选。对于年龄较小,脱位时间短的患者,可以在持续牵引、手法松解粘连之后行手法复位。手法整复疗效虽佳,但必须严格选择病例,谨慎从事,因手法复位时处理不当,还可能发生肱骨外科颈骨折、臂丛神经损伤等严重并发症。故应根据患者的具体情况,认真分析,仔细研究,区别对待,老年患者,脱位时间较长,无任何临床症状者,可不采取任何治疗,体质强壮,脱位时间超过2个月以上,但肩关节外展达70°~80°者,亦可听其自然,不脱位时间超过2~4个月,伴有骨折,或大量瘢痕组织形成者,不宜采用手法复位,应行切开复位。

(3)习惯性肩关节脱位:习惯性脱位,一般可自行复位,或轻微手法即可复位,可参考新鲜性肩关节脱位的复位手法。

2. *固定方式* 复位满意后,一般采用胸壁绷带固定,将患侧上臂保持在内收、内旋位,肘关节屈曲60°~90°,前臂依附胸前,用绷带将上臂固定在胸壁。前臂用颈腕带或三角巾悬吊于胸前。限制肩关节外展,外旋活动,固定时间2~3周。固定时间要充分,使破裂的关节囊得到修复愈合,预防以后形成习惯性脱位(图7-6)。

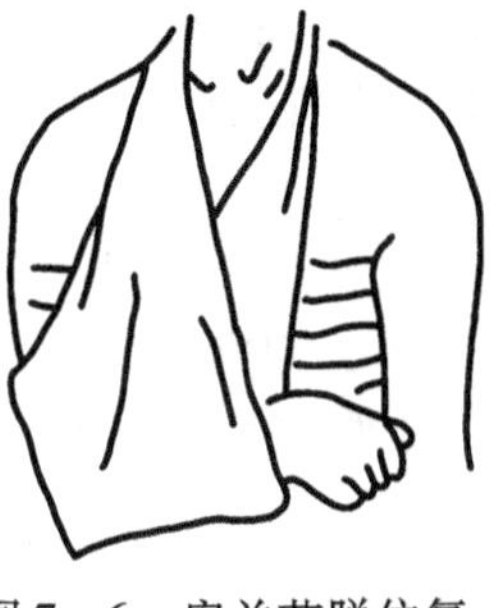

图7-6 肩关节脱位复位后固定方法

3. *药物治疗* 新鲜脱位,早期患处瘀肿、疼痛明显者,宜活血祛瘀,消肿止痛;中期肿痛减轻,宜服舒筋活血,强壮筋骨之剂;后期体质虚弱者,可内服八珍汤、补中益气汤等;外洗方可选用苏木煎、上肢损伤洗方等,煎水熏洗患处,促进肩关节功能的恢复。

4. *练功活动* 固定后即鼓励患者作手腕及手指练功活动,新鲜脱位1周后去绷带,保留三角巾悬吊前臂,开始练习肩关节前屈、后伸活动;2周后去除三角巾,开始逐渐作有关关节向各方向主动功能锻炼,并配合按摩、推拿、针灸、理疗等,以防肩关节周围组织粘连和挛缩,加快肩关节功能恢复。但是,在固定期间,必须禁止上臂外旋活动,以免影响软组织修复。固定去除后,禁止作强力的被动牵拉活动,以免造成软组织损伤及并发骨化性肌炎。

5. *其他治疗* 多数新鲜性肩关节脱位,都能通过手法复位成功,极少数患者需要切开复位,凡遇到下列情况之一者,可考虑切开复位。

(1)脱位合并血管、神经损伤,临床症状明显者。

(2)合并肱二头肌长头腱向后滑脱,手法复位多次不能成功者。

(3)合并肱骨外科颈骨折,经手法复位不成功者;作切开复位内固定。

(4)合并关节盂大块骨折,估计脱位整复后影响关节稳定者,作切开复位内固定。

(5)合并肱骨大结节骨折,骨折块嵌在肱骨头和关节盂之间,阻碍复位者。

手术方法较多，手术方式有肩胛下肌关节囊重叠缝合术（Putti-Platt 法）、肩胛下肌止点外移术（Magnuson 法）、切开复位、肱骨头切除术、人工肱骨头置换术和肩关节融合术等。

习惯性脱位，若经常脱位，影响肩部功能，则可考虑手术。手术治疗的目的，在于增强关节囊前壁和周围韧带的重建，以控制肩关节的外旋活动，增加肩关节的稳定性，防止再脱位。但术后仍有 10% ~20% 的复发。其具体术式有如下几种。

（1）肩胛下肌、关节囊重叠缝合术。

（2）肩胛下肌止点外移术。

（3）喙突植骨延长术及关节囊紧缩术。

冈上肌肌腱断裂，若对肩关节功能影响严重者，可行手术探查修补；对于陈旧性肩关节后脱位，应采用切开复位。一般作切开复位术后，均应采用肩“人”字石膏固定。内固定方式视具体情况而定。

二、肘关节脱位

肘关节是屈戌关节，由肱桡关节、肱尺关节和尺桡关节等三个关节所组成，这三个关节共同包在一个关节囊内，有共同的关节腔，关节囊的前后壁薄弱而松弛，但其两侧的纤维层则增厚形成桡侧副韧带和尺侧副韧带，关节囊纤维层的环行纤维形成一坚强的桡骨环韧带，包绕桡骨小头。肘部的三点骨突标志是肱骨内、外上髁及尺骨鹰嘴突。伸肘时，这三点成一直线，屈肘时，这三点成一等边三角形，因此，又称“肘后三角”。此三角关系可作为判断肘关节脱位和肱骨髁上骨折的标志。

肘关节脱位可分为后脱位、前脱位、侧方脱位及骨折脱位等，后脱位最为常见，前脱位甚少见。按发病至整复时间，可分为新鲜及陈旧脱位。

肘关节脱位是最常见的脱位之一，多发生于青壮年，儿童与老年人少见。

【病因病机】

多因传达暴力或杠杆作用所造成。患者跌仆时，肘关节伸直，前臂旋后位手掌触地，传达暴力使肘关节过度后伸，致鹰嘴尖端急骤撞击肱骨下端的鹰嘴窝，在肱尺关节处形成杠杆作用，使止于喙突上的肱前肌及肘关节囊的前壁被撕裂，尺骨喙突和桡骨小头同时滑向后方而形成肘关节后脱位。由于环状韧带和骨间膜将尺、桡骨比较牢固地束缚在一起，所以脱位时尺、桡骨多同时向背侧移位。由于暴力作用不同，尺骨鹰嘴和桡骨小头除向后移位外，有时还可以向桡侧或尺侧移位，形成肘关节侧方移位，部分患者可合并喙突骨折。若屈肘位跌仆，肘尖触地，暴力由后向前，可将尺骨鹰嘴推移至肱骨的前方，成为肘关节前脱位，多并发鹰嘴骨折，不合并鹰嘴骨折的前脱位罕见。偶尔可出现肘关节分离脱位，因肱骨下端脱位后插入尺、桡骨中间，使尺、桡骨分离而致。

脱位时，肘窝部和肱三头肌腱常因肱前肌腱被剥离，骨膜、韧带、关节囊被撕裂，以致在肘部形成血肿，该血肿容易发生骨化，成为整复的最大障碍，或影响复位后肘关节的活动功能。另外，肘关节脱位可合并肱骨内上髁撕脱骨折，有的还夹入关节内而影响复位，若忽视将会造成不良的后果。移位严重的肘关节脱位，可能损伤血管与神经，应予以注意。

【诊断要点】

具有外伤史，肘部肿胀、疼痛、畸形、弹性固定，肘关节处于半伸直位，被动运动时不能伸直肘部，活动功能障碍。

1. *后脱位* 肘关节呈弹性固定于45°左右的半屈曲位，肘窝前饱满，可触到肱骨下端，肘后空虚凹陷，呈靴状畸形，尺骨鹰嘴后突，肘后三点骨性标志的关系发生改变，与健侧对比，前臂的掌侧明显缩短，关节的前后径增宽，左右径正常（图 7 -7①）。

2. *前脱位* 肘关节过伸，屈曲受限，肘窝部隆起，可触及脱出的尺、桡骨上端，在肘后可触到肱骨下端及游离的尺骨鹰嘴骨折片。与健侧对比，前臂掌侧较健肢明显变长。肘关节 X 线正侧位片可明确脱位的类型，并证实有无并发骨折（图 7 -7②）。

① 后脱位　② 前脱位　③ 侧后方脱位　④ 上尺桡关节分离型脱位

图 7 -7　肘关节脱位类型

3. *侧后方脱位* 除具有后脱位的症状、体征外，可呈现肘内翻或肘外翻畸形，肘关节出现内收、外展等异常活动，肘部的左右径增宽（图7－7③）。

4. *上尺桡关节分离型脱位* 肘部过伸位摔倒，暴力导致环状韧带断裂，上尺桡关节分离，肱骨下端插入尺桡关节间隙脱位，造成尺、桡骨上端骨间膜撕裂，肘关节横径增宽（图7－7④）。

在脱位发生的同时，常伴有内上髁撕脱骨折，尺骨冠状突骨折，桡骨小头或桡骨颈骨折，肘内、外侧副韧带撕裂，桡神经或尺神经牵拉性损伤，肱动、静脉压迫性损伤等。前脱位发生时多伴有尺骨鹰嘴的骨折；脱位后期，容易引起损伤性骨化、创伤性关节及关节僵直等并发症。

肘关节后脱位与肱骨髁上骨折鉴别要点：脱位多见于青壮年，而骨折好发于10岁以下幼儿。脱位时，肘后三角关系失常，伴有弹性固定；而骨折后，多伴有皮下瘀斑，压痛位于髁上且明显，肘后三角关系正常，有骨擦音或异常活动，但无弹性固定。

【治疗】

肘关节脱位以手法整复为主，宜早期复位及固定。并发骨折者，应先整复脱位，然后处理骨折。原则上应使复位手法在肌肉高度松弛及无疼痛感觉下进行，可选用针刺麻醉、血肿内麻醉或臂丛麻醉。陈旧性脱位，应力争手法复位，若复位失败，可根据实际情况考虑用手术治疗。

1. *整复方法*

（1）新鲜肘关节后脱位：新鲜肘关节后脱位病史短（24小时内）者，一般无须麻醉，复位前要了解骨端的移位方向。采取反向复位的方法。并发喙突或肱骨内上髁骨折者，先整复脱位，后处理骨折。

1）拔伸屈肘法：患者取坐位，助手立于患者背后，以双手握其上臂，术者站在患侧前面，以双手握住腕部，置前臂于旋后位，与助手相对拔伸下，然后术者以一手握腕部继续保持牵引，另一手的拇指抵住肱骨下端向后推按，其余四指抵住鹰嘴向前端提，并慢慢将肘关节屈曲，若闻入臼声，说明脱位已整复（图7－8）。

2）膝顶拔伸法：复位时患者取端坐位，术者立于患侧前面，一手握其前臂，一手握住腕部，同时以一足踏于凳面上，以膝顶在患肢肘窝内，沿着臂纵轴方向用力拔伸，逐渐屈肘，有入臼感后，即为复位成功（图7－9）。

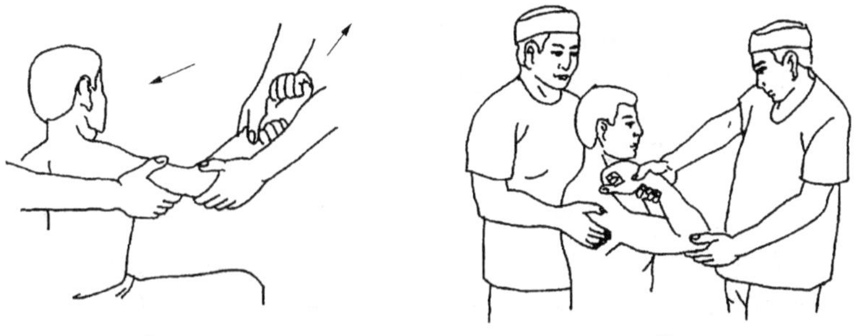

① ②

图7－8 坐位拔伸屈肘法

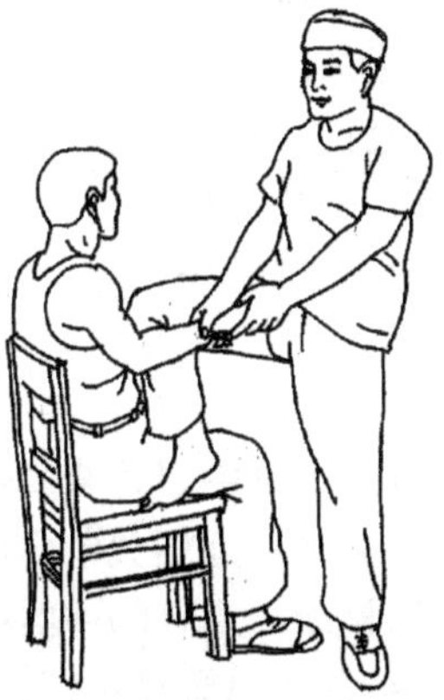

图7－9 膝顶拔伸法

（2）新鲜肘关节前脱位：肘关节前脱位较少见，复位手法简单。患者取坐位或卧位，一助手固定患肢上臂，另助手握住患肢腕部，顺势牵引前臂，术者用两手拇指由肘前顶住脱出的尺、桡骨上端向下后推入，余指由肘后抵住肱骨下端向上向前端提，有入臼声，说明已复位。肘关节前脱位常伴鹰嘴骨折，脱位整复后按鹰嘴骨折处理。

（3）陈旧性肘关节脱位：肘关节脱位后若超过2～3周，可由于血肿机化、组织的粘连和挛缩，而造成复位困难。对于单纯性陈旧脱位，可试行手法复位。手法复位前可作尺骨鹰嘴牵引1周左右，配合推拿按摩及舒筋活血的中药煎汤熏洗局部，使关节周围挛缩组织逐渐松弛。然后在臂丛麻醉下，作肘关节屈伸、旋转及左右摇摆活动，力量由轻而重，范围由小渐大。通过牵引舒筋与活动解凝这两个步骤使粘连组织充分松解后，进行手法整复。复位手法可采用拔伸屈肘法与膝顶拔伸法，若手法复位不成功，不必强求，以免造成损伤，可改行手术治疗。

2. *固定方法* 复位后，用绷带或直角托板固定屈肘90°位，并用三角巾悬吊患肢于胸前，固定时间2～3周。关节积血较多者，可无菌穿刺抽吸，预防关节粘连与损伤性骨化。

3. *药物治疗* 复位后，初期宜活血化瘀，消肿止痛；中期宜和营生新，舒筋活络；后期宜补养气血，外用海桐皮汤、上肢损伤洗方或骨科外洗二方煎汤熏洗。

4. *手术治疗* 适用于闭合复位不成功者或伤后已数月且无骨化性肌炎和明显骨萎缩者可行开放复位。若脱位时间长,关节僵直在非功能位、有明显功能障碍,此时关节软骨已变性及剥脱,可行关节切除成形术或人工关节置换术,能恢复良好的关节活动并有适度的稳定性。

5. *练功活动* 肘关节损伤后极易产生关节僵硬,故脱位整复后,应鼓励患者早期练功活动。固定期间可作肩、腕及掌指等关节活动,去除固定后,逐渐开始肘关节主动活动,以屈肘为主,伸肘功能由前臂下垂的重力及提物而逐步恢复。必须避免肘关节的粗暴被动活动,以防发生损伤性骨化。

三、小儿桡骨小头半脱位

小儿桡骨小头半脱位,又称"牵拉肘",多发生于4岁以下的幼儿,是临床中常见的肘部损伤。由于幼儿桡骨小头发育尚不完全,头颈直径几乎相等,环状韧带松弛,故在外力作用下容易发生半脱位。

【病因病机】

多因患儿肘关节在伸直位,腕部受到纵向牵拉所致。当穿衣或行走时跌倒时,腕部被成人握住,幼儿的前臂在旋前位被成人用力向上提拉,即可造成桡骨小头半脱位。发病机制有以下几种:① 小儿桡骨小头及其颈部的直径几乎相等,环状韧带松弛,在肘部被牵拉时,有部分环状韧带被夹在肱桡关节的间隙中所致。② 小儿肘关节囊前部及环状韧带松弛,突然牵拉前臂时,肱桡关节间隙加大,关节内负压骤增,肘前关节囊及环状韧带被吸入关节内而发生嵌顿所致。③ 当肘关节于伸直位受牵拉时,桡骨小头从围绕其周围的环状韧带中向下滑脱,由于肱二头肌的收缩,将桡骨小头拉向前方。

【诊断要点】

有患儿肘部被纵向牵拉的损伤史。患者因疼痛而啼哭,患侧肘部疼痛,肘关节呈半屈曲、前臂呈旋前位,不敢旋后,不能抬举与取物,肘关节不能自由活动。桡骨小头处压痛,局部无明显肿胀或畸形。X线检查常不能显示病变。

【治疗】

采取手法复位治疗。不需麻醉,家长抱患儿正坐,术者与患儿相对。以右侧为例,术者左手拇指放在桡骨小头外侧处,右手握伤肢腕部,并慢慢地将前臂旋后,在旋后过程中常可复位。若不能复位,则右手稍加牵引至肘关节伸直旋后位,左手拇指加压于桡骨小头处,然后屈曲肘关节,常可听到或感到轻微的入臼声。或可屈肘90°向旋后方向来回旋转前臂,也可复位。患儿即能屈伸伤肢,疼痛立即消失。

复位后,一般不需要制动,也可用颈腕吊带或三角巾悬吊前臂2~3天。

避免牵拉患肢,小儿穿脱衣服时多加注意,以防屡次发生而形成习惯性脱位。

四、月骨脱位

腕关节的腕骨中以月骨脱位最常见。月骨居近排腕骨中线,正面观为四方形,侧面观呈半月形,掌侧较宽,背侧较窄。其凸面与桡骨远端关节面构成关节,其凹面与头状骨相接触,内侧与三角骨、外侧与舟骨互相构成关节,所以月骨四周均为软骨面。月骨的前面相当于腕管,有屈指肌腱和正中神经通过。在月骨与桡骨下端前、后两面有桡月背侧、掌侧韧带相连,营养血管经过韧带进入月骨,以维持其正常血液供应。

【病因病机】

月骨脱位多由间接外力引起,手掌着地摔伤,腕部处于极度背伸位,重力与地面反作用力,使月骨被桡骨远端与头状骨相挤压,头状骨与月骨间的掌侧韧带与关节囊破裂,月骨向掌侧脱位,又称月骨前脱位。如月骨留于原位,而其他腕骨完全脱位时,称为月骨周围脱位。损伤严重时影响月骨血液循环,容易引起月骨缺血性坏死。

【诊断要点】

有明显手掌着地、腕背伸受伤史。大、小鱼际处可有皮肤擦伤,腕部掌侧肿胀、隆起、疼痛。由于月骨脱位压迫屈指肌腱使之张力加大,腕关节呈屈曲位,不能背伸,腕部向尺偏。中指不能完全伸直,握拳时第3掌骨头明显塌陷,叩击该掌骨头有明显疼痛。掌腕横纹处有压痛,并可触到脱出的月骨。如脱位的月骨压迫正中神经,则使手掌桡侧麻木。拇、食、中三指感觉异常与屈曲障碍。X线正位片中,头骨、月骨有重叠,月骨由正常的四方形变成三角形,侧位片可见月骨凹形关节面与头状骨分离而转向掌侧(图7-10)。

1. *整复方法*

(1)手法复位:患者在麻醉下(如臂丛麻、局麻),取坐位,肘关节屈曲90°,两助手分别握住肘部和手指(食指与中指)对抗牵引,在拔伸牵引下前臂旋后,腕关节背伸,使桡骨与头状骨之间的关节间隙加宽,术者两手握住患者腕部,两

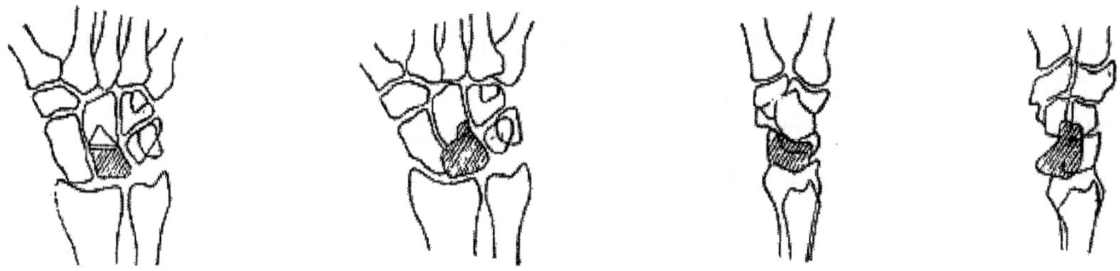

图 7－10 月骨脱位的 X 线示意图

手拇指用力推压月骨凹面的远端，迫使月骨进入桡骨和头状骨间隙，然后逐渐使腕掌屈，当月骨有滑入感，中指可以伸直时，多数表明已复位（图 7－11）。手法复位后，若发现腕部不稳定，则从鼻烟壶处用细克氏针（0.6 mm 直径）在电视 X 线机控制下，经皮肤固定舟、头骨及舟、月骨。然后摄 X 线片，位置良好，用石膏托固定，7～8 天后肿消，改用石膏管型 8 周，然后再用石膏托 4 周。

（2）针拨复位法：手法复位不成功者，可采用此法。麻醉后，用细的骨圆针，在无菌及 X 线透视下，自腕掌侧把钢针刺入月骨凹面的远端，在腕背伸对抗牵引下，向背侧顶拨，使月骨凹形关节面与头状骨相对，同时嘱助手由腕背伸位牵向掌屈位，若中指可以伸直，表示复位成功。

2. *固定方法* 复位后，用塑形夹板或石膏托将腕关节固定于掌屈 30°～40°。1 周后改为中立位，再固定 2～3 周（图7－12）。每周 X 线检查 1 次，必要时固定 8 周。解除固定后，开始作腕关节主动屈伸活动。

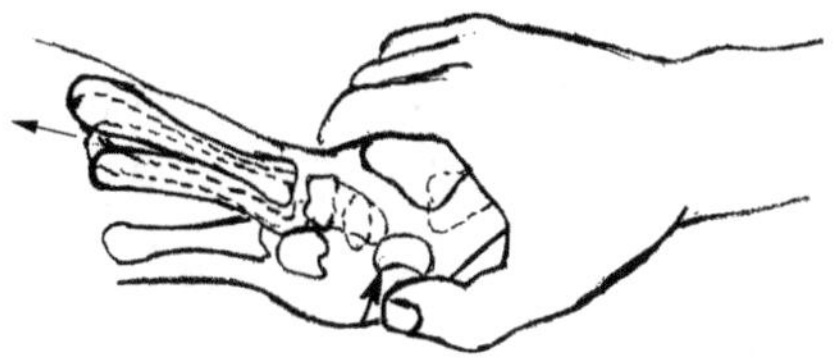

图 7－11 月骨脱位拇指整复法

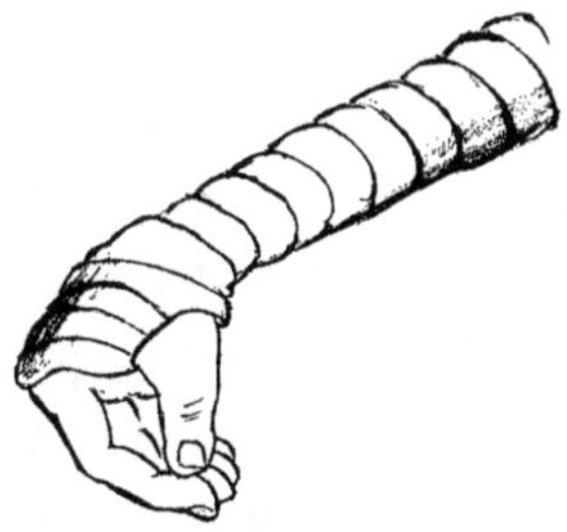

图 7－12 固定于 30°屈腕位

3. *手术治疗的适应证* 若手法复位失败，可切开复位。从掌侧或背侧切口，复位视情况而定，复位要完善。如果桡月前后韧带均已断裂，日后月骨可能发生缺血坏死，或合并创伤性关节炎者，可考虑月骨切除。

4. *药物治疗* 内服中药按骨折三期辨证用药，若无其他兼证，可在肿消后，尽早补益肝肾，内服壮筋养血汤、补肾壮筋汤等。拆除外固定后，加强中药熏洗，促进腕关节功能恢复。

5. *练功活动* 固定期间鼓励患者作掌指关节及指间关节伸屈活动，解除固定后，开始作腕关节主动伸屈活动。月骨切除后，固定 1 周即可开始腕关节功能锻炼，一般日后对腕关节功能影响不大。

五、掌指关节及指间关节脱位

掌指关节脱位是指近节指骨基底部脱离掌指关节向背侧或掌侧移位。掌指关节的两侧、背侧及掌侧均有韧带附着，加强关节稳定性。掌指关节脱位以拇指掌指关节脱位最多见，其次为食指掌指关节脱位，第 3～5 掌指关节脱位少见。

指间关节由近节指骨滑车与远节指骨基底部构成。该关节为屈戌关节，仅能作屈、伸运动，关节囊的两侧有副韧带加强。脱位的方向多为远节指骨向背侧移位，或内、外侧移位，前方脱位极为罕见。

【病因病机】

掌指关节脱位多由于关节过伸时遭受外来暴力所致，掌指关节在极度背伸、扭转或侧方挤压外力作用下，掌骨头穿破掌侧关节囊而脱出，有时伴有侧副韧带损伤断裂，或伴有撕脱骨折。掌指关节脱位后，掌骨头向掌侧移位，近节指骨基底部向背侧移位，屈指肌腱被推向掌骨头尺侧，蚓状肌脱向桡侧，掌侧关节囊纤维板移至掌骨头背面，掌骨头掌侧被掌浅横韧带卡住。

指间关节脱位多因外力使关节极度过伸、扭转或侧方挤压，造成关节囊破裂、侧副韧带撕裂而引起，甚至伴有指骨基底小骨片撕脱。脱位的方向大多是远节指骨向背侧移位，同时向侧方偏移。

【诊断要点】

掌指关节脱位时掌指关节疼痛、肿胀、功能丧失，指间关节屈曲、掌指关节过伸畸形，并弹性固定，掌面隆起。X线片可清楚地显示向掌侧移位的掌骨头及近节指骨基底部。

指间关节脱位为伤后指间关节呈过伸畸形、疼痛、局部压痛，弹性固定，被动活动时疼痛加剧。若侧副韧带已断，则出现明显侧方活动。X线片显示指间关节过伸，并可确定是否并发指骨基底撕脱性骨折。

【治疗】

1. 手法复位

（1）掌指关节脱位整复法：麻醉下，术者拇指与食指握住患者脱位手指，呈过伸位，顺势作拔伸牵引，同时用另一手握住患侧腕关节，以拇指抵于患指基底部推向远端，使脱位的指骨基底与掌骨头相对，然后向掌侧屈曲患指，即可复位（图7-13）。

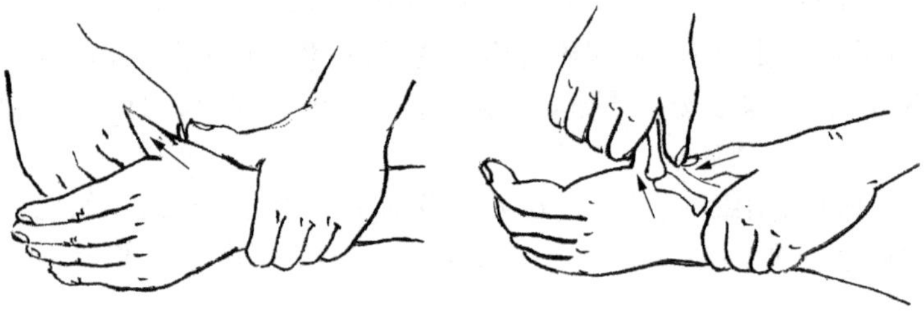

图7-13　拇指掌指关节脱位整复法

（2）指间关节脱位整复法：术者一手固定脱位关节近端手指，另一手握脱位关节远端手指顺势拔伸牵引，同时用拇指将脱出的指骨基底部推向掌侧，然后屈曲手指，即可复位。

2. 固定方法　复位后，保持掌指关节屈曲位固定，固定患指于轻度屈曲对掌位1～2周，用塑形夹板压弯塑形或用绷带卷垫于掌指关节与指间关节的掌侧。近侧指间关节脱位合并侧副韧带损伤或撕脱性骨折者，应将关节固定于伸直位3周，以防韧带挛缩。

3. 手术治疗的适应证　若合并骨折，骨折片明显分离移位，旋转或嵌入关节间隙，导致手法复位失败，或复位后不能维持对位者，需要切开复位、细钢针内固定。若合并侧副韧带断裂者，则需手术修补侧副韧带。陈旧性指间关节脱位可行关节融合术。术后用背侧石膏托或支具控制掌指关节，防止过伸即可，不需绝对制动，患指关节固定于功能位。

4. 药物治疗　早期可应用活血祛瘀，消肿止痛续损中药口服，舒筋活血汤加减。去除固定后，应重用舒筋活络类中药熏洗患手，如上肢损伤洗方。并可配合轻手法按摩，以理顺筋络。

5. 练功活动　早期除患指外可作其余关节的练功活动；去除固定后，可作受伤掌指关节或指间关节的主动屈伸练功活动，活动范围从小到大。但切忌触摸、揉捏、扭晃该关节，以免发生增生及粘连，致肿胀长期不消并遗留功能障碍。指间关节脱位复位容易，往往伤后患者自行拉复，未能给予及时的固定，或按筋伤处理给予手法按摩，过早活动可使脱位的关节产生增粗、僵硬、屈伸活动受限等后遗症，故应早期明确诊断，及时处理，防止关节不稳、粘连或并发创伤性关节炎。

第四节　下肢脱位

一、髋关节脱位

髋关节脱位是下肢比较常见的脱位。髋关节骨性结构由髋臼和股骨头组成。髋臼位于髋骨外侧中部，朝向前外下方，髋臼周缘有关节盂缘软骨附着，以加深关节窝。股骨头呈球状，其2/3纳入髋臼内。除骨性稳定外，坚强的关节囊、周围韧带、肌肉和与股骨头相连的圆韧带，构成了髋关节的稳定性。因此，只有在强大暴力作用下才可能发生。髋关节脱位多见于青壮年男性。

根据脱位后股骨头移位的情况，可分为三种类型。股骨头停留在髂坐线的前方者为前脱位；停留在该线后方者为后脱位；股骨头向中线，冲破髋臼底部进入盆腔者，为中心性脱位，临床以后脱位多见。

【病因病机】

髋关节是结构比较稳定的关节，引起脱位常需强大的暴力，因而，在脱位的同时，软组织损伤较严重，并且常常合并其他部位损伤。多由间接暴力引起，如车祸、坠堕、塌方等，亦可发生于屈髋位如从高处跳下、骑马跌倒等，足或膝着地而致脱位。

1. 后脱位　当髋关节屈曲90°时，过度内旋内收，则使股骨头的大部分移到较薄弱的关节囊后下方。当受到来自腿部、膝部向后方的暴力与作用于腰背部向前的暴力作用时，可使股骨头冲破关节囊而脱出髋臼，发生后脱位。有时可伴有髋臼后缘的骨折或坐骨神经损伤。

2. 前脱位　髋关节在外展、外旋时受暴力作用，大转子顶端即与髋臼上缘相接触，股骨头因杠杆作用，突破关节囊的前下方薄弱区，形成前脱位。脱位后，若股骨头停留在耻骨支水平，则为耻骨部脱位，可引起股动、静脉受压而出现下肢血循环障碍；若股骨头停留在闭孔，则成为闭孔脱位，可压迫闭孔神经而出现麻痹。

3. *中心性脱位* 当强大的暴力从外侧作用于大转子外侧，或髋关节在轻度屈曲外旋位，受到顺着股骨纵轴的传导暴力冲击，使股骨头冲击髋臼底部，引起臼底骨折。当暴力继续作用，股骨头可连同髋臼的骨折块一同向盆腔内移位，成为中心性脱位。中心性脱位引起髋臼骨折，骨折可成星状或粉碎型。中心性脱位时，关节软骨损伤一般较严重，而关节囊及韧带损伤则相对较轻。严重的脱位，股骨头整个从髋臼骨折的底部穿入骨盆，股骨颈部被髋臼骨折片夹住，使复位困难，但这种情况比较少见。

4. *陈旧性脱位* 当脱位超过3周，髋部软组织损伤已在畸形位置下愈合，髋臼内的血肿已机化变为结实的纤维组织，周围肌腱、肌肉挛缩，撕破的关节囊裂口已愈合，股骨头被大量的瘢痕组织粘连，固定于脱臼位置。患肢因长时间活动受限、废用，可发生骨质疏松，尤其是粗隆间和股骨颈，在手法复位时易发生骨折。

有时特别强大的暴力可在造成脱位的同时造成股骨干骨折，此类型罕见。

【诊断要点】

髋关节脱位均有明确外伤史（如撞车、塌方、高处坠落等），伤后髋部疼痛；肿胀、活动功能障碍，不能站立行走，畸形并弹性固定。不同类型脱位，有不同表现，严重者还可发生骨折及神经、血管损伤等并发症。

1. *后脱位* 患肢呈现屈髋、屈膝、内收、内旋及短缩的典型畸形。患侧臀部隆起，大转子向后上移位，在髂前上棘与坐骨结节联线后上方可触及股骨头。髋关节主动活动丧失，被动活动时，出现疼痛加重及弹性固定，患侧膝关节常置于健侧膝上部，粘膝征阳性。粘膝征是鉴别诊断髋关节前、后脱位的检查法。X线检查见股骨头位于髋臼的外上方，股骨颈内侧缘与闭孔上缘所连的弧线（Shenton线）中断，应当注意观察有无合并髋臼后缘骨折。对每一例髋关节后脱位的患者，都应该认真检查有无坐骨神经损伤及同侧股骨干骨折（图7－14①）。

2. *前脱位* 患髋关节呈屈曲、外展、外旋畸形，患肢较健肢长。伤侧膝部不能靠在对侧大腿上。股骨头可位于髂前上棘与坐骨结节的连线（Neleton线）之下，在闭孔前或腹股沟附近可摸到股骨头。若股骨头停留在耻骨上支水平，压迫股动、静脉出现下肢血液循环障碍。摄X线片可见股骨头在闭孔内或耻骨上支附近，股骨头呈极度外展、外旋位（图7－14②）。

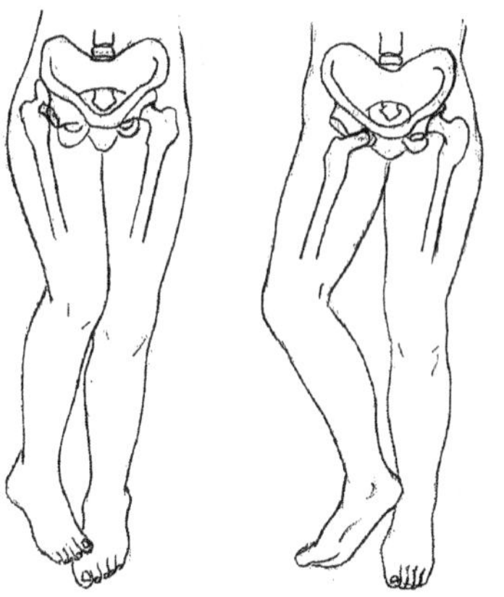
① ②

图7－14 髋关节脱位的畸形

3. *中心性脱位* 患髋疼痛、肿胀，畸形多不明显。患侧下肢活动受限，脱位严重者，患肢可有短缩，有轴向叩击痛。若骨盆骨折血肿形成，患侧下腹部有压痛，肛门指检常在伤侧有触痛。X线检查可显示髋臼底部骨折及突向盆腔的股骨头。CT检查可明确髋臼骨折的具体情况。

【治疗】

1. *整复方法* 新鲜髋关节脱位，只要患者全身情况允许，应立即行手法复位；陈旧性脱位，力争手法复位，若有困难，可考虑切开复位；脱位合并臼缘骨折，一般随脱位的整复，骨折亦随之复位；合并股骨干骨折，先整复脱位，再整复骨折。手法复位一般不需要麻醉，如整复困难亦可选用蛛网膜下腔麻醉（腰麻）或全身麻醉。

（1）后脱位复位手法

1）屈髋拔伸法：患者仰卧于木板床或铺于地面的木板上。助手以两手按压双侧髂前上棘以固定骨盆。术者面向患者，弯腰站立，骑跨于髋膝关节各屈曲90°患肢上，用双前臂、肘窝扣在患肢腘窝部，先在内旋、内收位顺势拔伸，然后垂直向上拔伸牵引，使股骨头接近关节囊裂口，略将患肢旋转，促使股骨头滑入髋臼，当感到入臼声后，再将患肢伸直，即可复位（图7－15）。

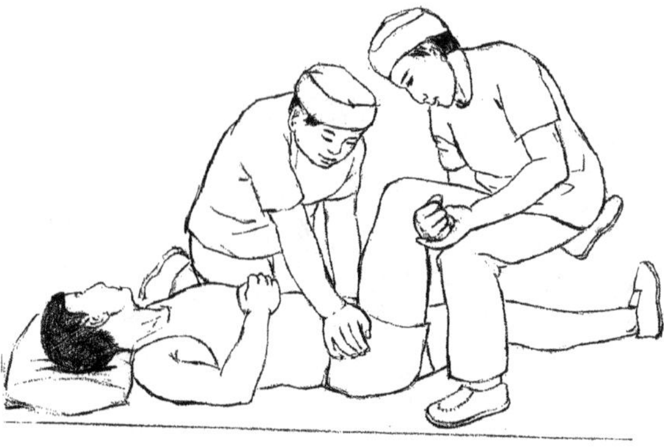

图7－15 髋关节后脱位屈髋拔伸法

2）回旋法：患者仰卧，助手以双手按压双侧髂嵴固定骨盆。术者立于患侧，一手握住患肢踝部，另一手用肘窝上托腘窝部，在向上提拉的过程中，将大腿内收、内旋，髋关节极度屈曲，使膝部贴近腹壁，然后将患肢外展、外旋、伸直。在此过程中，髋部有响声者，复位即告成功。由于此法的屈曲、外展、外旋、伸直是一连续动作，形状恰似一个问号“?”或反问号“?”，故亦称划问号复位法。由于回旋法的杠杆作用力较大，施行手法时动作要轻柔，切勿使用暴力，以免导致骨折或加重软组织的损伤(图 7－16)。

3) 拔伸足蹬法：患者仰卧，术者两手握患肢踝部，用一足外缘蹬于坐骨结节及腹股沟内侧(左髋脱位用左足，右髋脱位用右足)，手拉足蹬，身体后仰，协同用力，两手可略将患肢旋转，即可复位(图 7－17)。

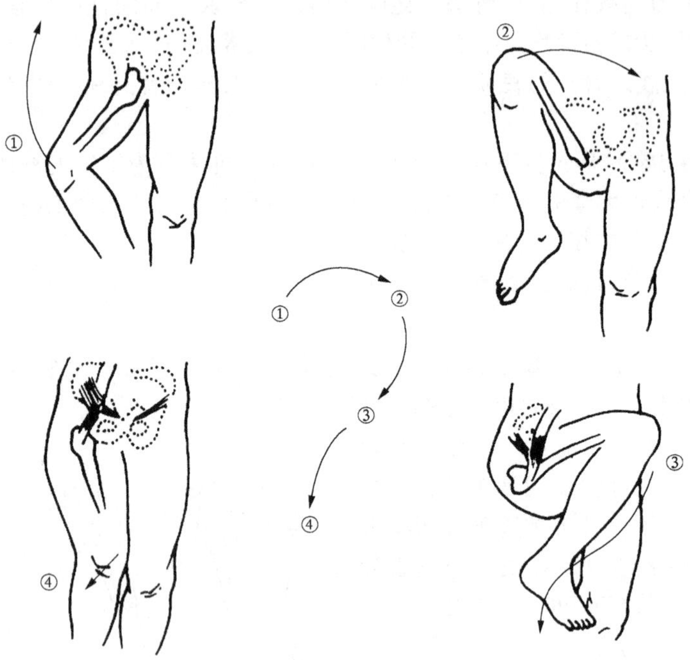

图 7－16 髋关节后脱位回旋法

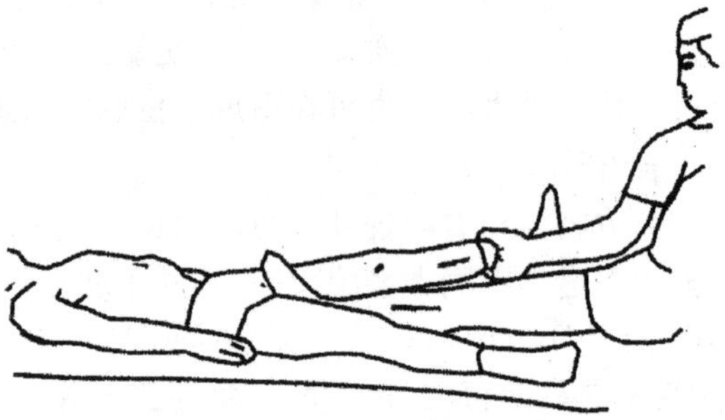

图 7－17 髋关节脱位拔伸足蹬法

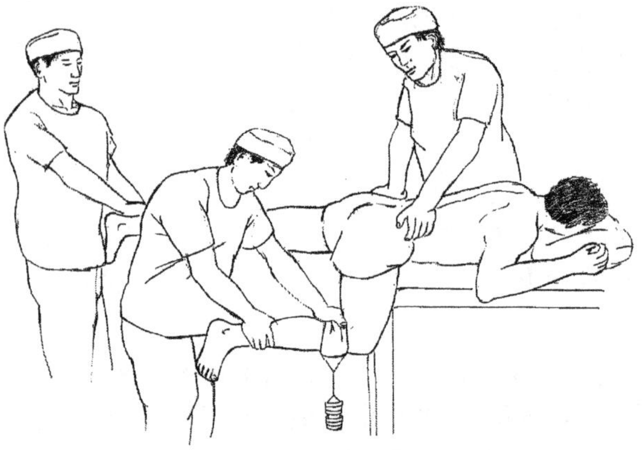

图 7－18 髋关节后脱位俯卧下垂法

4) 俯卧下垂法：患者俯卧于床边，双下肢置于床外，一助手扶持健侧下肢，保持伸直水平位，另一助手用双手固定骨盆。患肢下垂，术者一手握其踝关节上部，使膝关节屈曲 90°，利用患肢的重量向下牵引，术者可轻旋大腿，用另一手在靠近腘窝处向下加压，增加牵引力，使其复位(图 7－18)。

(2) 前脱位复位手法

1) 屈髋拔伸法：患者仰卧于铺于地面的地板上，一助手按住双侧髂嵴固定骨盆，另一助手屈曲其膝关节，并握住患肢小腿，在髋外展、外旋位渐渐向上拔伸牵引至屈髋 90°位，与此同时，术者双手环抱大腿根部，将大腿根部向后外方按压，股骨头即可纳入髋臼。

2) 拔伸足蹬法：患者仰卧位，术者两手握患踝部，用一足外缘蹬于坐骨结节及腹股沟内侧，左髋脱位用左足，右髋脱位用右足，足底抵住股骨头，手拉足蹬，缓慢用力，徐徐拉伸，待感觉松弛后，用两手将患腿内收，同时足向外支顶股骨头，即可复位。

3) 反回旋法：操作步骤与后脱位相反，即先将髋关节外展外旋，然后屈髋屈膝，再内收、内旋，最后伸直下肢。

(3) 中心性脱位复位手法：患者仰卧，一助手握其患肢踝部，使足中立，髋外展 30°，缓慢拔伸旋转，一助手握住患者腋窝作反向牵引。术者立于患侧，一手推髂骨，另一只手抓住绕过患侧大腿根部的布带，向外牵拉，即可将内移之股骨头拉出，触摸大转子并与健侧比较，两侧对称，整复成功(图 7－19)。也可采用持续股骨髁上牵引，逐步复位。移位的骨碎片可能与脱位的股骨头一并复位。

(4) 陈旧性脱位复位手法：脱位未超过 2 个月，适应手法整复者，可先试行手法复位。在行手法复位前，先行股骨髁上牵引或胫

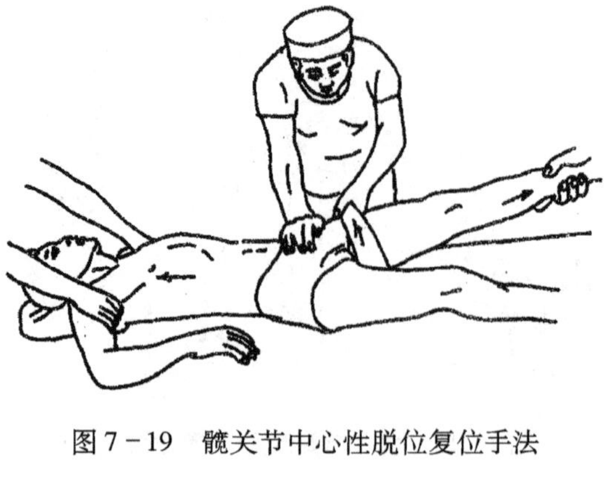

图 7－19 髋关节中心性脱位复位手法

骨结节骨牵引1～2周，重量10～20 kg，由原来的内收、内旋和屈髋位逐渐改变牵引方向，至伸直和外展位，克服肌肉、关节囊、韧带和其他软组织的挛缩，待股骨头逐渐牵至髋臼水平或更低，即可在麻醉下行手法复位。施行手法时，用力应由轻到重，活动范围应由小到大，先作髋关节各方向的摇转、扳拉等，逐步解除股骨头周围的粘连。松动至最大限度，再按新鲜脱位的手法复位。切忌使用暴力，以防发生股骨头塌陷或股骨颈骨折等合并症。如手法复位遭遇困难，或病程在1年以上，局部疼痛，畸形明显，髋关节周围软组织挛缩严重、功能障碍明显，以及关节面破坏、髋关节不稳定的青壮年，可手术治疗。

2. *复位后检查*　复位后，助手将患肢轻放，与健肢并齐，比较双侧肢体长度是否相同，股骨大转子有无上移，畸形是否消失，再托住腘窝部进行各种被动活动，若无障碍，说明复位已成功。

3. *固定*　一般用皮牵引或沙袋制动。髋关节后脱位，应维持髋部在轻度外展旋中位置，使损伤的软组织获得良好的愈合机会。然后可扶双拐下地行走，但2～3个月内患肢不负重。合并髋臼后上缘骨折者，在复位后，骨折块多数随之复位。经X线检查证实骨折片复位良好者，在髋部外侧用外展夹板固定，并配合持续皮牵引，固定时间应延长至6周左右。髋关节前脱位在皮牵引时，必须维持在内收、内旋、伸直位，避免患肢外展。髋关节中心性脱位可以在外展旋中位牵引6～8周。

4. *药物治疗*　初期以活血化瘀为主，可内服舒筋活血汤或肢伤一方；外敷消肿散、双柏散或活血散。中期和后期则着重补益气血，强壮筋骨，内服选用生血补髓汤、补肾壮筋汤、虎潜丸等；外敷接骨续筋药膏或舒筋活络药膏。解除固定后可用海桐皮汤或下肢损伤洗方等煎汤熏洗。

5. *练功活动*　在牵引或夹板、沙袋制动期间，应进行股四头肌及踝关节功能锻炼。以防止肌肉萎缩及关节粘连。解除固定或牵引后，可先在床上作屈髋、屈膝、内收、外展和内、外旋锻炼。以后逐步作扶拐不负重锻炼。3个月后，方可作下蹲、行走等负重锻炼。中心性脱位，关节面因有破坏，床上练习可适当提早，而负重锻炼则应相对推迟，以减少发生股骨头无菌性坏死及创伤性关节炎的发生率。

二、膝关节脱位

膝关节是人体最大、结构最复杂的关节，负重量大且运动较多。关节接触面较宽阔，由股骨远端、胫骨近端和髌骨构成，属屈戌关节。膝关节的骨性结构不稳定，其附属结构复杂，借助关节囊、内外侧副韧带、前后十字韧带、半月板等连接和加固，周围有坚强的韧带和肌肉保护而保持稳定。腘动脉主干位于腘窝深部，紧贴股骨下段、胫骨上段，位于关节囊与腘肌筋膜之后。

因为膝关节有坚强的附属结构维持其稳定性，故只有遭受强大暴力，周围软组织大部分被破坏后，才可导致脱位，会并发韧带、半月板损伤，乃至骨折或神经、血管的损伤，如没有及时妥善诊治，可导致严重后果。膝关节脱位比较少见，好发于青壮年。

【病因病机】

膝关节脱位由强大的直接暴力及间接暴力引起，以直接暴力居多。暴力直接撞击股骨下端或胫骨上端造成脱位。间接暴力则以股骨下端固定而作用于胫骨的旋转暴力多见。根据暴力作用方式和脱位后胫骨上端所处位置，可分为前脱位、后脱位、内侧脱位、外侧脱位和旋转脱位。其中，前脱位最常见，内、外侧及旋转脱位较少见。

1. *前脱位*　多为膝关节强烈过伸损伤所致。当膝关节过伸超过30°时，或屈膝时，外力由前方作用于股骨下端，或外力由后向前作用于胫骨上端，使胫骨向前移位。此类脱位最常见，多伴有关节后侧囊撕裂、交叉韧带断裂，或伴有腘动、静脉损伤。

2. *后脱位*　当屈膝时，暴力作用于胫骨上端，使其向后移位。多有十字韧带断裂，腘动、静脉损伤。

3. *外侧脱位*　由于强大外翻力或外力直接由外侧作用于股骨下端，而使胫骨向外侧移位。

4. *内侧脱位*　强大外力由外侧作用于胫、腓骨上端，使胫骨内移脱位，严重者易引起腓总神经牵拉损伤。

膝关节完全脱位时，常造成关节周围软组织的严重牵拉撕裂性损伤，多为前、后交叉韧带完全撕裂，一侧副韧带断裂和关节囊后部撕裂；并可使肌腱及韧带附着的骨骼如胫骨结节、胫骨棘及胫、股骨髁撕脱或挤压骨折。因膝关节位置表浅，脱位可为开放性。前、后脱位占整个脱位的半数以上，可使腘动脉断裂。因为大量出血而在腘部形成巨大血肿，压迫腘部血管分支；出血后向下流入小腿筋膜间隔，又加重膝以下缺血，若不及时处理，则可导致肢体坏死而截肢。内侧严重脱位可引起腓总神经损伤。有时，被撕裂的软组织嵌顿于关节间隙内，或股骨髁被套在关节囊裂口，或嵌入股内侧肌形成的扣孔或裂口内，影响闭合复位。因局部软组织被嵌顿，常牵拉皮肤向内而在局部出现皮肤陷窝。

【诊断要点】

有严重外伤史,伤后膝关节剧烈疼痛、肿胀、关节活动受限,下肢功能丧失。不全脱位者,由于胫骨平台和股骨髁之间不易绞锁,故脱位后常自行复位而没有畸形,在临床上,容易忽略膝关节脱位过程中,伴随产生的膝关节附属软组织结构的损伤,应该给予充分的重视。完全脱位者,患膝畸形明显,下肢短缩,可出现侧方活动与弹性固定,在患膝的前后或侧方可摸到脱出的胫骨上端与股骨下端。前后脱位时,膝部前后径增大,内外侧脱位,关节横径增大,侧向活动明显。合并十字韧带断裂时,抽屉试验阳性。合并内、外侧副韧带断裂时,侧向试验阳性。

若出现小腿与足趾苍白、发绀,腘窝部有明显出血或血肿,足背动脉和胫后动脉搏动消失,表示有腘动脉损伤的可能;或膝以下虽尚温暖而动脉搏动持续消失,亦有动脉损伤的可能性,要立即复位和处理。如果受伤后即出现胫前肌麻痹,小腿与足背前外侧皮肤感觉减弱或消失,是腓总神经损伤的表现。膝部X线正侧位片,可明确诊断及移位方向,并了解是否合并骨折。

【治疗】

膝关节脱位属急重症,一旦确诊,即应在充分的麻醉下,行手法复位。有血管损伤表现的,在复位后未见恢复,应及时进行手术探查,以免延误病情。神经损伤如为牵拉性,则多可自动恢复,可暂时不作处理,密切观察。若韧带、肌腱或关节囊嵌顿而妨碍手法复位,应早期手术复位。神经或韧带断裂,如情况允许,亦应早期修补。

1. 整复方法　一般在腰麻或硬膜外麻醉下进行,患者取仰卧位。一助手用双手握住患侧大腿,另一助手握住患侧踝部及小腿作对抗牵引,保持膝关节半屈伸位置,术者用双手按脱位的相反方向推挤或提托股骨下端与胫骨上端,如有入臼声,畸形消失,即表明已复位。

复位后,将膝关节轻柔屈伸数次,检查关节间是否完全吻合,并可理顺被卷入关节间的关节囊及韧带和移位的半月板,关节穿刺,抽尽关节内的积液与积血,以防血肿机化关节粘连。检查患肢末梢血运,尤其是足背及胫后动脉的搏动情况,并摄X线片检查复位情况。

2. 固定方法　膝关节加压包扎,用长腿夹板或石膏托屈曲20°~30°位6~8周。禁止伸直位固定,以免加重血管、神经损伤。抬高患肢,以利消肿,防止小腿筋膜间隔综合征的产生。

3. 手术治疗的适应证　膝关节脱位并发韧带、血管损伤及骨折者,应手术治疗。手术不但可修复韧带,而且可检视半月板有无损伤,以便早期处理。关节内如有骨软骨碎屑也可得到及时清理,以免形成关节游离体。合并腘动脉损伤者更应及时进行手术探查及修复。

4. 药物治疗　同髋关节脱位中药治疗方法。

5. 练功活动　复位固定后,即可作股四头肌舒缩及踝关节、足趾关节屈伸功能锻炼。4~6周后,可在固定下,作扶双拐不负重步行锻炼,8周后可解除外固定。先在床上练习膝关节屈伸,待股四头肌肌力恢复及膝关节屈伸活动稳定、有力以后,才可逐步负重行走。

三、髌骨脱位

多数是由于膝关节骨性组织结构及软组织发育缺陷,或暴力致股内侧肌及扩张部撕裂,促使髌骨向外侧脱出;髌骨向内侧脱位者少见。

髌骨是人体最大的籽骨,是膝关节的组成部分。生理功能主要是传递并加强股四头肌的力量,维持膝关节的稳定,保护股骨关节面。

【病因病机】

1. 外伤性脱位　外伤性脱位可以因为关节囊松弛,股骨外髁发育不良而髌骨沟变浅平,或伴有股内侧肌肌力弱,或在损伤时大腿肌肉松弛,股骨被强力外旋、外展,或髌骨内侧突然遭受暴力打击,可完全向外脱出。当用力踢东西时,突然猛力伸膝,股四头肌的内侧扩张部撕裂也可引起髌骨向外侧脱位。外侧撕裂而向内侧脱位极少见。当暴力作用下,股四头肌断裂或髌韧带断裂,髌骨移位于下方或上方,有时可夹在关节间隙。

2. 习惯性脱位　由于股四头肌特别是内侧肌松弛,髌骨发育较小,股骨外髁扁平,并有膝外翻畸形,髌腱的抵止部随着胫骨外翻而向外移位,使股四头肌与髌腱的作用力线不在一条直线上而向内成角。胫骨有外旋畸形时,亦可引起髌骨脱位。轻度外力,有时甚至屈伸膝关节即可诱发脱位。外伤性脱位治疗不当,如股内侧肌未修补或修补不当,亦常为习惯性脱位的主要原因。

【诊断要点】

1. 外伤性脱位　受伤史。伤后部肿胀、疼痛,膝关节呈半屈曲位,不能伸直。膝前平坦,髌骨可向外、内方脱出。

或有部分患者就诊时，髌骨已复位，仅留下创伤性滑膜炎及关节内积血或积液，在髌骨内上缘之股内侧肌抵止部有明显压痛。可通过详细询问病史以帮助诊断。膝部 X 线侧、轴位片可见髌骨移出于股骨髁间窝之外。

2. 习惯性脱位　青少年女性居多，多为单侧，亦有双侧患病。有新鲜创伤性脱位病史，或先天发育不良者，可无明显创伤或急性脱位病史。每当屈膝时，髌骨即在股骨外髁上变位向外侧脱出。脱出时伴响声，膝关节畸形，正常髌骨部位塌陷或低平，股骨外髁前外侧有明显异常骨性隆起。局部压痛，轻度肿胀，当患者忍痛自动或被动伸膝时，髌骨可自行复位，且伴有响声。平时行走时觉腿软无力，跑步时常跌倒。膝关节 X 线轴位片可显示股骨外髁低平。

【治疗】

1. 整复方法　患者取仰卧位。外侧脱位时，术者站于患侧，一手握患肢踝部，一手拇指按于髌骨外方，使患膝在微屈状态下逐渐伸直的同时，用拇指将髌骨向内推挤，使其越过股骨外髁而复位。复位后，可轻柔屈伸膝关节数次，检查是否仍会脱出。

2. 固定方法　长腿石膏托或夹板屈膝 20°～30°固定 2～3 周。若合并股四头肌扩张部撕裂，则应固定 4～6 周，固定时应在髌骨外侧加一压力垫。

3. 手术治疗的适应证　外伤性脱位，有严重的股四头肌扩张部或股内侧肌撕裂及股四头肌腱、髌韧带断裂等，应立即作手术修补。习惯性脱位，则以调整髌骨力线为主，如股内侧肌髌前移植术，胫骨结节髌腱附着部内移及内侧关节囊紧缩术，膝外翻畸形截骨矫正术或股骨外髁垫高术。在胫骨上端骨骺未闭合前，尽量不作截骨术或垫高外髁手术。

4. 药物治疗　早期活血消肿止痛，方选活血舒肝汤加木瓜、牛膝；中期养血通经活络，内服活血止痛丸；后期补肝肾，强筋骨，可服健步虎潜丸。

外治：早期可用活血止痛膏以消肿止痛，后期以苏木煎熏洗患肢以舒利关节。

5. 练功活动　抬高患肢，并积极作股四头肌舒缩活动。解除外固定后，有计划地指导加强股内侧肌锻炼，逐步锻炼膝关节屈伸。

四、跖跗关节脱位

跖跗关节是由 5 个跖骨和相应跗骨组成的关节。其关节腔独立，活动性较大。除第 1、2 跖骨外，跖骨之间均有横韧带（骨间韧带）相连，在第 1 楔骨、第 2 跖骨之间的楔跖内侧韧带是跖跗关节最主要的韧带之一。

跖跗关节是足横弓的重要组织部分。其位置相当于足内、外侧缘中点画一连线，即足背的中部横断面。损伤后若恢复不完全，必然影响足的功能。

【病因病机】

跖跗关节脱位多因急剧暴力引起，如高处坠下或直接外力作用于前足，跖跗关节突然强屈，跖骨垂直位着地所致。5 个跖骨可以向外、上脱位；也可第 1 跖骨向内侧脱位，其余 4 个跖骨向外侧脱位。由于足背动脉终支，自第 1、2 跖骨间穿至足底形成足底动脉弓，脱位时易受损伤；若因牵拉又引起胫后血管痉挛和主要跖血管的血栓形成，这时前足血运受阻，如不及时复位，将引起前足坏死。因此，整复前后，均应注意足部循环情况。开放性骨折多由重物直接砸压于足前部或车轮碾压前足时发生。在造成脱位的同时，可伴有严重的足背软组织损伤及其他跗骨与跖骨骨折，关节多为半脱位（图 7－20）。

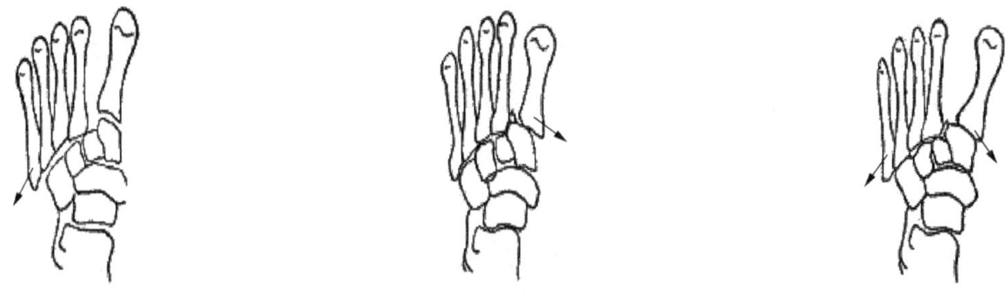

① 第2～5跖骨向外侧脱位　② 第1跖骨向内侧脱位伴第1跖骨基底骨折　③ 第1跖骨向内侧脱位伴第2～5跖骨向外侧脱位，同时存在第1跖骨基底骨折

图 7－20　跖跗关节脱位的类型

【诊断要点】

损伤后前足或足背部肿胀、疼痛、功能丧失，足部畸形呈弹性固定。分离性脱位者，足呈外旋、外展畸形，足宽度增大，足弓塌陷。开放性骨折脱位者软组织损伤严重，可有骨端外露或骨擦音。有血管损伤时前足变冷、苍白。足部正、

侧位 X 线检查，可明确脱位类型、跖骨移位方向及是否伴有骨折。

【治疗】

跖跗关节脱位早期容易手法复位，应尽早实施。

1. *整复方法* 手法复位应在麻醉下进行。患者仰卧，膝屈曲 90°，一助手握踝部，另一助手握前足作对抗牵引，术者站于患侧，按脱位类型以相反方向，用手直接推压跖骨基底部使之回复。如第 1 跖骨向内，第 2 ~ 5 跖骨向外，则用两手掌对向夹挤，将脱出分离的跖骨推向原位。

2. *固定方法* 跖跗关节脱位整复后容易再脱位，因此，必须作有效的外固定。采用一直角足底后腿托板，连脚固定踝关节背伸 90°中立位。足弓处加厚棉垫托顶，以维持足弓；在足背处或足两侧脱出跖骨头处加压力垫，然后上面加一大小与足背相等的弧形纸板，用绷带加压将纸板连足底托板一齐包扎固定 3 ~ 4 周。复位后如不稳定则在松手后即刻又脱位，可经皮穿钢针交叉内固定，6 ~ 8 周后拔出固定钢针。

3. *手术治疗适应证* 手法整复多次未成功者或开放性脱位可行切开复位，复位后用细钢针经第 1、5 跖骨穿入第 1 楔骨及骰骨固定。如合并跖骨骨折，亦可行钢针内固定。陈旧性跖跗关节损伤多遗留有明显的外翻平足畸形，足内侧有明显的骨性突起，前足关节僵硬并伴有疼痛症状，可考虑跖跗关节融合术、足内侧骨性突起切除术等。

4. *药物治疗* 可参照骨折脱位三期用药方法。开放脱位骨折，早期应配合使用清热解毒药物，如金银花、连翘、蒲公英等。

5. *练功活动* 去除固定后，加强熏洗及踝部背伸、跖屈锻炼，并可用有足弓垫的皮鞋练习行走。

五、跖趾关节及趾间关节脱位

跖趾关节脱位，是指跖骨头与近节趾骨构成的关节发生分离。由于关节囊较坚韧并有肌腱保护，因此较少见，临床上主要足第 1 跖趾关节向背侧脱位。近节趾骨与远节趾骨间关节发生分离者，称趾间关节脱位，见于踇趾与小趾。

【病因病机】

跖趾关节与趾间关节脱位，多因奔走急迫，足趾踢碰硬物或重物砸压而引起；剧烈的扭转暴力，其他使足趾过伸的暴力，如由高坠下、跳高、跳远时足趾先着地，也可发生。由于第 1 跖骨较长，前足踢碰时常先着力，外力直接砸压亦易损及，故第 1 跖趾关节脱位较常见。脱位的机理多因外力迫使跖趾关节过伸，近节趾骨基底脱向跖骨头的背侧所致。趾间关节脱位的方向亦多见远节趾骨向背侧移位，若侧副韧带撕断，则可向侧方移位。

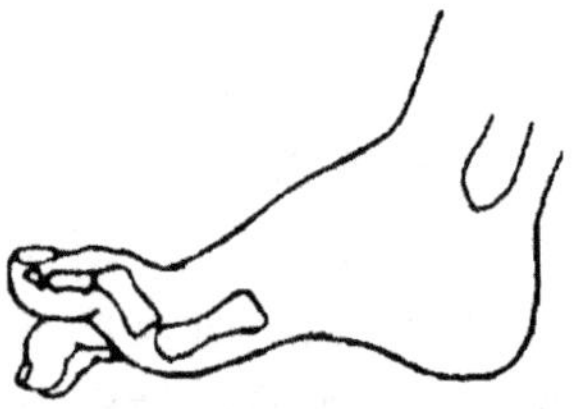

图 7 - 21　第 1 跖趾关节脱位

【诊断要点】

有明显的外伤史，局部肿胀，疼痛较剧，患足不敢触地，趾背伸过度、短缩，关节屈曲，第 1 跖骨头在足底突出，踇趾近节趾骨基底部在背侧突出，关节呈弹性固定。趾间关节脱位的足趾缩短，前后径增大，局部肿胀、疼痛，活动时痛剧，呈弹性固定。足部 X 线正、侧位片可明确诊断及了解是否合并骨折（图 7 - 21）。

【治疗】

复位一般以手法为主。开放性脱位可在复位后对创口清创缝合。单纯脱位一般不需要麻醉或仅用局麻。

1. *整复方法*

（1）跖趾关节脱位：一助手固定踝部，术者一手持踇趾，或用绷带提拉踇趾用力牵引，一手握前足，先用力向背牵引，加大畸形，然后握足背的指用力将脱出的趾骨基底部向远端推出，当滑到跖骨头处，在维持牵引下，将趾迅速跖屈，即可复位（图 7 - 22）。

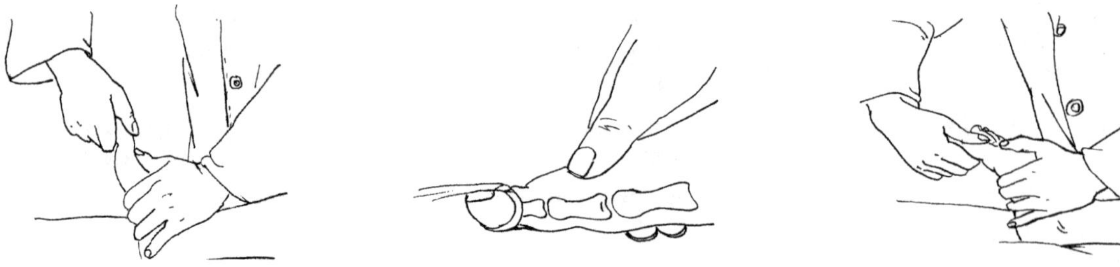

① 顺势拔伸牵引1　② 顺势拔伸牵引2　③ 推提跖屈手法

图 7 - 22　踇趾关节脱位整复方法

（2）趾间关节脱位：术者一手握踝部或前足，一手捏紧足趾远端，水平牵引拔伸即可复位图。

2. *固定方法* 跖趾关节脱位整复后，用绷带包扎患处数圈，再以夹板或压舌板固定跖趾关节伸直位2～3周。

3. *手术治疗适应证* 陈旧损伤未复位者可导致爪状趾畸形及创伤性关节炎，这种情况有必要手术纠正畸形以利于负重及解除症状。跖趾关节脱位偶有闭合复位不成功者，可能是籽骨嵌入关节，应及时手术治疗。

4. *药物治疗* 可参照骨折脱位三期用药方法。

5. *练功活动* 早期即可作踝关节屈伸活动。1周后肿胀消退，可扶拐以足跟负重行走。4周后可去除外固定逐步练习负重行走。

（赵晨光）

第八章
筋　伤

导　学

本章主要介绍了各种筋伤病症的基本概念、诊断要点、治疗及预防与调护。

通过学习，掌握各种筋伤病症的诊断要点、治疗；熟悉各种筋伤病症的基本概念以及各病种的局部解剖结构和特点；了解筋伤的发病原因。

通过熟悉各病种的局部解剖结构和特点，依据中医学辨证论治和整体观念，贯彻“中西结合（从中西医两种思维认识和处理筋伤）、药法并重（药物治疗和治疗措施干预）、内外兼治（局部治疗和全身治疗共用）、动静结合（功能锻炼和固定方法相结合）、医患合作（医生对患者进行健康教育和患者积极地遵循医生的指导、密切配合、主动练功相结合）”的原则，做到融会贯通，举一反三。

第一节　筋 伤 概 论

外力作用下的急性损伤和慢性劳损所造成筋的损伤，统称为筋伤。中医学对于筋的认识是比较宽泛的，通常是指皮肤、皮下组织、筋膜、肌肉、肌腱、韧带、关节囊、关节软骨盘、椎间盘、腱鞘、神经、血管等软组织。“伤筋可以动骨，伤骨必然伤筋”，是指筋伤不一定造成骨折、脱位，但骨折、脱位通常会引起不同程度的筋伤，说明骨与筋之间彼此依存，损伤后会相互影响，互为关联。

一、筋伤的病因病机

筋伤的病因一般分为内因与外因两大类。

1. 外因　是指外力作用和外邪侵袭等两个方面的因素。

（1）外力作用

1）急性损伤：常见的损伤形式如猛烈撞击、重物挫压、跌仆扭转，或自身肌肉急骤而不协调的动作等均可引起急性筋伤。受伤以后，主要表现为局部疼痛和不同程度的功能障碍。

2）慢性伤筋：由于急性筋伤失治或误治，形成慢性筋伤。主要症状为局部酸胀隐痛，关节活动不利，得温则痛缓，遇寒则加重。此外，由于积劳成疾或与职业工种相关的积累性损伤，又称为慢性劳损。这种损伤多见于长期从事单调、动作重复或特定环境下特殊姿势的职业工作人群。慢性劳损多发生在关节频繁活动及承重的部位，如颈、肩、肘、腕、腰、膝、踝等处。又称为劳损性伤筋。

（2）外邪侵袭：常见伤害形式如汗出当风、久卧湿地、贪凉受冷等均可导致风寒湿邪侵袭人体，痹阻经络，而引起局部疼痛，怕风畏寒，阴雨天加重，得热减轻和不同程度的功能障碍。风寒湿邪侵袭虽然是发病的直接诱因，但不是致病的主要因素，临床所见多因外力、劳损后又复感风寒湿邪侵袭而引起的筋伤。

2. 内因　是指人体内部的原因而易于产生或发生筋伤的因素。这类筋伤多与身体素质、不同年龄、解剖结构有着密切关系。体质的强弱和筋伤的发生有密切关系，体质强壮，气血旺盛，肝肾充实，筋骨则强盛，抵御外界的暴力和风寒湿邪侵袭的能力就强，因此也就不易发生筋伤；而体弱多病，气血虚弱，肝肾不足，筋骨则痿软，抵御外界暴力和风寒湿邪侵袭的能力就弱，则易发生筋伤。不同的年龄段会发生不同类型的筋伤，儿童筋骨稚嫩，多发生小儿髋关节暂时性滑膜炎等，中老年常出现以退行性为特点的病变，如肩周炎、慢性颈肩腰腿痛症；解剖结构的特点与筋伤发生的影响，主要在于人体关节多动或承重的部位以及先天性结构上的异常，从而使筋伤的发生率增高。此外，内分泌代谢紊乱、骨关节疾病的影响，也是影响筋伤发生的重要因素。

二、筋伤的临床分类

（1）根据不同的外力形式和特点通常分为扭伤和挫伤两大类。

1）扭伤：是指间接暴力使肢体和关节突然发生超越正常生理范围的活动，外力点不在损伤部位，引起关节周围韧带、肌肉、筋膜或软骨盘等过度牵拉、扭曲或变形，产生的损伤、撕裂和部分断裂。

2）挫伤：直接暴力打击或冲撞、重物挤压肢体，引起局部组织皮下、肌肉、筋膜、肌腱，甚至神经、血管的直接损伤或挫碾伤，严重的可形成局部感染和坏死。挫伤的特点是以直接受力点的损伤部位症状为主。另外由于钝性物体的推移或旋转挤压肢体，造成以皮下及深部组织为主的严重损伤，往往形成皮下组织、筋膜、肌腱、肌肉组织与神经、血管的复合性损伤，且易造成局部的感染和坏死。

（2）根据筋伤的病理变化分为瘀血凝滞、筋位异常和筋断裂。

1）瘀血凝滞：系指筋膜、肌肉、韧带的络脉损伤，但无实质性断裂，或只有微小的撕裂，不至于引起严重的功能障碍。

2）筋位异常：是指外力的作用产生筋歪、筋翻、错缝等，局部出现瘀肿，仔细触摸可发现肌腱、韧带等位置发生变化。

3）筋断裂：主要包括肌肉、肌腱、韧带的实质性断裂。伤后出现明显的功能丧失，或有畸形和异常活动等。

（3）根据筋伤的病程分为急性筋伤和慢性筋伤。

1）急性筋伤：一般是指2周内的新鲜损伤，外伤史明显，局部肿痛、瘀斑、伴有不同程度的功能障碍。

2）慢性筋伤：一般是指超过2周的损伤，多为急性筋伤失治或误治，或筋伤断裂，或年老体弱，或职业性劳损，日久多有肌肉僵凝萎缩，局部苍白浮肿等慢性筋伤症状。

三、筋伤的诊断要点

急性筋伤大多具有明确的受伤史，慢性筋伤的病史一般不十分明确，需仔细的询问其外力作用和外邪伤害的病史。

1. 筋伤的主要症状　疼痛、瘀肿和功能障碍。

（1）筋伤早期：损伤处气血瘀滞，络脉受阻，疼痛剧烈，可出现不同程度的功能障碍。

（2）筋伤中期：伤后3～4天后，瘀血渐化，肿胀有所消退，瘀斑转为青紫，皮肤温热疼痛趋缓；至伤后10～14天，伤筋轻者，大多康复；伤筋重者，肿胀明显消退，疼痛逐步减轻，功能部分恢复。

（3）筋伤后期：一般2周以后，伤筋重症的瘀肿大部分消散，瘀斑转为黄褐色，疼痛已不明显，功能轻度障碍，仅存残余症状；经过3～5周，症状全部消失，功能大多恢复。少数患者，由于多种因素的影响，残存症状维持时间较长，或硬结如块，隐隐作痛，动作欠利，迁延日久，进而转为慢性筋伤。

慢性筋伤往往缺乏典型的症状特征和演变过程。由于损伤部位不同，组织结构存在差异，临床症状表现不尽一致，或隐痛，或酸楚，或肿胀，或功能障碍，症状可随劳累受凉或天气变化而加重。因此，治疗必须根据不同部位的特殊症状辨证论治。

急性筋伤与慢性筋伤的诊断，均需仔细辨认和确认主要的压痛点，压痛点往往就是病灶所在，尤其慢性筋伤更为重要。在关节检查中要注意健侧与患侧的功能对比和判断有无异常活动。特别是严重筋伤患者，如膝内侧副韧带完全断裂时，膝外翻角度必然增大等，必要时应进行X线检查，重在排除骨折可能（影像学检查）。

2. 鉴别诊断

（1）急性筋伤的诊断必须与风湿肿痛、湿热流注进行鉴别：风湿肿痛一般没有明显外伤史，局部虽有红肿但不青紫，也无全身发热等状况；湿热流注则有较重的全身症状，如发热、汗出而热不解，神情委靡而食欲不振等。同时注意局部有无波动感，结合实验室等相关项目检查，可明确诊断。

（2）慢性筋伤应与骨痨、骨肿瘤等进行鉴别：虽然X线片有助于观察和辨认骨痨、骨肿瘤所引起的骨破坏情况，但对于一些关节结核起自滑膜，病程进展缓慢，仅有微肿疼痛，骨骼未发生明显破坏的非典型患者，有时难以早期明确诊断；某些良性或恶性程度较低的骨肿瘤，由于症状轻，骨骼变化不明显，也不易早期诊断，应加以防范。应对全身状况、局部症状及结合实验室检查等全面考虑，以防误诊和漏诊。

四、筋伤的并发症

筋伤在早期或晚期均可引起程度不同的各种并发症，在检查和治疗中需加注意和防范。

1. 早期并发症

（1）小骨片撕脱：由于间接暴力的作用，使肌腱或韧带附着点受到牵拉而引起撕脱骨折。

（2）神经损伤：由于牵拉、挫压等外力造成损伤，可依据肢体运动、感觉功能丧失范围，肌肉有无萎缩等，判定神经损伤的部位和程度。

2. 晚期并发症

（1）损伤性骨化：位于关节部位的严重扭挫伤，血肿机化，处理不当，软组织可出现骨化现象，又称骨化性肌炎，引起疼痛和功能障碍，X线片可见显示不均匀的钙化阴影。常见于肘部。

（2）关节内游离体：关节内软骨损伤，脱落后钙化形成游离体，常随关节屈伸而发生位置变化，出现弹响或关节绞锁等表现，又称"关节鼠"。

（3）骨关节炎：位于关节部位筋伤，早期治疗处理不当，后期易出现关节软骨面的磨损、变薄及骨刺形成，产生疼痛和功能障碍。

五、筋伤的治疗

筋伤的治疗是中医学在辨证论治指导下体现的特色疗法，包括理筋手法，内、外用药以及针灸、拔火罐、练功活动等内容，可根据筋伤的不同类型、病程、部位，分别选择应用。

1. 理筋手法　理筋手法一般以按、摩、推、拿四法为主，辅之以滚、揉、捏、擦等手法。贯彻"辨证施法"的原则，根据不同的病情和治疗需要分别选用拔伸牵引、屈曲按压、摇晃抖动、旋转斜扳等方法以增进疗效。这些手法的主要目的在于活血化瘀、消肿止痛、舒筋活络、松解粘连、软化瘢痕等作用。适用于急、慢性筋伤；关节错缝，滑膜嵌顿以及创伤后关节僵硬、粘连及组织挛缩、痿软；骨关节炎引起的肢体疼痛、活动不利等。需要强调指出的是一些感染性疾病（骨髓炎、骨结核）、恶性肿瘤、传染性皮肤病、妇女妊娠期以及精神病患者等，均不宜作理筋手法治疗。

理筋手法在操作时应注意以下几点。

（1）一般新伤、年老、体弱、形瘦、虚证者手法应用宜轻，旧伤、形体壮实、肌肉丰厚者手法可稍重。手法轻时不浮于表面，手法重时切忌暴力，只有灵活应用，才能达到有效的治疗目的。

（2）手法治疗总的要求是：均匀、柔和、持久、深透有力。实际应用时还需注意手法的感觉和患者的异常反应，做到心中有数，轻重适宜。

（3）手法治疗的顺序为：准备手法（按摩、滚揉、点穴）、治疗手法（旋扳、屈伸、弹拨）、结束手法（牵抖整理、舒筋展筋）三个阶段。

（4）治疗分清主次：骨折、脱位、筋伤并存者，先治疗骨折、脱位，而后治疗筋伤。理筋手法的运用自始至终要求做到稳、准、巧，并充分把握手法的连续性、节律性、自然性和灵活性，以求取得最佳治疗效果。

2. 药物治疗　中医学对筋伤的治疗，主要体现在辨证论治原则指导下，将筋伤的发生、发展及转归的连续性与阶段性的特点运用三期辨证分治用药进行治疗。其早期治则大多为活血化瘀，消肿止痛；中期治以舒筋通络，和营止痛为主；后期治宜养血和络，温经止痛，补益肝肾为主。同时可根据患者具体情况辨证与辨病相结合，灵活运用药物加减治疗。

（1）内服药物

1）筋伤初期：气血瘀肿较重、疼痛剧烈者，治宜活血化瘀，行气止痛。多选用桃红四物汤、复元活血汤、云南白药、七厘散等。

2）筋伤中期：患部肿痛初步消退，治宜舒筋活血，和营止痛。多选用舒筋活血汤、和营止痛汤、补筋丸等。

3）筋伤后期或慢性筋伤：损伤日久、气血耗损、肝肾亏虚，常兼夹风寒外邪，局部疼痛乏力，活动功能受限，阴天劳累症状加重，或有肌肉萎缩，或见浮肿，治宜养血和络，祛风宣痹；对年老体弱者可补肝肾，祛风湿，药选大、小活络丹，独活寄生丸，补肾壮筋汤等。

（2）外用药物

1）筋伤初、中期：宜消瘀退肿，理气止痛，常用药膏有消瘀止痛药膏、三色敷药等；如红肿明显者，宜消瘀清热，解毒退肿，外敷四黄散、清营退肿膏等；症状较轻者，可用万花油、茴香酒等外用搽涂局部，以舒筋活血。

2）筋伤后期或慢性筋伤：由于疼痛持续不愈，活动功能欠利者，以活血止痛为主，用宝珍膏、万应膏等。如患处苍白不温，肌筋肿硬拘挛，可用外洗方煎汤熏洗，有温筋止痛、滑利关节的作用，对改善关节功能具有良好的效果。常用的熏洗方有四肢损伤洗方、八仙逍遥汤、海桐皮汤等。陈伤宿疾、隐痛不适及风寒痹痛者，可用蒸熟的药物在患处作腾熨治疗，具有温筋散寒，祛风宣痹，舒筋活血的功效。常用药方有腾药、熨风散等。

3. *针灸治疗* 筋伤初期可作针刺治疗，一般“以痛为腧”，可留针 5 ~ 10 分钟，针灸手法以泻法进行操作。可起舒筋止痛作用。

筋伤中、后期或慢性筋伤者，可用平补平泻法，或补法，可收到消肿止痛，舒筋活络的功效，对于兼有风寒湿邪者，可在针灸以后，加以艾灸、拔火罐的方法以温经止痛，其效果更佳。

4. *小针刀疗法* 此疗法实际上是一种闭合性手术疗法，它使针刺疗法的针与手术疗法的刀融为一体，近年来作为一种新的治疗方法应用于临床。

小针刀施术是将筋伤后产生的筋的粘连、挛缩和瘢痕，通过小针刀机械施术的方法进行剥离和松解，达到疏通阻滞、柔筋通脉、促进气血流通的治疗目的，从而重新恢复人体组织的动态平衡。运用小针刀疗法，要掌握其适应证、禁忌证、操作方法和注意事项，并严格执行无菌操作规范，否则会发生感染及产生其他不良后果。

5. *水针疗法* 水针疗法是针灸治疗的一种发展，是将药物通过针筒直接注入病变部位或临近穴位，同时取得药物和针刺疗法的双重作用。对筋伤后期及一些慢性筋伤患者具有良好的治疗效果，但必须注意无菌操作，以防发生感染。

水针疗法在进行操作时，主要以压痛点为主，结合局部解剖避开血管神经，确定进针的深度和方向，如疼痛部位比较广泛，可以一次注射多个点位。也可用于特定部位的注射。常用的药物主要有当归注射液、红花当归川芎注射液、复方丹参注射液等。

6. *固定和练功活动* 固定和练功活动是相辅相成的两方面，筋伤患者既要适当限制受伤部位的活动，以免加重损伤，为筋伤的修复创造条件，又要根据具体情况督促患者作有益的活动，进行早期或晚期的功能锻炼，以促进血液的流通，加速功能的恢复。常用的固定方法有绷带固定法、弹力绷带固定法、胶布固定法、纸板固定法、夹板和石膏固定法。练功活动是加速损伤愈合和修复的重要组成部分，对防止肌肉萎缩、关节粘连和骨质疏松以及功能恢复具有举足轻重的影响。除局部练功活动外，还可配合广播操、太极拳等方式进行全身锻炼，用以增强体质，消除后遗症。

六、筋伤的预防与调护

筋伤作为临床上的常见病、多发病，其发病原因不外乎内外因素两方面。在预防、治疗及康复过程中均应注意来自这两方面因素作用影响。

外力伤害是筋伤的首要因素，应当在工作和日常生活中加以重视和预防，尽可能避免来自外力的伤害，避免长期、反复、单一的姿势和强迫固定体位及动作，以免引起过度劳损和职业性疾病的发生。风寒湿邪不仅是发病的重要因素，而且往往是发病的直接诱因和对加重病情产生不利影响，使得症状更加缠绵难愈，应加以预防。此外，人体各部的解剖结构、身体素质、生理特点和平时习惯等均对筋伤疾病的发生、发展和康复有着密切关系。

要重视调养和护理，减少一些不利的作用影响，避免病情的加重和复发。在医生的指导下，积极开展循序渐进的功能锻炼，促进关节功能的尽快恢复。提倡以广播操、太极拳的方式进行全身锻炼，提高身体素质。

第二节 颈 部 筋 伤

颈项部支撑头颅，是活动频繁、活动方向与范围较大的部位，可作前屈，后伸，左右侧屈，左右旋转和顺、逆时针的环转等活动，因此，发生筋伤的机会较多。颈部筋肉既是运动的动力，又是保护和稳定颈部的重要组织，在遭受外来强大暴力或持久外力超越筋肉本身所能承受的应力时，即可发生颈项部的筋伤，严重的可致骨折、脱位及颈髓的损伤。

一、颈 部 扭 挫 伤

各种暴力导致的颈部疼痛，活动受限，称为颈部扭挫伤。是临床常见的损伤，除筋伤外，可能兼有骨折或脱位，严重者可伤及颈髓，危及生命，临证检查时应注意区别，以免误诊。

【病因病机】

日常生活中，颈部可因突然扭转或前屈、后伸而受伤，如打篮球时头部突然后仰，嬉闹扭斗时颈部过度扭转或头部受到暴力冲击，均可引起颈项部扭挫伤。在高速公路上行驶的汽车，遇到特殊情况突然减速或急刹车时，头部随惯性猛然前冲，极易产生“挥鞭样”损伤。钝器直接打击颈部引起的挫伤，虽少见，但也时有发生。

【诊断要点】

首先明确损伤史，有利于了解病情和初步诊断。扭伤者多为间接外力，可呈现一侧疼痛，头多偏向患侧，颈项部活动受限，肌肉痉挛，在痛处可触及肿块或条索状硬结；挫伤为直接暴力，可见局部有压痛，伴有轻度肿胀。检查时应注意有无手臂麻痛等神经损伤症状，必要时拍摄 X 线片以排除颈椎骨折、脱位。

【治疗】

以手法治疗为主，配合药物、理疗等方法。

1. *手法治疗* 有消散瘀血，松解肌肉痉挛，减轻疼痛的作用。

患者正坐，术者立于背后，左手扶持额部，右手以拇、中指轮换点压痛点及天柱、风池等穴，以缓急止痛。继以右手拇、食指在患侧颈部作自上而下的按摩，重复几遍。对扭伤者在压痛点周围可配合拿法，以拇、食、中指对肌肉痉挛的颈肌作拿捏手法，亦可根据情况加用㨰法放松肌肉，并为后续端提手法作准备。端提手法的应用和力度的把握，应视患者的具体情况而定，不可勉强操作。筋伤后颈部偏歪者，可作枕颌带牵引或手法端提牵引。

2. *药物治疗* 以祛瘀生新，舒筋活络为主，兼有头痛头晕者可酌情使用疏散风邪的药物，内服防风芎归汤加减，症状好转时可服小活络丹。外治药以祛瘀止痛为主，局部肿胀者可外敷祛瘀止痛药膏，肿胀不明显者可外贴伤湿止痛膏。

3. *物理疗法* 适当选用电疗、磁疗、超声波等，以透热舒筋，缓解肌肉痉挛。

4. *练功活动* 应向患者说明必须有意识地松弛颈部肌肉，疼痛缓解后可适当练习前屈后伸、左右旋转等活动，以巩固治疗效果，直至痊愈。

【预防与调护】

应有自我保护意识，以防颈部扭挫伤。受伤后尽量保持头部正常位置，以放松颈部肌肉，平时注意颈部功能锻炼，增强颈部肌力，不要长时间在电脑前工作或伏案工作，并注意颈部保暖。

二、落　枕

落枕，又称失枕。好发于青壮年，以晨起后突然感觉颈部僵硬，活动受限症状为主，冬、春两季多发。

【病因病机】

由于睡眠姿势不当，枕头过高或过低、过硬，颈部肌肉长时间处于过度紧张状态所产生的静力性损伤；或颈部感受风寒侵袭后发生肌肉痉挛，颈部两侧肌肉失衡所致。

【诊断要点】

落枕一般发生在晨起后，颈项部僵硬疼痛，多为一侧，疼痛严重时可向头部或上肢放射，个别患者甚至以手托扶头颈，行走时为避免震动而步态谨慎缓慢。颈部各方向活动明显受限，与别人打招呼时以躯干的整体转动来替代颈部活动。颈项部肌肉痉挛，压痛点较为广泛，多位于棘突旁或斜方肌、大小菱形肌等处，有时可触及条索状硬结。

落枕的发病特点是起病快，症状较重，病程较短，一般 1 周内痊愈，不留后遗症。如久延不愈或经常落枕，应考虑颈椎病或其他疾病引起的颈背痛。

【治疗】

以手法治疗为首选，配合药物、理疗等方法。

1. *手法治疗* 手法治疗为主要方法，可较快缓解疼痛，减轻症状，操作得当，能取得立竿见影的效果。对于症状较重或体弱的患者，一般开始采用轻柔手法以减轻疼痛。

患者取坐位，于颈肩部疼痛部位行㨰法 10 分钟，侧重放松颈部痉挛的肌肉，点按风池、肩井、天宗及阿是穴，掌揉或指揉紧张痉挛的肌肉，并依据患者的耐受程度采用不同力度对条索状硬结进行弹拨，配合颈部轻柔摇法。在行颈部扳法及侧推法时，术者立于患侧，以一手或前臂压住患侧肩部，另一手扶住头侧部，两手向相反方向用力推头压肩 2～3 次，再作提拿肩井，搓、揉肩部，轻叩斜方肌、大小菱形肌而结束手法。

2. *药物治疗* 治宜疏风散寒，宣痹通络，可用葛根汤、桂枝汤，或服用独活寄生丸、正清风痛宁等。有头痛形寒表证者，可用羌活胜湿汤加减，外用伤湿止痛膏或南星止痛膏等。

3. *物理疗法* 可选用电疗、磁疗、超声波等，以局部透热舒筋为主，缓解肌肉痉挛。

4. *练功活动* 可作头颈的俯仰、旋转动作，以舒筋和络。

【预防与调护】

落枕的预防主要在于使用合适的枕头和放松舒缓的睡眠体位，同时注意颈部保暖，防止风寒侵袭。适当的颈部和全身锻炼是预防的重要方法。长时间低头位工作后，可做伸颈动作和双手叉腰正反方向旋肩运动，以舒展颈肩部肌肉。

三、颈 椎 病

颈椎病主要是指颈椎与椎间盘发生退行性改变，刺激或压迫颈部神经、脊髓、血管而产生的一系列临床症状和体征的综合征。颈椎病是一种常见病，随着人类寿命的延长和生活节奏的增快，颈椎病的发病率呈上升趋势。过去认为是中老年人的常见病、多发病，现在一些年轻人中间，颈椎病的发病率也在不断增加，这可能与人们工作环境的改变和生活节奏增快有关，如长期伏案工作及劳逸失度、精神压力加重等多种因素的影响。

【病因病机】

本病通常多见于40岁以上的中老年人。颈椎及椎间盘纤维环逐渐发生退变、老化，由于椎间盘组织的退变和厚度变薄，使相邻两椎体之间的间隙变窄，相对活动度减少和活动应力的增加，容易产生骨质增生，甚至形成骨赘，即骨刺；另一方面，颈椎体积相对较小，支撑和平衡着头颅，颈项部是活动频繁、活动方向多、范围较大的部位，易发生劳损和外伤。多种因素的复合影响引起椎间盘萎缩变性，弹力减小，向四周膨出，椎间隙变窄，椎体前后缘与钩椎关节增生，小关节发生位移，椎间孔狭窄，黄韧带肥厚、变性，项韧带钙化和颈椎生理曲度发生变化等一系列改变。特别是增生的骨赘引起周围膨出的椎间盘、后纵韧带、关节囊反应性充血、肿胀、纤维化、钙化等，共同形成混合性突出物。当这一混合物直接影响到颈部神经根、脊髓、血管时，即可发生一系列相关症状和临床体征。第5～6颈椎及第6～7颈椎之间关节活动度较大，因而发病率较其余颈椎关节为高。颈椎病的发病率与职业有一定的相关性，如长期从事伏案或低头位工作的会计、裁缝、教师以及电脑操作员等。

颈椎病症状表现比较复杂，因而分型多样，一般可分为颈型、神经根型、脊髓型、椎动脉型和交感神经型。有时出现两型或以上的症状，可以称为混合型颈椎病。

【诊断要点】

1. *颈型颈椎病* 颈部常有不适感及活动受限，隐痛酸胀、肌肉痉挛，伴有肩部酸胀疼痛，背部肌肉发紧、有广泛痛点，按压时明显；劳累和受寒、姿势不正等因素可使症状加剧；颈部肌肉僵硬、转动颈部有韧带“弹响”声。常在疲劳后感觉半侧头部或者整个头部发紧，头痛，休息后又好转。经常发生落枕时，应考虑颈型颈椎病的可能。

临床检查：检查时可发现颈部活动正常或轻度受限，在颈椎棘突两侧的肌肉痉挛有压痛，有时可见棘上韧带压痛及棘突偏突歪斜，棘突间距增大；压头试验和上臂牵拉试验大多阴性，上下肢肌腱反射正常，无病理反射。

影像学检查：X线片上可见颈椎生理弧度消失而变直，颈椎反关节呈“双边”、“双突”征，钩椎关节间隙不对称等改变，少数患者有骨质增生及项韧带骨化等表现，但也有患者没有X线片改变或仅有颈椎生理曲线的改变。

2. *神经根型颈椎病* 多数无明显外伤史。早期症状为颈痛和颈部发僵，疼痛和麻木沿着受压神经根的走向和支配区放射，活动头颈部可以引起颈、肩、臂部痛，或呈上肢放射痛，常伴手指麻木感，晚间痛重。有时症状的出现与缓解和患者颈部的位置和姿势有明显关系；患侧上肢感觉沉重、握力减退，有时出现持物坠落；部分患者可有头晕、耳鸣、耳痛等症状。

临床检查：颈枕部或颈肩部疼痛或麻木，呈持续性或阵发性并向上肢及手指放射。可以伴有针刺样或过电样串麻感，当颈部活动或咳嗽、打喷嚏或用力稍大时疼痛及串麻感可加重；同时也可以有上肢肌肉萎缩、酸痛无力、动作不灵活等现象。颈部僵直，生理前凸消失，颈部活动受限。若为中指、食指痛觉减退，表明病变部位在第6～7颈椎间隙，是第7颈神经根受压；若病变部位在第4～5颈椎间隙，刺激或压迫第5颈神经根，痛觉障碍直到手腕，而不到手指。臂丛神经牵拉试验与椎间孔压缩试验均为阳性。

影像学检查：X线侧位片可见颈椎生理前凸减小或消失，椎间隙狭窄，椎体后缘骨质增生等，正位片上有时可见钩椎关节增生，双侧斜位片上则可见椎间孔狭窄、变形及关节突增生等征象；侧位片上可见到项韧带骨化影，此征象提示有水平椎间盘的病损。一般认为，项韧带骨化是在椎间盘变性造成节段间不稳定的情况下，项韧带受到牵拉损伤后局部出血，以后血肿机化、骨化所致。CT与MRI可更清晰显示椎间盘突出及后纵韧带或黄韧带肥厚、骨化等。在通常情况下，X线平片上所显示的征象已能帮助诊断，CT与MRI一般不作为常规检查项目。

神经根型颈椎病应与胸廓出口综合征、腕管综合征、颈肩部肌肉筋膜炎等疾病相鉴别。

3. *脊髓型颈椎病* 多发生于40岁以上的患者。是由于颈椎椎体退化及相邻软组织退变，导致脊髓受压或脊髓缺血，继而出现脊髓的功能障碍，表现为早期双侧或单侧下肢麻木、疼痛、僵硬、无力、颤抖，行走困难，或走路时有踩棉花的感觉等。双侧上肢发麻，握力减弱，容易失落物品。上述症状加重时，可有便秘、排尿困难与尿潴留或尿失禁症状，或卧床不起。

临床检查：颈部活动受限不明显，初期症状为肢体或躯干麻木、无力及上运动神经元损害体征。症状反复，同时呈进行性加重。有表现为单纯下肢感觉障碍者，如双足感觉异常、双下肢麻木、运动障碍者，即受压脊髓节段以下感觉障碍、肌张力增高、反射亢进、锥体束征阳性。

影像学检查：X线侧位片可见颈椎生理前凸减小或消失，椎间隙狭窄，椎体后缘骨质增生、椎间孔变小等。CT与

MRI在脊髓型颈椎病诊断及鉴别诊断有重要意义。对于脊髓受压，CT有助于分辨是单纯椎间盘突出压迫脊髓，还是突出物与椎体后缘骨赘混合压迫。MRI可以克服CT扫描视野局限和范围小的不足，能够直接显示出脊髓的全貌及受压情况，并能从矢状面和轴面上显示早期椎间盘变性的表现和晚期脊髓全长变性的病理征象，如变性、萎缩、坏死和空洞形成等。

脊髓型颈椎病应与肌萎缩型脊髓侧索硬化症、脊髓空洞症等疾病相鉴别。

4. *椎动脉型颈椎病*　是由各种机械性与动力性因素致使椎动脉遭受刺激或压迫，以致血管狭窄、折曲而造成以椎-基底动脉供血不全。主要表现有头痛，多位于枕部、枕顶部或颞部，呈跳痛、灼痛或胀痛，发作时，患者感到头重脚轻，站立不稳，好像自身和周围景物都沿着一定方向旋转，甚至猝倒。突然转头或反复左右转头时发生眩晕或眩晕加重，严重者可发生晕厥或昏迷。有的患者只能向一侧转头，向对侧转动就易导致发作，再转向对侧则又可使症状减轻。

影像学检查：颈椎X线正侧斜位片显示，患椎可有椎节不稳或旋转性移位。排除骨折、脱位、结核、肿瘤等疾病。

椎动脉型颈椎病应排除眼源性眩晕、内耳疾患及脑部肿瘤等疾病。

5. *交感神经型颈椎病*　主要症状有眩晕、头痛或偏头痛、枕部痛，睡眠欠佳、记忆力减退，偶有因头晕而跌倒者；常伴有有眼胀、干涩或多泪、视力变化、视物不清；或有耳鸣、耳堵、听力下降；鼻塞、咽部异物感、口干、声带疲劳等，味觉改变等；心血管方面见有心悸、胸闷、心率变化、心律失常、血压变化等。

以上症状往往与颈部活动有明显关系，坐位或站立时加重，卧位时减轻或消失。

临床检查：颈部活动多正常、颈椎棘突间或椎旁小关节周围的软组织压痛。

X线检查：显示颈椎增生退变或有椎节失稳。

交感神经型颈椎病应与神经官能症、心血管方面疾病相鉴别。

6. *混合型颈椎病*　是指临床上出现两型或两型以上症状和体征的颈椎病。大多是由于颈椎软组织病变累及颈脊神经根、脊髓颈段、椎动脉或颈交感神经节等结构，且不仅累及一种组织结构，往往可能同时刺激或压迫几种组织结构，椎间盘退变后，椎间隙变窄，椎间孔变小，神经根受压，窦椎神经亦受压，椎动脉纡曲变形，同时椎体不稳而滑移，黄韧带折叠突入椎管，均使椎管管径变小、脊髓受压。钩椎关节增生，可以同时或先后压迫刺激脊髓、脊神经根、椎动脉、交感神经等一种或多种结构，使临床症状多样化、复杂化，且各组织受累可同时出现，更多的是先后发生，故临床上早期表现为单一型，而后期演变成混合型。因此，混合型颈椎病更为常见。

【治疗】

以手法治疗为主，配合药物、牵引、练功等治疗方法。

1. *手法治疗*　手法治疗颈椎病具有舒筋通络、活血散瘀、消肿止痛、滑利关节、整复错缝等作用。患者正坐，术者站在背后施按揉法于风府、肩中俞、肩外俞、天宗穴，使颈肩部痉挛的肌肉得以放松。再用㨰法于颈肩部，以斜方肌为重点。施拿法于风池、风府、肩井部以舒筋通络，进一步缓解痉挛的肌肉，使颈肩部僵硬痉挛的肌肉逐渐趋于柔软。一手虎口托住患者后枕部，一手以肘部托住其下颌，手掌环抱其头部向上牵引，利用患者的体重对抗，使椎间隙增宽，椎间孔扩大。术者以一手扶住头顶，一手托住患者下颌作抱球势，徐徐摇动颈椎，待患者肌肉放松后，旋至接近限度时，再作颈椎拔伸位旋转扳法5°～10°，往往可听到弹响声。手法须始终保持头部上提力量的前提下进行旋扳。本法能滑利关节，整复错缝，旋扳法可拉开椎间隙，旋扳动作可纠正后关节错缝，增加颈椎的活动范围，同时能改变骨赘和神经根的相对位置，以减少刺激和压迫，从而缓解和消除临床症状。对神经根型的颈椎病效果较为明显，对椎动脉型和交感神经型也有一定的疗效。对脊髓型颈椎病，旋扳手法应慎用。

2. *药物治疗*　根据辨证施治的理论，多采用散风祛湿、活血化瘀、舒筋止痛等法，对减轻疼痛、麻木、头晕等症状有一定疗效。常用的成药有木瓜丸、风湿痹痛片、换骨丹、养血荣筋丸、桐丸、颈复康颗粒等；常用的方剂有四物止痛汤、独活寄生汤、桃红四物汤、骨刺汤、伸筋活血汤，蠲痛丸等；常用的现代中药注射制剂有丹红注射液、血栓通注射液等以及周围神经营养药物等。

3. *牵引治疗*　一般采用坐位枕颌带牵引。颈部向前倾10°～30°，患者要充分放松颈部、肩部以及全身肌肉。牵引时应该让患者感到舒适，如果不适，应该立即调整。牵引的重量因人而异，一般为患者体重的1/10～1/5，为6～8 kg，先从小重量开始，让患者逐渐适应。每次牵引临近结束时，患者颈部应该有明显的牵伸感觉，如果牵伸感觉不明显，重量应该酌情增加。每次牵引持续时间以20～30分钟为宜，牵引重量较大则持续时间较短，每天牵引1～2次，10～20天为1个疗程直至症状基本消失。如果坐位牵引疗效不显著，可以采用卧位牵引。卧位牵引重量一般为8～12 kg。

4. *练功活动*　以两脚分开站立，距离与肩同宽作准备姿势。分别作往后观瞧、前伸探海、回头望月、缩颈耸肩等动作进行锻炼。上述各式应反复进行10～20次，每日两三次。此外，还可以太极拳、广播操、健美操等形式进行全身锻炼。

【预防与调护】

养成合理用枕习惯,合适的枕头高度按颈部长短决定。枕头应是柔软的圆枕,以体现颈椎正常生理弯曲的舒适为度;不要躺着看书,睡觉时不要长时间将双手放在头上方,以免影响上肢的血液循环;注意颈部保暖,避免局部受冷或受潮湿;常做颈部保健体操,特别是长期低头工作的人群;避免颈部急剧和过度的运动,如捡东西时应尽可能采取下蹲位,避免直腿弯腰低头位置;增强颈部肌肉对疲劳的耐受能力,改善颈椎的稳定性,防止反复发作,经常作颈部各方向的放松性运动,坚持体育锻炼,以增强体质。

第三节 肩 部 筋 伤

肩关节是上肢与躯干的连接部位,是人体活动范围最大的关节。肩部包括四个部分即盂肱关节、胸锁关节、肩锁关节、肩胛胸壁结构。其周围筋腱肌肉丰富,其中盂肱关节关节囊松弛,遭受外力易发生肩部扭挫伤。筋伤可以单独发生,也可能并发于骨折或脱位。因此,诊治筋伤须鉴别有无骨折、脱位;同样治疗骨折、脱位时也要兼顾筋伤。肩关节易遭受风寒湿邪侵袭,日久气血不畅可致肩痹。

一、肩部扭挫伤

肩部受到打击或碰撞、牵拉、扭曲等直接或间接外力因素致伤者为肩部扭挫伤。任何年龄均可发生。部位多在肩部上方或外侧方,并以闭合伤为其特点。受伤后血溢脉外,停于皮下,相继出现一系列筋伤及功能紊乱的症状。

【病因病机】

多因打击、跌碰、牵拉等因素所致,可引起肌肉或脉络的损伤或撕裂,致使瘀肿疼痛,功能障碍。肩关节过度扭转,可引起关节囊、筋膜的损伤或撕裂。当上肢突然外展或已外展的上肢受外力使之突然下降,都可使冈上肌腱部分或全部断裂。如筋伤严重,往往导致瘀肿难以消除,疼痛不易全消,可形成慢性过程,继发肩关节周围炎等。

【诊断要点】

有明显的外伤史,肩部肿胀、疼痛逐渐加重。损伤范围较广者,有组织纤维的断裂,局部瘀肿,皮下常出现青紫,关节功能暂时性受限。应区分扭伤与挫伤:扭伤的压痛点多在肌腱、韧带的起止点,而挫伤则多在损伤部位。

冈上肌断裂时,会出现典型的肌力消失,无力外展上臂。如果帮助患肢外展至60°以上后,就能自动抬举上臂。

应仔细触摸肩前部有无骨性隆突或骨擦音,有无间接压痛,以排除肱骨外科颈嵌入性骨折或大结节撕脱性骨折。还要注意与肩关节脱位及肩锁关节分离相鉴别。如外伤暴力不大,但局部症状明显,应排除骨囊肿、骨结核等病变。必要时拍摄X线片,可进一步明确诊断。

【治疗】

以手法治疗为主,配合药物、固定、理疗、练功等方法。

1. *手法治疗* 患者正坐,术者立于患侧,嘱尽量放松上肢肌肉,一手捏住患侧手腕,另一手以虎口贴患肩,并徐徐自肩部向下抚摩至肘部,重复5~6次。接着术者一手托患肘,另一手握患腕,将患肢缓缓向上提升,又缓缓下降,可重复数次。然后术者双手握患侧手腕,肩外展60°,伸肘位作连续不断的抖动数次,可使伤处有轻快感。

2. *药物治疗* 初期及中期以散瘀消肿,生新止痛为主。内服舒筋活血汤,痛重难忍时加服云南白药,外敷三色敷药或双柏散;后期治宜活血舒筋为主,可内服舒筋丸。外用药可用正骨水、跌打万花油外擦。并配合熏洗。

3. *固定方法* 筋伤较重者,伤后用肩"人"字绷带包扎,再用三角巾将患肢屈肘90°。悬挂胸前,以限制患肩活动2~3周后。轻者亦可用颈腕关节吊带悬挂于胸前3~7天,以利于损伤修复。

4. *练功活动* 肿痛减轻后,应作肩关节外展、外旋、内旋、前屈、后伸及自动耸肩等锻炼,使尽早恢复功能活动。

【预防与调护】

肩部扭挫伤的初期,出现瘀肿时忌热敷,可用冷水、冰块、冰袋或冰冻手巾贴敷,以减轻疼痛和抑制患部出血。由于肩部急性筋伤容易迁延成慢性筋伤,因此,在治疗过程中自始至终要注意动静结合,制动时间不宜过长,要早期进行功能锻炼,争取及早恢复肩部功能。

二、肩关节周围炎

肩关节周围炎,又称"漏肩风"、"五十肩"、"冻结肩",是以肩关节周围疼痛、活动受限,久则肌肉萎缩为主要症状的病症。本病早期肩关节呈阵发性疼痛,常因天气变化及劳累而诱发,以后逐渐发展为持续性疼痛,并逐渐出现肩部功能障碍。常见于50岁左右的中老年人，女性多于男性。近10年来发现本病的发病年龄有年轻化的倾向。

【病因病机】

本病泛指肩关节周围软组织（含关节囊、滑液囊、肌肉、肌腱、腱鞘、韧带等）的无菌炎症或退行性改变而致肩部疼痛，肩关节活动日趋受限的一种慢性病变。肩关节周围炎的确切病因尚不完全清楚，可能与肩周围软组织退行性改变，肩部外伤或慢性劳损，局部寒冷刺激及内分泌紊乱等因素有关。中医学认为本病的发生是由于长期劳损和气血不足，叠加风寒湿外邪的侵袭，血不养筋，筋脉拘急所致。

【诊断要点】

多见于中老年人，初起时肩部隐痛不适，或顿痛，或酸痛，多为慢性发作，以后疼痛逐渐加重，且呈持续性，气候变化或劳累后，疼痛加重，疼痛可向颈项及上肢（特别是肘部）扩散。肩痛昼轻夜重为本病一大特点，多数患者在后半夜痛醒，尤其不能向患侧侧卧，此种情况因气血虚弱者更为明显；对气候变化较为敏感。

检查时肩关节向各方向活动均可受限，以外展、上举、内外旋更为明显，随着病情逐步发展，功能受限和长期废用引起关节囊及肩周软组织粘连和三角肌萎缩。当肩关节外展时，出现典型的"扛肩"现象，特别是梳头、穿衣、洗脸、叉腰等动作均难以完成，严重时肘关节功能也可受影响，屈肘时手不能摸到同侧肩部，尤其在手臂后伸时不能完成屈肘动作。晚期可发生废用性肌萎缩。

常规摄X线片，骨质常无明显异常改变，后期部分患者可见骨质疏松，但无骨质破坏，偶可在肩峰下见到钙化阴影。实验室检查多正常。年龄较大或病程较长者，X线平片可见到肩部骨质疏松，或冈上肌腱、肩峰下滑囊钙化征。

肩周炎应与颈椎病相鉴别：颈椎病的疼痛和活动受限多以颈部为主，有肩臂放射痛，但在肩臂部没有明显的压痛点，且肩关节活动功能基本正常。必要时可颈椎X线片加以鉴别。

【治疗】

以手法治疗为主，配合药物、理疗、练功等治疗方法。

1. *手法治疗* 患者端坐位、侧卧位或仰卧位均可。术者在上臂的前缘用㨰法或掌根按揉法至肩前，上下往返3～5次，可适当配合作肩关节外展、外旋、旋前、旋后等被动活动，动作要协调，以免拉伤肌肉组织，最后以肩部搓法结束整个治疗过程。手法应用要先轻后重，以患者能耐受为度，循序渐进，并以疗程判定疗效。通过各种手法的组合运用起到松弛肌肉，解痉消肿，松解粘连，活动关节的治疗作用。

2. *药物治疗* 内服药：治宜补气血，益肝肾，温经络为主，内服独活寄生汤或三痹丸等。体弱血亏较重者，可用当归鸡血藤汤加减。外用药：急性期疼痛、触痛敏感、肩关节活动障碍者，可选用海桐皮汤热敷熏洗或理疗热敷袋外用，外贴伤湿止痛膏等。

3. *针灸治疗* 取穴有肩髃、肩髎、肩外俞、巨骨、臑俞、曲池等，并可以痛点为腧，即阿是穴，用泻法，结合艾灸。每日或隔日1次。

4. *物理疗法* 如超短波、磁疗、红外线、频谱仪照射、蜡离子导入等。

5. *功能锻炼* 急性疼痛减轻以后，指导患者作早期合理的肩部功能锻炼，有利于防止肌肉萎缩。同时又要指导患者不要操之过急，以免引起损伤。老年人早期往往不肯作功能锻炼，应给予被动的功能活动，以防止关节僵硬。随着疼痛减缓和活动功能改善，倡导患者自主功能锻炼。手指爬墙练习：侧面或前面站立，抬起患侧的前臂，以食指和中指贴墙，然后沿墙向上慢慢作爬墙式运动。患侧手臂上举，反复摸后脑勺；病侧手于体后，上抬摸后背，如果患侧手臂活动不便，可用健侧手帮助患侧手上抬。或以双手握住体操棒，在体前，手臂伸直，然后反复用力向上举，尽量向头后部延伸；在体后，双手握棒，用力向上举。主动作旋转上肢、上举、后伸等锻炼，促进早日康复。

【预防与调护】

在日常生活中注意防寒保暖，特别是避免肩部受凉，对于预防肩周炎十分重要。加强功能锻炼，对肩周炎是非常有效的康复手段。可经常打太极拳、广播操等。但要适当控制运动量，以免造成肩关节及其周围软组织的劳损。肩周炎虽然病程较长，但有自愈倾向，是自限性疾病之一。主动配合治疗和功能锻炼相结合，可以增进疗效，加速痊愈。

三、冈上肌腱炎

肩外展过程中喙突肩峰韧带和肩峰等结构对冈上肌腱不断的挤压和摩擦，造成冈上肌腱的慢性炎症改变，引起肩部外侧疼痛等为主要症候群的肩部劳损为冈上肌腱炎。冈上肌起于肩胛骨冈上窝，肌腱在喙突肩峰韧带和肩峰下滑囊下面、肩关节囊上面通过，止于肱骨大结节的上方。冈上肌有协同外展肩关节的作用。肩峰下滑囊将冈上肌腱与肩峰相隔，以减轻两者之间的摩擦。当肩峰下滑囊退变时冈上肌腱容易受到挤压、摩擦而劳损。

【病因病机】

中年以后肝肾渐亏，气血不足，血不荣筋，冈上肌退行性变致使本病发生。少数患者的冈上肌腱可渐趋粗糙、钙化或部分断裂。肩部急性筋伤，或感受风寒湿邪，局部气血凝滞不化，筋膜粘连，肌腱受挤压和摩擦更甚，也可发生冈上肌腱炎。

【诊断要点】

冈上肌腱炎发病缓慢，肩部外侧渐进性疼痛，上臂外展60°～120°时肩部疼痛剧烈，出现“疼痛弧”征阳性。检查时压痛点在肱骨大结节部或肩后冈上部。冈上肌腱钙化时，X线片可见局部有钙化影。

根据临床表现，冈上肌腱炎应与肩峰下滑囊炎、肱二头肌长头腱鞘炎、冈上肌腱断裂相鉴别。肩峰下滑囊炎又称三角肌下滑囊炎。肩峰下滑囊炎主要表现为肩峰下疼痛、压痛，但当肩外展至90°时原肩峰下压痛处压痛不明显或消失；肱二头肌长头腱鞘炎压痛以肱骨结节间沟为主，肱二头肌抗阻力屈肘时疼痛加重；冈上肌腱完全断裂时，肩部自主外展功能丧失，借助外力使肩部外展至90°后，患者可顺利完成自主外展上举。

【治疗】

以手法治疗为主，配合药物、针灸、固定、练功等治疗方法。

1. *理筋手法*　急性期以轻手法为主，慢性期手法可稍重。以达到理顺筋脉、消瘀散结的作用。

2. *药物治疗*　急性期治宜舒筋活血，清热止痛为主，用舒筋活血汤加减，慢性期可服舒筋丸。体弱血虚者可内服当归鸡血藤汤。急性期肿痛较重时，外敷消瘀止痛膏或三色敷药。后期外贴宝珍膏或伤湿止痛膏，亦可用熏洗或腾药热熨患处。

3. *针灸治疗*　取穴如天宗、肩髃、肩髎、臂臑、曲池等，用泻法，提插捻转，以肩臂酸麻胀为度，留针20分钟。可加作艾灸，亦可用当归注射液作痛点注射。

4. *固定方法*　急性期肿痛难忍者可用三角巾悬吊，作短期制动。

5. *练功活动*　肿痛缓解后进行功能锻炼，如肩外展、前屈、外旋等，以达到舒筋和络，恢复肩臂活动功能作用。

【预防与调护】

人到中年，应注意避免关节大范围激烈运动，同时注意肩部保暖，减少风寒侵袭。对于病程比较稳定的患者，可通过肩臂大小回环，前后甩手及螺旋上举患肢等方法，在疾病缓解期进行锻炼，起到缓解局部肌腱粘连和防止复发的作用。

第四节　肘 部 筋 伤

肘部筋伤是指以肘部肿胀、疼痛，关节屈伸功能受限为主要表现的肘部扭挫伤和慢性劳损性疾病。肘关节周围由内、外侧副韧带及伸屈肌群的软组织包裹，肘部活动范围较大，故筋伤多见。

一、肘 部 扭 挫 伤

肘部扭挫伤是由于外力作用使肘关节超出正常活动范围，引起的周围软组织损伤。

【病因病机】

直接暴力作用以及间接暴力传导，如手掌着地，肘处过度外展、伸直或半屈位可致其扭伤。其原因是关节的稳定性主要依靠关节囊和韧带的约束，而侧副韧带又有防止其侧移作用，所以肘部扭挫伤会造成关节囊、侧副韧带和肌腱等软组织的损伤，甚至肌肉和筋膜的撕裂。并以关节囊、侧副韧带损伤多见。

【诊断要点】

有外伤史。肘关节常处于半屈曲位，呈弥漫性肿胀，疼痛、功能受限，压痛点多在肘后方或内侧韧带附着点。

X线检查：排除骨折、脱位。值得注意的是儿童骨骺损伤较难区别，须与健侧对比诊断。

【治疗】

以手法、药物治疗为主，配合固定、练功治疗。

1. *手法治疗*　早期用轻柔的手法从肘部沿前臂背侧、肘内外侧和前臂部往返推揉或按揉，以舒筋通络，再作肘关节被动伸屈，纠正细微关节错缝。恢复期可用拿捏剥离手法，屈伸关节，松解粘连，不宜多次被动活动，避免由此加重损伤，形成外伤性骨化，影响关节功能。

2. *药物治疗*　初期及中期以散瘀消肿，生新止痛为主，外敷、内服均可。恢复期以熏洗为主，宜祛风通络法，配合主动活动。

3. *固定方法* 初期患肢用三角巾悬吊，肘关节置于屈曲90°的功能位，以限制肘关节的伸屈活动，并督促患者多作手指伸屈、握拳活动，以利消肿。

4. *练功活动* 肿痛减轻后，以自主功能锻炼为主，可逐步练习肘关节的屈伸活动，使粘连机化逐步松解，禁止反复多次被动粗暴的屈伸活动。

【预防与调护】

严重的肘关节扭挫伤，治疗不及时或治疗不当，或因进行不适当的反复按摩，都可造成关节周围组织的钙化、骨化，形成骨化性肌炎。因此，肘关节损伤后功能恢复是不能操之过急的，否则常遗留关节强直的后患。

二、肱骨外上髁炎

肱骨外上髁炎，又名肘外侧疼痛综合征，是以肘关节外侧疼痛，用力握拳及前臂作旋前伸肘动作（如绞毛巾、扫地等）时可加重，局部有多处压痛，而外观无异常为主要临床表现。疼痛有时向前臂放射。因网球运动员常见此病，故又称“网球肘”。

【病因病机】

肱骨外上髁部附着有桡侧腕长伸肌、桡侧腕短伸肌、肱桡肌、旋后肌等，主要功能为伸腕、伸指，其次使前臂旋后。当腕背或前臂旋前过度都会使附着于肱骨外上髁部的腕伸肌腱、筋膜受到牵拉而致伤。气血虚弱，血不荣筋，肌肉失去温煦，筋骨失于濡养为其内因。本病多见于家庭主妇、打字员、电脑操作人员、文秘人员及网球运动员。

本病的病理变化较为复杂，常有肌纤维在外上髁部分的撕裂、关节滑膜嵌顿、滑膜炎、支配伸肌的神经分支的神经炎、环状韧带变性以及肱骨外上髁骨膜炎等其局部反应，多有局部组织的充血水肿或渗出粘连等。

【诊断要点】

患者多无明确外伤史，绝大多数是中年人，表现为肘外侧疼痛酸重无力，疼痛逐渐加重，如提重物、扭毛巾，甚至扫地等。疼痛可向上臂及前臂放射，晨起时肘关节有僵硬现象，劳累或阴雨天加重，静息时疼痛减轻。肱骨外上髁、环状韧带或肱桡关节间隙处有明显压痛点，肘关节无红肿，局部可微热，病程长者可有轻度肌萎缩。做抗阻力腕关节背伸和前臂旋后动作可引起患处疼痛加重，腕伸肌紧张试验阳性。

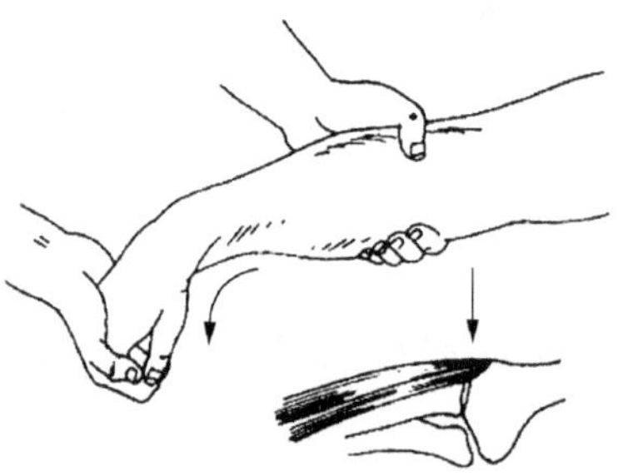

图8-1 腕伸肌紧张试验示意图

X线检查：一般无异常表现。病程长者可见肱骨外上髁处轻度骨膜反应或可见钙化阴影。

鉴别诊断：本病与肱桡滑膜囊炎、神经根型颈椎病相鉴别。肱桡滑膜囊炎局部压痛外，肘部旋前、旋后受限。前臂旋前引起剧烈疼痛，其疼痛点的位置比肱骨外上髁炎略高，压痛比肱骨外上髁炎为轻。局部可有肿胀和触痛，穿刺针吸可见有积液。神经根型颈椎病则表现上肢外侧疼痛，多为放射性痛、手及前臂有感觉障碍区无局限性压痛。

【治疗】

以手法治疗为主，配合药物、理疗、针灸、小针刀和水针疗法等治疗。急性期应使用颈腕带悬吊制动1～2周，后期配合手法治疗。治疗期间应避免腕部背伸以及前臂过度旋转等易造成前臂伸肌群牵拉的活动。

1. *手法治疗* 在肘外侧痛点部作揉捻法，使局部有发热感，然后用指作按法点按曲池、外关等穴位，使之“得气”。以达到行气活血、舒通经络的作用。用拨络法弹拨刺激桡侧腕伸肌等，以达到剥离局部粘连的作用，如有明显压痛点可用拇指剥筋。

2. *药物治疗* 内治法根据辨证论治的原则，加减应用。外用青硼膏揉擦或用热醋外敷以及海桐皮汤熏洗患处。

3. *物理疗法* 可采用超短波、磁疗、蜡疗、光疗、离子透入疗法等，以减轻疼痛、促进炎症吸收。

4. *针灸治疗* 取阿是穴、手三里、曲池、外关、尺泽、少海及痛点，隔日1次，留针30分钟。或用梅花针叩打患处，再加拔火罐，3～4天1次。或以水针疗法行痛点局部注射；对一些顽固性肱骨外上髁炎患者，可试用小针刀疗法。

5. *固定与功能锻炼* 尽量避免剧烈活动，疼痛发作期应减少活动，必要时可作适当固定。

6. *手术疗法* 本病绝大多数病例经非手术疗法均能治愈，对极少数治疗无效者，痛苦较大，影响本职工作或生活十分不便时，可考虑施行前臂伸肌起点切开术。切除自伸肌总腱穿出的血管、神经束，或作桡侧腕伸短肌肌腱延长术。

【预防与调护】

本病发病与慢性损伤有关，中老年人常常由于劳累引起，因此，劳动强度不宜过大，不要长时间提拎重物。平时注意肘关节的活动，增强肌力，有助于防止本病的发生。

第五节 腕部筋伤

腕关节位于手与前臂之间，是由桡尺骨的远端、远近两排的腕骨、三角软骨盘以及关节囊构成，具有背伸、侧倾、旋转、环转等功能。腕关节周围无肌肉组织，有众多肌腱通过，因此，在遭受外力时，腕关节容易损伤。

一、腕部扭挫伤

腕部扭挫伤是指外力作用造成的腕部的韧带、筋膜的损伤。间接外力所致为扭伤，直接外力所致者为挫伤。临床较多见。

【病因病机】

摔倒时手部着地，致使腕部过度屈伸，超越了腕部的正常活动范围，引起相应的韧带、筋膜、关节囊等组织的损伤。直接暴力打击可致腕部挫伤。

【诊断要点】

有明显的外伤史，伤后腕部肿胀、疼痛，活动时加剧，局部压痛，腕关节活动受限。桡骨茎突疼痛和压痛，多为桡侧副韧带损伤；尺骨茎突疼痛和压痛，多为尺侧副韧带损伤；腕部掌屈时疼痛，多为腕背侧韧带损伤；腕部背伸时疼痛，多为腕掌侧韧带损伤；腕部酸痛无力，尺骨小头异常突起，按之有松动感，多为下尺桡关节韧带损伤。

X 线检查：一般无异常发现。

鉴别诊断：腕部的挫伤要与无移位的桡骨远端骨折、腕舟骨骨折相鉴别。无移位的桡骨远端骨折肿胀多不明显，压痛局限在桡骨远端；腕舟骨骨折时，肿胀和压痛点局限在阳溪穴部位，并有第 1 掌骨和第 2 掌骨的纵向叩击痛。拍摄腕关节 X 线片可加以鉴别。

【治疗】

腕关节扭挫伤后应制动休息，必要时行石膏托外固定 1 ~ 2 周。早期可给予冷敷，忌用热敷及局部按摩。以手法治疗为主，配合药物、固定治疗。

1. *理筋手法* 根据其腕部所伤部位和程度的不同，采用不同的理筋手法。

2. *药物治疗* 贯彻内外兼治的原则。

（1）内服药：早期肿痛并见，治以活血祛瘀，消肿止痛，方用虎力散胶囊。后期肿胀消退，关节活动尚僵硬者，方用小活络丹或伸筋胶囊。

（2）外用药：早期外敷三色敷药、双柏散或伤痛膏，后期用苏木合剂熏洗。

3. *物理治疗* 腕关节扭挫伤后期可用中频理疗治疗，以缓解疼痛和肌痉挛，加快局部组织代谢。

4. *水针疗法* 曲安西龙（确炎舒松）20 mg、1% 利多卡因溶液 2 ml 加生理盐水 2 ml 混合后痛点及其周围封闭治疗。

5. *固定方法* 对损伤较重者，可用两块夹板将腕关节固定于功能位 2 周。去除固定后，可用弹力护腕保护。

【预防与调护】

伤后早期宜冷敷，有韧带撕裂者需予以固定。腕部扭挫伤后期容易发生腕部的韧带挛缩，出现腕部关节、掌指关节的僵硬，应主动进行活动，如揉转金属球、核桃，以锻炼手腕部屈、伸和桡、尺侧偏斜及环转。

二、腕三角软骨损伤

腕三角纤维软骨，又称腕关节盘，是位于尺骨和三角骨之间的纤维软骨，呈三角形。三角形较厚的尖端借纤维组织附着于尺骨茎突桡侧及其基底小窝，三角纤维软骨较薄的底附着于桡骨远端的尺骨切迹，与桡骨远端关节面相平行。三角纤维软骨掌背侧与腕关节囊及桡尺远侧关节的掌背韧带紧密相连。腕关节盘横隔于桡尺远侧关节与桡腕关节之间，将两关节腔完全隔开。为增强关节的滑动性并防止在回旋时的损伤，有囊状隐窝借以缓冲和限制前臂过度旋转的功能。三角纤维软骨是腕关节尺侧的缓冲垫，是桡尺远侧关节的主要稳定结构。腕三角纤维软骨无直接的血液供应，仅在周围与关节囊和骨的附着处有少量的血液供应，大部分依赖关节腔的滑液营养。

【病因病机】

腕三角软骨对维持桡尺远侧关节的稳定起到非常重要的作用，限制了前臂的过度旋转。先天、创伤、退变等因素均可引起腕关节三角纤维软骨损伤。损伤处多发生在三角纤维软骨与桡骨远端尺侧边缘处。一般腕关节在工作时多呈旋前位，此时桡腕关节呈尺倾和背伸，三角骨紧压腕三角纤维软骨的远侧关节面上，在一定程度上限制了它的活动；同时在三角纤维软骨的尺骨面因随同桡骨旋转，需要在尺骨头上滑动，此时三角纤维软骨的上下关节面因受力不平衡发生扭曲损伤。当前臂旋前、桡腕关节尺屈、背伸及在手部被固定时，三角纤维软骨发生撕裂。此外，由于桡骨远端骨折等损伤，也可造成腕关节盘破裂。因此，腕三角纤维软骨损伤的早期症状往往被其他严重损伤掩盖而忽略。

【诊断要点】

患者有腕部扭转、牵拉、跌打等外伤史。伤后局部肿胀，腕尺侧疼痛伴有腕部无力，腕关节功能受限，前臂旋转活动及抗旋转活动时引起局部疼痛，尤以旋后时疼痛加重。检查可见尺骨小头移动度增大。后期肿胀基本消退，但尺骨小头部仍有微肿及压痛，酸楚乏力。腕尺侧、桡尺远侧关节压痛，腕部屈伸、旋转活动受限，握力下降，关节弹响。如伴有周围韧带损伤可发生腕关节不稳定，晚期可出现腕关节创伤性关节炎的表现。腕三角软骨挤压试验阳性，将腕关节尺偏，并作纵向挤压，可引起局部的疼痛。

X线检查：可见下尺桡关节间隙增宽，尺骨小头向背侧移位。腕关节碘油或空气造影可以根据造影剂的流向判断三角纤维软骨损伤的位置。MRI检查不仅可以直接显示三角纤维软骨的损伤撕裂部位，而且可以显示与其相关的骨与软组织的异常改变，有助于诊断及鉴别诊断。

关节镜检查：关节镜检查为最为可靠的方法。腕关节镜可以直接了解三角纤维软骨损伤的大小、形状和位置，软骨损伤的程度，关节内韧带损伤的情况，而且发现损伤后可以直接进行修复或行其他治疗。

鉴别诊断：本病应注意与月骨无菌性坏死相鉴别。月骨无菌性坏死同样有外伤史，但压痛点在腕正中部。

【治疗】

以手法治疗为主，配合药物、固定、练功治疗。

1. 手法治疗

(1) 合筋法：患者前臂旋前，掌心向下。术者一手托握伤腕，并用中指扣在伤处(阳谷穴)，另一手握住食、中、无名、小指，顺时针、逆时针环转摇晃6或7次，然后拔伸。在保持拔伸力量的同时，使腕部向桡侧屈，而后再快速向尺侧屈，同时托握腕之手的中指，向桡侧戳按。

(2) 屈转法：患者前臂旋后，掌心向上。术者一手托握伤腕，并用中指扣住伤处(神门穴)。另一手自小指侧拿住食、中、无名、小指，由外向里环转摇晃6或7次，然后向桡侧斜上方拔伸，再向尺侧屈，同时拿腕之手的中指向下戳按。

2. 药物治疗　贯彻内外兼治的原则。

(1) 内服药：初期可选用虎力散，治以活血，消肿，止痛；后期治宜舒筋活络，方选小活络丹或伸筋胶囊。

(2) 外用药：早期外用伤痛膏，后期外用海桐皮汤煎水熏洗。

3. 水针疗法　曲安西龙20 mg、1%利多卡因溶液2 ml加生理盐水2 ml混合后作痛点及其周围封闭。

4. 固定方法　损伤初期，手法捺正下尺桡关节后，将腕关节固定于功能位4～6周；损伤中、后期如症状加重时，也可作短期的固定制动。

5. 练功活动　在无痛的情况下，逐步进行腕部功能活动。

6. 手术治疗　根据损伤的程度不同可选择不同的术式，如尺骨缩短术、三角纤维软骨部分切除术、尺骨头切除术等。手术切口可选腕尺侧背侧切口。

【预防与调护】

损伤早期尽量避免腕部活动，并佩戴护腕保护，在固定期间可做伸直握拳动作。功能活动以在不引起尺骨小头周围疼痛的情况下进行。

三、腱鞘囊肿

腱鞘囊肿是发生于关节部腱鞘内的囊性肿物，是一种关节囊周围结缔组织退变所致的病症。囊肿内含有无色透明或橙色、淡黄色的浓稠黏液，多发于腕背和足背部。患者多为青壮年，女性多见。本病属中医学“筋结”、“筋瘤”范畴。

【病因病机】

外伤筋膜，邪气所居，郁滞不畅，水液积聚于骨节经络而成。多因患部关节过度活动、反复持重、经久站立等，劳伤经筋，以致气津运行不畅，凝滞筋脉而成。此外，骨关节炎、一些系统免疫疾病，甚至是感染也有可能引起。常见患处有手腕、手指、肩部等位置，这由于关节囊、韧带、腱鞘中的结缔组织营养不良，发生退行性变有关。糖尿病患者较易发生。

【诊断要点】

腱鞘囊肿最常见于腕背部，腕舟骨及月骨关节的背侧，拇长伸肌腱及指伸肌腱之间。起势较快，增长缓慢，多无自觉疼痛，少数有局部胀痛。局部可见一个半球形隆起，肿物突出皮肤，直径一般不超过 2 cm，表面光滑，皮色不变，触之有囊性感，与皮肤不相连，周围境界清楚，基底固定或推之可动，压痛轻微或无压痛。部分患者囊肿经长期的慢性炎症刺激，囊壁肥厚变硬，甚至达到与软骨相似的程度。多数病例有局部酸胀或不适，影响活动。还可见于踝关节背部和腘窝部。发生于腘窝部者，伸膝时可见如鸡蛋大的肿物，屈膝时则在深处，不易触摸清楚。必要时，B 超检查可帮助确定肿块的性质。

【治疗】

以手法治疗为主，配合针灸、药物，必要时可行手术治疗。

1. *手法治疗* 对于发病时间短，囊壁较薄，囊性感明显者，可用按压法压破囊肿，用弹力绷带加压包扎 1 周。

2. *药物治疗* 囊壁已破，囊肿变小，局部仍较肥厚者，可搽茴香酒或展筋丹，亦可贴万应膏，并用绷带加压包扎 2～3 天，使肿块进一步消散。

3. *三棱针加水针疗法* 局部常规消毒，用三棱针在囊肿边缘平行向中央快速进针，刺至囊肿中央即退针。退针时，用一手拇指按住与针眼相对的侧面，向针眼方向挤压，边挤压边退针，囊肿内容物即随针外溢，至溢尽为止。然后从原针眼进针，注入泼尼松 12.5～25 mg、0.5% 普鲁卡因溶液 2 ml，注完药液后，再向多方向刺破囊壁。出针后稍加按揉，加压包扎，以减少复发。1 周后如仍有囊肿残留或复发，可重复使用上法。

4. *手术治疗* 对于反复发作者，可手术切除。仔细分离并完整切除囊壁，如囊壁与关节相通者，应用细针线，缝合关节囊，再将筋膜下左右两侧组织重叠缝合，术毕加压包扎。

【预防与调护】

囊壁挤破后，在患部放置半弧形压片（如纽扣等），适当加压保持 1～2 周，以使囊壁间紧密接触，形成粘连，避免复发。注意休息，避免过量的手工劳动的方式。

四、腕管综合征

腕管综合征，又称腕管狭窄症，系腕横韧带增厚，管内肌腱肿胀，瘀血机化使组织变性，或腕骨退变增生，使管腔内周径缩小，从而压迫正中神经，引起以桡侧 3 个半手指麻木、疼痛，动作不灵活为主要表现的综合征。

腕管系指腕掌侧的掌横韧带与腕骨所构成的骨-韧带隧道。腕管中有正中神经、拇长屈肌腱和 4 个手指的指深屈肌腱、指浅屈肌腱。正中神经居于浅层，处于肌腱与腕横韧带之间。腕管综合征是由于正中神经在腕管中受压，而引起的以手指麻痛乏力为主的症候群（图 8－2）。

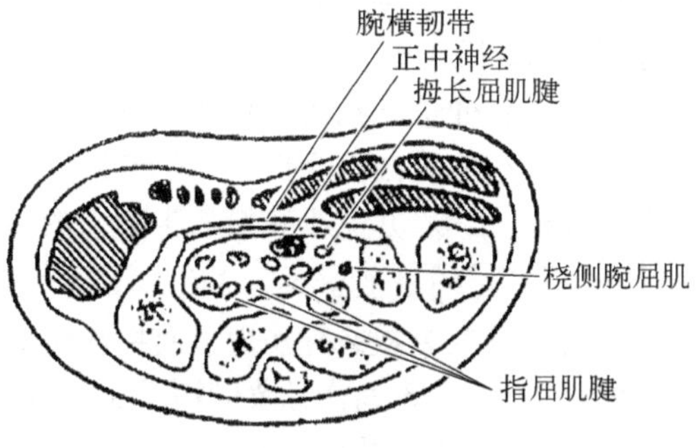

图 8－2 腕部结构示意图

【病因病机】

腕部的创伤，如桡骨下端骨折、腕骨骨折脱位、腕部扭挫伤、腕部慢性劳损引起肌腱、肌腱周围组织及滑膜水肿、肿胀、增厚，或腕管内有腱鞘囊肿、脂肪瘤等原因，致腕管内容物增加、容积减少、管腔内压力增高，正中神经受到腕横韧带的卡压摩擦所致。

【诊断要点】

腕管综合征主要表现为正中神经受压后，引起腕以下正中神经支配区域内的感觉、运动功能障碍。患者桡侧 3 个半手指麻木、刺痛或烧灼样痛、肿胀感。患手握力减弱，拇指外展、对掌无力，握物、端物时偶有突然失手的情况。夜间、晨起或劳累后症状加重，活动或甩手后症状可减轻。寒冷季节患指可有发冷、紫绀等改变。病程长者大鱼际萎缩，患指感觉减退，出汗减少，皮肤干燥脱屑。

屈腕压迫试验：腕关节极度掌屈，1 分钟后，自觉正中神经单一支配区麻木加重者为阳性。可双侧对比。也可在屈腕时，检查者拇指压迫腕部正中神经部位，麻木加重者为阳性。

叩击试验：即叩击腕横韧带之正中神经处，患指症状明显加重者为阳性。

肌电图检查：可见大鱼际出现神经变性，以协助诊断。

鉴别诊断：本病应注意与颈椎病、多发性神经炎等疾病相鉴别。颈椎病引起神经根受压时，麻木不仅在手指，而在颈臂部均有疼痛麻木，臂丛牵拉试验和叩顶试验阳性，同时有颈部的症状和体征。多发性神经炎症状常为双侧性，且不局限在正中神经，尺、桡神经均受累，呈手套状之感觉麻木区。

【治疗】

以手法治疗为主，配合练功、药物、针灸治疗，必要时行手术治疗。

1. *手法治疗* 目的是提高局部组织痛阈，减轻腕管内组织水肿，使肌腱滑膜变薄，降低腕管内压力。治疗原则是舒筋通络，活血化瘀。取鱼际、阳溪、大陵、阳池、合谷、劳宫、列缺、内关、外关、腕部压痛点。以按法、揉法、摇法、攘法、擦法、拔伸法等手法进行治疗。

2. *药物治疗* 以辨证论治为原则施行内外兼治的方法。

（1）内服药：瘀滞证治宜活血通络，方可选用舒筋活血汤加减；虚寒证治宜调养气血，温经通络。方用当归四逆汤加减。

（2）外用药：常用宝珍膏或万应膏外贴。去除外固定后可用八仙逍遥汤或用海桐皮汤熏洗患手腕部。

3. *针灸治疗* 取阳溪、外关、合谷、劳宫等穴，得气后留针 15 分钟，每日或隔日 1 次。

此外，也可采用水针疗法和小针刀治疗，也有较好效果。

4. *手术治疗* 对于症状严重的患者，经治疗无效时，可考虑切开腕横韧带以缓解压迫。术后配合应用神经营养药物。

【预防与调护】

注意患腕的休息，避免强力屈伸活动和过度劳损，已发生腕管综合征者，施行理筋手法之后要固定腕部，不宜作热疗，以免加重病情。并练习手指、腕关节的屈伸及前臂的旋转活动，防止废用性肌萎缩和粘连。经保守治疗无效者，应尽快决定手术治疗，防止正中神经长时间严重受压而变性。

五、桡侧腕伸肌腱周围炎

桡侧腕伸肌腱周围炎是由于桡侧伸腕肌周围腱膜、筋膜炎症改变，引起以腕桡侧部疼痛、乏力，在前臂中下 1/3 段桡骨背侧肿胀疼痛明显，作腕关节的伸展活动时疼痛加剧，可感到或听到有"吱吱"的捻发音为主要表现的疾病。

前臂桡侧伸肌群主要有桡侧腕长伸肌、桡侧腕短伸肌和拇长展肌、拇短伸肌。在前臂背侧中下 1/3 处，拇长展肌、拇短伸肌从桡侧腕长伸肌、桡侧腕短伸肌之上面斜行跨过，两者交叉重叠，该处没有腱鞘，仅有一层疏松的腱膜覆盖。由于腕伸肌活动频繁，又无腱鞘保护，肌腱相互摩擦所致。

【病因病机】

腕关节在背伸位下用力握物或提重物等及频繁的腕关节伸屈、伸拇、展拇等活动，使相互交叉而又摩擦的桡侧伸腕肌腱发生广泛的无菌性炎症，造成局部组织渗出和肿胀、纤维变性等病理变化而产生本病，局部明显肿胀和疼痛。多见于木工、砖瓦工等，亦见于突然从事紧张的伸肘腕的活动或劳动者。

【诊断要点】

多有腕部慢性劳损或外伤史。腕桡侧疼痛，前臂中下 1/3 交界处背侧肿胀。腕关节活动受限，伸腕时疼痛加重。检查见前臂中、下 1/3 处桡骨背侧明显压痛，局部灼热感，腕部活动受限。嘱患者握拳并作腕关节强力伸屈时，腕部疼痛加重，并可闻及或触及捻发音和摩擦感。

本病与桡骨茎突部狭窄性腱鞘炎、肱骨外上髁炎相鉴别，桡骨茎突部狭窄性腱鞘炎多慢性发病，有腕关节劳损史，桡骨茎突部疼痛，压痛明显，疼痛可放射至手，或向上放射至肘或肩部，握拳试验阳性。肱骨外上髁炎多缓慢起病，好发于需要前臂反复旋前、旋后及腕关节活动者，肱骨外上髁处疼痛、压痛阳性，肘、腕活动受限，网球肘试验阳性。X 线检查多无异常。

【治疗】

本病急性期应避免局部较重手法的刺激，必要时可实施腕关节在背伸位制动。

1. *药物治疗* 可以应用内外兼治的方法治疗。

（1）内服药：治宜祛瘀消肿，舒筋止痛，内服舒筋丸。

（2）外用药：局部外敷消炎止痛膏，肿痛减轻时可用海桐皮汤煎水熏洗。

2. *固定方法* 发病后若肿痛严重者，用硬纸板或夹板两块固定腕关节 1～2 周，待捻发感消失后去除外固定。

3. *功能锻炼* 待急性期反应缓解后，可行自主的腕部及拇指的屈伸运动。

【预防与调护】

避免患侧手提重物或伸腕动作时前臂用力过度。避免寒冷刺激，局部可加用湿热敷。桡侧腕伸肌腱周围炎急性期应配合制动休息。避免腕关节作长时间的过度背伸活动。局部肿痛消退后，逐步恢复工作。如及时治疗，1～2周即可恢复。如恢复不好，易反复发作，日久则局部可纤维变性而造成肌腱粘连。

六、桡骨茎突狭窄性腱鞘炎

桡骨茎突狭窄性腱鞘炎是腕部拇指一侧的骨突（桡骨茎突）处及拇指周围疼痛，拇指活动受限，在桡骨茎突处有压痛及摩擦感，有时在桡骨茎突有轻微隆起豌豆大小的结节为主要表现的一种腕部慢性劳损疾患。

【病因病机】

该病与劳累损伤有关。一次大量洗衣服、织毛衣是常见诱发因素。由于在桡骨茎突的凹面上有一坚强的韧带（伸肌支持带）附着，形成一鞘管（图8－3）。其中有拇长展肌及拇短伸肌肌腱通过。手腕部长期过度劳累可导致本病的发生，如家庭妇女、手工劳动者、文字誊写员等所从事的工作，使拇长展肌及拇短伸肌的肌腱在共同的腱鞘中频繁地来回磨动，日久劳损，即可使腱鞘发生损伤性炎症，造成纤维管的充血、水肿、鞘壁增厚、管腔变窄，肌腱变粗，肌腱在管腔内滑动困难而产生相应的症状。体弱血虚，血不荣筋者更易发生本病。若局部病变迁延日久，腱鞘纤维化和挛缩，腱鞘腔越变狭窄，使症状更为顽固。

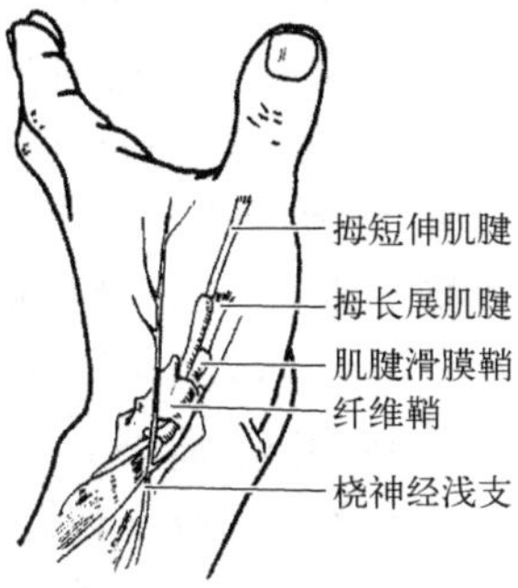

图8－3 桡骨茎突腱鞘示意图

【诊断要点】

本病多见于中年妇女，发病缓慢，腕部桡侧疼痛，提物乏力，尤其不能做提壶倒水等动作。腕桡侧疼痛，可向手及前臂放射，拇指活动无力，桡骨茎突处有隆起，或可有结节，在桡骨茎突及第1掌骨基底部之间有压痛。部分患者局部微红、微肿、微热，疼痛可放射至手部。握拳尺偏试验（Finkel-Stein征）阳性。

【治疗】

以手法治疗为主，配合针灸、小针刀、药物等疗法，必要时行松解术。

1. *理筋手法* 术者一手托住患手，另一手于腕部桡侧疼痛处及其周围作上下来回的按摩、揉捏；然后按压手三里、阳溪、合谷等穴，并弹拨肌腱4～5次；再用左手固定患肢前臂，右手握住患手，在轻度拔伸下缓缓旋转及伸屈腕关节；最后捏住患手拇指末节，向远心端拉伸，起舒筋解粘、疏通狭窄的作用。理筋手法每日或隔日1次。

2. *药物治疗* 内服药宜调养气血，舒筋活络为主，可用桂枝汤加当归、何首乌、威灵仙等。外用药以海桐皮汤熏洗。

3. *针灸治疗* 取阳溪为主穴，配合谷、曲池、手三里、列缺、外关等，得气后留针15分钟，隔日1次。

4. *小针刀疗法* 小针刀刀口线和桡动脉平行，在鞘内纵行疏剥；病情严重者，亦可刺穿腱鞘使刀口接触骨面，刀身倾斜，将腱鞘从骨面上剥离铲起，出针，针孔按压至不出血为止。注意勿伤桡动脉和神经支。

5. *手术治疗* 以上方法治疗未见效果者，可在局麻下纵行切开腕背韧带和腱鞘（不缝合），解除对肌腱的卡压。有时由于解剖变异，拇长展肌与拇短伸肌腱各有一个腱鞘，术中应探查清楚。

【预防与调护】

患者平时做手部动作要缓慢，尽量减少手腕部过度活动的工作，避免接触凉水，以减少刺激。疼痛严重时，可用夹板或硬纸板将腕关节固定于桡偏、拇指伸展位3～4周，以限制活动，可缓解症状。

第六节 手 指 筋 伤

手指筋伤是人们生产劳动等过程中常见的损伤。以指间关节扭挫伤、屈指肌腱断裂、指屈肌腱腱鞘炎为最常见。

一、指间关节扭挫伤

指间关节扭挫伤是指由于外力作用，如撞击、压轧、过度屈伸或扭转等，导致指间关节关节囊、周围韧带、肌腱及关节软骨出现不同程度的破坏，临床以损伤指间关节部位的疼痛、肿胀青紫及活动功能障碍为主要临床表现的病症。本病多见于青壮年，多为球类运动员的一种损伤。

【病因病机】

手指在伸直位最易受伤，伸直位时，遭受从指端方向骤然猛烈的外力刺激，使指间关节过度屈伸或侧偏，导致指间关节深浅伸屈肌腱、关节囊、侧副韧带或关节软骨损伤。可发生在各手指的远近指间关节，以远侧指间关节多见。重者可致韧带断裂、骨折、脱位、半脱位。

【诊断要点】

手部有明显的外伤史。伤后指间关节剧烈疼痛，肿胀迅速。指间关节活动功能障碍。检查患指关节明显压痛。作被动侧向活动时可使疼痛加重。侧副韧带断裂或关节囊撕裂时，则出现指间关节不稳，有侧向异常活动，并可见手指偏斜畸形。X线检查应除外骨折、脱位。

【治疗】

初期以止痛为主；后期以滑利关节为主。可采取手法、药物、固定和练功等方法进行治疗。

1. *药物治疗* 初期宜活血祛瘀，消肿止痛，内服七厘散。后期或解除固定后，用海桐皮汤熏洗。

2. *固定治疗* 带有撕脱小骨片者，可用铝板、夹板，将患指近侧指间关节尽量屈曲、远侧指间关节过伸位固定4～6周，当骨片愈合时，末节指骨无力背伸的症状即可消失。

3. *练功活动* 解除固定后即开始锻炼手指屈伸功能，练功前可先作局部的热敷或熏洗，锻炼应循序渐进，以不引起疼痛为限，禁止作被动猛烈的屈伸活动。

4. *手术治疗* 若伸指肌腱断裂，可行手术缝合。

【预防与调护】

指间关节扭挫伤初期肿痛明显，以制动为主，可配合冰敷；后期肿痛减轻再进行被动练功活动，不要操之过急。推拿对指间关节扭挫伤治疗预后较好，但往往需要较长的时间才能痊愈。

二、指伸、指屈肌腱断裂

外伤引起的手部指伸、指屈肌腱部分或完全断裂在临床中并不少见，早期而有效的治疗是恢复手指功能的关键。指伸肌腱从前臂起始，止于远节指骨的背侧，位于皮下，只在腕背韧带下有一段包在腱鞘内。指深屈肌腱从前臂起，经腕管、手掌、指屈肌腱鞘止于手指远节的掌侧。

【病因病机】

手部肌腱的断裂大多由撕裂伤、切割伤、戳伤等引起。锐器切割伤或手指在伸直位时突然受到暴力冲击指端，指伸、屈肌腱强烈收缩，可造成指伸、屈肌腱的断裂。在正常情况下，手指充分伸屈时，肌腱滑动的范围较小，随着不同区域的肌腱断裂，其临床表现也不尽相同。指伸肌腱断裂时，常将其止点所附着的骨骼撕脱。指屈肌腱断裂后，若失去早期修复的机会，近端回缩较多。

【诊断要点】

有明显的外伤史。指深、浅屈肌腱均断裂时，指骨间关节处于伸直位，做伸腕试验时，手指不能屈曲。指深屈肌腱断裂时，指深屈肌试验阳性，固定患指中节，远侧指间关节不能屈曲；指浅屈肌腱断裂时，指浅屈肌试验阳性，固定除患指外的其他3个手指于伸直位，患指近侧指间关节不能屈曲。X线检查可以排除指骨骨折、指间关节脱位。

指伸肌腱止点断裂，表现为“锤状指”畸形，部分患者伴有撕脱骨折。伸肌腱中央束断裂，日久不及时修复中央束，形成典型的“钮孔”畸形。X线片常可见末节指骨基底部之背侧有小骨片被撕脱。

【治疗】

可采取手术、固定、药物、练功等方法进行治疗。

1. *手术治疗* 新鲜的手指肌腱完全断裂时，应力争进行一期手术缝合。晚期由于肌腱断端的粘连及断端的回缩等，会给手术增加困难。不整洁的肌腱伤（断、碎、缺损）或者合并软组织血运障碍，不宜一期缝合。屈肌损伤手术复杂，易粘连，宜二期缝合。陈旧伤宜二期修复，视功能要求而定，多采用游离肌腱移植术、肌腱移位术、肌腱粘连松解术等。

2. *固定方法* 对闭合性手指远节伸肌腱全断者，术后可用铝板条或指骨夹板，将患指近侧指骨间关节尽量屈曲，远侧指骨间关节过伸位固定4～6周（带有撕脱小骨片者，固定方法相同）。指浅、深屈肌腱全断者，术后患指固定于屈曲位4～6周。对于手指肌腱部分断裂者，可按上述方法作适当固定。

3. *药物治疗* 损伤早期及术后治以清热解毒，活血化瘀，内服五味消毒饮或桃红四物汤；后期因指节损伤，气血运行不畅，或气血凝滞，内服麻桂温经汤。后期可配合外用中药熏洗，如苏木合剂等。

4. *练功活动* 解除制动后开始练习手指的伸屈活动，1周后逐渐加大活动量。

【预防与调护】

指伸、屈肌腱断裂无论手术与否，都应将患手或患指固定，固定的体位很重要，它关系到伸指肌腱的两端能否相互贴近。固定的时间也很重要,原则上应达4~6周以上,以保证两断端之间充分黏合。肌腱断裂后,手指的功能恢复时间比较长,易引起指间关节僵硬,解除外固定后应积极、主动进行活动,尽早恢复功能。

三、指屈肌腱腱鞘炎

指屈肌腱腱鞘炎,又称“扳机指”或“弹响指”,系指屈肌腱在肥厚的腱鞘内受到摩擦与卡压,手指屈曲时出现弹响及疼痛的病症。本病可发生于不同年龄,多见于妇女及手工劳动者。亦可见于婴儿及老年人。任何手指均可发生,但多发于拇指、中指及无名指,少数患者为多个手指同时发病。

【病因病机】

本病因手部劳作过度,积劳伤筋,或遭受寒凉,气血凝滞,气血不能濡养经筋则发病。手指频繁的伸屈活动,使屈肌腱与骨性纤维管反复摩擦、挤压;长期用力握持硬物,使骨性纤维管受硬物与掌骨头的挤压,致骨性纤维管发生局部充血、水肿,继之纤维管变性,使管腔狭窄,指屈肌腱在狭窄的管腔内受压而变细,两端膨大呈葫芦状。屈指时,膨大的肌腱部分通过腱鞘狭口受到阻碍,使屈伸活动受限,勉强用力伸屈患指或被动伸屈时,便出现扳机样的弹跳动作,并伴有弹响声(图8-4)。小儿屈肌腱狭窄性腱鞘炎多为先天性。

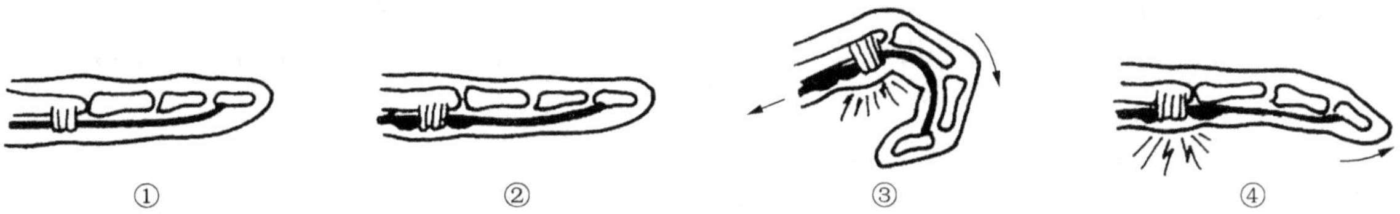

图8-4 指屈肌腱腱鞘炎

【诊断要点】

起病多较缓慢,早期在掌指关节掌侧局限性酸痛,晨起或工作劳累后加重,活动稍受限,逐渐发展,疼痛可向腕部及手指远侧放散。随着腱鞘狭窄和肌腱变性增粗的发展,肌腱滑动时通过越来越困难,手指屈伸时便产生扳机样动作及弹响。检查所见,患指掌骨头掌侧皮下可触及一结节状物,手指屈伸时可感到结节状物滑动及弹跳感,有时有弹响。局部明显压痛。如狭窄严重时,手指多固定于伸直位不能屈曲或固定于屈曲位不能伸直。

【治疗】

采取手法、药物、针灸、小针刀、手术等方法治疗。

1. *手法治疗* 术者左手托住患侧手腕,右手拇指在结节部做按揉弹拨、横向推动、纵向拨筋等动作,最后握住患指末节向远端迅速拉开,如有弹响声则效果较好。每日或隔日1次。

2. *药物治疗* 初期宜活血祛瘀,消肿止痛,内服活血止痛、跌打七厘散等。后期或解除固定后,外用中药熏洗,如海桐皮汤等。

3. *针灸治疗* 取结节部及周围痛点针刺,隔日1次。

4. *水针疗法* 腱鞘内注射糖皮质激素等,注射时需严格无菌操作。一般只注射1次或2次,不可多次注射,以免引起广泛粘连。早期病例,一次注射即可治愈,如未痊愈,间隔1周后再注射1次。

5. *小针刀疗法* 局麻后,用小针刀平行于肌腱方向刺入结节部,沿肌腱走行方向作上下挑割,不要向两侧偏斜,否则可损伤肌腱、神经和血管。如弹响已消失,手指活动恢复正常,则表示已切开腱鞘。若创口小者可不缝合,以无菌纱布加压包扎即可。

6. *手术治疗* 非手术治疗无效者或反复发作腱鞘已有狭窄者,应采用指屈肌腱腱鞘切开手术疗法。

【预防与调护】

患者平时做手部动作要缓慢,避免劳累,用温水洗手,养成劳作后用温水洗手的习惯,适时活动手,并自行按摩。对发病时间短、疼痛严重的患者更要充分休息,有助于损伤筋腱的恢复。施用理筋手法要适当,对晚期硬结明显者尽量不用,可采用手术治疗。

第七节 髋部筋伤

髋关节是由股骨头与髋臼构成,属于杵臼关节。髋臼内仅月状面被覆关节软骨,髋臼窝内充满脂肪,可随关节内压的增减而被挤出或吸入,以维持关节内压的平衡。髋关节的活动范围大,能做屈伸、内收、外展、内旋、外旋和环转等动作。但髋关节周围的肌肉和韧带比较坚实稳固，故筋伤的发生率比较低。

一、髋部扭挫伤

髋部扭挫伤是指髋关节遭受外力后发生的筋伤。由于摔跤或高处坠下或不正确姿势而致使髋部周围的肌肉、韧带和关节囊发生撕裂、水肿等现象，而出现一系列症状。本病以青壮年较多见。

【病因病机】

多因间接暴力使髋关节过度展、收、屈、伸，致其周围肌肉和韧带撕伤或断裂，关节囊损伤，滑膜充血、水肿等。直接暴力致髋部挫伤相对少见。

【诊断要点】

多有外伤史或过度运动史。受伤后髋部疼痛、肿胀或有瘀斑、跛行、活动或负重功能障碍。髋部疼痛活动时加重，休息静止时疼痛明显减轻。

临床检查：髋关节内侧之内收肌处于腹股沟处有明显的压痛和肿胀，病膝微屈，骨盆向病侧倾斜，病肢呈假性变长，患髋各方向运动受限并现疼痛加剧，托马斯征阳性。X线检查多无异常发现。

若经久不愈，髋关节功能进行性障碍，或伴有低热，则与髋关节结核相鉴别。髋关节结核有结核病史或与结核病患者接触史。有低热、盗汗、食欲差、消瘦等中毒症状。X线片可显示髋臼或股骨头有骨质破坏，关节间隙狭窄等改变。

【治疗】

以手法、药物治疗为主，或可配合理疗等方法。

1. *手法治疗* 患者俯卧位，术者在髋部痛点作按压揉摩；然后改仰卧位，在髋部痛处做按摩揉拿等理筋活络手法；最后一手固定骨盆，一手握膝在屈膝屈髋下边摇转边下压，并外展外旋伸直髋关节数次，可使嵌顿的圆韧带或关节囊松解，消除肌肉痉挛，恢复髋关节活动度。

2. *药物治疗* 初期治宜活血祛瘀，消肿止痛，舒筋通络，内服桃红四物汤、舒筋丸。外贴消肿止痛膏，宝珍膏；后期患者给予中药如海桐皮汤外洗、热敷，以促进血液流通，解除肌肉挛缩。

3. *针灸治疗* 针刺对侧合谷，得气后用泻法。令患者作屈髋位活动，以促进局部气血运行，经络畅通。留针30分钟，每10分钟行针1次，每日1次。

4. *物理治疗* 可采用超短波、脉冲电疗、离子透入疗法等，可减轻疼痛、促进炎症吸收。

【预防与调护】

无需严格的固定，但患者应卧床休息，避免患肢负重，以利早日恢复。

二、髋关节暂时性滑膜炎

髋关节暂时性滑膜炎，又称髋关节单纯性滑膜炎或一过性滑膜炎，是一种非特异性炎症引起的以急性髋关节疼痛、跛行为主要表现的病症。多发于10岁以下的儿童，其中以男性较常见。大多数患儿发病突然，右侧多于左侧，双侧髋关节发病较少见。

【病因病机】

多数儿童有髋部的扭挫伤史，如跳跃、奔跑、劈叉等运动损伤。也可能与病毒感染，创伤，细菌感染及变态反应（过敏反应）有关。

由于儿童股骨头尚未发育成熟，髋关节活动度比较大，关节囊比较松弛，当髋关节受到外展牵拉时，关节腔内负压的作用，可将髋关节内侧松弛的关节滑膜吸入关节腔内。当股骨头恢复原来位置时，由于部分滑膜嵌顿于关节腔内，或关节内脂肪、关节内韧带也可能被挤压或皱折在髋臼与股骨头之间，而引起髋关节短暂的急性肿痛及渗液的滑膜炎症。为了减轻嵌顿滑膜或脂肪、韧带所受的压迫，骨盆出现代偿性倾斜，使伤肢呈假性变长，患儿不敢放开脚步行走。中医学认为儿童脏腑娇嫩，正气未充，卫外不固，风寒湿毒乘虚而入，致使关节脉络不通，气血运行受阻而致。

【诊断要点】

患儿多有外伤、劳累、感受风寒或咽部感染史，起病急骤，晨起发病，表现为髋关节疼痛、肿胀，跛行，疼痛可向大腿内侧及膝部放射。腹股沟有压痛，外展、外旋受限，患肢可见假性延长，并有不同程度的股内收肌群痉挛。

X线检查：一般为正常X线表现，偶见髋关节囊阴影膨隆，关节腔积液严重时可见股骨头向外侧移位，关节间隙增宽，无骨质破坏。

髋关节穿刺检查：穿刺液透明，细菌培养阴性。

实验室检查：多数病例白细胞计数和血沉均正常，结核菌素试验阴性，抗链球菌溶血素“O”在正常范围以内。

本病应与髋关节滑膜结核、化脓性髋关节炎、风湿热、股骨头无菌性坏死等疾病鉴别。髋关节滑膜结核有明显的结核中毒症状，初起症状为髋痛，患髋活动受限，跛行，髋关节屈曲挛缩试验阳性。X线片可见关节囊肿胀，关节间隙稍宽或窄，晚期可发展为骨关节结核，骨质破坏明显。化脓性髋关节炎起病急、高热、寒战，白细胞总数及中性粒细胞升高，血沉加快，有败血症表现。髋痛、活动受限，患肢短缩屈曲畸形，关节穿刺可抽出脓性液体，细菌培养可见化脓菌。风湿热合并髋关节炎多表现为多发性、游走性关节痛，伴有高热，关节症状较重。血沉加快，抗链球菌溶血素“O”升高。股骨头骨骺炎(Perthes病)患儿髋关节活动轻、中度受限，X线片显示股骨头骨骼密度增高或碎裂，股骨颈变短、变宽。

【治疗】

以手法治疗为主，配合药物、卧床休息等治疗。

1. *手法治疗* 患儿仰卧位，术者立于患侧，先用拇指轻柔弹拨患髋股内收肌群，以缓解肌肉痉挛；而后一手虎口压在腹股沟处，另一手握住小腿下端，将下肢拔直环绕摇晃髋关节数次后，在拔伸牵引下，将伤侧髋关节尽量屈曲，使膝靠近胸部，足跟接近臀部；令患肢屈髋、内收、内旋，同时缓缓将伤肢伸直；若患肢变短者，则施屈髋、外展、外旋手法。检查双下肢等长，骨盆不倾斜，症状可立即消失。若仍有残留症状，可再施手法一次。一般患者经手法治疗后一次可愈。

2. *药物治疗* 可辨证内服健脾利湿、益气活血或祛风散寒中药汤剂，同时在腹股沟部外用活血消肿止痛中药热敷。

【预防与调护】

应避免下肢过度的外展、外旋或内收、内旋活动。治疗期间应卧床休息，避免负重和限制活动，局部可适当热敷，以利滑膜炎症的消退。

第八节 膝部筋伤

膝关节为全身最大、最复杂的关节，是由两个半球状的股骨内、外侧髁和一个比较平坦的胫骨平台以及前方的髌骨构成。膝关节骨性结构不稳定，但有较复杂的侧副韧带、交叉韧带及半月板等附属软组织结构维持其稳定性。遭受外力后，上述组织首当其冲，极易发生损伤。除上述结构外，还有前方的股四头肌，后方的腘肌、股二头肌、半腱肌、半膜肌等维持其动态下的稳定性。“膝为筋之府”，所以膝部伤筋在临床上较为多见。

一、膝关节侧副韧带损伤

膝部受翻转外力后，引起侧方韧带损伤，造成关节不稳定及疼痛者称为膝关节侧副韧带损伤。膝关节侧副韧带损伤依其病理变化分为韧带损伤、部分撕裂及完全断裂。

膝关节的内、外侧各有坚强的副韧带附着。内侧副韧带起于股骨内髁结节，上窄下宽呈扇状，与内侧半月板相连，下止于胫骨内髁的侧面，有防止膝关节过度外翻的作用。外侧副韧带起于股骨外髁结节，呈条索状，下止于腓骨小头，有防止膝关节过度内翻的作用。屈膝时侧副韧带较松弛，使膝关节有轻度的内收、外展活动，伸膝时侧副韧带较紧张，膝关节无侧向运动。

由于膝关节有生理性外翻角，且膝外侧易受到外力的打击或重物的压迫，因此，临床上内侧副韧带应力性损伤多见。若为强大的旋转暴力，内侧副韧带完全断裂的同时易合并内侧半月板和前交叉韧带的损伤，称为膝关节损伤三联症。严重损伤，还可伴有关节囊的撕裂和撕脱骨折。

【病因病机】

膝关节伸直时，膝或腿部外侧受到暴力打击或重物压迫，迫使膝关节过度的外翻时，可以发生内侧副韧带的损伤或断裂。在少见的情况下，外力迫使膝关节过度内翻，可以发生外侧副韧带的损伤或断裂。单纯的侧副韧带损伤较少见，多与膝关节囊、交叉韧带或半月板损伤同时出现。风寒湿邪的侵袭，痹阻筋脉，也可引起侧副韧带的损伤。

【诊断要点】

多有明确外伤史，局部肿胀、疼痛、有瘀斑，压痛明显，膝关节屈伸功能障碍。内侧副韧带损伤时，压痛点在股骨内上髁处，外侧副韧带损伤时，压痛点在腓骨小头或股骨外上髁。

临床检查：膝关节侧向试验有重要的临床意义，查内侧副韧带断裂时，在伸膝位作膝关节被动外展活动，若膝关节韧带部分撕裂，可出现膝内侧疼痛加剧并有松动感；查外侧副韧带完全断裂时，小腿被动内收时，若韧带部分撕裂，可出现膝关节外侧疼痛加剧和松动感。若合并有半月板或交叉韧带损伤，常发生关节血肿。

X线检查：正常的X线片，可以发现有无骨折，局麻下的膝部外翻或内翻应力X线片有助以诊断。主要表现为韧带损伤处关节间隙增宽。

MRI可作为诊断侧副韧带损伤的依据，但必须与临床体征相结合，确定诊断。

【治疗】

1. *手法治疗* 侧副韧带部分撕裂者，初诊时应予伸屈一次膝关节，以恢复轻微之错位，并可以舒顺卷曲的筋膜。此手法不宜多做，否则有可能加重损伤，后期可行局部按摩。

2. *药物治疗* 内服药初期宜活血消肿，祛瘀止痛为主；后期局部用四肢损伤洗方或海桐皮汤熏洗。

3. *水针疗法* 选用醋酸泼尼松龙25 mg加1%普鲁卡因溶液4～6 ml作痛点封闭，可减轻疼痛与水肿。

4. *固定方法* 侧副韧带有部分断裂者，可用石膏托或超膝关节夹板固定于膝关节20°～30°的功能位3～4周。

5. *练功活动* 外固定后作股四头肌舒缩活动，解除固定后练习膝关节的伸屈活动。

6. *手术治疗* 内侧副韧带完全断裂者，应尽早作手术修补。术后屈膝45°位石膏外固定，6周后解除固定。外侧副韧带完全断裂者，亦不致引起严重障碍，因髂胫束与股二头肌能部分代替侧副韧带之作用，可酌情决定是否手术。内侧副韧带陈旧断裂者，应考虑行侧副韧带重建术，用以加强膝关节的稳定性。

【预防与调护】

应限制患膝关节内、外翻动作，加强股四头肌肌力及膝部功能活动。

二、膝关节半月板损伤

半月板损伤以年轻人为主，老年人半月板退行性变并不少见。是膝关节损伤中最常见的损伤。

半月板为位于股骨髁与胫骨平台之间的纤维软骨，附着于胫骨内外髁的边缘，因其边缘较厚而中央较薄，故能加深胫骨髁的凹度，以适应股骨髁的凸度。半月板具有缓冲作用和稳定膝关节的功能。正是由于半月板的这种功能，才保证了膝关节长年负重运动而不致损伤。但是由于长期的磨损和挤压，老年人的退行性改变，这种积累性损伤超出了半月板的承受力，造成膝关节半月板损伤。

【病因病机】

半月板损伤多见于球类运动员、矿工、搬运工等。当膝关节完全伸直时，内外侧副韧带紧张，关节稳定，半月板损伤的机会少。当膝关节处于半屈曲位时，半月板向后方移位，此时半月板容易损伤。突然的外伤和积累性损伤或长期风寒湿刺激是其外在因素，气血凝滞、肝肾亏损、筋骨不健则是其内在因素。

引起半月板破裂的外力因素有撕裂性外力和研磨性外力两种。撕裂性外力发生在膝关节半屈曲状态下的旋转动作，股骨牵动侧副韧带，韧带牵动半月板的边缘而发生撕裂；研磨性外力多发生在外侧半月板，因正常膝关节有3°～5°外翻，外侧半月板负重较大，若为先天性盘状半月板，长期受关节面的研磨（如长期下蹲位工作），可产生外侧半月板慢性损伤，常见为分层破裂。膝关节半月板损伤可发生在半月板的前角、后角、中部或边缘部。其临床类型较多，有边缘性撕裂、中心型纵行撕裂（有如桶柄式撕裂，此型易套住股骨髁发生绞锁）、横行撕裂（多在中偏前，不易发生绞锁），水平撕裂及前、后角撕裂。严重创伤，可同时出现膝关节半月板、十字韧带和侧副韧带的联合损伤。

【诊断要点】

多数患者有膝关节扭伤史。伤后膝关节立即发生剧烈的疼痛，关节肿胀，屈伸功能障碍，早期由于剧痛，难以作详细的检查，故早期确诊比较困难。

慢性期或无明显外伤史的患者，病程较长，持续不愈，主要症状是膝关节活动痛，以行走和上下坡时明显，部分患者可出现跛行。屈伸膝关节时，膝部有弹响，约有1/4的患者出现"绞锁征"，即在行走的情况下突发剧痛，膝关节不能屈伸，状如绞锁，将患膝稍作晃动，或按摩2～3分钟，即可缓解并恢复正常。

临床检查：患膝不肿或稍肿，股四头肌较健侧萎缩，膝关节不能过伸或屈曲，关节间隙处的压痛点常为诊断半月板破损的重要依据。回旋挤压试验阳性、研磨试验阳性，提示半月板可能有损伤。

MRI可明确诊断。普通X线片对鉴别诊断有意义，可以排除骨折、骨关节炎、关节内游离体等病变。必要时行关节空气造影、碘溶液造影、关节镜检查。

【治疗】

1. *手法治疗* 急性损伤者，可作一次被动的屈伸活动。嘱患者仰卧，放松患肢，术者左拇指按摩痛点，右手握踝部，徐徐屈曲膝关节并内外旋转小腿，然后伸直患膝，可使局部疼痛减轻。进入慢性期，每日或隔日作1次局部推拿，先以拇指按压关节边缘的痛点，继而在痛点周围作推揉拿捏，可促进局部气血流通，使疼痛减轻。

2. *药物治疗* 早期宜消肿止痛，内服桃红四物汤或舒筋活血汤，外敷三色敷药；局部红肿较甚者，可敷清营退肿膏。后期治宜温经通络止痛，内服补益肝肾、强筋壮骨中药，并可外用四肢损伤洗方或海桐皮汤熏洗患膝。

3. *固定治疗* 急性或损伤早期可用夹板或石膏托固定于屈膝10°位，限制膝部活动，并禁止下床负重。

4. *练功活动* 固定3～5天后，肿痛稍减，应早期鼓励患者进行股四头肌的舒缩锻炼、防止肌肉萎缩。3～4周后解除固定，可指导进行膝关节的伸屈活动和步行锻炼。

5. *手术治疗* 因半月板边缘部血运较好，所以损伤在边缘部分者，通过综合治疗多能治愈。半月板碎裂严重者或对于其他类型的半月板损伤，如迁延日久不见好转者可考虑手术治疗，以防止继发创伤性关节炎。

6. *关节镜治疗* 目前，膝关节镜也是一种常用于诊断与治疗半月板损伤的措施。

【预防与调护】

半月板损伤后，如果治疗正确、及时，恢复期注意适度锻炼，则膝关节功能可以获得较好恢复，否则可能遗留较长时间的膝关节的功能受限。半月板损伤的患者应积极使用护具，加强保护，避免负重，减少伤肢运动，避免膝关节骤然的扭转、伸屈动作。手术治疗的患者术后1周，早期开始股四头肌舒缩锻炼，术后2～3周如无并发症，可保护性下地步行锻炼。

三、膝关节交叉韧带损伤

膝交叉韧带位于膝关节腔内，交叉如十字，又称十字韧带，中医学称之为骨骱的“内连筋”。前交叉韧带起于股骨髁间窝的外后部，向前内止于胫骨髁间隆突的前部，防止胫骨上端前移；后交叉韧带起于股骨髁间窝的内前部，向后外止于胫骨髁间隆突的后部，防止胫骨上段后移，因此，交叉韧带对于膝关节的稳定有重要作用。

【病因病机】

膝交叉韧带位置较深，非严重的暴力不易引起损伤或断裂。一般单纯的膝交叉韧带损伤少见，多伴有其他损伤，如膝关节脱位、侧副韧带断裂等。

当暴力撞击小腿上端的后方时，可使胫骨向前移位，造成前交叉韧带损伤，有时伴有胫骨隆突撕脱骨折、内侧副韧带及内侧半月板损伤，当暴力撞击小腿上端的前方时，使胫骨向后移位，造成后交叉韧带损伤，可伴有膝后关节囊破裂、胫骨隆突撕脱骨折、外侧半月板损伤。临床以前交叉韧带损伤为多见，主要发生于体力劳动、舞蹈、体育运动等人群。

【诊断要点】

有明显的外伤史。交叉韧带的损伤常是复合损伤的一部分，伤后膝关节有严重肿胀及疼痛，不能屈伸，功能丧失，后期关节松弛，不稳定。

抽屉试验是诊断交叉韧带损伤的重要方法。当前交叉韧带断裂或松弛时，患膝向前移动度明显增大，当后交叉韧带断裂或松弛时，患膝向后移动度明显增大（即前-前、后-后）。

X线检查有时可见胫骨隆突撕脱骨片或膝关节脱位；膝关节造影及关节镜检查可协助诊断。MRI已经成为诊断交叉韧带损伤的常用方法。

【治疗】

1. *手法治疗* 适用于后期。以膝部为中心按摩推拿，并可帮助作屈伸膝关节锻炼，改善膝关节屈伸功能活动度。

2. *药物治疗* 根据辨证论治的原则，早期治宜活血祛瘀，消肿止痛，内服舒筋活血汤，外敷消肿止痛膏或清营退肿膏。后期治宜补养肝肾，舒筋活络，内服补筋丸或活血酒，肌力软弱者可服健步虎潜丸或补肾壮筋汤，外贴宝珍膏。

3. *固定方法* 不全断裂的交叉韧带损伤，抽尽关节腔内积血，将患膝固定于屈膝20°～30°位6周，使韧带处于松弛状态，以便修复重建。合并髁间嵴骨折轻度移位者，可将患膝固定于屈膝10°～15°位6周。

4. *练功活动* 固定后早期进行股四头肌舒缩锻炼，以防肌肉萎缩。解除固定后，练习膝关节屈曲，并逐步练习扶拐行走。

5. *手术治疗* 对于交叉韧带完全断裂或伴有半月板、侧副韧带损伤者，须手术治疗，联合处理。

【预防与调护】

不全损伤的膝关节交叉韧带，经过6周良好的固定，可以逐步进行膝关节屈伸功能的恢复锻炼。关节镜下交叉韧带重建术后的患者，术后应常规使用膝关节保护支具，以增加膝关节的稳定性，逐步恢复伤肢功能。并注意保暖，避免风寒湿刺激。

四、膝关节创伤性滑膜炎

膝关节创伤性滑膜炎是指膝关节受外伤刺激，引起滑膜充血、渗出，形成关节积液的一种滑膜无菌性反应。膝关节滑膜面积广泛，构成多个滑囊，并有滑液分泌以滑利关节。正常状态下各滑囊无明显积液，但在外伤、炎症、风湿等各种病理情况下，可形成滑膜炎，产生积液。临床上分急性创伤性和慢性劳损性炎症两种。

【病因病机】

急性创伤性炎症是由于外力打击、扭伤、关节附近骨折或手术创伤等，使滑膜受伤充血，产生大量积液，滑膜损伤破裂则大量血液渗出，积液、渗血可增加关节内压力，阻碍淋巴系统的循环。由于关节内酸性代谢产物的堆积，可使碱性关节液变成酸性。如不及时清除积液或积血，则关节滑膜在长期慢性刺激和炎性反应下逐渐增厚、纤维化，并引起关节粘连，影响关节功能活动。多发生于爱好运动的青年人，以关节腔内积血为主。

慢性损伤性滑膜炎，是由于慢性积累性损伤导致滑膜产生炎症渗出、关节积液。也可由急性创伤性滑膜炎失治转化而成。多发于中老年人，身体肥胖者或过用膝关节负重的人。以渗出为主。

风寒湿邪侵袭，或湿热流注关节，即可直接致病，又可诱发本病加重。

【诊断要点】

急性滑膜炎有明确的外伤史，可见关节肿胀，轻度憋胀疼痛，屈伸功能受到限制等症状。肤温可略增高，膝部肿胀出现在髌骨周围，浮髌试验阳性。如行膝关节穿刺，可抽出血性液体。膝关节创伤性滑膜炎可以单独发病，但更多并发于膝部其他损伤，如膝关节脱位、髌骨骨折、侧副韧带断裂等。

慢性滑膜炎较多见，见肿胀持续不退，休息后减轻，过劳后加重，虽无明显疼痛，但胀满不适，皮肤温度正常，股四头肌可有轻度萎缩。病程久则滑膜囊壁增厚，摸之可有韧厚感。对于积液多、浮髌感明显者，可在无菌操作下，抽出关节淡黄色清亮的渗出液，对诊断其性质及治疗有一定意义。

X 线片显示膝关节结构无明显异常，可见关节肿胀，中老年患者可见骨质增生。

【治疗】

1. *手法治疗*　急性期应将膝关节伸屈一次。先伸直膝关节，然后充分屈曲，再自然伸直，可使局部血肿消散，疼痛减轻。慢性期可在肿胀处及其周围做按压、揉摩、拿捏等手法，以疏通气血，温煦筋膜，消散肿胀。

2. *药物治疗*　根据辨证论治的原则，急性期滑膜损伤，瘀血积滞，治宜散瘀生新为主，内服桃红四物汤加三七粉 3 g，外敷消瘀止痛膏。慢性期水湿稽留，肌筋弛弱，治宜祛风燥湿，强壮肌筋，内服羌活胜湿汤加减或健步虎潜丸，外贴万应宝珍膏或用熨风散热敷。中药熏洗热敷有较好的疗效，如四肢损伤洗方、海桐皮汤熏洗患处。

3. *水针疗法*　对膝关节积液较多者，严格无菌消毒穿刺抽除积液后，注入复方倍他米松 1 ml 或泼尼松龙 25 mg 加 1% 利多卡因溶液 2 ml，然后用弹力绷带加压包扎，以促进消肿和炎症的吸收，防止纤维化和关节粘连。

4. *固定方法*　急性期应将膝关节固定于伸直位 2 周制动，卧床休息，抬高患肢，并禁止负重，以减轻症状。

5. *练功活动*　早期应卧床休息，抬高患肢，并避免负重；膝关节制动期间进行股四头肌舒缩锻炼，防止肌肉萎缩。后期加强膝关节的伸屈锻炼。

【预防与调护】

急性期应卧床休息，及时、正确地治疗，以免转变为慢性滑膜炎。慢性期，关节内积液较多者，亦应卧床休息，使用护具减少关节活动，以利于炎症的吸收、肿胀的消退。平时要注意膝关节的保暖，勿受风寒，勿劳累。

五、髌骨软骨软化症

髌骨软骨软化症是髌骨软骨面因慢性损伤，软骨发生退行性改变而形成的骨关节病。又叫髌骨软骨病、髌骨劳损是膝部较常见的疾病。其患病率高达 36.2%，该病可见任何年龄，多见于 30～40 岁，且女性发病率高于男性。

【病因病机】

髌骨的后侧面大部分为软骨结构，与股骨两髁和髁间窝形成髌股关节。当膝伸直而股四头肌松弛时，髌下部与股骨髁间窝轻轻接触；当膝关节屈曲 90°时，髌上部与髁间窝接触；当膝关节完全屈曲时，整个髌骨关节面紧贴髁间窝。膝关节在长期屈伸中，髌股之间反复摩擦，互相撞击，致使软骨面磨损而致本病。如田径、登山运动员、舞蹈演员膝部的过度屈伸活动，使髌股之间长期剧烈摩擦而引起劳损。与此同时，关节滑膜及髌韧带也可有一定程度的充血，渗出增加等变化。

【诊断要点】

患者常有膝部外伤史。起病缓慢，患者自觉膝部疼痛或疲软无力，以上下楼梯最为明显，尤以下楼最困难。休息后症状消失,活动则加重。严重者影响步行。

检查膝部无明显肿胀,髌骨两侧偏后部有压痛。患膝伸直,用拇、食二指将髌骨向远端推压,嘱患者用力收缩股四头肌,此时会引起髌骨部疼痛者为阳性。此项伸膝位抗阻试验为“挺髌试验”,髌骨劳损者多为阳性。

X线检查早期没有明显改变,后期的侧位及切线位片可见髌骨边缘骨质增生,髌股关节面粗糙不平、囊性变,软骨下骨硬化,髌骨关节间隙变窄等改变。

【治疗】

1. *手法治疗* 患者仰卧,患肢伸直,股四头肌放松。术者用手掌轻轻按压髌骨体做研磨动作,以不痛为度,每次5~10分钟;然后用拇、食指扣住髌骨的两侧,做上下捋顺动作,以松解髌骨周围组织,减轻髌股之间的压力和刺激;再于膝关节周围施以按法、揉捻法、捋顺法等舒筋手法。

2. *药物治疗* 内服药治宜补肝肾、温经通络止痛,可选用健步虎潜丸或补肾壮筋汤。外用熨风散作局部热熨或海桐皮汤等熏洗膝部。

3. *物理治疗* 如超短波、中药离子导入等。

4. *固定方法* 疼痛较轻者可佩戴护具;较重时可将膝关节固定于伸直位制动,卧床休息,以减轻症状。

5. *练功活动* 加强股四头肌舒缩锻炼和空蹬自行车活动。

【预防与调护】

平时要减少膝关节承重下的反复屈伸活动。症状明显时要减轻劳动强度或减少运动量,膝关节屈伸动作宜缓慢,尤其要避免半蹲位。注意膝部的保暖,勿受风寒,勿劳累。

第九节 踝部筋伤

踝关节是人体关节面积小、称重功能大、活动较频繁的一个关节。踝关节的骨性结构中,内踝位置高,外踝位置低,内翻幅度大,所以内翻损伤较常见。

一、踝关节扭挫伤

踝关节扭挫伤是指踝关节突然受到内翻或外翻暴力引起的局部肿胀、疼痛的病变。临床甚为常见,可发生于任何年龄,但以青壮年较多见。

踝关节周围主要的韧带有内侧副韧带、外侧副韧带和下胫腓韧带。内侧副韧带又称三角韧带,起于内踝,自下呈扇形附于跗舟状骨、距骨前内侧、下跟舟韧带和跟骨的载距突,是一条坚韧的韧带,不易损伤;外侧副韧带起自外踝,止于距骨前外侧的为腓距前韧带,止于跟骨外侧的为腓跟韧带,止于距骨后外侧的为腓距后韧带;下胫腓韧带又称胫腓联合韧带,为胫骨与腓骨下端之间的骨间韧带,是保持踝关节稳定的重要韧带。

【病因病机】

多因踝关节突然受到过度的内翻或外翻暴力引起,如行走不平道路,上、下楼时不慎,或骑车跌倒时,如踝关节处于跖屈时,因距骨体部进入踝穴而使踝关节不稳定,可引起损伤。临床上分为内翻扭伤和外翻扭伤,以前者多见。跖屈内翻时,容易损伤外侧的腓距前韧带;单纯内翻损伤时,容易损伤外侧的腓跟韧带;受外翻暴力时,由于三角韧带比较坚强,较少发生损伤,但可引起下胫腓韧带撕裂。直接的外力打击,除韧带损伤外,多合并骨折和脱位。

【诊断要点】

有明显的外伤史。受伤后踝部立即出现肿胀、疼痛,不能走路或尚可勉强走路,伤后两三日局部可出现瘀斑。内翻扭伤时,外踝前下方肿胀、压痛明显,若将足部做内翻动作时,则外踝前下方发生剧痛;外翻扭伤时,内踝前下方肿胀、压痛明显,若将足部做外翻动作时,则内踝前下方发生剧痛。

严重扭伤疑有韧带断裂或合并骨折脱位者,应作与受伤姿势相同的内翻或外翻位X线检查。一侧韧带撕裂往往显示患侧关节间隙增宽,下胫腓韧带断裂,可显示内外踝间距增宽。

【治疗】

采用手法、药物治疗为主,适当固定为受伤组织的修复创造条件,合理的练功可促进功能早日恢复。

1. *手法治疗* 对单纯韧带扭伤或韧带部分撕裂者,可进行理筋手法:患者平卧,术者一手托住足跟,一手握住足尖,缓缓做踝关节的背伸、跖屈及内翻、外翻动作,然后用两掌心对握内外踝,轻轻用力按压,有散肿止痛的作用,并由下而上理顺筋络,反复进行数遍,再在商丘、解溪、丘墟、昆仑、太溪、足三里等穴位按摩。瘀肿严重者,可进行顺筋手法,不宜重手法。

2. *药物治疗* 早期治宜活血祛瘀,消肿止痛,内服七厘散及舒筋丸,外敷五黄散或三色敷药。后期宜舒筋活络,温经止痛,内服活血酒或小活络丹,并可用四肢损伤洗方熏洗。

3. *固定方法* 固定的基本原则是内翻扭伤应外翻固定,外翻扭伤应内翻固定。早期敷药后用绷带包扎,保持踝关节于受伤韧带松弛的位置,并暂时限制行走,并抬高患肢以利于消肿。根据损伤程度不同而选用绷带、胶布或夹板固定踝关节于中立位,一般固定 3 周左右。若韧带完全断裂者,固定 4 ~6 周。

4. *练功活动* 固定期间作足趾屈伸活动。解除固定后,开始锻炼踝关节的屈伸功能,并逐步练习走路。

【预防与调护】

踝部扭挫伤早期,瘀肿严重者可局部冷敷,忌手法按摩。良好的固定和练功是踝扭伤完全愈合的保证,否则易形成关节不稳。踝关节的严重扭伤、韧带撕裂伤,修复不良,易造成韧带松弛,要注意避免反复扭伤以免形成习惯性踝关节扭伤。

二、跟腱损伤

跟腱是人体最强有力的肌腱之一,由小腿的腓肠肌与比目鱼肌腱联合组成,止于跟骨结节,能使踝关节作跖屈运动。在行走、奔跑、跳跃等活动中,跟腱承受很大的拉力。

【病因病机】

跟腱损伤可由直接暴力或间接暴力导致,临床上分为完全性断裂与不完全性断裂。

直接暴力损伤常发生于锐器切割伤,因此,多为开放性损伤,其断面较整齐,腱膜也同时受到损伤。在跟腱处于紧张状态时,受到垂直方向的外力,如被踢伤或器械击伤亦可发生断裂,多为横断,局部皮肤挫伤较严重,周围血肿较大。

间接暴力损伤常发生于活动量较大的青壮年、运动员、演员或搬运工人等,在剧烈运动或劳动时,由于小腿三头肌的突然收缩,使跟腱受到强力牵拉,而引起跟腱部分撕裂或完全断裂,此种撕裂伤的断面参差不齐,其主要断面多在跟腱附着点上方 3 ~4 cm 处,腱膜可以完整,少数有断裂在跟腱附着部或近于肌腹部。

【诊断要点】

有明显外伤史。跟腱断裂时,可有断裂声,跟腱部疼痛、肿胀、压痛、有瘀斑。足跖屈无力,活动受限,跛行,但由于足趾的屈肌和胫后肌腱的代偿,跖屈功能不一定丧失。如系完全断裂,断裂处可摸到凹陷空虚感;如系陈旧伤,因跟腱撕裂时腱鞘多数仍完整,腱鞘内积血机化时,空虚感可不明显。跟腱部分撕裂者,各项症状均较轻。开放性跟腱断裂者,在检查创口时要注意回缩的跟腱。

【治疗】

跟腱部分撕裂者,可用非手术治疗;完全断裂者,应尽早手术修复。

1. *手法治疗* 将患足跖屈,在肿痛部位作较轻的按压、揉摩,并在小腿三头肌肌腹处作揉摩,使肌肉松弛以减轻近段跟腱回缩,促进功能恢复。亦可用于手术后期的恢复。

2. *药物治疗* 初期治宜活血祛瘀止痛,内服续筋活血汤、舒筋丸等;后期治宜补益肝肾,强壮筋骨,内服壮筋续骨丸,外用四肢损伤洗方、海桐皮汤熏洗。

3. *固定方法* 跟腱部分撕裂损伤者,在理筋手法后,可用夹板或石膏托在膝关节屈曲、踝关节跖屈位固定 3 ~4 周。跟腱修补缝合术后,应用石膏管型将膝关节在上述位置固定 4 ~6 周。

4. *手术治疗* 适用于新鲜的跟腱完全性断裂损伤或开放性断裂损伤,宜早期施行手术修补缝合。

【预防与调护】

固定期间抬高患肢以利消肿,禁止踝部背伸活动。解除固定后,改穿高跟鞋,使跟腱处于松弛状态,开始锻炼踝关节伸屈功能,并逐步练习行走,半年内不作足踝部剧烈运动。

三、跟痛症

跟痛症主要是指跟骨底面由于慢性损伤所引起的疼痛,常伴有跟骨结节底部前缘的骨刺。

【病因病机】

跟痛症多发生于 40 ~60 岁的中、老年人体质肥胖者。老年肝肾不足或久病体虚,气血衰少,筋脉懈惰,久行久站造成足底部皮肤、皮下脂肪、跖腱膜负担过重。《诸病源候论》说:"夫劳伤之人,肾气虚损,而肾主腰脚",说明劳累过度与肾气不足可引起腰脚痛。跖腱膜自跟骨跖面结节起,向前伸展,止于 5 个足趾近侧趾节的骨膜上,如果长期、持续的牵拉,可在跖腱膜的跟骨结节附着处发生慢性损伤,脂肪垫肥厚,或骨质增生致使局部无菌性炎症刺激引起局部疼痛。

【诊断要点】

起病缓慢,多为一侧发病,可有数月或几年的病史。早晨起床后站立时疼痛较重,行走片刻后疼痛减轻,但行走过久疼痛又加重。局部检查未见红肿,在跟骨跖面的跟骨结节处压痛,如跟骨刺较大时,可触及骨性隆起。

X线检查可帮助诊断,但临床表现常与X线征象不符,有骨刺者可无症状,有症状者也可无骨刺。

本病应与足跟部软组织化脓感染和骨结核鉴别。足跟部软组织化脓感染虽有跟痛症状,但局部有红、肿、热、痛,严重者有全身症状;跟骨结核多发于青少年,局部微热,肿痛范围大。

【治疗】

1. *手法治疗* 在跖腱膜的跟骨结节附着处施按压、推揉手法,以温运气血,使气血疏通,减轻疼痛。

2. *药物治疗* 内治法宜养血舒筋,温经止痛,内服当归鸡血藤汤;或补益肝肾,强壮筋骨,内服六味地黄丸、金匮肾气丸。外用药宜八仙逍遥汤熏洗患足;或用熨风散作热熨。

3. *其他疗法* 如小针刀、水针、射频等。

【预防与调护】

急性期宜休息,并抬高患肢。症状缓解后仍宜减少负重,穿高跟鞋以宽松为宜,或在患足鞋内放置海绵垫或空心垫,以减少足部压力。

第十节 腰部筋伤

腰部筋伤发病率较高,是伤科常见病之一。腰椎是脊柱负重较大,且活动较灵活的部位,支持人体上半身的重量,具有前屈、背伸、侧屈、旋转等功能,它在身体各部运动时起枢纽作用,成为日常生活和劳动中活动最多的部位之一。因此,腰部的肌肉、筋膜、韧带、小关节突、椎间盘等易于受损,产生一系列腰部筋伤的症状。

中医学对腰部筋伤早有认识,《内经》指出:"腰为肾之府",同时认为腰痛的病因是外伤劳损、外感风寒湿热,并与脏腑经络有密切关系。隋代以后,提出了"肾主腰脚"的理论,认识到腰痛可牵涉到下肢痛,并与肾有密切关系。腰部筋伤有多种病因,除受不同程度外力造成外,也与肾虚、外感风寒湿热有密切关系。在辨证施治时应重视气血损伤、风寒湿邪和肾气虚损等三方面。

一、腰部扭挫伤

腰部扭挫伤系指腰部筋膜、肌肉、韧带、椎间小关节、腰骶关节的急性损伤。多因突然遭受间接暴力所致,俗称闪腰、岔气。若处理不当,或治疗不及时,也可使症状长期延续,变成慢性。腰部扭挫伤是常见的筋伤疾病,多发于青壮年和体力劳动者。

【病因病机】

腰部扭挫伤多发于青壮年,可分为扭伤和挫伤两大类,前者较多见,一般均为突然遭受间接暴力所致,如搬运重物用力过度或体位不正而引起腰部筋肉瘀血郁滞,气机不通,或筋膜扭闪,或骨节错缝等。

腰部扭伤多发生于腰骶、骶髂关节、椎间关节或两侧骶棘肌等部位。腰骶关节是脊柱的枢纽,骶髂关节是躯干和下肢的桥梁,体重的压力和外来的冲击力多集中在这些部位,故受伤机会较多。两旁的竖脊肌收缩,以抵抗体重和维持躯干的位置,如屈曲位负重较大,易使肌纤维撕裂;当脊柱完全屈曲时,主要靠韧带来维持躯干的位置,这时如负重较大,宜造成韧带受伤。腰部活动范围过大,椎间小关节受过度牵拉和扭转,可致骨节错缝或滑膜嵌顿。

腰部挫伤一般多为直接暴力所致,如车辆撞击、高处坠跌、重物挫压等,致使肌肉挫伤,血脉破损,筋膜损伤,引起瘀血肿胀、疼痛、活动受限等,严重者还可合并肾脏损伤等。

【诊断要点】

伤后腰部立即出现剧烈疼痛,疼痛为持续性,休息后减轻,咳嗽、打喷嚏、用力排便时可使疼痛加剧,腰不能挺直,患者用两手撑腰,借以防止因活动而发生更剧烈的疼痛。严重者卧床难起,辗转困难。检查时,可发现腰部僵硬,俯仰和转侧活动受限。腰肌损伤时,腰部各方向活动均受限制,并引起疼痛加剧,在棘突旁骶棘肌处、腰椎横突或骶髂后部有压痛。韧带损伤时,在脊柱屈曲时痛剧,且压痛多在棘突或棘突间。椎间小关节损伤时,腰部被动旋转活动受限并使疼痛加剧,脊柱可有侧弯,有的棘突可偏歪,棘突两侧较深处有压痛。若挫伤合并肾脏损伤时,可出现血尿等症状。

腰部扭挫伤一般无下肢症状，偶可出现下肢反射性疼痛，多为屈髋时臀大肌痉挛，牵动腰部的肌肉所致，多不超过膝关节。所以，直腿抬高试验阳性，但加强试验为阴性，可与神经受压的下肢痛相鉴别。

【治疗】

1. *手法治疗* 患者仰卧，术者用两手从胸椎至腰骶部的两侧，自上而下地轻轻揉按，3～5 分钟，以松解腰肌的紧张。接着按压揉摩腰阳关、次髎等部位，再拿捏痛侧肾俞、环跳周围，以缓解疼痛。最后术者用左手压住腰部痛点用右手托住患侧大腿，向背侧提腿扳动，摇晃拔伸数次，如腰两侧俱痛者，可两腿同时扳动。在整个推拿过程中，痛点应作为手法重点区，急性期症状严重者可每日推拿 1 次，轻者隔日 1 次。

对椎间小关节骨节错缝或滑膜嵌顿者，适于用坐位脊柱旋转法。患者端坐，两足分开并与肩宽，以右侧痛为例，术者坐或立于患者之后右侧，右手经患者右腋下至患者颈后，用手掌压住颈后，拇指向下，余四指扶持左颈部，同时嘱患者两足踏地，臀部正坐不要移动，术者左拇指推住偏歪的腰椎棘突之右侧压痛处。一助手面对患者站立，两腿夹住并用双手协助固定患者左大腿，使患者在复位时能维持正坐姿势。然后术者右手压患者颈部，使上半身前屈 60°～90°，再继续向右侧弯（尽量大于 45°），在最大侧弯时使患者躯干向后内侧旋转，同时左拇指向左顶推棘突，此时可感到指下椎体轻微错动，有“喀啦”声响。最后使患者恢复正坐，术者用拇、食指自上而下理顺棘上韧带及腰肌。

2. *药物治疗* 内服药治疗初期宜活血化瘀，行气止痛。挫伤者侧重于活血化瘀，可用桃红四物汤加土元、血竭等；扭伤者侧重于行气止痛，可用舒筋汤加枳壳、香附、木香等。兼便秘腹胀者，如体质壮实，可通里攻下，加番泻叶 10～15 g焗服。后期宜舒筋活络，补益肝肾，内服疏风养血汤、腰伤二方或补肾壮筋汤；外用药初期外贴活血止痛类膏药；后期外贴跌打风湿类膏药，亦可配合中药热熨或熏洗。

3. *针灸治疗* 常用穴有人中、委中、昆仑等，强刺激，并可在腰部、骶部、环跳等痛点针刺加拔火罐。

4. *物理疗法* 可采用超短波、磁疗、中药离子导入等，以减轻疼痛，促进恢复。

5. *固定方法* 损伤初期宜卧硬板床休息，或佩戴腰围固定，以减轻疼痛，缓解肌肉痉挛，防止进一步损伤。

6. *练功活动* 损伤后期宜作腰部前屈后伸、左右侧屈、左右回旋等各种功能锻炼。以促进气血循行，防止粘连，增强肌力。

【预防与调护】

腰部扭挫伤强调以预防为主，劳动或运动前充分作好准备活动，应量力而行。平时要经常锻炼腰背肌，弯腰搬物要有思想准备，姿势要正确。伤后应注意休息与腰部保暖，勿受风寒，佩戴腰围以加强保护。

二、第三腰椎横突综合征

第三腰椎横突综合征是以第三腰椎横突明显压痛为特征的慢性腰痛，临床又称“腰三横突周围炎”或“腰三横突滑囊炎”。本病多见于青壮年，男性多于女性，大多数患者有扭伤史，多见于长期从事弯腰工作的人。

【病因病机】

多因急性腰部损伤未及时处理或长期慢性劳损所致筋膜损伤，气滞血瘀，经络痹阻，不通则痛。风寒湿邪侵袭可诱发或加重局部疼痛。

第 3 腰椎两侧的横突最长，是腰肌和腰方肌的起点，并有腹横肌、背阔肌的深部筋膜附着其上。第 3 腰椎为 5 个腰椎的活动中心，其活动度较大，易使肌肉附着处发生撕裂性损伤。

急性损伤或慢性劳损使局部发生炎性肿胀、充血、渗出等病理变化，而引起横突周围瘢痕粘连，筋膜增厚，肌腱挛缩，以及骨膜、纤维组织、纤维软骨增生等病理改变。臀上皮神经发自第 1～3 腰椎脊神经后支的外侧支，穿横突间隙向后，再经过附着于第 1～4 腰椎横突的腰背筋膜深层，分布于臀部及大腿后侧皮肤。故第 3 腰椎横突处周围组织损伤可刺激该神经纤维，日久神经纤维可发生变性，导致臀部及腿部疼痛。

【诊断要点】

有腰部扭伤史或慢性劳损史。多表现为腰部疼痛及同侧肌紧张或痉挛，腰部及臀部弥散性疼痛，有时可向大腿后侧乃至腘窝处放射，竖脊肌外缘第 3 腰椎横突尖端处（有的可在第 2 腰椎或第 4 腰椎横突尖端处）有明显压痛，压迫该处可引起同侧下肢反射痛，但反射痛的范围多不过膝。腰部活动时或活动后疼痛加重，晨起或弯腰时疼痛加重，但与咳嗽、打喷嚏时腹压增高无关。部分患者可出现直腿抬高不同程度受限，但踝背伸试验多为阴性。患者可能有代偿性脊柱侧弯或腰椎生理弧度变直。

X 线检查可见一侧或双侧第 3 腰椎横突过长。

第三腰椎横突综合征应注意与腰椎间盘突出症、急性腰骶关节扭伤及臀上皮神经损伤等相鉴别，压痛点的部位具有鉴别诊断意义。

【治疗】

1. *手法治疗* 患者俯卧位，术者在脊柱两侧的竖脊肌、臀部及大腿后侧，以按、揉、推、㨰手法理筋，并按揉腰腿部的膀胱经腧穴，理顺腰、臀、腿部肌肉，解除痉挛，缓解疼痛。再以拇指及中指分别挤压、弹拨、按揉第3腰椎横突尖端两侧，剥离粘连、活血散瘀、消肿止痛。

2. *药物治疗* 药物治疗分内外用药。根据辨证论治的原则，内服药依据常见的肾阳虚者治宜温补肾阳，方用补肾活血汤；肾阴虚者治宜滋补肾阴，方用知柏地黄丸或大补阴丸加减；瘀滞型治宜活血化瘀、行气止痛，方用地龙散加杜仲、续断、桑寄生、狗脊之类；寒湿型治宜宣痹温经通络，方用独活寄生汤或羌活胜湿汤；外用药可局部外敷狗皮膏、南星止痛膏等。亦可配合中药热熨或熏洗。

3. *针灸治疗* 多取阿是穴针刺治疗，深度至横突骨膜为宜，强刺激泻法，可留针10～20分钟。每日1次，10次为1个疗程。

4. *水针疗法* 局部封闭可用曲安奈德2 ml或倍他米松1 ml加1%利多卡因溶液2 ml行第3腰椎横突痛点封闭，要求定点准确。每周1次，可连续2～3次，效果良好。

5. *小针刀治疗* 在局部麻醉下，用小针刀直接刺入达第3腰椎横突尖部，在其周围进行剥离松解，要求穿刺部位准确，掌握适宜深度，以免伤及血管、神经。

6. *物理治疗* 中药离子导入是药电结合的特色疗法，对第3腰椎横突综合征的治疗有较好的效果。其他如红外线、频谱照射、超短波等理疗方法也可选择应用。

7. *练功活动* 患者身体直立，两足分开，与肩同宽，两手叉腰，两手拇指向后挺压第3腰椎横突，进行揉按。然后旋转、后伸和前屈腰部，以利于舒筋活络、放松腰肌、解除粘连、消除炎症。

8. *手术治疗* 大多数患者通过以上综合治疗可使症状获得缓解或治愈。症状严重、反复发作、久治不愈、影响工作者可考虑手术治疗。一般行第3腰椎横突剥离或切除术。

【预防与调护】

平时要经常锻炼腰背肌，要注意腰部的保暖，勿受风寒。疼痛明显时应卧硬板床休息，起床活动时可用腰围保护，以减轻疼痛，缓解肌肉痉挛。

三、腰椎间盘突出症

腰椎间盘突出症是指由于某些原因造成腰椎纤维环破裂，髓核突出，压迫或刺激神经根或硬膜囊产生的以腰痛及下肢放射痛为主要症状的病症。本病是临床上常见的腰腿痛疾患，多见于20～50岁的青壮年。近年来中老年人的发病率呈逐步上升趋势，男性多于女性，多发生在第4－5腰椎、第5腰椎-第1骶椎椎间隙。

【病因病机】

椎间盘是连接各椎体的主要结构，又是脊柱活动的枢纽，位于相邻两个椎体之间，由纤维环、髓核和软骨板三部分组成，有增加椎间隙、稳定脊柱、缓冲震荡等作用。随着年龄的增长以及不断受到挤压、牵引和扭转等外力作用，使椎间盘逐渐发生退化，髓核含水量逐渐减少，而失去弹性，继之使椎间隙变窄，周围韧带松弛或产生裂隙，这是造成腰椎间盘突出症的内因。在外力作用下，如弯腰提取重物时，椎间盘后部应力增加，容易发生纤维环破裂和髓核向后外侧突出。少数患者腰部着凉后，引起肌肉张力增高，导致椎间盘内压增高，而促使已有退行性变的椎间盘突出。椎间盘突出症之所以易于发生于腰部，是由于腰椎的负重量及活动度较胸椎为大，尤以第4与第5腰椎及第5腰椎与第1骶椎之间，故最易发病。突向椎管内的髓核或纤维环裂片若未压迫神经根时，只有后纵韧带受刺激，而以腰痛为主。若突破后纵韧带而压迫神经根时，则以下肢痛为主。

本病多数患者可因腰扭伤或劳累而发病，少数既无明显外伤史亦无劳累而发病，多为纤维环过于薄弱所致。椎间盘退变是本病发生的基本要素，在此基础上受到其他诱因，如外伤、慢性劳损以及感受寒湿等因素的作用，使纤维环在薄弱的部位发生破裂，髓核由破裂处突（脱）出，突（脱）出的髓核和碎裂的纤维环组织进入椎管，压迫脊髓圆锥、脊神经根或马尾神经，引起坐骨神经痛或股神经痛（图8－5）。

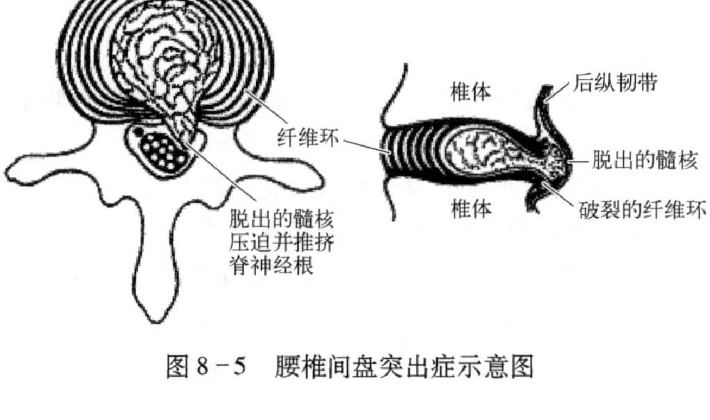

图8－5 腰椎间盘突出症示意图

腰椎间盘突出后产生症状的机理主要有三种：机械压迫学说、化学性神经根炎学说、自身免疫学说。

中医学将腰椎间盘突出症归属于“腰痛”或“痹证”的范畴。病证具有本虚标实的临床特点。引起腰痛的原因有风、寒、湿、热、闪挫、瘀血、气滞、痰饮等，而其根本在于肾虚。因此，本病的病因病机在于肝肾不足，筋骨不健，复受扭挫，骨节错落；或风寒湿邪侵袭，经络痹阻，气滞血瘀，不通则痛。病延日久，则气血已虚，肝肾益亏，瘀滞凝结，而反复发作，缠绵难已。

【诊断要点】

大多数患者具有“腰痛加腿痛，压痛放射痛”。一般情况下结合病史、依据临床主要症状与体征，可以初步考虑腰椎间盘突出症的可能，再配合 X 线片、CT 或 MRI、肌电图、脊髓造影所见作出诊断，突出的间隙也易于定位诊断。

1. *主要症状* 腰痛和下肢坐骨神经放射痛。腰腿疼痛可因咳嗽、打喷嚏、用力排便等腹腔内压升高时加剧，步行、弯腰、伸膝起坐等牵拉神经根的动作也使疼痛加剧，腰前屈活动受限，屈髋屈膝、卧床休息可使疼痛减轻。病程较长者，其下肢感觉麻木、冷感、无力。中央型突出造成马尾神经压迫症状为会阴部麻木、刺痛、二便功能障碍，阳痿或双下肢不全瘫痪。

2. *主要体征*

(1) 腰部畸形：腰肌紧张、痉挛，腰椎生理前凸减少或消失，甚至出现后凸畸形。有不同程度的脊柱侧弯，突出物压迫神经根内下方时(腋下型)，脊柱向患侧弯曲，突出物压迫神经根外上方(肩上型)，则脊柱向健侧弯曲(图 8－6)。

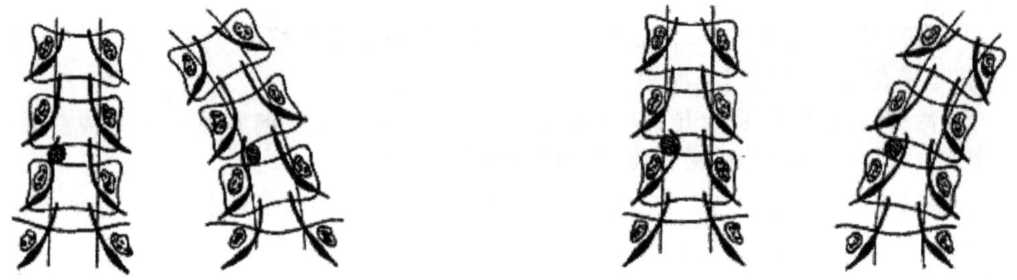

① 椎间盘突出物位于神经根内下方时，机体为减轻疼痛，则上身倒向患侧，腰椎凸向健侧

② 椎间盘突出物位于神经根外上方时，机体为减轻疼痛，则上身倒向健侧，腰椎凸向患侧

图 8－6 腰椎间盘突出症的姿势性侧弯示意图

(2) 腰部压痛和叩击痛：突出的椎间隙棘突旁有压痛和叩击痛，并沿患侧的大腿后侧向下放射至小腿外侧、足跟部或足背外侧，并沿坐骨神经走行有压痛。

(3) 腰部活动受限：急性发作期腰部活动可完全受限，绝大多数患者腰部伸屈和左右侧弯功能活动呈不对称性受限。

(4) 皮肤感觉障碍：受累神经根所支配区域的皮肤感觉异常，早期多为皮肤过敏，渐而出现麻木、刺痛及感觉减退。第 3－4 腰椎椎间盘突出，压迫第 4 腰椎神经根，引起小腿前内侧皮肤感觉异常；第 4－5 腰椎椎间盘突出，压迫第 5 腰椎神经根，引起小腿前外侧、足背前内侧和足底皮肤感觉异常；第 5 腰椎－第 1 骶椎椎间盘突出，压迫第 1 骶椎神经根，引起小腿后外侧、足背外侧皮肤感觉异常；中央型突出则表现为马鞍区麻木，膀胱、肛门括约肌功能障碍。

(5) 肌力减退或肌萎缩：受压神经根所支配的肌肉可出现肌力减退，肌萎缩。第 4 腰椎神经根受压，引起股四头肌(股神经支配)肌力减退、肌肉萎缩；第 5 腰椎神经根受压，引起伸踇肌肌力减退；第 1 骶椎神经根受压，引起踝跖屈和立位单腿翘足跟力减弱。

(6) 腱反射减弱或消失：第 4 腰椎神经根受压，引起膝反射减弱或消失；第 1 骶椎神经根受压，引起跟腱反射减弱或消失。

(7) 神经紧张试验

1) 直腿抬高试验阳性，加强试验阳性。

2) 屈颈试验阳性，即头颈部被动前屈，使硬脊膜囊向头侧移动，牵张作用使神经根受压加剧，而引起受累的神经痛。

3) 仰卧挺腹试验与颈静脉压迫试验阳性，即压迫患者的颈内静脉，使其脑脊液回流暂时受阻，硬脊膜膨胀，神经根与突出的椎间盘产生挤压，而引起腰腿痛。

4) 股神经牵拉试验阳性，为上腰椎间盘突出的体征。

3. *辅助检查*

(1) X 线检查：正位片可显示腰椎侧凸，椎间隙变窄或左右不等，患侧间隙较宽。侧位片显示腰椎前凸消失，甚至反张后凸，椎间隙前后等宽或前窄后宽，椎体可见施莫尔结节等改变，或有椎体缘唇样增生等退行性改变。腰椎 X 线片除了可为腰椎间盘突出症的诊断提供间接依据外，还可据此排除或与腰椎疾患相关的疾病进行鉴别诊断，如结核、原发肿瘤、转移癌、腰椎滑脱等。

（2）脊髓造影检查：造影检查对腰椎间盘突出症的诊断符合率较高。能显示椎间盘突出的具体情况，可观察蛛网膜下腔充盈情况，较准确地反映硬脊膜受压程度和受压部位以及椎间盘突出部位和程度、可描绘硬脊膜外腔轮廓和神经根的走向，反映神经根受压的状况。因为碘油遗留在蛛网膜内或多或少要引起一些症状，有一定的副作用，故脊髓的碘油造影不宜对所有患者普查，只有对不典型的坐骨神经痛或定位诊断较困难、比较明确属于椎管内病变者进行脊髓造影。

（3）CT 或 MRI：近年来随着 CT 和 MRI 的广泛运用。CT 可直接显示椎间盘突出物的位置、大小、形状及其与周围结构的关系，可显示硬膜囊和（或）神经根受压变形、移位、消失的压迫征象，还可显示黄韧带肥厚、椎体后缘骨赘、小关节突增生、中央椎管及侧隐窝狭窄等伴发征象。MRI 对软组织的分辨率较 CT 高，能清楚地显示椎间盘退变、突出状态和椎管内硬膜囊神经根受压状态，对腰椎间盘突出症的诊断价值较大。

（4）肌电图检查：对诊断有重要参考价值。根据异常肌电图的分布范围可以判定受累神经根的节段及其对所支配肌群影响的程度。

【治疗】

治疗应以非手术治疗为首选方法。主要适用于初次发作，病程短的患者；或症状、体征较轻者。非手术治疗包括手法、卧床休息、骨盆牵引、推拿手法、针灸疗法、封闭疗法、中西药物以及功能锻炼等。同时，强调积极的功能锻炼，以增强脊柱的稳定性，减少各种后遗症的发生。10% ~20% 的患者需手术治疗。

1. *手法治疗* 手法治疗本病并非将退变突出的椎间盘完全复位，而是改变和调整突出的椎间盘组织与受压神经根的相对位置关系，减轻对神经根的压迫，松解粘连，消除神经根的炎症反应，从而使突出的髓核趋于“无害化”，达到治愈和缓解症状的治疗目的。常用的推拿手法有：

（1）循经按揉法：取俯卧位，术者先以㨰法沿脊柱两侧自上而下数次放松骶棘肌，力度适中，侧重腰部肌肉的放松；继以大鱼际或掌根循两侧足太阳膀胱经反复按揉 3 次；再以双手叠掌，掌根自胸腰椎督脉经向下逐次移动按压，以患者能耐受为度。

（2）穴位点压法：以两手拇指指腹对应，在第 3 腰椎横突上及秩边、环跳、殷门、承山等穴按压，至患者感觉酸胀时止，再以掌根轻柔按摩。

（3）脊柱斜扳法：取侧卧位，术者面向患者，术者一手按肩后部，一手按髂前上棘，两手同时作相反方向斜扳。通常可听到一清脆的弹响声。

（4）拔伸按腰法：取俯卧位，嘱患者双手上举拉住床头边，一助手双手握患者双踝作拔伸牵引，术者叠掌按压突出部位棘突，在助手持续拔伸牵引下骤然向上抖动时用力下压掌根，配合默契，动作协调。

（5）屈膝屈髋法：患者仰卧位屈膝屈髋，术者两手扶患者双膝关节作正、反方向环转后用力下按，尽量使膝关节贴近胸壁，然后将患肢由屈膝屈髋位拉向伸直位，反复 3 次。

（6）俯卧扳腿法：患者俯卧位，术者一手按压突出部位棘突，一手托住患者对侧膝部，使下肢尽量后伸，双手同时协调用力，左右各 1 次。

（7）直腿抬高法：患者仰卧位，嘱尽量抬高患侧下肢，术者以一手握小腿远端，另一手足前部，使踝关节内、外旋位背屈各 1 次。

（8）坐位旋转法：患者取坐位，下肢相对固定，术者一手拇指按压突出部位偏歪棘突旁，一手穿偏歪一侧的腋下按颈后部，双手相对用力，使脊柱作顺时针或逆时针方向旋转。

上述手法可根据病情需要及患者的具体情况有针对性地选用。对中央型突出者；或骨质增生明显、突出物有钙化者；或骨质疏松者；病程长、反复发作以及已经多次推拿治疗效果欠佳者，不宜采用以上手法治疗。

2. *药物治疗* 药物治疗是临床常用方法之一。在辨证论治原则指导下，初期可选用活血化瘀、祛风通络、温经利湿的方药；后期症状缓解后宜补益肝肾，宣痹活络。中药注射制剂可选用丹红注射液、血栓通等。中成药可用腰痹通、益肾蠲痹丸、大活络丹等。

3. *针灸治疗* 侧重于循经取穴与局部取穴为主，亦可取患椎旁华佗夹脊穴（棘突下旁开 0.5 寸）。常用穴位有腰阳关、肾俞、腰夹脊、八髎、环跳、承扶、殷门、风市、阳陵泉、委中、承山、昆仑、悬钟等。

4. *水针疗法* 具有活血止痛、营养保护神经的作用。常用方法有痛点封闭、硬膜外封闭、神经根注射、骶管阻滞等。

5. 牵引治疗　主要采用骨盆牵引法，适用于初次发作或反复发作的急性期患者。

6. 练功活动　腰腿痛症状减轻后，应积极进行腰背肌的功能锻炼，可采用飞燕点水、五点支撑练功，经常后伸、旋转腰部，直腿抬高或压腿等动作，以增强腰腿部肌力，有利于腰椎的平衡稳定。

7. 手术治疗　对于病程超过半年以上，反复发作，经2～3个月系统保守治疗无效者；或急性髓核突出、虽初次发作但症状较重、出现马鞍区麻木等神经受压症状并影响生活或工作者可选择手术治疗，解除突出的髓核对受压的硬膜囊或神经根的刺激，从而解除腰腿痛等临床症状。

【预防与调护】

本病应以非手术治疗方法为主，80%～90%的患者经过系统的综合治疗可以获得临床满意疗效，预后良好。10%～20%的病例需行外科手术治疗。为巩固疗效，防止复发，减少各种后遗症，无论手术治疗还是非手术治疗均强调积极合理的功能锻炼，以减少瘢痕组织粘连，预防肌肉萎缩，恢复肌肉张力，维护脊柱的稳定性，防止椎间盘组织再突出。

合理的功能锻炼可以增强腰背肌和脊柱稳定性。久坐、久站时可佩戴腰围保护腰部，避免腰部过度屈曲或劳累或受风寒。弯腰搬物姿势要正确，避免腰部扭伤。

四、腰椎管狭窄症

腰椎管狭窄症是指腰椎中央管、侧隐窝或椎间孔狭窄压迫脊髓、马尾神经及神经根而引起的以腰腿疼痛和间歇性跛行为主要特征的病变。属于中医学“痹证”，归属于“腰腿痛”的范畴。临床上多见于40岁以上的中老年人。发病缓慢，病程较长，男性多于女性，可能和男性劳动强度和腰部负荷较大有关。

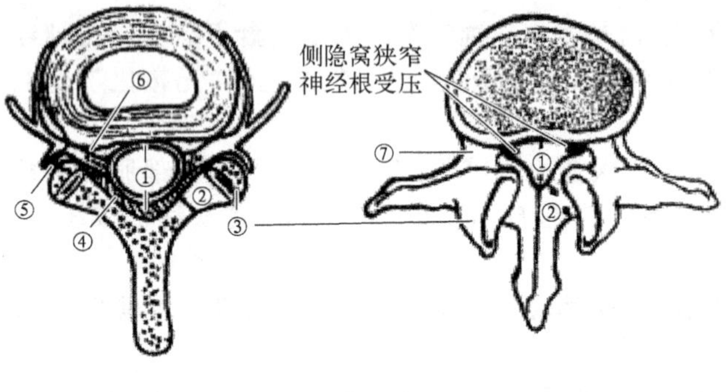

① 椎管矢状径<14 mm；② 椎板厚度>5 mm；③ 小关节增生肥厚；④ 黄韧带肥厚；⑤ 椎间孔狭窄；⑥ 侧隐窝狭窄；⑦ 椎弓根变短

图8-7　腰椎管狭窄示意图

【病因病机】

各种原因引起的腰椎管容积的减小，都可导致腰椎管狭窄。它包括腰椎中央管狭窄、侧隐窝狭窄和椎间孔的狭窄（图8-7）。

临床上主要分为原发性和继发性两大类别。原发性椎管狭窄是由于椎管本身发育狭窄、软骨发育不良、隐性脊柱裂或骶裂等所致；继发性椎管狭窄主要由椎管周围组织结构退行性改变、脊椎失稳或滑脱、外伤骨折产生解剖结构关系失常以及手术损伤等造成椎管内径和容积变小而狭窄所致。原发性和继发性常互为因果、相互影响，而形成混合性腰椎管狭窄。这种混合性腰椎管狭窄是加重临床症状的主要成因，也是影响治疗效果的重要因素之一。

腰椎管狭窄症的基本病理改变主要是椎管内压力增高所产生的神经根或马尾神经缺血。神经根或马尾神经受刺激或摩擦而充血肿胀，同时椎管内压力增高产生硬膜外静脉回流障碍和椎管内无菌性炎症，引起神经根或马尾神经相应的临床症状。由于退行性变所致的椎管容积减小是渐进性缓慢发生的过程，当刺激超过神经所能代偿的极限时，则可出现症状，这是临床症状所表现出反复发作，时轻时重症状特点的病理机制。

【诊断要点】

本病主要表现为腰痛、腿痛和间歇性跛行，具有以下特点。

1. 腰痛加腿痛　有下腰痛的病史。反复发作的下腰痛常伴有单侧或双侧臀部、大腿外侧胀痛、麻木或下肢无力。行走或站立时症状较重，下蹲或平卧时症状减轻或消失，活动时感觉骑自行车的体位比较舒适。

2. 间歇性跛行　是腰椎管狭窄症的典型症状，也是诊断本病重要的临床依据。呈现马尾神经性间歇性跛行。大多数患者表现为行走或锻炼后出现单侧或双侧下肢麻木、沉重、疼痛和无力，越走症状越重，被迫休息，下蹲后症状很快缓解，继续行走则又出现同样症状。

3. 腰背伸受限　表现为脊柱背伸时疼痛加重，前屈时症状减轻或消失。脊柱后伸时椎间盘突入椎管内，椎管前侧长度有所增加，椎管后侧长度有所缩短，黄韧带随之突入椎管，神经根横断面的直径增加而受压，所以腰腿痛症状加重。

4. 主诉多而体征少　患者主诉有反复发作、时轻时重，或严重腰腿痛。少数病例因压迫马尾神经而影响大小便，甚至造成下肢不完全性截瘫或性功能障碍。但检查脊椎无明显偏斜，弯腰活动正常，直腿抬高基本正常，仅主要表现为腰背后伸时症状明显加重。严重时可出现下肢肌肉萎缩，跟腱反射有时减弱或消失。

5. 影像学检查　X线检查作为本病的常规检查应考虑以下几方面。

（1）腰椎曲度的改变：可有脊柱弧度平浅或生理前凸加大，其生理前凸加大或移行椎均可增加腰骶部的劳损，促使椎间盘退变，成为椎管狭窄症的诱因。

（2）腰椎退行性改变：可有椎间盘的退变、椎间隙变窄、椎体和小关节的增生肥大、椎体滑脱等现象。

1）椎体骨质增生：椎体前缘的增生一般不产生神经症状，而椎体后缘的骨质增生可加重椎管狭窄。常见于第3、4、5腰椎椎体的后缘。

2）椎间关节突肥大：由于椎间盘变薄，后关节互相重叠，长期劳损可导致关节肥大增生，甚至呈球形，小关节间隙狭窄模糊，后关节突硬化，可出现左右关节间的距离变窄。

（3）脊髓造影：有助于本病的定位诊断。一般多在术前使用，可了解狭窄的范围、硬膜囊和神经根受压的程度，亦可排除马尾圆锥处的肿瘤。正位片全梗阻多呈梳齿状中断或尖端中断。不完全性梗阻可出现蜂腰状狭窄，狭窄水平在关节突或椎间盘水平上。侧位片可因椎体后缘增生而出现前方缺损，或小关节增生、黄韧带增厚而呈后方缺损或前方皆缺损。脊髓造影有一个特点，即具有后外侧及后侧造影剂缺损，这些缺损相当于神经根的压迫区。梗阻与腰部活动的关系在X线片上表现为当脊柱前屈时，梗阻消失或减轻，后伸时梗阻明显或加重。这些均与临床检查时所表现的症状相吻合。

（4）CT、MRI：是目前临床常用的检查手段，均能测定椎管的管径和观察椎管形态。CT不仅能清楚地显示出椎管的大小及其形态，而且能够反映出侧隐窝的形态、大小，以及是否伴有椎间盘突出、椎间盘钙化、骨关节炎和黄韧带是否增厚等。MRI则能清楚地观察椎管的矢状面，能清晰地显示脊髓影像，同时，对鉴别诊断具有重要意义。

腰椎管狭窄症引起的腰腿痛症状主要侧重于“间歇性跛行”，以及腰背后伸时疼痛加重，休息后可减轻或缓解的特点。临床与之相鉴别的主要疾病有：

1）血管闭塞性脉管炎：此病属缓慢性进行性动、静脉同时受累的全身性疾病，患者多有动脉硬化病史，虽有下肢麻木、酸胀、疼痛和间隙性跛行症状，但同时伴有足背动脉和胫后动脉搏动减弱或消失，后期可产生肢体远端溃疡或坏死。腰椎管狭窄症的患者，其胫后动脉搏动是正常的，不会发生坏死。据此两者不难鉴别诊断。

2）马尾肿瘤：本病虽与腰椎管狭窄症在症状上有某些相似之处，但其所显示的症状为缓发和持续加重。初期仅累及一个神经根，表现腰痛及下肢神经痛，但腰痛并不明显；后期因肿瘤增大累及多数神经根时，则两侧下肢均有疼痛，卧床休息疼痛加重，下地行走反而减轻。腱反射早期亢进，后期减弱，晚期消失，有时合并尿潴留现象。腰椎穿刺显示不全或完全梗阻。必要时可作脊髓造影、CT、MRI等进行鉴别区分。

3）腰椎间盘突出症：本病多见于青壮年，起病较急，咳嗽及腹压增加时疼痛加重，有反复发作的病史。腰痛合并下肢放射痛。体征上多显示脊柱侧弯，生理前凸减弱或消失，下腰部棘突旁有压痛及下肢放射痛，直腿抬高试验和加强试验阳性。

【治疗】

腰椎管狭窄症病因复杂，其临床表现和体征也不尽相同，应根据病程长短，轻重缓急以及患者的个体差异选择手术和非手术的治疗方法。常用的非手术疗法有手法推拿、药物治疗、物理治疗、水针疗法以及休息与固定、功能锻炼等。手术治疗亦应贯彻辨证施术，个体化治疗的原则。

1. *手法治疗*　手法治疗通过减轻腰部肌肉紧张，松解神经根粘连，扩大椎管容积，促进无菌性炎症的吸收消散，达到减轻或缓解疼痛、麻木等主要症状的治疗目的。

2. *药物治疗*　根据辨证论治的原则，结合本虚标实的临床特点，内服药在补肾强筋的基础上，侧重于行气活血，祛瘀通络，兼顾祛风、散寒、化湿，蠲痹止痛，并参考患者主观症状选方用药。如汤剂的独活寄生汤加味、阳和汤加味、小活络丹加减治疗；中成药的腰痹通等；中药注射制剂如丹红注射液、血栓通等。

3. *物理治疗*　主要是采用醋离子加中药透入疗法或红外线透热治疗等，可以缓解腰腿疼痛。

4. *水针疗法*　在神经根出口、硬膜外、骶管等局部封闭是临床常用的水针疗法。用糖皮质激素作硬膜内或硬膜外注射时，能迅速且明显改善症状，但不宜过量或短期内多次注射。

5. *针灸治疗*　根据辨证论治和“急则治其标，缓则治其本”的原则，急性期以泻法为主。慢性期多用补法或平刺，多用温针或加灸法。疼痛缠绵以灸法为主。选穴以近端取穴为主，如腰阳关、气海俞、腰眼、夹脊、肾俞、大肠俞、命门、阿是穴；伴有下肢放射痛者增加远端取穴，如环跳、殷门、承扶、阳陵泉、委中、悬钟、承山、昆仑等。每次选5~6个穴位，交替使用。留针30分钟，酌加灸法、电针等。每日或隔日1次，2周为1个疗程。

6. *固定和卧床休息*　病情较重的患者应卧床休息。对重体力劳动者工作时可佩戴腰围，以防止和减少腰骶部的过伸，亦有助于疼痛症状的缓解。椎管狭窄症患者一般情况下不宜骨盆牵引或重力牵引，但椎间盘退变导致的侧隐窝或神经根管狭窄症，可以适应性应用，腰椎牵引，以利于扩大椎管容积，从而缓解疼痛。

7. *手术治疗* 手术适应证主要用于有括约肌功能障碍、神经功能缺损、跛行呈进行性加重、反复发作以及非手术疗法无效者。手术目的是松解狭窄区对神经根或马尾神经的刺激和压迫，以缓解症状。手术方式有广泛的椎板和黄韧带切除术，部分椎板和黄韧带切除术，椎间盘切除和神经根管扩大术等。手术减压要尽可能准确、彻底，既要切除致压物，扩大椎间孔和椎管容量，又要兼顾术后腰椎的稳定性。

【预防与调护】

症状缓解后，应加强腰腹部及下肢肌肉的锻炼，减缓骶棘肌的挛缩和紧张，使腰骶角减小，并有利于增宽椎管，缓解压迫，调整静脉回流，减轻疼痛，恢复正常姿势。常用的锻炼方式有“飞燕点水式”、“三点式”、“五点式”、“拱桥式”等腰背肌练功的方法，循序渐进，以增强腰部肌力；下肢锻炼可空蹬自行车、仰卧蹬空、侧卧外摆等动作，有利于增强腿部肌力。手术治疗的康复阶段，亦应强调积极合理的功能锻炼，巩固疗效，防止复发。手法治疗时操作宜轻柔缓和，慎用扳法。急性期需要卧床休息，下床须佩戴腰围加以保护，防止腰部后伸。平时注意腰部保暖，避免风寒侵袭，以防诱发和加重症状。特别中后期需加强腰背肌锻炼，增强脊椎稳定性，有利于代偿或减缓椎间压力以减轻症状。

五、梨状肌综合征

梨状肌综合征是指由于梨状肌变异或损伤，刺激或压迫坐骨神经，而引起的一侧臀腿疼痛为主要症状的病症。

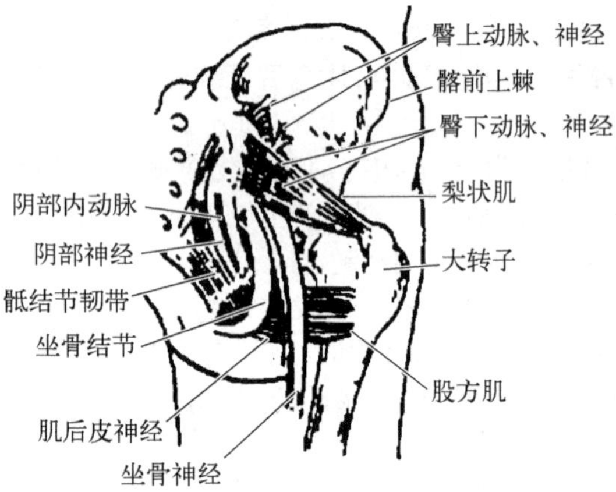

图 8－8 梨状肌的体表投影示意图

梨状肌起始于第 2、3、4 骶椎的前面骶前孔外侧和骶结节韧带，肌纤维穿出坐骨大孔后，抵止于股骨大转子。梨状肌是髋部外旋肌，受骶丛神经支配。梨状肌把坐骨大孔分为上、下两部分，称为梨状肌上孔及梨状肌下孔。上孔有臀上神经及臀上动、静脉穿过，下孔有阴神经、股后皮神经、坐骨神经以及臀下动、静脉穿过。梨状肌的体表投影，为尾骨尖至髂后上嵴作连线，此线中点向股骨大转子顶点作连线，此直线刚好为梨状肌下缘（图 8－8）。坐骨神经与梨状肌关系密切，梨状肌病变可刺激坐骨神经而产生相应的症状。

【病因病机】

梨状肌综合征大多由间接外力所致，髋关节过度外旋和外展或蹲位站起时，因梨状肌突然收缩或牵拉而损伤，致使梨状肌肌腱撕裂、渗血和水肿，产生的炎性反应可与周围组织发生粘连，肌肉形成保护性痉挛，产生局限性肌束隆起，刺激相邻的组织和神经，引起臀部和下肢疼痛的症状。

梨状肌与坐骨神经解剖关系的变异也是出现临床症状的一种原因，正常结构下坐骨神经自梨状肌下缘出骨盆。发生变异的状况大多有两种类型，一是坐骨神经从梨状肌肌腹中穿过，另一类是坐骨神经高位分支，即坐骨神经在梨状肌处就分为胫神经和腓总神经，胫神经从梨状肌下出来，腓总神经则从梨状肌肌腹中穿出。在遭受风寒湿侵袭或骶丛受压刺激时，可引起梨状肌痉挛。本病属于中医学“痹证”的范围，与外伤气血凝滞，或风寒痹阻、经络不通相关。

【诊断要点】

大多数患者有过度旋转髋关节的病史，有些患者有夜间受凉病史。

主要症状是臀部疼痛，可向小腹部、大腿后侧及小腿外侧放射。疼痛多发生于一侧臀腿部，髋内旋内收活动时疼痛加重。严重者自觉臀部有“刀割样”或“烧灼样”疼痛，大、小便或大声咳嗽等引起腹内压增高时可使疼痛加剧，睡卧不宁，甚至走路跛行。偶有会阴部不适，小腿外侧麻木。

检查患者腰部无明显压痛和畸形，活动不受限。梨状肌肌腹有压痛，可触及条索状隆起的肌束或痉挛的肌肉，有钝厚感，或者肌腹呈弥漫性肿胀，肌束变硬、坚韧，弹性减低，臀肌可有轻度萎缩，沿坐骨神经可有压痛。直腿抬高试验在小于 60°时，梨状肌被拉紧，疼痛明显，而大于 60°时，梨状肌不再被拉长，疼痛反而减轻。加强试验阴性。梨状肌紧张试验阳性，即髋关节内旋内收活动疼痛加重。梨状肌封闭后，疼痛可消失。

梨状肌综合征应与腰椎间盘突出症、椎管狭窄症等出现腰、臀、腿部疼痛等鉴别。

【治疗】

1. *手法治疗* 通常作为首选，其主要作用是舒筋通络，活血散瘀。通过局部手法缓解梨状肌痉挛，解除对神经、血管的压迫，同时可以加速血液循环，促进新陈代谢，消除局部无菌性炎症，改善组织的营养供应，修复受损的组织。具体手法可采用按揉、弹拨、㨰、擦及被动运动。急性期以按揉、弹拨梨状肌为主，并加以点按，促使梨状肌肌腹平复，然后㨰推舒顺肌肉。慢性期以按揉梨状肌为主,同时弹拨已经粘连的条索状肌束,后自梨状肌起点向止点沿肌纤维走行方向滚揉舒筋,待肌肉略放松后,配合髋关节被动后伸、外展、外旋等运动,并按擦患部,以透热为度。

2. *药物治疗* 根据辨证论治内外用药。急性期筋膜扭伤,气滞血瘀,疼痛剧烈,动作困难,治宜化瘀生新,活络止痛,可用桃红四物汤加牛膝、乳香、没药、制香附、青皮等;慢性期病久体亏,经络不通,痛点固定,臀肌萎缩,治宜补气益血,舒筋止痛,可用当归鸡血藤汤加黄芪、白术、牛膝、五加皮等。

3. *针灸治疗* 取患侧阿是穴、环跳、殷门、承扶、阳陵泉、足三里等穴,用泻法,以有酸麻感向远端放散为宜。针感不明显者,可加强捻转。急性期每天 1 次,好转后隔日 1 次。

4. *水针治疗* 疗效显著,并且作为诊断性治疗。取 2% 普鲁卡因溶液 4 ml 加泼尼松龙 12.5 mg 或 5% 葡萄糖溶液 10 ml,用 7 号腰穿针缓慢刺入梨状肌部位,回抽无血液时,缓慢注入药液,5 ~ 7 天 1 次。

5. *小针刀治疗* 小针刀疗法是在局麻下,用小针刀松解粘连,减轻肌肉内压,缓解肌肉痉挛,消除水肿。临床应用具有较好疗效。

6. *物理治疗* 中药离子导入和中药熏蒸具有较好效果,另外,亦可采用经络频谱仪、红外线透热照射、超短波等方法治疗。

7. *手术治疗* 适用于各种非手术治疗无效,且症状严重;或诊断明确、但症状反复发作的患者,根据肌肉变异或瘢痕粘连的具体情况,进行针对性的手术治疗,以松解或消除神经的卡压。

【预防与调护】

急性期疼痛严重者应卧床休息,将伤肢保持在外旋、外展位,避免髋关节的旋转动作,使梨状肌处于松弛状态。疼痛缓解后应加强髋关节及腰部活动和功能锻炼,以减少肌肉萎缩,促进血液循环。平时尽可能避免髋关节过度外旋和外展或长期下蹲位工作,注意避免风寒侵袭,劳逸适度,加强锻炼,增强体质。

(王金榜 李 宁 马英锋)

第九章
损伤内证

导 学

本章就损伤内证的概念、病因病机、诊断要点及分型治疗进行了较为详细的阐述，精选了15种常见的损伤内证进行了详细的介绍。

通过学习，掌握损伤内证的概念、损伤内证与外伤及内伤之间的关系；熟悉常见损伤内证的证型及临床表现特点；了解常见损伤内证中各证型的治法和方药。

第一节 概 论

由损伤引起的机体气血、经络、脏腑功能紊乱者，称为损伤内证。

各种外界因素导致人体皮肉、筋骨、气血、脏腑出现损害以及出现局部和全身的反应，称为损伤。损伤分为两大类，一是外伤，二是内伤。患者受到外伤时，损伤之力必由外及内，每多兼见内伤的证候。损伤虽由外界因素所致，但必然引起气血、脏腑、经络的病变，使机体功能紊乱。明代薛己《正体类要·序》曰："肢体损于外，则气血伤于内，营卫有所不贯，脏腑由之不和，岂可纯任手法，而不求之脉理，审其虚实，以施补泻哉。"指出了损伤局部与整体互相作用、互相影响，片面强调手法外治而不重视药物内治的错误观点。损伤内证属于内伤范畴，内伤包括脏腑损伤和损伤内证。脏腑损伤是指由于损伤所致的脏腑组织结构的破坏，脏腑损伤也会出现不同程度的损伤内证。因此，在治疗损伤时必须从整体观念出发，进行辨证论治。首要辨明缓急、轻重、虚实。对于损伤危急重证，需要动态观察，紧急救治，以拯救生命为第一原则。对于损伤内证，则应病证结合，整体分析，以气血为中心，兼顾所伤脏腑、经络进行辨证论治。由于外伤引起的症状错综复杂、相互交叉，因此，就要抓住当时的主证进行辨证论治，只有这样才能取得较好的治疗效果。

第二节 损伤内证

一、损伤出血

外力作用于人体，引起经脉破损，导致血液离经妄行，溢出体外或积于体内，称为损伤出血。

损伤出血按出血来源可分为动脉出血、静脉出血、毛细血管出血和内脏（多为肝、脾、肾等实质性脏器）出血。

按出血的部位可分为外出血和内出血。外出血可见血液自伤口向外流出；内出血指血液流入体腔，形成颅、胸、腹腔积血，或停积于筋肉之间形成血肿；五官和二阴出血又称九窍出血，有些内出血可通过九窍溢出体外，如目衄、耳衄、脑衄等。

按出血时间可分为原发性出血和继发性出血。原发性出血是受伤当时出血；继发性出血是伤后一段时间内所发生的出血，多因堵塞血管破口的血凝块被冲开或伤口感染所引起。

按出血的多少可分为小量、中量和大量出血。小量出血不引起明显的全身证候；中量出血将引起明显的全身证候，如治疗及时，大多可得救；大量出血是危重证候，如抢救不及时，可迅速死亡。

【病因病机】

直接暴力或间接暴力作用于人体均可导致出血。

1. 钝器损伤　由于钝器打击、重物挤压、车轮压轧、高处堕坠、跌仆等原因，导致出血。出血分为开放性和闭合性两种。有时外观出血较轻，但是内在出血却甚重，这种潜在的危险，应引起警惕。

2. 利器损伤 因刀剑、玻璃、弹片等锐利器械割伤肌肤，损伤血管而导致的出血，常在损伤后发生，多为开放性损伤。如伤及主要血管，出血势猛、量多，危害性甚大，需立即止血。

【诊断要点】

1. 病史 有外伤史。

2. 临床表现及体征

(1) 全身症状：全身症状的轻重与出血量和出血速度有关。慢性少量出血可有面色苍白，头晕目眩，心悸气短，舌质淡白，脉微细数。若大量出血，早期头晕眼花，面色苍白，脉细数或芤。随着出血量的增多，患者血压下降，四肢厥冷，唇甲青紫，表情淡漠，尿量减少。继而意识模糊，神志不清，目合口张，手撒遗尿，舌质淡白，脉微欲绝。

(2) 局部症状：动脉出血，色鲜红，势凶猛，出血量随心脏的搏动而呈喷射状，多发生于血管断裂的近端。在肢体内大动脉出血形成的血肿可呈搏动性，若大动脉断裂则可使肢体远端急性缺血或坏死。静脉出血，色黯红，势稍缓，持续溢出，多发生于血管断裂的远端。

毛细血管出血，色虽鲜红，但来势较缓，多从伤口组织中缓慢渗出；若出血而表皮未破裂，可形成血肿，局部出现肿胀、疼痛、瘀斑。头皮血肿的中央，扪之可有波动感而周围硬实；头部损伤、颅骨骨折可致眼、耳、鼻等出血；胸部损伤常可见咯血；上腹部损伤常可见吐血；腹内损伤常可见便血；伤及肾、膀胱，常可见尿中带血。

【治疗】

1. 局部急救止血 局部急救止血的原则是立即压迫止血，堵住伤口，根据不同的解剖位置和情况选择相应的止血方法。用手压迫伤口近侧的动脉干，或直接压迫伤口出血处，是最方便快捷的止血法，但不能持久，随后应用敷料覆盖伤口，再用绷带加压包扎。四肢大出血的有效止血方法是采用止血带，由于它完全阻断肢体的血循环，有增加感染和坏死的危险，所以需要定时放松，以防肢体坏死。急救止血后，对大血管出血应争取时间尽早结扎或修补断裂的血管，以彻底止血。

2. 药物止血 对大出血的危候，须补血与止血并用，除用独参汤、参附汤或当归补血汤外，常需输血输液，以补充血容量，并选用止血药，如大蓟、小蓟、仙鹤草、白及、白茅根、地榆等。对积瘀生热，血热妄行的出血，治宜凉血止血。上部诸窍出血，可用犀角地黄汤，吐血咯血可用四生丸，尿血可用小蓟饮子，便血可用槐花散。伤后血虚，面色苍白，心悸气短，少气懒言，头晕眼花，舌质淡白，脉微细数者，可用四物汤加减，气虚者加黄芪、党参、白术，阴虚者加阿胶、龟板、鳖甲等。使用止血药物不宜过于寒凉或干燥，同时应注意配伍活血药，防止寒凝瘀留，使止血而不留瘀。此外，还可用十灰散、云南白药等外用止血。

二、损 伤 瘀 血

损伤瘀血，又称蓄血、留血、恶血、败血，是由于损伤而血液离开经脉，滞留于脏腑、肌肤腠理及体腔之间，未能排出所致。

【病因病机】

1. 直接暴力 由打击、碰撞、挤压、跌仆等，导致脉络受损，血离经脉。

2. 强力负重 如举重、挑担、抬重物用力过度而导致胸胁损伤，血蓄胸胁。

3. 血液流注 他处损伤因血液流注而导致瘀血，如脊柱或骨盆骨折可引起腹部瘀血，颅底骨折可引起眼部周围瘀血等。

【诊断要点】

1. 病史 有外伤史。

2. 临床表现 大量瘀血，可出现头晕目眩，面色苍白，耳鸣健忘，心烦神疲，脉微弱等出血症状；皮下瘀血斑先呈现黯红色，数日后呈青紫色，以后逐渐消退成黄色；因瘀血部位不同出现不同的症状。

(1) 颅脑瘀血：头昏头痛，昏迷时短即醒，或清醒后再度昏厥，恶心呕吐，烦躁不安，睡卧不宁，甚则昏不识人，此为危重之象。

(2) 胸胁瘀血：气急，气促，不能平卧，胸部刺痛，压痛明显，呼吸加剧，局部饱胀，叩诊浊音或实音，呼吸音减低，语颤减弱，可有发热，纳差，舌紫黯，脉弦或弦涩。

(3) 腹部瘀血：腹胀，腹痛，腹硬、压痛、叩击痛及反跳痛，恶心，呕吐，便血，大汗淋漓，面色苍白，舌黯，苔薄腻，脉弦涩或虚数无力。

(4) 肌肤瘀血：局部肿痛、刺痛，青紫瘀斑，压痛点明显，范围局限，部位固定，患部功能障碍，舌紫黯，脉沉涩。

【治疗】

1. 颅脑瘀血

治法：祛瘀行气，启闭开窍。

方药：苏合香丸灌服，后用通窍活血汤。

颅脑瘀血严重者常需配合手术治疗。

2. 胸胁瘀血

治法：活血化瘀，疏肝理气。

方药：血府逐瘀汤、复元活血汤等加减。

3. 腹部瘀血

治法：活血祛瘀，行气通利。

方药：膈下逐瘀汤、少腹逐瘀汤、桃仁承气汤、鸡鸣散等加减。

4. 肌肤瘀血

治法：行气活血，通络止痛。

方药：活络效灵丹加减。

实证者，治宜行气活血，祛邪通络；虚证者，治宜益气养血，通络止痛；虚实夹杂者，治宜攻补并用。

三、损伤血虚

损伤血虚是损伤后出血过多或久病气血亏耗、脏腑虚衰引起的血虚。

【病因病机】

1. 损伤失血　损伤后大出血或出血时间较长，或内出血未能及时发现而出现血虚。

2. 伤久耗血　损伤日久不愈，气血耗损，或积瘀化热，伤津耗血所致。

3. 素体虚弱　平素体弱，肝肾不足，损伤之后，多易伤及肝肾，肝气不舒，气血失调，血不归肝，肾火衰弱，气化无权，血气愈加虚弱。

4. 生化不足　脾胃为后天之本，气血生化之源。损伤后脾胃功能受扰，运化失常，气血化生不足，导致血虚。

【诊断要点】

1. 病史　有外伤史。

2. 临床表现及体征

（1）气虚血脱：损伤较重，大出血及持续内出血，心慌，心悸，气短，肢冷汗出，或口张手撒，二便失禁，神志昏迷，脉微细或浮大无根。

（2）气血两虚：头昏目眩，视物模糊，心悸气短，少气懒言，面色苍白，或有微热，喜静少动，倦卧嗜睡，舌淡白无华，脉缓小。

（3）肝肾不足：胁肋隐痛，腰膝酸软，面红目赤，耳鸣，日晡发热，或骨蒸潮热、盗汗，舌红少苔，脉细数。

（4）脾不生血：胃纳不佳，饮食减少，便溏，面色萎黄，四肢疲乏，肌肉消瘦，舌淡，苔薄，脉细缓。

【治疗】

1. 气虚血脱

治法：益气固脱。

方药：独参汤合生脉散。

及时局部急救止血非常关键。

2. 气血两虚

治法：补气养血。

方药：八珍汤。

3. 肝肾不足

治法：补肾益肝。

方药：大补阴丸。

4. 脾不生血

治法：补脾生血。

方药：归脾汤或补中益气汤加减。

四、损 伤 疼 痛

损伤疼痛是指外力伤害的刺激而引起的疼痛，是损伤最常见的症状之一。疼痛一般可分为虚、实两类。实者是损伤后气血瘀滞或感受外邪，郁结不畅所致；虚者为气血不足，筋脉失养而成。

【病因病机】

1. 气滞血瘀　伤气则气滞，伤血则血凝，气滞血凝则痹阻不通，两者均可引起疼痛。由于气血关系密切，气滞血凝，血凝气阻，都是损伤波及气血，而引起的疼痛。

2. 感受外邪　损伤后正气受损，若久居湿地，或感受风寒之邪，可导致气机失宣，而反复发作疼痛。

3. 热毒内蕴　开放性损伤或伤后积瘀，邪毒深蕴于内，气血凝滞，阻塞经络，而引起疼痛。

4. 瘀阻挟痰　瘀阻气血失和，痰湿凝聚，痰瘀交阻，闭塞脉络，而致疼痛。

5. 气血两亏　开放性损伤，亡血过多，或耗伤阳气，气血运行无力，以致瘀积不散，而致疼痛。

【诊断要点】

1. 病史　必须详细询问有无外伤史，仔细辨别疼痛的部位、性质。如气滞痛有闪伤、凝伤、岔气病史。瘀血痛有跌打、碰撞病史。夹风寒湿痛常有伤后居住湿地或受风寒病史。

2. 临床表现　瘀肿者疼痛部位固定，咳嗽及转侧时疼痛加剧，损伤早期，气血两伤，多肿痛并见，血瘀滞于肌表为青紫肿痛。至中后期或陈伤，可分为：

（1）气滞痛：主要表现为胀痛，痛多走窜、弥漫，或痛无定处，甚则不能俯仰转侧，睡卧时翻身困难，咳嗽、呼吸、大便等屏气时，常引起疼痛加剧。

（2）瘀血痛：主要表现为疼痛固定于患处，刺痛，拒按，局部多有青紫瘀斑或瘀血肿块，舌质紫黯，脉细而涩。

（3）风寒湿痛：常反复发作，局部酸痛重着，固定不移，屈伸不利或肌肤麻木不仁，遇阴雨天发作或加重，喜热畏冷，得热痛减，舌苔白腻。

（4）邪毒痛：起病较急，多在伤后3～5天出现，局部疼痛逐渐加剧，多为跳痛、持续痛，并可见高热、恶寒、倦怠，病变部红肿、皮肤焮热，舌质红，苔黄，脉滑数。

（5）痰瘀痛：损伤不重，疼痛逐渐加重并伴有骨关节漫肿，牵掣痛，或见身热，纳呆，舌质黯，苔滑腻，脉弦滑。

（6）虚痛：出血过多，患者隐痛，面色苍白，头汗眩晕，短气无力，舌淡脉细。

【治疗】

1. 气滞痛

治法：理气止痛。

方药：复原通气散加减。

痛在胸胁部者，可用金铃子散加独圣散；痛在胸腹腰部者，可用柴胡疏肝散等。

2. 瘀血痛

治法：活血祛瘀止痛。

方药：四物止痛汤、和营止痛汤加减。

若头部血瘀，用柴胡细辛汤；瘀积腹中，用桃仁承气汤；骨断筋伤，肢体伤痛，用新伤续断汤；皮肤无破损者，可外敷双柏散或消瘀止痛膏等。

3. 风寒湿痛

治法：祛风散寒除湿，佐以活血化瘀。

方药：羌活胜湿汤、蠲痹汤或独活寄生汤加减，配合针灸按摩。

4. 邪毒痛

治法：清热解毒，活血化瘀。

方药：五味消毒饮合桃红四物汤。

5. 痰瘀痛

治法：活血通络，化痰止痛。

方药：牛蒡子汤加减。

6. 虚痛

治法：益气养血。

方药：八珍汤加减，外敷温经膏。

兼有肝肾不足者，合用六味地黄丸；阴虚及阳者，合用左归丸。

五、损伤发热

损伤后由于脏腑功能紊乱，积瘀日久化热，或感受邪毒而引起的发热。

【病因病机】

因瘀血内停，郁而发热；或邪毒外侵，热盛肉腐而发热者，属实证；而失血过多、气血内损引起的血虚发热，属虚证。

1. *瘀血发热* 损伤后脉络破裂，离经之血瘀滞于体腔、经脉、皮下、肌腠之中，壅遏积聚，郁而发热。

2. *邪毒发热* 创口污染，邪毒外侵，处理不当而致肌肉溃烂而发热，或因伤后气滞血瘀，郁久化热。如创伤感染、开放性骨折感染、血肿感染等引起的发热，以及破伤风、气性坏疽等的发热，均属此范围。

3. *血虚发热* 损伤后失血过多，气血亏虚，阴不制阳，阳浮于外而发热。

【诊断要点】

1. *病史* 有外伤史，如瘀血发热多为头、胸、腹损伤或挤压伤等较重损伤引起。血虚发热一般有大出血病史，出血量在500～1 000 ml即可出现发热。

2. *临床表现及体征*

（1）瘀血发热：发热多于损伤后24小时出现，体温在38～39℃，无恶寒，痛有定处或肿块，口干舌燥不欲饮，心烦，夜寐不宁，不思饮食，口苦，甚则肌肤甲错，面色黯黑，唇舌青紫或瘀斑，或舌红有瘀斑，苔白厚或黄腻，脉多弦数、浮数或滑数。

发热特点为夜热早凉，发热程度和时间与损伤轻重成正比。损伤轻者热度低，持续时间1周左右；损伤重者发热高，一般可持续2～3周。此外，脉证不一致，有时可出现自觉发热而体温不高的现象。

（2）邪毒发热：初起发热，恶寒，头痛，全身不适，苔白微黄，脉浮数。病势进一步发展，邪毒壅于肌肤积瘀成脓者，症见局部赤红、肿胀、灼热、疼痛。若脓肿破溃，则流出黄白色稠脓，伴有全身发热、畏寒、头痛、周身不适等症。若热入营血，则出现高热，可超过39℃，甚至40℃以上，夜间尤甚，烦躁不安，夜寐不宁，神昏谵语，斑疹，舌质红绛或紫黯，脉细数或滑数。

（3）血虚发热：体温或高或低，面色无华，头晕目眩，视物模糊，眼发黑或眼冒金星，食少便溏，气短懒言，肢体麻木，倦怠喜卧，脉虚细或芤等。

【治疗】

1. *瘀血发热*

治法：活血化瘀。

方药：血府逐瘀汤加减。

头部损伤者，可用通窍活血汤；腹部受损者，可用膈下逐瘀汤；少腹受损者，可用少腹逐瘀汤；四肢损伤者，可用身痛逐瘀汤。若新伤瘀血发热，局部肿胀、疼痛者，加丹皮、栀子；伤后积瘀发热，热邪迫血妄行而咯血、衄血、尿血者，治宜清热凉血，加犀角地黄汤、小蓟饮子等；阳明腑实证，胸腹满痛、大便秘结者，宜攻下逐瘀泻热，加桃仁承气汤；对凉血积于胸胁者，宜祛瘀活血，疏肝清热，用丹栀逍遥散。

2. *邪毒发热*

治法：卫分证宜疏风清热解毒；气分证宜清热解毒泻火法；营分证宜清营凉血；血分证宜凉血止血，固脱开闭。

方药：卫分证可用银翘散、五味消毒饮或仙方活命饮加减；气分证可用黄连解毒汤或白虎汤加减；营分证可用清营汤加减；血分证可用犀角地黄汤合黄连解毒汤，伴有出血者，用犀角地黄汤加田七、十灰散，兼见高热、气血两燔者，可用犀角地黄汤合白虎汤加减。

3. *血虚发热*

治法：气虚者宜补中益气；气不摄血宜健脾补血；气血两虚宜益气生血；阴虚阳亢者宜滋阴潜阳。

方药：气虚者用补中益气汤；自汗多，加牡蛎、龙骨；时冷时热，汗出恶风者，加桂枝、芍药；伴有湿邪者，加苍术、茯苓、厚朴。气不摄血、气血两虚用当归补血汤。阴虚阳亢用大补阴丸。若伤后血虚兼有遍身瘙痒者，为血虚不能濡养肌肤，血虚生风所致，可用四物汤加首乌、蝉蜕、防风等。

六、损伤昏厥

损伤昏厥是指因损伤而引起的意识障碍或丧失，以意识丧失和不省人事为特点，又称昏愦、晕厥、昏迷等。多见于严重损伤的患者，大多伤后立即出现，但一部分初时无昏厥，但由于某些原因继发昏厥，如出血不止、剧烈疼痛等。多见于脑部损伤、损伤出血过多、脂肪栓塞综合征等。本病为损伤的危重证，应及时处理。

【病因病机】

1. 气闭 高处坠下或头部受外伤刺激，脑组织受到损伤性刺激，气机逆乱，心窍闭塞，猝然昏倒。

2. 瘀滞 外伤后瘀血扰及神明、逆乱气机所致。头部损伤颅内积瘀，元神受损而致昏厥；或伤后瘀血攻心，神明受扰后则昏厥；或伤后瘀血乘肺，气机受阻，清气不入，浊气不出，宗气不能生成而致昏厥。

3. 血亏 损伤后亡血过多，心神失养，神魂散失而成昏厥。

【诊断要点】

1. 病史 有外伤史。

2. 临床表现及体征 昏厥分为闭证和脱证。闭证属实，昏厥时牙关紧闭，两手握固，面赤气粗；脱证属虚，以四肢厥冷、汗出、目闭、口张、二便失禁、舌淡唇干、脉细微等为特征。昏厥程度有深浅之分，浅者仅暂时意识障碍，深者长时间不省人事，知觉丧失。

（1）气闭：伤后立即出现一时性不省人事，呼吸气粗，在半个小时左右苏醒，醒后常有头晕头痛、恶心呕吐诸症。

（2）瘀滞：伤后逐渐发生神昏谵语，重者昏迷不醒，肢体瘫痪，躁动不安，多伴头痛呕吐。有些患者偶可清醒，但片刻后可再昏迷。甚则呼吸浅促，二便失禁，瞳孔散大，舌质红绛，或有瘀点，苔黄腻，脉弦涩。若瘀血乘肺，急者在伤后数小时，慢者在伤后1周，可有呼吸困难、咳嗽、咳痰（经常有血性），头痛、神志不清，昏迷，发热，尿失禁，抽搐等。

（3）血亏：严重损伤，失血过多又未能及时补充而突然出现意识丧失，目闭口张，二便失禁，冷汗淋漓，四肢厥冷，面色爪甲苍白，呼吸气微，口唇发绀，舌淡暗，脉细数。

【治疗】

1. 气闭

治法：开窍通闭。

方药：苏合香丸或苏气汤加减。

可配合醋热气熏，蒸口鼻，针刺水沟、十宣、合谷等。

2. 瘀滞

治法：逐瘀开窍。

方药：黎洞丸加减。

3. 血亏

治法：补气固脱，回阳。

方药：急用独参汤灌之，并可用参附汤合生脉散加当归、黄芪、牡蛎等回阳救逆。

如能及时输液输血，同时寻找出血部位作出相应处理，则更为有效。

七、损伤眩晕

损伤后出现目视昏花，头觉旋转为损伤眩晕，常见于颅脑损伤、损伤性贫血、颈椎病等。

【病因病机】

1. 瘀阻清窍 头部损伤后瘀血内留，则清气不升，浊阴不降，蒙闭清窍发为眩晕。

2. 肝阳上亢 头部损伤的早、中期，瘀血停积，败血归肝，瘀滞化火，使肝阴暗耗，风阳升动，上扰清窍，出现眩晕。

3. 络脉阻遏 多见于损伤日久或慢性累积损伤，气血渐亏，平素积劳，气血失和，阴血留滞积瘀，兼挟痰浊，积瘀痰浊交阻，则络脉被阻，清浊升降失司，以致眩晕。

4. 气血虚亏 伤后耗伤气血或失血之后，虚而不复，以致气血两虚，气虚清阳不展，血虚则脑失所养，眩晕随之而生。

【诊断要点】

1. 病史 有外伤史或外伤出血史。

2. 临床表现及体征 头晕、目眩，活动或烦恼时加剧，卧床或闭目养神后可得到缓解，严重者神疲、健忘、失眠、头痛、耳鸣、心悸、纳差或伴有恶心、呕吐、汗出，甚至猝然昏倒。

（1）瘀阻清窍：头晕目眩，耳鸣有声，饮食难进，恶心呕吐，颈项强直，四肢无力，或头痛频发，头面伤处青紫肿胀，舌黯，苔薄，脉弦细或涩。

（2）肝阳上亢：晕痛并见，每因烦劳、恼怒而增剧，面色潮红，急躁易怒，少寐多梦，泛泛欲吐，纳呆口苦，舌红，苔黄，脉弦数。

（3）络脉阻遏：起病缓慢，颈项转动时往往眩晕加重，或有心悸泛恶，或兼肩臂麻痹疼痛，舌淡，苔腻，脉细或涩。

（4）气血虚亏：头晕眼花，动则加剧，面色苍白，唇甲无华，心悸失眠，神疲倦怠，纳差，舌质淡，脉细弱。

【治疗】

1. 瘀阻清窍

治法：祛瘀生新，升清降浊。

方药：柴胡细辛汤加减。

吐甚，加玉枢丹；有抽搐痉挛者，用羚角钩藤汤；陈伤积瘀者，用补阳还五汤加天麻、钩藤。

2. 肝阳上亢

治法：平肝潜阳，祛痰清火。

方药：天麻钩藤饮加减。

3. 络脉阻遏

治法：益气活血，化痰通络。

方药：补阳还五汤合半夏白术天麻汤加减。

4. 气血虚亏

治法：补养气血。

方药：芎归汤加桃仁、红花、枸杞、桑椹、阿胶、首乌等。

八、伤后健忘

伤后记忆力明显减退者称伤后健忘。临床上常见于头部内伤，或其他较重的损伤之后。多由瘀血、血虚、精亏所致。健忘主要与心、脾、肾三脏关系最为密切。

【病因病机】

1. 瘀阻清窍　头部内伤，瘀血蔽阻清窍，早期则神明扰乱，神志不清，或昏迷，或谵妄。由于失治，或治未彻底，瘀血祛而未尽，窍隧通而未畅，致伤后出现头晕、头痛、遇事健忘。

2. 血虚阴亏　重伤，亡血、失血后，失于治疗，或调摄不当，或素体虚弱，可致血虚阴亏，阳气逆乱，心神不明，发为健忘之证。

3. 肾精亏损　肾主骨，藏精生髓。骨折、脱位或颅脑损伤后，伤骨伤髓，致精髓虚亏。或患者素体不足，或伤后房室不禁，或过用温阳燥热之品，均可加重肾精亏耗，造成多梦遗精，虚阳外越，记忆减退。

【诊断要点】

1. 病史　头部外伤史，或其他较重损伤病史。

2. 临床表现及体征

（1）瘀阻清窍：头晕头痛，烦躁不安，心胸痞闷，胁肋胀痛，心悸健忘。常有近事遗忘，不能记忆受伤前后的情况，对过去的事情则能清楚回忆。

（2）血虚阴亏：记忆力减退伴肢体倦怠，面黄肌瘦，头眩心悸。

（3）肾精亏损：记忆力明显减退伴耳鸣耳聋，头晕头痛，视物模糊，多梦遗精，腰膝酸软。

【治疗】

1. 瘀阻清窍

治法：通窍活血。

方药：通窍活血汤加减。

对中后期有气虚患者，可加益气之品。

2. 血虚阴亏

治法：补气养血，安神益智。

方药：八珍汤或天王补心丹加减。

3. 肾精亏损

治法：滋肾补髓。

方药：肾阴虚用左归丸；肾阳虚用右归丸。

九、损伤不寐

损伤不寐是指伤后引起的神志不安、夜卧不宁。轻者入睡艰难，或时寐时醒，严重者可彻夜不眠。

【病因病机】

1. 瘀扰神明　伤后瘀血内停，阻滞经脉，血运不畅，扰及神明，导致心烦不寐。

2. 痰瘀内热　瘀血内留，积瘀酿痰，痰瘀化热，上扰神明，以致不得安卧。

3. 心血不足　伤后出血过多或日久体虚，气血不足，致心失血养，心神不安，神不守舍，则夜难成眠，神志迷乱，则入睡多梦。

【诊断要点】

1. 病史　有外伤史。

2. 临床表现及体征

（1）瘀扰神明：心烦不安，难以入睡，甚则通宵达旦不寐，患处肿胀、刺痛、瘀斑，甚则肌肤甲错，指（趾）青紫，舌质紫黯、瘀斑，脉涩。

（2）痰瘀内热：夜寐不安，胸闷头重，目眩口苦，患处肿痛，舌黯，苔腻而黄，脉滑数。

（3）心血不足：多梦易醒，心悸健忘，头晕目眩，面色无华，倦怠无力，舌淡，苔薄，脉细弱。

【治疗】

1. 瘀扰神明

治法：活血祛瘀。

方药：血府逐瘀汤加减。

2. 痰瘀内热

治法：祛瘀化痰清热。

方药：温胆汤加黄连、山栀、当归、桃仁。

3. 心血不足

治法：补养心血，益气安神。

方药：归脾汤。

若脉结代，气虚血少者，用炙甘草汤；心阴亏损者，可用生脉饮。

十、损伤痹证

损伤痹证是指气血因损伤而阻闭，引起肢体或关节疼痛等为主要表现的病证。

【病因病机】

1. 损伤复感外邪　机体遭受损伤，正气虚弱，风寒湿邪侵袭肌表经络，致使气血运行不畅，形成着痹、痛痹、行痹。

2. 损伤积瘀化热　伤后瘀血凝聚，郁而化热；或邪毒从伤口入里，流注经络关节，而表现为热盛的证候，则为热痹。

【诊断要点】

1. 病史　有外伤史。

2. 临床表现及体征

（1）行痹：肢体关节疼痛，游走不定，关节屈伸不利，可伴有恶寒，发热，苔薄白，脉浮。

（2）痛痹：肢体关节疼痛较剧，痛有定处，遇热痛减，关节屈伸不利，皮肤不红不热苔薄白，脉弦紧。

（3）着痹：关节重着疼痛或肿胀，痛有定处，手足沉重，活动不利，头身困重，肌肤不仁，苔白腻，脉濡缓。

（4）热痹：关节疼痛，局部灼热红肿，屈伸不得，得寒痛减，可伴有发热，恶风，口渴，心烦，小便黄热，舌干，苔黄，脉滑数。

【治疗】

1. 行痹

治法：祛风通络，散寒除湿。

方药：防风汤加减。

2. 痛痹

治法：散寒止痛，祛风除湿。

方药：乌头汤加减。

3. 着痹

治法：除湿通络，祛风散寒。

方药：薏苡仁汤加减。

4. 热痹

治法：清热通络，疏风胜温。

方药：白虎加桂枝汤。

红肿痛甚者，可加黄芩、连翘、黄柏、生地、赤芍、丹皮等；如局部青紫，肿痛日久，舌青紫，脉沉涩，可加桃仁、红花、乳香、没药等，并可配全蝎、土鳖虫、穿山甲等搜风通络之剂。

十一、损伤喘咳

伤后呼吸急促，甚至张口抬肩，鼻翼煽动为喘；痰涎阻滞气道或肺气不畅引起有声无痰为咳，有痰作咳为嗽。喘、咳是两种证候，均与肺经关系密切，但两者常可并见。

【病因病机】

1. 瘀阻气道　胸胁损伤、肋骨骨折或严重挤压伤后，经脉破损，气血瘀阻，气道不通，肺失清肃，气上逆而为咳，气不顺而为喘。若瘀积胁下，致肝失条达，反侮肺金，发为喘咳。

2. 痰瘀化火　胸部损伤后，积瘀生热，加之伤后损伤肺气，风、痰、瘀三者壅滞化火，发为咳呛不止。

3. 血虚发喘　伤后出血过多，血虚气无所附，则气短气逆，发为喘咳。出血愈多，喘咳则愈重。

【诊断要点】

1. 病史　有外伤史。

2. 临床表现及体征　患者憋气，呼吸困难，气息短促，患者常因不能平卧而取半坐位，面色苍白，口唇发绀，鼻翼煽动，脉细数。若胸胁伤损有瘀血者，可咳出血痰；陈伤血凝胁下者，咳喘时胸胁疼痛。

（1）瘀阻气道：咳嗽频频，气闭气憋，疼痛固定，咳嗽时痛苦异常，常咳出血痰，不能平卧。

（2）痰瘀化火：发热、恶寒，咳嗽、气促，痰黄稠黏，不易咳出，尿黄，舌红，苔黄，脉数。

（3）血虚发喘：面色皖白，气息短促，唇口紫绀，呼吸困难，舌淡，脉细弱。

【治疗】

1. 瘀阻气道

治法：降气平喘，活血祛瘀。

方药：苏子降气汤合失笑散。

若瘀积胁下，可用三棱和伤汤加减。

2. 痰瘀化火

治法：下气止咳，清金化痰。

方药：清气化痰丸加减。

3. 血虚发喘

治法：益气补血。

方药：二味参苏饮加当归、白芍、首乌、阿胶。

合并气虚者，加黄芪、白术、怀山药；伴阴虚者，宜养血补气，以四物汤加人参、黄芪、五味子、麦门冬等。

十二、损伤腹胀

正常人胃肠道内存在100～150 ml的气体，分布于胃及结肠部位。损伤后，胃肠道内存在过量的气体时，腹部胀大或胀满不适，称为损伤腹胀。

【病因病机】

1. 瘀血内蓄　脊柱骨折脱位、骨盆骨折时，瘀血停蓄于腹后壁；腹部挫伤，肝、胃、脾、肠出血，血蓄腹腔之中或肠道之内。不论腹中蓄血还是腹后壁瘀血，遏久生热产气，浊气积聚，腑气不通，则发为腹胀。

2. 肝脾气滞 损伤肝脾，致使肝脾两经气滞郁结，脏腑功能紊乱。脏腑气机逆乱，升降失常，清浊不分，致脏不能藏谷纳新，腑不能推陈去腐。久之，气滞则壅，气壅则胀矣。

3. 脾虚气弱 损伤日久，气血虚损，阴血亏耗，阴损及阳。加之伤后出血、瘀血；或过用寒凉、滋腻之品，克伐脾胃，导致脾胃虚弱，运化无权，可致腹胀。

【诊断要点】

1. 病史 有外伤史。

2. 临床表现及体征

(1) 瘀血内蓄：腹胀满，多在伤后1～2日逐渐发生，腹部疼痛难忍，大便不通，舌红，苔黄干，脉数。

(2) 肝脾气滞：腹部胀满疼痛不适，胸胁疼痛，入夜痛甚，嗳气，舌黯，苔白，脉弦。

(3) 脾虚气弱：腹胀喜按，按之则舒，面色萎黄，四肢无力，食少便溏，舌淡，脉虚细。

【治疗】

1. 瘀血内蓄

治法：攻下逐瘀。

方药：腰伤瘀停腹后壁者，用桃仁承气汤；瘀停腹中者，用鸡鸣散合失笑散。

对大出血造成的腹胀，应速请专科会诊。

2. 肝脾气滞

治法：理气消滞。

方药：柴胡疏肝散。

3. 脾虚气弱

治法：健脾和胃，兼益中气。

方药：香砂六君子汤、补中益气汤、归脾汤。

十三、损伤呕吐

损伤后，胃内容物经食道从口腔吐出，称为损伤呕吐。头、胸、腹损伤均可出现呕吐。

【病因病机】

呕吐为胃失和降，气逆于上而发的病证。胃主受纳和腐熟水谷，其气主降，若伤损扰胃或胃虚失和，气逆于上，则发生呕吐。

1. 瘀阻于上 伤后瘀血阻滞，气血壅塞，致升降失司，气逆上冲，发为呕吐。

2. 瘀阻中焦 胸胁脘腹损伤，则脾胃气机不顺，胃失和降，水谷随气上逆，引起呕吐。

3. 肝气犯胃 跌仆打击，跳跃举重，闪腰岔气，造成肝气郁滞，横逆犯胃，胃气上逆，以致嗳气频繁，出现呕吐。

4. 脾胃虚弱 损伤耗劫中气，脾胃不健，运化失司，脾虚不能承受水谷，胃气上逆而发呕吐。

【诊断要点】

1. 病史 有外伤史。

2. 临床表现及体征

(1) 瘀阻于上：食后即吐，呕吐呈喷射性。

(2) 瘀阻中焦：呕吐伴上腹部疼痛，痛有定处，拒按，或脘腹胀满，胃纳不佳，舌苔黄腻。严重者伴有吐血等症状。

(3) 肝气犯胃：呕吐伴胸胁痛闷，嗳气吞酸，胃失和降，烦躁易怒，脉弦数或弦紧。

(4) 脾胃虚弱：损伤日久，饮食稍不慎即呕吐；或劳倦之后，困惫乏力，眩晕作呕，舌质淡，脉濡弱。

【治疗】

1. 瘀阻于上

治法：活血祛瘀，调和升降。

方药：柴胡细辛汤合左金丸。

2. 瘀阻中焦

治法：逐瘀生新，和胃降逆。

方药：代抵当丸加减。

3. 肝气犯胃

治法：疏肝理气，和血泻火。

方药：逍遥散合左金丸。

4. 脾胃虚弱

治法：健脾益气。

方药：补中益气汤。

十四、伤后癃闭

伤后癃闭是指损伤后排尿困难，甚至小便闭塞不通的一种病证。点滴短少，病势较缓者称为癃；小便不通，欲解不得，病势危重者称为闭。临床上一般合称为癃闭。健康成人，每24小时排尿量在1 000～2 000 ml之间。当人体受到较重损伤之后，常常出现尿量异常，少尿或无尿，或排尿困难。

【病因病机】

1. 经络瘀滞　严重外伤或脊柱骨折脱位合并截瘫，瘀血遏阻于经脉之间，致经络闭阻，膀胱气化功能障碍，水道不通，而产生癃闭。

2. 津液亏损　伤后出血量多或者疼痛剧烈，精神紧张，大汗淋漓，阴液大耗，化水之源枯竭，水道通调不利，不能下输膀胱，亦可致成本证。

3. 下焦湿热　损伤之后，湿热之邪蕴结膀胱；或邪毒入里，酿成湿热，湿热阻遏膀胱，致使气化失常，小便滴沥难行。

【诊断要点】

1. 病史　有外伤史。

2. 临床表现及体征

（1）经络瘀滞：小便不利，腹部胀满，烦躁易怒，渴不思饮，脉细或涩。

（2）津亏液耗：小便点滴而下，或点滴全无，汗出，渴而能饮，口咽干燥，苔薄黄少津，脉细。

（3）下焦湿热：小便不通或滴沥尿少，小腹胀满，或热赤尿血，舌绛，苔少，脉虚大。

【治疗】

1. 经络瘀滞

治法：逐瘀利水，活血通闭。

方药：代抵当丸。

对脊柱骨折脱位合并截瘫的癃闭，可结合本病辨证论治。

2. 津亏液耗

治法：补气生津。

方药：生脉散。

3. 下焦湿热

治法：清利湿热，通利小便。

方药：八正散或小蓟饮子。

十五、痿软麻木

痿软是指筋肉痿废失用、瘦削无力；“麻”指自觉肌肉内有如虫行感，按之不止；“木”指皮肤无痛痒感觉，按之不知。

【病因病机】

1. 经脉瘀阻　损伤积瘀，瘀血滞凝，阻滞经脉，导致经脉功能障碍，产生痿软麻木。如骨折、脱位合并神经、血管的受挫、受压，都可引起肢体局部的痿软麻木。神经根型颈椎病、腰椎间盘突出症而致瘀阻经脉时，可引起肢体痿软麻木。

2. 筋脉伤断　严重损伤，筋脉受外力伤害而伤断；或骨折、脱位严重移位，筋脉受过度牵拉撕裂伤断，均可产生肢体痿软麻木。

3. 气血虚亏　损伤日久，耗气伤血，气血虚亏，血不养筋，筋骨失养，则可产生肢体痿软麻木。伤后患肢固定时间过长，或卧床过久，筋骨不用，局部筋骨失养，产生肢体痿软麻木。

【诊断要点】

1. 病史 有急性损伤或慢性损伤病史。

2. 临床表现及体征

（1）经脉瘀阻：伤后患肢麻木不仁，新伤多伴有局部疼痛、肿胀、瘀斑，陈伤多伴疼痛、麻木固定。

（2）筋脉伤断：若筋脉损伤断裂时，其所支配和营养的肢体范围可发生运动、感觉完全障碍，肢体不仁、不用。

（3）气血虚亏：多见肌筋挛缩、萎缩，四肢不知痛痒，关节活动受限，并见少气懒言，乏力自汗，面色苍白或萎黄，舌淡，脉细。

【治疗】

1. 经脉瘀阻

治则：祛瘀通络。

方药：苏气汤合蠲痹汤加减。

对颈肩上肢麻木者，用舒筋丸；对腰臀下肢麻木者，用活络效灵丹加减；若神经、血管受压、受挫引起之痿软麻木，宜结合其病因辨证论治。

2. 筋脉伤断

治则：活血祛瘀，疏通督脉。

方药：活血祛瘀汤合补肾壮阳汤加减。

3. 气血虚亏

治则：补气血，通经脉。

方药：补阳还五汤或人参养荣汤加减。

痿软麻木治疗时，应加强功能锻炼，并配合按摩、针灸、药物熏洗等。

（付均如 张 毅）

第十章
骨　病

导　学

骨病学研究的对象是人体骨骼、关节、筋肉等运动系统疾病。本章主要从中医学和现代医学两方面论述了化脓性骨髓炎、化脓性关节炎、骨关节结核、股骨头无菌性坏死、骨关节炎、骨骺炎、骨质疏松症、骨肿瘤8种常见的骨病。

通过学习，掌握上述8种常见骨病的病因病机、诊断要点以及治疗；了解这些疾病的影像学检查、实验室检查、病理检查等内容。

第一节　化脓性骨髓炎

化脓性细菌感染骨组织而引起的炎症性疾病称为化脓性骨髓炎。本病以儿童多见，好发于四肢长骨，尤以胫骨为最多，严重影响身体健康和劳动能力。按病情发展可分为急性和慢性骨髓炎，急性期常有骨质破坏，病程发展为慢性时，则出现骨质硬化。骨髓炎的感染途径有血源性感染、创伤性感染、蔓延感染，其中以血源性感染为主要途径，且最为严重和常见。

【病因病机】

本病常见的致病菌是金黄色葡萄球菌，其次为乙型链球菌和白色葡萄球菌；由大肠杆菌、肺炎链球菌感染者少见。血源性骨髓炎的病理特点是早期以骨质破坏、坏死为主，后期以新骨形成为主。

1. *热毒注骨*　患疔毒疮疖或麻疹伤寒等病后，余邪未清，湿热内盛，其毒深窜入里，留于筋骨，入于血络，使经脉被阻，气血不和，而继发本病。

2. *创口成痈*　跌打、金刃所伤，皮破骨露，创口脓毒炽盛，入骨成痈，久不愈则成本病。

3. *正虚邪侵*　正气内虚，毒邪侵袭，正不胜邪，毒邪深窜入骨，致病成骨疽。

血源性骨髓炎多发生在长骨干骺端，干骺端有丰富的毛细血管网且血流缓慢，细菌容易在此停留。外伤、全身性疾病、营养不良等使全身或局部抵抗力降低，细菌入侵血液循环，引起菌血症并传播至骨内，在干骺端生长繁殖形成感染灶。感染开始细菌毒素或菌栓损坏和阻塞干骺端毛细血管循环，迅速发生骨坏死并有充血、渗出与白细胞浸润。渗出物和破坏的碎屑形成小型脓肿并渐增大，骨腔内压力渐增高，血管受压形成更多的坏死骨组织。脓肿不断扩大，脓液进入骨膜下将骨膜掀起形成骨膜下脓肿。骨膜下脓肿形成后剥夺了外层骨密质的血供形成死骨。骨膜穿破后脓液沿着筋膜间隙流注形成深部脓肿，穿破皮肤后形成窦道。脓液还向骨髓腔扩散，破坏骨髓组织、松质骨及内层密质骨的血供而形成死骨。在儿童由于骺板有较强的抵御能力，故脓液不易浸入关节腔，但在成人由于骺板无抵御能力，故脓液浸入关节腔形成化脓性关节炎。

死骨形成后在周围形成炎性肉芽组织，死骨边缘被逐渐吸收使其与主骨完全脱离。在死骨形成过程中，病灶周围的骨膜因炎症充血和脓液的刺激而形成新生骨，包围在骨干外层，形成"骨性包壳"，包壳上有数个小孔与皮肤窦道相通，包壳内死骨、脓液及炎性肉芽组织因引流不畅而成为骨性死腔。

【诊断要点】

1. *急性化脓性骨髓炎*

（1）全身症状：起病急骤。寒战、持续高热至39℃以上，汗出而不退热，全身不适，倦怠，食欲不振，舌质红，苔黄腻，脉弦数，可出现恶心呕吐，肝脾肿大等全身中毒征象。

（2）局部症状：患处剧痛和搏动性疼痛，肢体不能活动，周围肌肉保护性痉挛。患部皮温增高，早期肿胀可不明显，但压痛明显，患者拒绝按压患处及被动活动检查。疾病进展，骨膜下脓肿形成，肿胀加剧，皮肤发红，脓肿穿破骨膜进入软组织后压力减轻，疼痛缓解，但软组织受累症状红、肿、热、压痛明显。脓液进入骨干骨髓腔后，整个肢体剧痛、肿胀，骨质因炎症而变疏松常伴有病理性骨折。

（3）实验室检查：白细胞及中性粒细胞均明显增高，血沉增快，血培养常为阳性，穿刺抽出的脓液可培养出致病菌。

（4）X线检查：在起病2周内无明显异常，仅见深部软组织肿胀。2周后X线片上可见到干骺端局限性骨质疏松，继而形成不规则的骨质破坏区。以后骨质破坏向骨干延伸，范围扩大。骨膜由于炎症刺激出现骨膜反应并生成层状新生骨。随疾病进展，局部形成死骨。周围软组织肿胀，肌肉间隙模糊。

（5）CT检查：早于X线显示骨与软组织改变。1周后显示骨皮质及骨小梁斑片状侵蚀破坏，骨膜反应和软组织肿胀。

（6）MRI：有助于早期诊断。MRI在确定骨髓炎和软组织感染方面优于CT和X线检查，由于可显示早期骨髓内水肿及渗出，故可于骨质破坏前确定感染。

2. *慢性化脓性骨髓炎* 多由急性骨髓炎转变而来。全身症状轻微，病程长，反复发作的局部疼痛或长期反复局部一个或多个窦道不愈合，反复排出脓液或死骨。窦道口周围皮肤色素沉着或瘢痕组织形成。长期反复发作使骨骼形态不规则，患肢可有畸形。患者常见身体消瘦、面色苍白、神疲乏力、局部肌肉萎缩等慢性消耗症状。急性发作时表现为疼痛，体温升高，窦道口处红、肿、压痛明显，穿破后流出脓液或小死骨。X线检查：可见到明显的修复，即在骨破坏周围有骨质增生硬化现象。虽然有骨质修复、增生，但是由于未痊愈仍然可见骨质破坏和死骨形成。

【鉴别诊断】

1. *尤文肉瘤* 常伴发热、白细胞增多、X线检查示"葱皮样"骨膜反应等现象，需与骨髓炎鉴别。但其常发生在骨干，范围较广，全身症状较急性骨髓炎轻，常有夜间痛，表面可有怒张的血管。局部穿刺行活组织检查可确诊。

2. *软组织的急性化脓性感染* 与化脓性骨髓炎一样都有感染的全身症状和局部红肿热痛等症状。但其全身症状较轻，局部红肿较明显压痛较浅。而急性化脓性骨髓炎全身症状较重，局部红肿较轻，压痛常位于长骨干骺端，呈圆柱形深部压痛。

3. *化脓性关节炎* 病变在关节内，肿胀压痛在关节间隙，关节腔内液体积聚，受累关节活动明显受限，行关节腔穿刺抽液检查可明确诊断。而化脓性骨髓炎病变在关节外，常位于干骺端，肿胀压痛常在干骺端。

4. *风湿性关节炎* 起病缓慢，全身症状和局部症状均较轻，常累积多个关节且为游走性，血沉、抗链球菌溶血素"O"等血液检查常为阳性。

【治疗】

急性化脓性骨髓炎由于抗生素的应用死亡率明显下降，但由于诊断不及时，急性骨髓炎往往演变为慢性骨髓炎，使医疗费用明显增加。因此，治疗目的应该是中断骨髓炎由急性期到慢性期的演变，早期诊断与治疗是主要的关键。对疑有骨髓炎的患者应及时、足量应用抗生素，以控制感染，消除症状，阻止骨髓炎由急性期到慢性期的演变。

1. *内治法* 急性骨髓炎以邪实为主，主要是湿热毒邪瘀滞，故治疗当以清热利湿，解毒行瘀，消肿散结为主；慢性骨髓炎的病理特征是本虚标实，正虚邪恋，故治疗当攻补兼施，托里解毒。补益气血，助生化之源，解毒化瘀消肿，排脓生肌，扶正而不恋邪，祛邪而不伤正。

2. *外治法* 急性骨髓炎以消肿散结为主，用《医宗金鉴》金黄散加明矾、雄黄、冰片局部外敷。慢性骨髓炎用蛇葡萄根软膏外敷，隔日换药1次，以清除余毒，排出小死骨。若无死骨，肉芽鲜红时可用生肌膏外敷。

3. *手术治疗* 急性骨髓炎脓肿未溃者予以骨钻孔或骨凿开窗，以减压引流；急性骨髓炎脓肿已溃者和慢性骨髓炎则应予病灶及死骨清除，包括切除窦道和瘢痕组织，暴露炎症性病灶部位，切除死骨、肉芽组织；若死骨摘除后残留较大骨空腔，应用带蒂肌瓣填充，放置引流管，给予生理盐水500 ml加适量抗生素灌注冲洗，每日1次。

第二节 化脓性关节炎

化脓性关节炎，中医学属"关节流注"、"余毒流注"范畴，是化脓性细菌引起的关节内感染。本病多见于儿童，最常受累部位为髋、膝关节。

【病因病机】

中医学认为本病的病因病机总的是机体正气不足，邪毒壅滞关节。

1. *邪毒感染* 外感暑湿寒邪，客于营卫，流于经络，壅滞关节，蓄毒温热；疔、疮、疖、肿失治，余毒未尽，机体正气不足以使其内消外散，邪毒走散，流注关节；开放损伤、关节手术、关节腔检查失当，邪毒随之而入，注滞关节，热毒蕴结，腐筋蚀骨而发病。

2. 气血不足　正气虚弱，复感外邪，致局部壅阻，日久化热，内外合邪，注滞关节而发病。

3. 痰瘀凝结　本病是化脓性细菌感染所致，感染的途径以血源性感染最常见，也可经开放伤口直接进入关节发生感染，亦可由临近关节的化脓性病灶直接蔓延致关节腔内而发病。引起本病的化脓性细菌以金黄色葡萄球菌最为常见，其次为溶血性链球菌、肺炎双球菌、大肠杆菌等。

本病的发展过程大致可分为三个阶段，在发展过程中有时并无明确界限。

1. 浆液渗出期　滑膜充血、肿胀、白细胞浸润，关节腔内有浆液性渗出物。此期无关节软骨破坏，如感染被控制，关节功能可恢复正常。

2. 浆液纤维蛋白渗出期　炎症继续发展，渗出液增多且黏稠混浊，关节内纤维蛋白沉积，附着于关节软骨表面，妨碍软骨的营养代谢，关节软骨失去润滑的表面进而发生软骨破坏。纤维蛋白还将形成关节内的纤维性粘连，引起关节功能障碍。

3. 脓性渗出期　此期关节软骨溶解、滑膜破坏，关节囊和周围软组织蜂窝织炎改变，关节功能严重障碍甚至完全僵直。

【诊断要点】

1. 病史　患者身体其他部位可有感染史、外伤史。

2. 全身症状　起病急骤，初期全身不适，继而寒战高热，体温达39℃以上；食欲不振，苔黄厚，脉洪数。

3. 局部症状　受累关节红、肿、热、痛和功能障碍。疼痛常为最早出现的局部症状，活动时加剧，病变在髋关节时可引起放射性膝关节疼痛。浅表关节如膝、肘、踝关节，早期即可见局部肿胀明显且伴有红、热；深部关节红、肿、热可不明显。由于炎症刺激及关节内脓液增多，关节常固定在使关节间隙充分扩大及关节囊较松弛的位置以减轻疼痛。随着病情进展关节内积液增多，关节周围肌肉痉挛，可并发病理性脱位或半脱位，此时关节的主动和被动活动均明显障碍。

4. 实验室检查　白细胞计数及中性粒细胞计数增多，血沉增快，血培养常为阳性。

5. 关节穿刺液检查　关节液可呈浆液性、血性、混浊或脓性。涂片检查发现大量白细胞、脓细胞和细菌即可确诊。

6. X线表现　早期见关节肿胀，关节间隙增宽，以后病变进展关节附近骨质疏松、破坏，关节软骨破坏致关节间隙进行性狭窄甚至消失。

【鉴别诊断】

1. 风湿性关节炎　多有上呼吸道感染病史。常表现为多关节游走性疼痛，关节局部红、肿、热较化脓性关节炎轻。炎症消退后，关节功能恢复，不遗留关节强直、畸形。关节穿刺检查：关节液量少而清，无脓细胞，无细菌。血清抗链球菌溶血素“O”试验常为阳性。

2. 骨关节结核　病程长，起病缓慢，多呈慢性病容，无明显急性炎症改变。疼痛多不剧烈，关节局部肿胀较轻且不红；病变发展关节局部可有脓肿或窦道形成。关节穿刺液检查可找到抗酸杆菌，抗结核治疗有效。

3. 类风湿关节炎　常为多关节发病，多累及手足小关节。主要表现为反复发作的对称性关节肿痛，逐渐导致关节破坏、强直畸形。本病为全身性疾病，常伴有心包炎、胸膜炎、类风湿结节等关节外表现。类风湿因子试验常为阳性。

【治疗】

本病的治疗原则为早期诊断，及时正确处理，保全生命，尽量保留关节功能。

1. 内治法　初期未成脓者以消法为主，治宜清热解毒，利湿化瘀；成脓期治宜清热解毒，凉血利湿；溃脓期治宜托里透脓，若溃后正虚宜补益气血。同时应及时、足量、有效地合理使用抗生素；根据病情需要予以输液、输血。

2. 外治法　患肢制动或固定于功能位，有助于减轻疼痛，防止感染扩散、关节挛缩畸形和病理性脱位。早期未成脓的局部红肿明显者，可用具有清热解毒，散瘀消肿功效的中草药制成膏药，敷于局部以使炎症局限。溃脓期局部应用药物清洗，收口期局部以具有活血去腐、解毒镇痛、润肤生肌等功效的膏药于局部外敷，以促进创口愈合。

3. 关节穿刺抽液　疑关节有脓，即行关节穿刺，抽出脓液，并于抽脓后注入抗生素，每日或隔日1次；亦可用抗生素+生理盐水反复冲洗关节腔后注入抗生素。

4. 理疗、按摩、功能锻炼　根据病情，感染控制后，为防止关节内粘连，尽可能保留关节功能，可行理疗、按摩、持续性关节被动活动以促进血液循环，增加关节活动，促进功能恢复。

5. 手术治疗　切开引流术：经非手术治疗后，症状仍不缓解者，可行切开引流排脓术，以充分排除脓液，清除坏死组织，彻底冲洗关节腔后留置灌注管及引流管用抗生素+生理盐水作关节腔持续性灌洗，直至炎症消退后予以拔管。

病变晚期，关节破坏严重，关节强直固定于非功能位且关节功能严重障碍者，可于感染控制1年以后行手术矫形，以改善关节功能。

第三节 骨关节结核

中医学认为本病可发生在骨关节及其附近，或在邻近的筋肉间隙处形成脓肿，破溃后脓液稀薄如痰，故属于“流痰”范畴。由于本病后期，损耗气血严重，呈虚劳征象，故又称骨痨。

西医学认为骨关节结核是指结核杆菌主要经血行引起的骨与关节的慢性感染性疾病。本病常继发于肺结核，多见于儿童和青壮年；最常累及脊柱，特别是腰椎，其次为四肢大关节。

【病因病机】

1. *病因* 中医学认为正气虚弱是本病的根本原因，外邪和损伤是本病常见诱因。而西医学认为结核杆菌感染是本病的主要原因。

（1）结核杆菌感染：对痨病的文献记载始见于《内经》，如《素问·玉机真脏论》对痨病的临床特点已有所论述。《普济本事方》明确指出痨病的病因为“肺虫”。《三因极一病证方论·痨瘵诸证》明确提出痨虫（结核杆菌）传染是形成肺痨的唯一因素，这里所讲的痨瘵是指肺痨。骨痨为痨病的一种，其根本原因也是在于痨虫的传染，随着医学水平的提高，已经得到了充分的认识和补充：痨虫就是结核杆菌感染。

（2）正气虚弱：骨关节结核的致病因素虽然主要在于结核杆菌感染，但是正气虚弱的内在因素却是能否发病的关键。中医学认为，先天禀赋不足，肾气不充，骨骼柔嫩脆弱；后天失调，如酒色过度，忧思劳倦，或带下多产，以致肾亏髓空；饮食失调，脾失健运，痰浊凝聚，或大病久病之后失于调治，耗伤气血津液，所有这些致正气亏虚，抗病力弱，体虚不复，痨虫乘虚而入，循经入骨髓，气血凝滞，而成本病。

2. *病机* 骨关节结核多为血源性，95%继发于肺结核。结核杆菌侵及骨与关节后引起的病理变化可分为渗出期、增殖期、干酪样变性期，三期不能截然分开，病理演变有两种结果：一是转向愈合，其中渗出性病变主要愈合方式为吸收、消散；增生期主要愈合方式为纤维化、钙化。二是转向恶化，即病灶发展，干酪样坏死物液化，形成脓肿，病情加重。

根据病变过程可分为下列三种类型。

（1）单纯骨结核

1）松质骨结核：根据病灶在松质骨的位置可分为中心型和边缘两种。中心型病变以浸润、坏死为主，死骨呈圆形、卵圆形或不规则形，死骨吸收或流出后形成骨空腔，其周围可见骨质硬化。边缘型骨质破坏范围一般不大，多不形成死骨，即便死骨形成也易吸收，脓肿形成，也可向关节内或空腔脏器中穿破。

2）皮质骨结核：多自髓腔开始，以溶骨性破坏和脓液形成为主。随着脓液增加，骨膜被掀起而形成骨膜下脓肿，并刺激骨膜形成新骨，如此反复，骨膜新生骨呈葱皮样增殖。老年患者由于骨膜生骨能力较弱，可仅见溶骨性破坏。

3）干骺端结核：兼有松质骨结核和皮质骨结核两种病变的特点，即局部即可有死骨形成，又有骨膜新生骨增生。

（2）滑膜结核：滑膜感染后出现充血、肿胀、炎性细胞浸润、渗出液增加，继而滑膜细胞增生，表面粗糙，深层可见结核结节和干酪样坏死灶。

（3）全关节结核：可由单纯性滑膜结核和单纯性骨结核演变而来。病变发展最终累积构成关节的骨端、软骨面和滑膜组织，形成全关节结核。软骨面和软骨下骨质破坏，软骨面脱落，关节间隙狭窄甚至消失。

【诊断要点】

1. *全身症状* 常起病缓慢，早期全身症状不明显，中后期有低热、盗汗、乏力、消瘦、纳呆、面色无华、脉细数等虚弱证。

2. *局部症状* 多为单发性，早期仅感受累关节略疼痛，局部红、肿、热不明显，继而关节活动障碍，动则疼痛加重。病变进展受累部位形成脓肿，脓液也可向附近及远处流注，脓肿破溃，排出稀薄脓液，有时夹有干酪样坏死物，久则疮口凹陷，周围皮色紫黯，形成窦道，不易收口。病变部于四肢关节，可见患肢肌肉萎缩、畸形。发生于脊柱者可出现脊柱强直，甚至出现瘫痪。

3. *实验室检查* 患者常轻度贫血，窦道混合感染时白细胞计数增高。病变于活动期时血沉加快，稳定期和恢复期血沉正常。结核菌素试验，适用于5岁以下没有接种过卡介苗的儿童，阳性表示感染过结核病。脓液涂片检查可找到抗酸杆菌;脓液结核杆菌培养阳性率为70%左右。

4. 影像学检查　①X线检查为诊断骨关节结核的重要手段,它能够确定病变的部位、程度明确病变的性质。骨关节结核的基本X线表现为骨质破坏,关节间隙狭窄,周围软组织肿胀。松质骨结核X线表现:早期骨小梁模糊,进而病灶密度稍高,可见到溶骨性骨质破坏,破坏区边界不清,可见到不规则死骨,死骨吸收后形成空腔,周围骨质一般无明显骨质增生改变,可见周围软组织肿胀。骨干结核X线表现:早期表现为骨质疏松,继而骨内形成囊性破坏,周围可见层状骨膜反应。滑膜结核X线表现:关节囊和关节周围软组织肿胀、层次模糊;关节间隙可增宽,关节周围骨质疏松。全关节结核X线表现:软骨下骨质破坏,关节间隙狭窄,严重者可见关节脱位、半脱位。②CT检查:CT具有较高的分辨率,能较X线检查提前数周或数月发现病变。可早期发现滑膜结核的变化,对于脊柱可显示X线检查难以发现的早期轻度的骨质破坏及隐蔽脓肿,还可显示病变对椎管内的累及程度。③MRI的多方位成像和最佳的组织对比度使其在评价脊柱结核病变中具有重要价值。

【鉴别诊断】

1. 类风湿关节炎　多关节发病,手足小关节受累,常表现为受累关节反复发作的对称性、持续性肿痛、晨僵,逐渐出现关节畸形,但局部无脓肿和窦道形成。本病为全身性疾病常伴有皮下结节、胸膜炎、心包炎等关节外表现。类风湿因子试验常为阳性。

2. 风湿性关节炎　患者常有上呼吸道感染病史,常表现为受累关节对称性、游走性关节肿痛,局部急性炎症症状表现明显,血清抗链球菌溶血素"O"试验常为阳性。

3. 化脓性关节炎　一般与骨关节结核容易区分。常急骤起病,寒战、高热,受累关节剧痛,局部红、肿、热明显,受累关节常处于关节囊松弛位。实验室检查白细胞计数增高,脓液涂片和细菌培养可找到化脓性细菌。

【治疗】

本病的治疗应抓住结核杆菌感染的主要病因,用抗痨杀虫,抑菌杀菌的中西药物尽快控制病情发展是主要环节。抗结核药物应早期、联合、长期、全程规则应用。

1. 内治法　初期阶段治宜补气血,益肝肾,活血止痛,散寒解凝。成脓阶段治宜补益气血,行气疏风,活血散瘀,消肿止痛。溃后阶段治宜和胃化浊,补益胃气。生肌阶段治宜补养气血,解毒生肌。

2. 外治法　肿疡阶段治宜温经活血,散寒化痰,活血止痛。脓疡阶段治宜消炎止痛,缩毒疮根,迅速穿溃。溃疡阶段治宜腐蚀管壁,消炎止痛,祛除死骨。收肌阶段治宜活血祛痰,拔毒生肌。

3. 手术治疗　采用病灶清除术。适用于病灶内有较大死骨;病灶周围较大脓肿,不易吸收,窦道经久不愈;早期全关节结核为抢救关节功能;脊柱结核有脊髓压迫症状,为了抢救截瘫应及时清除病灶。对患者有其他脏器结核病变处于活动期,全身中毒症状明显者,或合并其他严重疾病难以耐受手术者忌手术治疗。

附

一、脊柱结核

全身骨关节结核中脊柱结核发病率最高,其中又以椎体结核占绝大多数;多累及腰椎,胸椎次之,颈椎较少,骶、尾椎最少。本病以10岁以下儿童多见,其次为青年人。

【病因病机】

病因同骨关节结核。脊柱结核好发于负重大、活动多、血液供应差的椎体。可分为两型:

1. 中心型椎体结核　多见于10岁以下儿童,病灶起于椎体松质骨,以骨坏死为主,常见死骨形成,死骨吸收后形成空洞,整个椎体被压缩成楔形。本型一般只侵犯一个椎体,也有穿透椎间盘累及邻近椎体。

2. 边缘型椎体结核　多见于成年人,病变局限于椎体的上下缘,以溶骨性破坏为主,很快侵及椎间盘及邻近椎体。本型的特征是椎间盘破坏,因而,椎间隙很窄。

椎体破坏后形成的脓液可以汇集在椎体周围形成椎旁脓肿,椎旁脓肿积聚至一定数量后,压力增高,穿破骨膜,沿着肌筋膜间隙向下方流动,在远离病灶部位出现脓肿即流注脓肿。

【诊断要点】

1. 全身症状　起病缓慢,有低热、盗汗、消瘦、乏力、食欲减退及贫血等。

2. 局部症状　最早出现的症状为受累部位疼痛,多为轻微钝痛,于劳累后加重,休息后缓解。病变进展刺激压迫神经根可出现剧痛和神经根刺激症状,后者表现为神经支配区域的放射痛及麻木;患者常为减轻疼痛而采取异常姿势。病变后期因椎体破坏可致脊柱畸形,严重者病变脊髓受压迫并发瘫痪。

3. X线检查　X线检查示,脊柱生理曲度改变,颈、腰椎前凸减少、消失,胸椎呈后凸畸形;椎体破坏:变窄、边缘不齐、密度不均，可见死骨或空腔，严重时椎体破坏消失；椎间隙变窄或消失；椎体周围软组织可见脓肿阴影；累及椎弓时，椎弓模糊或消失。

【鉴别诊断】

1. 脊柱肿瘤　多见于老年人，疼痛进行性加重。X线检查示，骨质破坏累及椎弓根，一般不破坏椎间盘，椎间隙正常。恶性肿瘤仅在椎体外有扩张发展，不形成流注脓肿。

2. 化脓性脊椎炎　起病急，进展快，全身及局部症状明显，受累局部疼痛剧烈，白细胞计数明显增高，早期血培养可找到化脓性细菌。X线检查示，有椎体破坏及椎旁阴影。

【治疗】

中医治疗同骨关节结核。应予以全身支持疗法和抗结核治疗，局部制动。必要时应行手术治疗，病灶清除术可清除脓肿、结核性肉芽组织、干酪样坏死物及死骨，改善局部血运，以利修复；同时可解除和防止脊髓受压。植骨融合术有利于保持脊柱稳定。

二、髋关节结核

髋关节结核占全身骨关节结核的第三位，多见于10岁以内的儿童，男性多见于女性，单侧居多。

【病因病机】

病因同骨关节结核。髋节结核以滑膜结核多见，表现为滑膜组织充血、水肿、渗出、纤维组织增生等，但少形成脓肿、窦道。单纯骨结核病变局限于骨内可发生于股骨骨骺内，也可发生在股骨近端干骺端之边缘，常形成脓肿，破溃后形成窦道。全关节结核多有单纯结核发展而来，特征为关节软骨遭到破坏，病变发展可出现病理性脱位或半脱位。关节软骨破坏后导致关节纤维性、骨性强直。

【诊断要点】

1. 全身症状　起病缓慢，有低热、乏力、盗汗、食欲减退、消瘦等。

2. 局部症状　早期表现为髋部疼痛，初起时疼痛不剧烈，休息后缓解。患肢轻度跛行，随着病情进展疼痛、跛行加重。在腹股沟内侧及臀部可出现寒性脓肿、破溃及形成窦道。晚期出现髋关节疼痛加重，活动受限，关节畸形，“4”字试验，髋关节过伸试验及股骨头破坏加重而出现病理性脱位，患肢短缩畸形。

3. X线检查　随病变不同而不同。早期滑膜结核表现为关节肿块，关节间隙增宽，关节周围骨质疏松，单纯骨结核表现为局限性骨质破坏，死骨形成。全关节结核则有明显骨质破坏，关节间隙狭窄，关节强直，病理性脱位。

【治疗】

全身治疗同骨关节结核，局部治疗在抗结核的基础上作髋关节结核病灶清除术。晚期全关节结核，根据患者情况，可选择髋关节融合术、髋关节成形术治疗。

三、膝关节结核

膝关节结核发病率占骨关节结核第二位，单侧多见，好发于儿童和青壮年。

【病因病机】

病因同骨关节结核。膝关节滑膜丰富，故起病时以滑膜结核多见，表现为滑膜充血、水肿、炎性渗出，干酪样坏死灶，随着病变的进展，结核性病变可以经过滑膜附着处侵袭骨骼。骨结核多发生于股骨下端和胫骨上端的骨骺和干骺端，可形成空洞、死骨和脓肿，晚期全关节结核出现关节软骨和软骨下骨质破坏，半月板、前交叉韧带也被累及，膝关节发生病理性脱位、半脱位，关节畸形或强直。

【诊断要点】

1. 全身症状　起病缓慢，有低热、盗汗、消瘦、贫血等。

2. 局部症状　早期滑膜结核可见膝关节疼痛、肿胀，浮髌试验阳性。早期骨结核，仅在局部肿胀、压痛，全关节结核可有较大活动受限。晚期全关节结核，关节疼痛剧烈，患肢跛行严重，病变膝关节可见脓肿及窦道形成，常有屈曲、内外翻畸形，关节强直。

3. X线检查　早期关节囊肿胀，关节间隙增宽，周围骨质疏松，随着病变进展可见小的死骨、骨空洞、进行性关节间隙变窄和边缘性骨腐蚀。晚期骨质破坏严重，关节间隙消失，甚至可见到脱位、畸形、强直等改变。

【鉴别诊断】

1. 类风湿关节炎　常为多关节发病，多累及手足小关节。主要表现为反复发作的对称性关节肿痛，逐渐导致关节破坏、强直畸形。受累关节局部无脓肿及窦道形成。本病为全身性疾病，常伴有心包炎、胸膜炎、类风湿结节等关节外表现。类风湿因子试验常为阳性。

2. 化脓性关节炎　起病急骤，有高热、寒战、全身不适等表现，受累关节剧痛，并局部红、肿、热、压痛明显。由于肌肉痉挛，关节常处于屈曲畸形位。白细胞计数增高，关节穿刺液涂片检查发现大量白细胞、脓细胞和细菌即可确诊。

【治疗】

全身治疗同骨关节结核。局部治疗依据病情可选用关节穿刺抽液局部注射抗结核药物、滑膜切除术、病灶清除术、膝关节加压融合术。

第四节　股骨头无菌性坏死

股骨头无菌性坏死，又称股骨头缺血性坏死，类似于中医学文献记载的髋部"骨痹"及"骨蚀"。多发于青壮年，男性多于女性。为常见骨坏死之一。

【病因病机】

1. *肝肾亏虚*　是本病之根本。筋骨的强弱与肝肾是否亏虚密切相关。肝藏血、主筋，肢体关节运动能量，全赖于肝藏血充足和调节血量功能的正常。肾藏精、主骨生髓，只有肾精充足，骨骼才可得以骨髓充养。肝肾虚衰，筋骨失养，不耐强力，则筋骨易于损伤。

2. *气血不足，卫外不固*　筋骨、关节的功能活动有赖于气血的温煦濡养。气主推动、防御，血主濡之，营养滋润全身。气为血帅，血为气母。血液的正常运行，有赖于气的推动，气行则血行，气滞则血滞，若气虚无力行血或气滞不能行血，则血流缓慢或停留于局部，形成瘀血，致气行受阻，营卫失调，闭而不通，筋骨失养。

3. *外伤和外邪侵袭*　外伤或感受风寒湿邪，痹阻经络，气血运行不畅，气滞血瘀，骨枯髓减，股骨头失养，发生缺血坏死。

4. *其他*　股骨头无菌性坏死还与慢性劳损、长时间应用激素、长期过量饮酒、接触放射线等原因有关。

【诊断要点】

1. *病史*　详细询问病史，了解有无外伤、服用激素、嗜酒史等，以助于分析，确定诊断。

2. *临床表现与体征*　股骨头无菌性坏死早期可无症状，仅在拍摄X线片时发现，最早出现的症状为髋关节或膝关节疼痛，多为钝痛或酸痛不适等，可为间歇或持续性，行走活动后加重，有时为休息痛。常向腹股沟区、大腿内侧、臀后侧和膝内侧放射，并有该区麻木感。病变进展疼痛逐渐加重，出现跛行，活动受限。初起跛行多为间歇性，晚期出现持续性跛行。早期常外展、外旋活动受限明显，晚期可出现髋关节融合，关节僵直。

髋关节无明显红、热、肿胀，局部深压痛，内收肌止点压痛，"4"字试验阳性，髋关节屈曲挛缩试验阳性，髋关节承重功能试验阳性，部分患者轴向叩击痛阳性。外展、外旋或内旋活动受限，患肢可缩短，甚至有半脱位体征。

临床上通过临床表现和影像学检查来确定诊断，多年来股骨头无菌性坏死有多种分类分期法，以Ficat分期法较常见。

0期：患者无症状。X线表现正常。

Ⅰ期：患者有疼痛和髋关节活动受限症状。X线表现正常，或有轻度弥漫性骨质疏松。

Ⅱ期：X线片示广泛的骨质疏松，有骨硬化或囊性变，股骨头的轮廓正常。临床症状明显。

Ⅲ期：X线片示股骨头内硬化、囊变，股骨头塌陷，有新月征，关节间隙正常。临床症状明显加重。

Ⅳ期：骨关节炎期，X线片示股骨头塌陷，关节间隙变窄。临床症状疼痛明显，髋关节各向活动明显受限。

值得提出的是本病最有价值的影像学检查是MRI，可早期发现骨坏死的存在。

【鉴别诊断】

1. *髋关节结核*　起病缓慢，常伴有低热、乏力、盗汗、消瘦等全身症状。髋关节处可见脓肿、窦道形成，X线检查可显示骨与关节面的破坏，髋关节穿刺抽液检查可找到抗酸杆菌，抗结核治疗有效。

2. *类风湿关节炎*　多关节发病，常累及手足小关节，表现为受累关节对称性、持续性肿胀和疼痛，晨僵持续时间长达1小时以上。本病为全身性疾病，常伴有胸膜炎、心包炎、皮下结节等关节外表现。实验室检查，可有轻度贫血、血沉加快，类风湿因子试验常为阳性。

3. *风湿性关节炎*　患者多有上呼吸道感染史，呈游走性多关节红、肿、热、痛，可伴有心肌炎表现。抗链球菌溶血素"O"试验常为阳性。

【治疗】

1. *药物治疗*

肝肾亏虚：治宜滋补肝肾。

气血不足，卫外不固：治宜双补气血、行气活血。

外伤者，治宜行气养血；风寒湿外邪侵袭者，治宜散寒通络祛风湿。

外用药物可用有活血化瘀，祛风除湿，舒经活络效用的中草药予以局部熏洗。也可用消肿止痛膏敷贴于患处。

2. *非手术治疗*　适用于青少年患者及成人病变属Ⅰ、Ⅱ期患者，避免患肢负重，或用牵引疗法以缓解关节周围组织痉挛，减低关节内压力。还可运用推拿按摩法，改善髋关节周围组织血运，缓解肌肉痉挛，增加关节活动度。

3. 手术疗法

股骨头钻孔加压植骨术：适用于Ⅰ、Ⅱ期患者，可以使股骨头内压减低，改善股骨头血运，并利于坏死骨区的修复。

带肌蒂或血管蒂植骨术：适用于Ⅱ、Ⅲ期患者，可选择缝匠肌蒂骨块植骨术或旋髂深血管蒂骨块植骨术，既降低股骨头内压，又通过植骨块对股骨头血管渗透以改善血供。

血管移植术：适用于Ⅱ、Ⅲ期患者，用空心钻自头颈部前方向坏死区钻两个骨隧道，直达软骨面下，通过骨隧道刮除死骨及肉芽组织并尽量刮通囊腔间隔，最后将游离出来的旋股外侧动、静脉血管束末端用肠线结扎，并引入股骨头达软骨面下，肠线穿出软骨面相互打结固定血管束。

股骨头表面置换：是中晚期股骨头坏死行全髋关节置换的一种过渡方法。因其切除股骨近端退变的软骨和软骨下死骨并股骨头颈，正常骨得以保留，不影响远期行髋关节融合术或全髋关节置换，适用于 Ficat Ⅲ、Ⅳ期年轻、髋臼无改变的患者。

全髋关节置换术：是公认有效的治疗法，可缓解髋关节疼痛，恢复髋关节功能。较适用于年龄大于 65 岁，Ⅳ期股骨头无菌性坏死继发髋关节炎的患者。

第五节 骨关节炎

骨关节炎是一种慢性关节疾病，中医学属“痹证”范畴，是本虚标实之证。主要病变特征为关节软骨退行性变和继发性骨质增生。好发于中老年患者，女性多于男性，好发部位为膝、髋、脊柱等负重大，活动多的关节。

【病因病机】

1. 肝脾肾亏虚　肝藏血，肝血旺则疏泄正常，筋得血润则强劲有力。肾藏精，精足则髓充，骨骼得以滋养，筋骨坚强，脾气盛则生化有源，输布有序，肌得血养，则肢体强健。肝脾肾亏虚，筋骨、肌肉失养，而发生骨质退行性变。

2. 风、寒、湿外邪侵袭　为本病发生的重要诱因。中年以后，肝肾亏虚，气血不足，复受风、湿、寒外邪乘虚而入，侵袭经络，精气血运行失控，致本病发生。

3. 慢性劳损　过度劳累，日积月累，筋骨受损，营卫失调，气血受阻，经脉瘀滞，筋骨失养，致本病发生。

骨关节炎临床可分为原发性和继发性两类，原发性与年龄密切相关，多发于老年人，软骨的退变老化为发病基础。继发性指由于创伤、感染、先天畸形、代谢及内分泌疾病等造成软骨损害，日久成本病。

本病的主要病理特征为关节软骨退变、破坏，继而出现软骨下骨和滑膜病变。早期关节软骨局灶性软化，表面粗糙，失去正常弹性，继而出现表面不规则小凹或线样小沟，进一步出现微小裂隙、糜烂、溃疡、脱落。软骨磨损最大的中央部位的软骨下骨密度增高，呈象牙质改变。而周围部位承受压力较小，骨质发生囊性变。软骨边缘及肌腱附着处形成骨赘。骨赘破裂或软骨剥脱形成关节内游离体。由于剥脱的软骨片及骨质增生的刺激引起滑膜的炎性改变，主要有增殖型滑膜炎和纤维型滑膜炎两种类型。

【诊断要点】

临床表现与体征

（1）疼痛：为本病的主要症状，也是导致关节功能障碍的主要原因。初起为间断性、轻微钝痛、酸痛，动则加重。病情进展，出现持续性疼痛并渐加重，可出现典型的“休息痛”，即在静止或晨起时疼痛，稍活动后减轻，若活动过多，因关节面摩擦又产生疼痛。

（2）僵硬、关节肿大：患者常感到关节僵硬，晨起或休息后不能立即活动，需经过短时间的活动，解除僵硬状态。关节僵硬的时间一般不超过 30 分钟。受累关节因局部骨质增生、滑膜炎性渗出、滑膜肥厚改变而关节肿大。

（3）活动受限：由于骨赘形成、软骨丧失、关节周围肌肉痉挛以及关节破坏等出现关节活动受限。关节内游离体形成可致关节出现绞锁现象。

（4）体格检查：受累关节肿胀，周围肌肉萎缩，压痛常于关节间隙明显，主动或被动活动关节时感疼痛，可有骨擦感或闻及骨擦音，不同程度关节活动受限。病变晚期受累关节出现畸形，病变在膝关节常见膝内翻畸形，在髋关节常见屈曲、外旋、内收畸形。

（5）X 线检查：早期无明显变化，晚期典型表现为关节间隙狭窄、软骨下骨质硬化和囊性变、关节边缘骨赘形成、关节面不平整等。

【鉴别诊断】

1. 骨关节结核 好发于儿童和青少年，起病缓慢，常有低热、盗汗、食欲减退、消瘦等全身症状。病变部位可见脓肿、窦道形成。X线片可见明显骨质破坏，关节穿刺抽液检查可找到抗酸杆菌。

2. 风湿性关节炎 患者常有上呼吸道感染病史，常表现为受累关节对称性、游走性关节肿痛，局部急性炎症症状表现明显，血清抗链球菌溶血素“O”试验常为阳性。

3. 类风湿关节炎 多关节发病，手足小关节受累，常表现为受累关节对称性、持续性肿痛，关节僵硬长达1小时以上。本病为全身性疾病，常伴有皮下结节、胸膜炎、心包炎等关节外表现。类风湿因子试验常为阳性。

【治疗】

1. 内治法 肝肾亏虚是本病发生的关键因素，风、湿、寒外邪侵袭是常见诱因，且本病病程长，肝肾亏损，气血虚弱，往往正虚邪实，故治疗应以扶正祛邪为要旨，标本同治。扶正以补肝肾强筋骨为主，祛邪以活血化瘀，舒筋活络为主，兼祛风除湿化痰，清热解毒。

2. 外治法 熏洗法、敷贴法是通过药物直接作用于受累关节，从而改善局部血液循环和新陈代谢，达到祛除寒湿痹着，通经活络之功效。关节内注射透明质酸钠，可以起到润滑关节，保护关节软骨的作用。按摩和功能锻炼能够加速局部血液循环、松解粘连、消肿止痛及加强关节周围组织弹性、增强肌力、防止肌肉萎缩等重要作用。

3. 手术治疗 早期可选用关节镜下关节清理术以清除关节内机械性刺激物，包括骨赘、增生的滑膜组织等。晚期关节明显畸形，持续性疼痛，严重影响生活质量时，根据患者具体情况可选用关节成形术、截骨术、人工关节置换术等以缓解症状改善关节功能。

第六节 骨骺炎

骨骺炎是指骨骼发育期间，各骨化中心由于各种原因干扰而出现的软骨内化骨的紊乱。病变发生在骨骺，又称为骨骺骨软骨病、骨软骨病、骨软骨炎、骨骺无菌性坏死或缺血性坏死等。好发于股骨头、胫骨结节等部位。

一、股骨头骨骺炎

股骨头骨骺炎，又称股骨头软骨炎、Legg-Calve-Perthes 病等。本病是一种自限性疾病，起病隐匿，以跛行和疼痛为主要体征，好发于2～12岁儿童，其中以4～8岁为多见，男女发病比例约为4∶1。以单侧多见，后期可形成扁平髋等。

【病因病机】

发病病因尚不明确，外伤可能是该病的主要病因，多数学者认为本病的发生与股骨头骨骺血液供应关系密切。3岁以前，股骨头骨骺的血供来自干骺动脉和外骺动脉，主要是干骺动脉。3～8岁时，由于骺板的阻挡，干骺动脉的血运很少能通过干骺端继续上升，因而，股骨头近端骨骺的血供主要依赖外骺动脉，此时，如股骨头骨骺受到某种轻微损伤，虽不足以产生骨折，却可引起血供障碍，从而导致股骨头骨骺部缺血性坏死。8岁以后，股骨头由圆韧带血管和外骺动脉两条血管提供血供，因而，发病率明显下降。当骨骺闭合后，干骺端血管进入股骨头，血运明显增加，故不再患此病。

该病的发生可能还与先天性缺陷、静脉回流障碍、各种原因引起的关节腔内压力增高、股骨头骨骺营养血管闭塞或障碍及内分泌紊乱有关。其病理改变按软组织反应—骨坏死—骨吸收—骨修复的总趋势进行，整个病理过程需2～4年。

中医学认为本病的发生是由于局部气血瘀阻，经脉不通，使机体失去正常的气血温煦和濡养所致，可分为：

1. 先天不足 禀赋不足，营血失调，气血不能温煦、濡养筋骨。

2. 正虚邪侵 体质虚弱，外伤或受风寒湿邪所侵，脉络闭塞，骨枯髓减。

3. 气滞血瘀 气滞则血行不畅，血瘀也可致气行受阻，营卫失调，闭而不通，骨失所养。

【诊断要点】

1. 病史 有创伤史、髋关节滑膜炎史、家族遗传史、发育不良史等。

2. 临床表现及体征

（1）早期：表现不明显，可见髋部、大腿内侧或膝部疼痛，轻度跛行，活动后加重，休息后减轻。疼痛性质往往较轻或呈钝痛。髋关节外形正常，腹股沟有压痛，髋关节内旋、外展受限。

（2）中期：髋关节疼痛及跛行加重。内收肌痉挛，髋关节轻度屈曲和内收畸形，腹股沟压痛明显，髋关节活动受限，以内旋和外展受限明显，患肢稍短。

（3）后期：可恢复正常。有的遗留外展和旋转活动受限。部分患者由于股骨头、颈的变形，可表现为大转子相对上移，甚至可出现半脱位及髋内翻。

3. 影像学检查

（1）早期：软组织轻度肿胀，关节间隙增宽，股骨头骨骺较健侧稍小，骨质轻度致密，或有不规则、不典型的模糊密度减低区，股骨上端骨质疏松。

（2）中期：股骨头骨骺变扁、致密、囊变或节裂、粉碎，股骨颈变宽粗短，关节间隙正常。

（3）后期：骨质密度逐渐恢复正常，病情轻者股骨头、颈轮廓可基本恢复正常，但多数留有不同程度的股骨头扁平，股骨颈变短，髋臼也相应变浅。还可继发髋关节半脱位或关节退行性改变。

为了便于判断股骨头骨骺的破坏程度，以利于采用相应的治疗手段，我国邸建德等将本病分为四度：

Ⅰ度：股骨头骨骺致密及囊性改变，但股骨头的高度无改变，干骺端正常。

Ⅱ度：受累区占骨骺的一半以上，死骨明显，股骨头塌陷变扁，干骺部可见囊状吸收。

Ⅲ度：骨骺大部分形成死骨、碎裂，股骨头扁平，股骨颈增宽，干骺端的改变为弥漫性。

Ⅳ度：骨骺全部破坏，股骨头扁平、致密、碎裂，有时骨骺发生移位。晚期股骨头呈蘑菇状。髋臼也因之变形，有的有半脱位，干骺端呈广泛囊样变。

【鉴别诊断】

1. 股骨头骨骺滑脱症　早期极易混淆，但股骨头骨骺滑脱症 X 线检查示，股骨头骨骺轮廓及密度正常，侧位片见股骨头向后下方滑脱。

2. 暂时性滑膜炎　又称一过性滑膜炎。症状表现与股骨头骨骺炎极为相似，但经 1～2 周休息后可痊愈，X 线检查骨骺没有任何异常。

【治疗】

1. 内治法

（1）先天不足：治宜补肾健骨，方用左归丸。

（2）正虚邪侵：治宜补养气血，方用圣愈汤、八珍汤、十全大补汤等。

（3）气滞血瘀：治宜行气止痛，活血祛瘀，方用桃红四物汤加枳壳、香附、延胡索。

2. 外治法

（1）可根据病情选用外用药如消肿止痛膏、阳和解凝膏等敷贴。

（2）Ⅰ、Ⅱ度患者可采用牵引或外展支架，下肢外展 30°～40°位，以减轻股骨头骨骺的压力，同时有利于其重建和模造。

3. 手术治疗　Ⅱ度患者可采用髋关节滑膜次全切除术，或股骨头骨骺钻孔术；Ⅲ度患者作髋关节全滑膜切除术；Ⅳ度患者可采用髋关节臼盖成形术，以改善股骨头与髋臼的包容。半脱位明显者可行股骨转子下内旋内翻截骨术等。

二、胫骨结节骨骺炎

胫骨结节骨骺炎，又称胫骨结节骨软骨炎、Osgood-Schlatter 病。本病以胫骨结节处肿大并有压痛，股四头肌用力时疼痛加剧为特征，多见于经常从事剧烈运动的青少年，男多于女，单侧发病者多见。

【病因病机】

胫骨结节骨骺是胫骨上端骨骺向前下方延长的部分，髌韧带附着于该处。当股四头肌长期、反复、猛烈收缩时，牵拉暴力通过髌骨、髌韧带传导至胫骨结节，致使胫骨结节骨骺发生慢性损伤。同时来自髌韧带的血液供应被阻断和减少，从而导致胫骨结节缺血坏死。

中医学认为本病是由于脉络损伤，气血循行不畅，营卫不通，以致气血不能正常温煦和濡养所致。

【诊断要点】

1. 病史　近期参加剧烈运动病史。

2. 临床表现及体征　起病缓慢，膝前方髌韧带附着处疼痛，剧烈活动或劳累后加重，休息后缓解。胫骨结节部局限性肿胀、压痛明显，股四头肌抗阻力运动时可引起局部疼痛加重。晚期胫骨结节肥大突起。

3. 影像学检查　X 线检查可见髌韧带及其周围软组织有肿胀阴影，胫骨结节与韧带之间的锐角消失。胫骨结节骨骺呈舌状，骨质致密或边缘不规则，附近软组织肥厚或见碎裂，与骨干分离。晚期骨骺不规则增大、隆起。

【鉴别诊断】

胫骨结节骨骺撕脱骨折 多受暴力刺激，伤后即不能行走，局部压痛明显，疼痛剧烈，肿胀较为严重，可见青紫瘀斑。X线片示胫骨结节骨骺分离。

【治疗】

1. *限制活动* 避免膝关节剧烈运动，保证患肢充分休息，急性期应将膝部保持于伸直位，可用石膏托固定，一般固定4～6周。

2. *药物治疗* 治宜活血通经止痛。内服药桃红四物汤加减。外用消肿止痛膏敷贴。

第七节 骨质疏松症

骨质疏松症是以全身性骨量减少，慢性腰背疼痛，甚则畸形、骨折为特征的一种骨骼系统疾病。其特征是骨强度下降、骨微结构退变、骨的脆性增高、骨折风险性增加。骨强度下降反映了骨矿物质和骨基质等比例的减少；骨微结构退变是由于骨组织吸收和形成失衡等原因所致，表现为骨小梁结构消失、变细和断裂。骨的脆性增高、骨力学强度下降、骨折危险性增加，对载荷承受能力降低，而易于发生微细骨折或完全骨折。可悄然发生腰椎压迫性骨折，倒地性的桡骨远端、股骨近端和肱骨上端骨折。本病多发生在50岁以上的人群，女性发病率高于男性。以疼痛，身材缩短、驼背，骨折以及呼吸功能障碍为主要表现。

骨质疏松症属于中医学"骨痿"、"骨痹"范畴，病变在骨，其本在肾，《素问·痿论》云："肾主身之骨髓……肾气热，则腰脊不举，骨枯而髓减，发为骨痿。"

【病因病机】

骨质疏松症是由多种原因引起的骨骼的系统性骨病，其病因尚未完全明确，一般认为与内分泌因素、营养因素、物理因素、遗传因素的异常，以及与某些药物和疾病因素影响有关。这些因素影响高峰骨量以及骨量丢失，并导致骨基质和骨矿物质含量减少，最终发展至骨质疏松。骨质疏松症可分为原发性骨质疏松症、继发性骨质疏松症和特发性骨质疏松症。

1. *原发性骨质疏松症* 由于年龄增加、器官生理功能退行性改变和性激素分泌减少引起的骨质疏松，如绝经后骨质疏松症、老年性骨质疏松症。

2. *继发性骨质疏松症* 由于某些疾病或药物等引起的骨质疏松，根据发病原因可分为以下几种。

（1）先天性骨质疏松症：如成骨不全、高胱氨酸尿症。

（2）内分泌性骨质疏松症：非正常绝经、性腺功能减退、垂体功能减退、糖尿病、甲状腺功能减退、甲状腺功能亢进、甲状旁腺功能亢进等。

（3）营养缺乏性骨质疏松症：如维生素D缺乏，维生素K缺乏，长期钙摄入不足，长期蛋白质缺乏或其他微量元素如镁、锰、锶、锌缺乏等。

（4）血液系统性骨质疏松症：骨髓疾病、白血病、淋巴病、戈谢病、贫血、血友病。

（5）药物性骨质疏松症：如长期使用糖皮质激素、抗癫痫药等。

（6）肾性骨质疏松症：如慢性肾病。

（7）失重性或失用性骨质疏松症：如长期卧床、宇宙飞行、失重状态。

（8）其他骨质疏松症：如肝功能不全、类风湿关节炎、强直性脊柱炎、呼吸系统疾病、结缔组织疾病、胃切除、卵巢切除等。

3. *特发性骨质疏松症* 指儿童、青少年和成人期的不明原因的骨质疏松症，包括青少年骨质疏松症，青壮年骨质疏松症及妊娠、哺乳期骨质疏松症。

中医学认为本病的发生、发展与"肾气"密切相关，可分为：

1. *肾虚精亏* 肾阳虚衰，不能充骨生髓，致使骨松不健；肾阴亏损，精失所藏，不能养髓。

2. *正虚邪侵* 正虚而卫外不固，外邪乘虚而入，气血痹阻，骨失所养，髓虚骨疏。

3. *先天不足* 肾为先天之本，由于先天禀赋不足，致使肾脏素虚，骨失所养，不能充骨生髓。

【诊断要点】

骨质疏松症主要是依据临床表现、骨密度检查、实验室检查和影像学检查综合进行诊断。

1. 临床表现及体征

（1）疼痛：是骨质疏松症最常见、最主要的症状，以腰背痛最多见。缓慢起病，初起全身酸楚不适，逐渐发展为隐痛，疼痛加重，喜按，改变体位则疼痛可减轻。疼痛沿脊柱向两侧扩散，仰卧或坐位时疼痛减轻，直立时后伸或久立、久坐时疼痛加剧，日间疼痛轻，夜间和清晨醒来时加重，弯腰、肌肉运动、咳嗽、大便用力时加重。发生骨折时，产生剧烈的持续性疼痛。常见的疼痛部位是腰背部、肋部及骶髂部。

（2）驼背、身长缩短：是继腰背痛后出现的重要临床体征之一。除驼背外，有的患者还出现脊柱后侧凸、鸡胸等胸廓畸形。

（3）骨折：骨质疏松症患者受轻微的外力就易发生骨折。其骨折发生的特点为外伤史不明显，骨折发生的部位相对比较固定。好发部位为胸腰段椎体、桡骨远端、股骨上段、踝关节等。

（4）呼吸功能障碍：胸、腰椎压缩性骨折，脊椎后弯，胸廓畸形，可使肺活量和最大换气量显著减少。患者往往可出现胸闷、气短、呼吸困难等症状。此外，骨质疏松症并发先天脊柱侧弯，可引起肺动脉高压和右心肥大。

2. 骨密度检查　骨质疏松症以骨量减少为主要特征，故骨密度的测定成为诊断的主要手段，骨密度的测定由于所使用的仪器及方法的不同，检测的部位也有所区别，如定量计算机体层扫描测量骨密度最为准确，可用于成人和儿童；单光子骨密度仪检测桡骨骨密度；超声骨密度仪一般检测胫骨和跟骨骨密度；双能 X 线骨密度仪可测量全身骨密度，目前常用以检测腰椎、股骨近端、前臂、跟骨等部位。

中国老年学会骨质疏松委员会骨质疏松诊断标准学科组参考了世界卫生组织的标准结合我国国情并依据日本 1996 年的标准于 1999 年 10 月通过的《中国人骨质疏松症建议诊断标准（第二稿）》，主要采用骨矿含量诊断标准和峰值骨密度丢失百分率及分级标准（主要用于女性成人，男性参照执行）为诊断骨质疏松标准。中国人原发性骨质疏松症诊断，其骨密度值应与当地同性别的峰值骨密度相比：减少 1% ~12% 为基本正常；减少 13% ~24% 为骨量减少；减少 25% 以上为骨质疏松症；减少 37% 以上为严重骨质疏松症。

3. 实验室检查　在原发性骨质疏松症中，血清钙、磷以及碱性磷酸酶水平通常是正常的，骨折后数月碱性磷酸酶水平可增高。骨质疏松症伴有骨折的患者，血清钙低于无骨折者，而血清磷高于无骨折者。如伴有软骨病，血钙、磷偏低，碱性磷酸酶增高，尿磷、尿钙检查一般无异常发现，尿羟脯氨酸增高，其排出量与骨吸收率成正相关。

4. 影像学检查　X 线平片主要表现为骨密度减低，骨小梁减少、变细、分支消失，脊椎骨小梁以水平方向的吸收较快，进而纵行骨小梁也被吸收，残留的骨小梁稀疏排列呈栅状。

【鉴别诊断】

1. 骨质软化症　脊椎、骨盆及下肢长骨可能产生各种压力畸形和不完全骨折，骨骼的自发性疼痛、压痛出现较早并且广泛。全身肌肉多无力，少数患者可发生手足抽搐。X 线片可见骨质广泛疏松和压力畸形。实验室检查可见血钙、磷降低，碱性磷酸酶升高。

2. 多发性骨体瘤　骨骼疼痛是早期主要症状。骨骼病变多见于脊椎、颅骨、锁骨、肋骨、骨盆、肱骨及股骨近端，骨质破坏处可引起病理性骨折。X 线片显示相应部位弥漫性骨质疏松和病理性骨折表现。实验室检查可见骨髓中出现大量骨髓瘤细胞。

3. 原发性甲状旁腺功能亢进症　临床症状相似，是由于甲状旁腺腺瘤、增生肥大或腺癌所引起。临床表现为高血钙、低血磷症。X 线片显示骨膜下皮质骨吸收及颅骨内外板边缘模糊，有普遍颗粒状脱钙现象。实验室检查多见早期血钙增高，平均在 2.2 ~2.7 mmol/L 以上，血磷多数低于 1.0 mmol/L，90% 患者的血清免疫活性甲状旁腺激素明显高于正常值，尿钙增多。

【治疗】

1. 中医治疗

（1）肾虚精亏：治宜补肾填精，方用左归丸加淫羊藿、鹿衔草，或用中成药骨疏康、骨松宝等。

（2）正虚邪侵：治宜扶正固本，方用鹿角胶丸，方中虎骨改用代用品。治疗需考虑继发疾病的病因，审因而治。

（3）先天不足：治宜填精养血，助阳益气，方用龟鹿二仙胶汤。治疗亦需考虑患者年龄、性别、原发病病因，辨证施治。

2. 西医治疗

（1）钙剂：钙是提高骨峰值和防治骨质疏松的营养素。补充钙剂是防止骨质疏松的基本措施，不能单独作为骨质疏松治疗药物，仅作为基本的辅助药物。补充钙剂可使骨代谢由钙的负平衡转为正平衡。中国营养协会推荐每日钙需要量：3 个月以下婴儿 400 mg；6 周岁以下幼儿 600 mg；10 岁以下儿童 800 mg；18 岁以下少年 800 ~1 000 mg；成年人

800 mg；孕妇及哺乳妇女 1 100～1 500 mg；老年人 1 200 mg。

（2）维生素 D：维生素 D 及其代谢物与钙剂联合应用是治疗骨质疏松的基础措施。每日摄取维生素 D，成人推荐剂量为 200 IU/d，老年人推荐剂量为 400～800 IU/d。维生素 D 对钙代谢有调控作用，可促进钙在肠道的吸收，维持正常骨重建。

（3）性激素：女性可使用雌激素治疗绝经后骨质疏松症。雌激素能促进降钙素的分泌，使活性维生素 D_3 的合成增加，与甲状旁腺激素有拮抗作用。使用雌激素类药物治疗时，要认真评价药物的治疗作用和副作用，定期检查防止发生严重合并症。

（4）氟化物：氟为亲骨元素，可以替代羟磷灰石中羟基，形成氟磷灰石，减少骨盐结晶的溶解及反应性，加强骨的稳定。服用含氟制剂时应适当合用钙剂。

（5）二磷酸盐：可直接改变破骨细胞的形态学，从而抑制其功能；与骨基质理化结合，直接干扰骨吸收；直接抑制成骨细胞介导的细胞因子如白细胞介素-6（IL-6）、肿瘤坏死因子（TNF）的产生。双磷酸盐可通过抑制成骨细胞产生的细胞因子而阻止破骨细胞修复，对骨质疏松症起治疗和预防作用。

（6）降钙素：具有直接抑制破骨细胞活性的作用，广泛用于骨吸收增加和以骨量丢失为特点伴有疼痛的骨质疏松症的治疗。

第八节　骨 肿 瘤

骨肿瘤来源于骨基本组织和骨附属组织，包括原发性肿瘤、继发性肿瘤及瘤样病变等。骨基本组织指软骨、骨、骨膜、髓腔纤维组织等；骨附属组织指骨内的神经、血管、骨髓等。骨肿瘤虽有良性或恶性之分，但并非截然分开，有些肿瘤表现为良性与恶性之间的中间型性质，故有“相对恶性”与“低度恶性”之称谓。一般为单发，也有多发者，如骨软骨瘤、软骨瘤、骨髓瘤等。

【病因病机】

人体本身的内因是骨肿瘤发生的一个重要原因，如某些胚性细胞错置，未能正常发育，长期保持静止状态，一旦受到某些因素刺激，便迅速生长，形成骨肿瘤。有些骨肿瘤的发生与损伤有关，有些与感染有关，人体长期接受大量放射性物质亦可诱发本病。中医学认为本病与以下几个因素有关。

1. *正虚邪侵*　体质强弱与本病的发生、发展、预后有着密切关系，正虚体弱，腠理不密，脏腑脆弱，脏腑功能失常，气虚血亏，气血不和，气血壅塞，结聚成瘤。

2. *气滞血瘀*　气血瘀滞，经络阻隔，蕴结日久，骨与气并，日以增大，凝结成块。

3. *肾虚精亏*　先天禀赋不足，髓不养骨，或秉承遗传，易生骨肿瘤；女子七七，任脉虚，男子八八，天癸竭，肾虚精亏，营卫失调，气血不和，肾气精血俱衰，不以荣骨，骨瘤乃发。

骨肿瘤可分为以下两类。

1. *原发性骨肿瘤*　来源于骨、软骨、造血组织或骨髓、纤维组织、脉管、脂肪、神经、脊索、上皮等，或来源未定。原发性骨肿瘤的分类，主要是根据肿瘤组织的形态结构进行的，特别是根据肿瘤细胞所显示的分化类型及所产生的细胞间物质类型进行的。在此基础上，结合肿瘤的生长特性，将骨肿瘤分为良性和恶性两大类。发生于骨的各种瘤样病变，其形态改变和临床表现常类似骨肿瘤，且可与骨肿瘤并存或作为某些骨肿瘤发生的基础，为了进行比较和鉴别诊断，也列入分类中。

2. *继发性骨肿瘤*　即转移瘤，原发病大多是癌，几乎所有癌皆可转移至骨，仅少数为肉瘤、神经母细胞瘤。

【诊断要点】

骨肿瘤的诊断需详细询问病史，了解局部和全身症状，进行体格检查，掌握有关体征，同时通过 X 线检查、实验室检查、病理组织检查，全面分析病情资料，作出诊断。

1. *临床表现及体征*

（1）局部及全身症状：骨肿瘤无论良性或恶性，早期全身症状一般不明显。良性骨肿瘤主要表现在局部症状，脉、舌多无明显变化。恶性骨肿瘤后期出现全身衰弱，食欲不振，形体消瘦，精神委靡，神疲乏力，面色苍白，甚至出现形如枯槁，脉沉细而虚，气血两虚者舌淡苔薄，阴虚火旺者舌红无苔，气滞血瘀者舌紫苔黄。

大多数良性肿瘤疼痛不明显。恶性骨肿瘤早期可出现疼痛，开始较轻，尚有间歇，随着病情的发展，呈进行性加剧，且难以忍受，大多数恶性肿瘤夜间疼痛加剧，有时可沿周围神经走向出现放射性疼痛。

骨肿瘤早期一般无明显的功能障碍。良性骨肿瘤晚期,有些出现病理骨折或发生恶性病变后,可有功能障碍,接近关节的骨肿瘤随着肿瘤发展可出现功能障碍;恶性骨肿瘤发展迅速,会不同程度地出现功能障碍。

(2)发病部位:多数骨肿瘤有各自的好发部位,如骨肉瘤好发于长骨干骺端,而且多见股骨下端及胫骨上端;Ewing 肉瘤好发于长骨骨干部及骨盆;骨巨细胞瘤好发于四肢长骨的骨端,而且发生于股骨的远端多于近端,发生于胫骨的近端多于远端;骨转移性肿瘤发生在骨盆最多。发病部位也是诊断肿瘤的一个重要方面。

(3)发病年龄:发病年龄对骨肿瘤诊断也有参考价值,如尤因(Ewing)肉瘤发病年龄在 20 岁以内达到 90% 以上;骨肉瘤发病年龄在 10~20 岁占 47.5%,20~30 岁之间占 28.7%,说明该病以青少年多见。

(4)病程:对诊断骨肿瘤属良性还是恶性瘤有重要参考价值,一般良性骨肿瘤发病病程长,进展速度慢;恶性骨肿瘤发病病程短,进展速度快。

(5)触诊:检查时应注意肿物的部位、大小、硬度、活动度、边界是否清楚、有无搏动感。良性骨肿瘤肿块一般呈膨胀性、硬度如骨样、边界清楚、无活动度;恶性肿瘤的骨外形一般不膨胀,周围软组织可见肿胀,肿块硬度不如良性骨肿瘤,边界不清楚,有些血管丰富的恶性骨肿瘤晚期,当骨质有破坏时可扪及血管搏动,有时还能听到血管杂音,肿块推之不活动。

2. *实验室检查* 良性骨肿瘤患者的血、尿、骨髓检查一般都正常。恶性骨肿瘤可出现红细胞沉降率加快,晚期大多数出现贫血。40%~60% 骨髓瘤患者可有本周(Bence-Jones)蛋白尿。骨髓穿刺都可见到骨髓瘤细胞,其数量超过 5%~10%,当数量超过 20% 时,并见异型浆细胞,浆细胞呈小团状。骨肉瘤、成骨性转移瘤因形成大量新生骨,故碱性磷酸酶数值增高。

3. *影像学检查*

(1)X 线检查:对诊断骨肿瘤是一项重要手段,检查结果是诊断的重要依据,一般来说良性骨肿瘤的阴影比较规则,密度均匀,外围边界整齐,轮廓比较清楚,骨膜无反应性阴影,软组织内也无阴影;溶骨型骨皮层的变薄和膨胀征象,是良性骨肿瘤的一个特征。恶性骨肿瘤阴影多不规则,密度不均匀,边界不整齐,轮廓不清楚,骨皮层呈不规则破坏,无膨胀征象,多有骨膜反应;骨膜反应是恶性骨肿瘤的一个特征,可表现为考特曼(Codman)三角阴影或葱皮样阴影和放射状阴影,软组织有肿胀阴影。

(2)核素骨扫描:虽然不能确诊良、恶性肿瘤,但它可发现多发病灶,并且比 X 线片早发现病灶,有助于早期诊断。

4. *病理组织检查* 在骨肿瘤诊断中居于很重要的位置,但不能单凭病理组织检查结果就确定骨肿瘤的诊断,必须结合病史、症状、体征、实验室检查、X 线检查等综合分析。

【鉴别诊断】

1. *先天性骨发育异常* 先天性骨发育异常可形成肿块,但当骨骺线闭合后,肿块不再发展。

2. *甲状旁腺功能亢进症* 表现为多发性骨囊样变,需与骨巨细胞瘤、骨囊肿等相区别。实验室检查可见血清钙高、磷低,血清碱性磷酸酶高。

3. *畸形性骨炎* 是多发的骨骼变形疾病,骨小梁呈镶嵌结构,头颅增大,受累骨干不规则肥厚,实验室检查可见血清碱性磷酸酶明显增高。

4. *感染性骨疾病* 化脓性骨髓炎出现高热、白细胞增多等急性感染证候,血培养常阳性,脓肿可破溃,流出死骨,脓液可培养出致病菌。骨关节结核早期出现低热、盗汗等阴虚内热症状,局部可出现寒性脓肿,X 线片可见骨关节面破坏。

5. *骨化性肌炎* 受累骨骼周围的肌腱、韧带钙化,关节活动受限。病变部位肌肉内可触及硬性包块,局部疼痛但不剧烈,X 线片显示肌肉内有毛糙不整齐的团块状密度增高影。

【治疗】

1. *中药治疗* 对于增强体质、改善脏腑功能、调补气血、扶正祛邪、行气活血均起到良好的作用。

肿瘤早期,正气存内,以攻为主;肿瘤中期,正盛邪实,应先攻后补或以攻为主;肿瘤晚期,多为正虚邪实,宜先补后攻,注意增强患者体能,顾护正气。

补法可选用六味地黄丸、左归饮、补中益气汤、八珍汤、十全大补汤等;攻法可选用桃红四物汤、蟾酥丸、大黄䗪虫丸等。临床实践中应用黄芪、灵芝、人参、党参、半枝莲、白花蛇舌草、山慈姑、三棱、莪术等对骨肿瘤有一定疗效。

2. *手术治疗* 良性骨肿瘤可选用刮除术、切除术,根据情况加植骨术;恶性肿瘤未波及周围软组织时,可选用瘤段切除灭活再植术、瘤段切除人工假体植入术,恶性肿瘤也可选用截肢术。

3. *放射治疗* 放射治疗的有效作用在于组织的吸收量,对有些肿瘤较敏感,如原发性骨恶性淋巴瘤、血管瘤、动脉瘤样骨囊肿；对有些肿瘤中度敏感，如骨巨细胞瘤等；对有些肿瘤不敏感，如骨肉瘤等。因此，应用放射治疗应选择对其作用敏感的肿瘤，而对中度敏感的应作为辅助治疗，至于不敏感的只能用大剂量作为辅助治疗。放射治疗的禁忌证：晚期恶性肿瘤出现恶病质患者；肿瘤所在脏器穿孔时或合并大量积液时；急性炎症及心力衰竭未控制时；肺功能严重不全时，不作肺大面积照射；血小板或白细胞过低者。

4. *化学药物治疗* 化学药物对恶性肿瘤的治疗，不仅对局部肿瘤有效，而且对周身多发或转移病灶也起作用。根据作用机制分为干扰核酸合成的药物、干扰蛋白质合成的药物、直接与 DNA 结合影响其结构和功能的药物、通过改变机体激素状况而起作用的药物四大类。结合肿瘤细胞增殖动力学知识，某些药物对增殖全周期都起作用，有些药物只对瘤细胞增殖周期中的某一个期敏感，这样选择药物可以提高疗效，如干扰核酸合成的药物对 DNA 合成期细胞较敏感，长春碱类药物对有丝分裂期细胞敏感，烷化剂、抗肿瘤抗生素及金属药对整个增殖周期中的细胞均有杀灭作用。

5. *免疫疗法* 是用免疫学的方法使机体产生免疫反应，用来遏制肿瘤细胞的生长。在肿瘤治疗中应用比较广泛的免疫疗法为非特异的。单克隆抗体治疗肿瘤，则显示出前景。

（雒　萌）

方剂索引

二　画

八珍汤〔《正体类要》〕

【组成】党参 10 g　白术 10 g　茯苓 10 g　炙甘草 5 g　川芎 6 g　当归 10 g　熟地 10 g　白芍 10 g　生姜 3 片　大枣 2 枚

【功效与适应证】补益气血。治气血俱虚者。

【制用法】清水煎服,每日 1 剂。

十全大补汤〔《医学发明》〕

【组成】党参 10 g　白术 12 g　茯苓 12 g　当归 10 g　川芎 6 g　熟地 12 g　炙甘草 5 g　白芍 12 g　黄芪 10 g　肉桂 0.6 g(焗冲服)

【功效与适应证】温补气血。主治气血两虚证。

【制用法】用水一盏,加生姜 3 片、枣子 2 枚,同煎至七分,不拘时候温服,日 1 剂。

二味参苏饮〔《正体类要》〕

【组成】人参 30 g　苏木 60 g

【功效与适应证】益气补血。主治出血过多,瘀血入肺,面黑喘促。

【制用法】水煎服。

人参养荣汤〔《三因极一病证方论》〕

【组成】人参 6 g　白术 10 g　炙黄芪 10 g　炙甘草 10 g　陈皮 10 g　肉桂 1 g(冲服)　当归 10 g　熟地 7 g　茯苓 7 g　远志 5 g　五味子 5 g　白芍 10 g　大枣 10 g　生姜 10 g

【功效与适应证】补益气血,养心凝神。治骨病后期气血虚弱或虚损劳热者。

【制用法】水煎服,日 1 剂。或作丸剂,每服 10 g,日 2 次。

八正散〔《太平惠民和剂局方》〕

【组成】车前子　木通　瞿麦　萹蓄　滑石　栀子仁　大黄　甘草　灯心

【功效与适应证】清热泻火,利水通淋。用于腰部、骨盆损伤后并发少腹急满、尿频、尿急、尿痛、淋漓不畅或癃闭、渴欲冷饮、脉数实等症。

【制用法】上药各等分,共研细末,用灯心汤进服,每服 6 ~ 10 g,日 4 次。亦可根据临床需要拟定药量做汤剂,水煎服,日 1 ~ 3 次。

十灰散〔《十药神书》〕

【组成】大蓟、小蓟、荷叶、侧柏叶、茅根、茜草根、大黄、山栀、棕榈皮、牡丹皮各等量

【功效与适应证】凉血止血。治损伤所致呕吐血、咯血、创面渗血。

【制用法】各烧灰存性,研极细末保存待用。每服 10 ~ 15 g,用鲜藕汁或鲜萝卜汁调服。

三　画

大补阴丸〔《丹溪心法》〕

【组成】黄柏 120 g　知母 120 g　熟地 180 g　龟甲 180 g

【功效与适应证】养阴清热。适用于流痰所致肝肾阴虚者。

【制用法】研细末，猪脊髓蒸熟，炼蜜为丸，每服 9 g，日 2 次。

小蓟饮子〔《济生方》〕

【组成】小蓟 10 g　生地黄 25 g　滑石 15 g　蒲黄 6 g(炒)　通草 6 g　淡竹叶 10 g　藕节 12 g　当归 10 g　栀子 10 g　甘草 6 g

【功效与适应证】凉血止血，利水通淋。治泌尿系损伤瘀热结于下焦，血淋者。

【制用法】水煎内服。

三棱和伤汤〔《中医伤科学讲义》〕

【组成】三棱　莪术　青皮　陈皮　白术　枳壳　当归　白芍　党参　乳香　没药　甘草

【功效与适应证】活血祛瘀，行气止痛。治胸胁陈伤，隐隐作痛。

【制用法】根据病情需要决定各药量，水煎内服，日 1 剂。

大黄䗪虫丸〔《金匮要略》〕

【组成】大黄 1 份　黄芩 2 份　甘草 3 份　桃仁 1 份　杏仁 1 份　芍药 4 份　干漆 1 份　虻虫 1 份　水蛭 1 份　蛴螬 1 份　䗪虫半份　蜜适量　干地黄 10 份

【功效与适应证】祛瘀生新，通络攻毒。用于骨肿瘤瘀阻实证。

【制用法】共为细末，炼蜜为丸如绿豆大，每服 5 丸，日 2 次，黄酒送服。

四　画

六味地黄(丸)汤〔《小儿药证直诀》〕

【组成】熟地黄 25 g　怀山药 12 g　茯苓 10 g　泽泻 10 g　山萸肉 12 g　牡丹皮 10 g

【功效与适应证】滋水降火。治肾水不足，腰膝酸痛，头晕目眩，咽干耳鸣，潮热盗汗，骨折后期迟缓愈合等。

【制用法】水煎服，日 1 剂。作丸，将药研末，蜜丸，每服 10 g，日 3 次。

少腹逐瘀汤〔《医林改错》〕

【组成】小茴香 7 g　干姜 3 g　延胡索 6 g　没药 3 g　当归 9 g　川芎 3 g　肉桂 1 g　赤芍 6 g　蒲黄 10 g　五灵脂 6 g

【功效与适应证】活血祛瘀，温经止痛。治腹部挫伤，气滞血瘀，少腹肿痛。

【制用法】水煎服，日 1 剂。

止血散〔《刘涓子鬼遗方》〕

【组成】乌章根 90 g　白芷 30 g　鹿茸 90 g(烧灰)　当归 30 g　川芎 30 g　生地 30 g(切焙黄)　续断 30 g

【功效与适应证】理血止血。治金疮及创伤出血。

【制用法】共研细末。掺于伤口包扎。

云南白药(成药)

【组成】三七、麝香、草乌等

【功效与适应证】活血止血，祛瘀定痛。治损伤瘀滞肿痛，创伤出血，骨疾病疼痛等。

【制用法】内服每次 0.5 g，隔 4 小时 1 次。外伤创面出血，可直接掺撒在出血处然后包扎，亦可调敷。

天王补心丹〔《摄生秘剖》〕

【组成】生地黄 8 份　五味子 2 份　当归身 2 份　天冬 2 份　麦冬 2 份　柏子仁 2 份　酸枣仁 2 份　党参 1 份

玄参 1 份　丹参 1 份　白茯苓 1 份　远志 1 份　桔梗 1 份　朱砂 1 份　蜜适量

【功效与适应证】滋阴清热，补心安神。治因损伤后而耗血伤阴，心神不定，以致睡眠不安，心悸等。

【制用法】除朱砂及蜜糖外，共为细末，然后炼蜜为丸如绿豆大，朱砂为衣。每服 10 g，日 2～3 次。若做汤剂，则根据病情决定药量或加减。

天麻钩藤饮〔《杂病证治新义》〕

【组成】天麻 6 g　钩藤 10 g　牛膝 12 g　石决明 15 g(先煎)　杜仲 12 g　黄芩 6 g　栀子 6 g　益母草 10 g　桑寄生 10 g　夜交藤 10 g　茯神 10 g

【功效与适应证】清热化痰，平肝潜阳。治脑震荡而引起的眩晕、抽搐及阴虚阳亢，肝风内动，兼见痰热内蕴之证。

【制用法】水煎服，日 1 剂。

双柏散(膏)〔《中医伤科学讲义》〕

【组成】侧柏叶 2 份　黄柏 1 份　大黄 2 份　薄荷 1 份　泽兰 1 份

【功效与适应证】活血解毒，消肿止痛。治跌打损伤早期，疮疡初起，局部红肿热痛，或局部包块形成而无溃疡者。

【制用法】共研细末，做散剂备用，用时以水、蜜糖煮热调成厚糊状外敷患处。亦可加入少量米酒调敷，或用凡士林调煮成膏外敷。

丹栀逍遥散(即加味逍遥散)〔《内科摘要》〕

【组成】柴胡　当归　白芍　白术　茯苓　丹皮　栀子　薄荷　煨姜　甘草

【功效与适应证】清热凉血，疏肝解郁。治肝胆两经郁火，胸胁疼痛，头眩，日晡发热，寒热往来。

【制用法】水煎服。

牛蒡子汤〔《外科正宗》〕

【组成】陈皮 1 钱　牛蒡子 1 钱　山栀 1 钱　金银花 1 钱　甘草 1 钱　瓜蒌仁 1 钱　黄芩 1 钱　天花粉 1 钱　连翘 1 钱　角针 1 钱　柴胡 5 分　青皮 5 分

【功效与适应证】活血通络止痛。乳痈、乳疽，结肿疼痛，不论新久，但未成脓。

【制用法】水煎服。

五味消毒饮〔《医宗金鉴》〕

【组成】金银花 10 g　野菊花 10 g　蒲公英 15 g　紫花地丁 15 g　紫背天葵子 12 g

【功效与适应证】清热解毒。治骨关节感染初期。

【制用法】水煎服，日 1～3 剂。

乌头汤〔《金匮要略》〕

【组成】麻黄 9 g　芍药 9 g　炙黄芪 9 g　制川乌 9 g　炙甘草 9 g

【功效与适应证】温经通络，祛寒逐湿。用于损伤后风寒湿邪乘虚入络者。

【制用法】水煎服。

五　画

仙方活命饮〔《外科发挥》〕

【组成】炮穿山甲 3 g　天花粉 3 g　甘草节 3 g　乳香 3 g　白芷 3 g　赤芍 3 g　贝母 3 g　防风 3 g　没药 3 g　皂角刺 3 g(炒)　归尾 3 g　陈皮 10 g　金银花 10 g

【功效与适应证】清热解毒，消肿溃坚，活血止痛。用于骨痈初期。

【制用法】水煎服。

半夏白术天麻汤〔《医学心悟》〕

【组成】半夏 4.5 g　天麻、茯苓、橘红各 3 g　白术 9 g　甘草 2 g　生姜 1 片　大枣 2 枚

【功效与适应证】燥湿化痰,平肝息风。风痰上扰,眩晕头痛,胸闷呕恶。
【制用法】水煎服。

白虎汤〔《伤寒论》〕
【组成】生石膏 30 g(先煎) 知母 12 g 甘草 4.5 g 粳米 12 g
【功效与适应证】清热生津,除烦止渴。治阳明气分热盛,口干舌燥,烦渴引饮,面赤恶热,大汗出,脉洪大有力,或滑数者。
【制用法】水煎服,日 1 ~2 剂。

右归丸〔《景岳全书》〕
【组成】熟地黄 4 份 怀山药 2 份 山萸肉 2 份 枸杞子 2 份 菟丝子 2 份 杜仲 2 份 鹿角胶 2 份 当归 1 份半 附子 1 份 肉桂 1 份 蜜适量
【功效与适应证】补益肾阳。治骨及软组织伤患后期,肝肾不足,精血虚损而致神疲气怯,或心跳不宁,或肢冷痿软无力。
【制用法】共为细末,炼蜜为小丸。每服 10 g,日 1 ~2 次。

左归丸〔《景岳全书》〕
【组成】熟地黄 4 份 怀山药 2 份 山萸肉 2 份 枸杞子 2 份 菟丝子 2 份 鹿角胶 2 份 龟甲 2 份 川牛膝 1 份半 蜜适量
【功效与适应证】补益肾阴。治损伤日久或骨疾病后,肾水不足,精髓内亏,腰膝腿软,头昏眼花,虚热,自汗盗汗等症。
【制用法】药为细末,炼蜜为丸如豆大。服 10 g,日 1 ~2 次,饭前服。

左归饮〔《景岳全书》〕
【组成】熟地 9 ~30 g 山药 6 g 枸杞子 6 g 炙甘草 3 g 茯苓 4.5 g 山茱萸 3 ~6 g(畏酸者少用之)
【功效与适应证】补益肾阴。治真阴不足证,症见腰酸遗泄,盗汗,口燥咽干,口渴欲饮,舌尖红,脉细数。
【制用法】水煎服,日 1 剂,日 3 次。

左金丸〔《丹溪心法》〕
【组成】黄连 180 g 吴茱萸 30 g
【功效与适应证】清泻肝火,降逆止呕。治损伤后肝火炽盛,左胁疼痛,脘痞吞酸,口苦,呕吐等。
【制用法】共研细末,水泛为丸,每服 2 ~3 g,开水送服。

归脾汤〔《济生方》〕
【组成】白术 10 g 当归 3 g 党参 3 g 黄芪 10 g 酸枣仁 10 g 木香 1.5 g 远志 3 g 炙甘草 4.5 g 龙眼肉 4.5 g 茯苓 10 g
【功效与适应证】养心健脾,补益气血。治骨折后期气血不足,神经衰弱,慢性溃疡等。
【制用法】水煎服,日 1 剂。亦可制成丸剂服用。

白虎加桂枝汤〔《金匮要略》〕
【组成】知母 9 g 甘草 3 g 石膏 30 g 粳米 6 g 桂枝 5 ~9 g
【功效与适应证】清热,通络,和营卫。主治温疟,其脉如平,身无寒但热,骨节疼烦,时呕。风湿热痹,症见壮热,气粗烦躁,关节肿痛,口渴苔白,脉弦数。
【制用法】水煎服。

生肌膏〔《太平圣惠方》〕
【组成】熏陆香 1 两 松脂 1 两 黄丹 2 两 羊肾脂 1 两 生地黄汁 2 合 麻油 4 两 故绯帛 5 寸
【功效与适应证】一切痈疽发背,脓血不止。
【制用法】上药先以油煎绯帛消尽,下熏陆香、松脂、羊肾脂,又煎 2 ~3 沸,去火,下地黄汁,煎汁令尽,去火,下黄丹，搅令相入，又煎1～2沸，下腊，候色黑，软硬得所，膏成。外敷。

生脉散(饮)〔《内外伤辨惑论》〕
【组成】人参1.6 g　麦冬1.6 g　五味子7粒
【功效与适应证】益气敛汗，养阴生津。治热伤气津，或损伤气血耗损，汗出气短，体倦肢凉，心悸脉虚者。
【制用法】水煎服，或为散冲服，日1～4剂，或按病情需要酌情使用。现代亦有制成注射剂，供肌内注射或静脉注射。在急救情况，亦有用来作心腔内注射。

四生丸〔《妇人良方》〕
【组成】生地黄12 g　生艾叶10 g　生荷叶10 g　生侧柏叶10 g
【功效与适应证】凉血，止血。治损伤出血，血热妄行，吐血或衄血。
【制用法】等量为丸，每服6～12 g，日3次。或水煎服，或将生药捣汁服。

四物汤〔《仙授理伤续断秘方》〕
【组成】当归9 g(去芦，酒浸炒)　川芎6 g　白芍9 g　熟地黄12 g
【功效与适应证】养血补血。治伤患后期血虚之证。
【制用法】水煎服，日1剂。

四物止痛汤(经验方)
【组成】当归9 g　川芎6 g　白芍9 g　生地黄12 g　乳香6 g　没药6 g
【功效与适应证】活血止痛。各部损伤之瘀血疼痛。
【制用法】水煎服。

玉枢丹〔《万氏秘传片玉心书》〕
【组成】山慈菇90 g　五倍子90 g　红大戟45 g　续随子肉30 g　麝香9 g　雄黄、朱砂各30 g
【功效与适应证】化痰开窍，辟秽解毒，消肿止痛。内服治脘腹胀闷疼痛，呕吐泄泻。外敷治疗疮疖肿。
【制用法】共研细末，糯米糊做锭子，磨水搽。

圣愈汤〔《正体类要》〕
【组成】熟地黄5 g　生地黄5 g　人参5 g　川芎5 g　当归2.5 g　黄芩2.5 g
【功效与适应证】清营养阴，益气除烦。治创伤出血过多，或化脓性感染病灶溃后，脓血出多，以致热躁不安，或晡热作渴等症。
【制用法】水煎服。

失笑散〔《太平惠民和剂局方》〕
【组成】五灵脂、蒲黄各等量
【功效与适应证】行气活血，散结止痛。治少腹及两胁胀痛。
【制用法】共研细末。每服6～10 g，日1～3次。

代抵当丸〔《证治准绳》〕
【组成】大黄　芒硝　桃仁　归尾　穿山甲片　桂枝(或玉桂)　生地
【功效与适应证】攻下逐瘀，通经活络。治瘀浊内阻，经脉闭塞，二便不通者，如挤压综合征等。
【制用法】按病情需要决定药量，水煎服。以能攻下为目的，日1～2次。

六　画

当归补血汤〔《内外伤辨惑论》〕
【组成】黄芪15～30 g　当归3～6 g

【功效与适应证】补气生血。治血虚发热，以及大出血后，脉芤，重按无力，气血两虚等证。
【制用法】水煎服。

血府逐瘀汤〔《医林改错》〕
【组成】当归10 g　生地黄10 g　桃仁12 g　红花10 g　枳壳6 g　赤芍6 g　柴胡3 g　甘草3 g　桔梗4.5 g　川芎4.5 g　牛膝10 g
【功效与适应证】活血逐瘀，通络止痛。治瘀血内阻，血行不畅，静脉闭塞疼痛。
【制用法】水煎服，日1剂。

芎归汤〔《伤科汇纂》〕
【组成】当归　川芎
【功效与适应证】补血行气。治血虚头痛、胎动下血，子死腹中等。
【制用法】水煎服。

防风汤〔《宣明论方》〕
【组成】防风　当归　赤苓　杏仁　黄芩　秦艽　葛根　麻黄　甘草
【功效与适应证】祛风散寒，通络除痹。治损伤后风邪侵袭，痛无定处之症。
【制用法】水煎服。

阳和解凝膏〔《外科正宗》〕
【组成】鲜牛蒡子、根、叶、梗90 g　鲜白凤仙梗12 g　川芎10 g　附子6 g　桂枝6 g　大黄6 g　当归6 g　肉桂6 g　草乌6 g　地龙6 g　僵蚕6 g　赤芍6 g　白芷6 g　白蔹6 g　白及6 g　乳香6 g　没药6 g　续断3 g　防风3 g　荆芥3 g　五灵脂3 g　木香3 g　香橼3 g　陈皮3 g　菜油500 g　苏合油12 g　麝香3 g　黄丹210 g
【功效与适应证】行气活血，温经和阳，祛风化痰，散寒通络。治各类疮疡属阴证者。
【制用法】先将鲜牛蒡、白凤仙入锅中，加入菜油，熬枯去渣，次日除乳香、没药、麝香、苏合油外，余药俱入锅煎枯，去渣滤净，加入黄丹，熬至滴水成珠，不黏指为度，离火后，再将乳香、没药、麝香、苏合油入膏搅和，半月后可用。用时，加热烊化，摊于布上贴患处。

七　画

身痛逐瘀汤〔《医林改错》〕
【组成】秦艽9 g　川芎9 g　桃仁6 g　红花6 g　甘草3 g　羌活9 g　没药9 g　五灵脂9 g　香附9 g　牛膝9 g　地龙9 g　当归15 g
【功效与适应证】活血行气，祛瘀通络，通痹止痛。主治气血痹阻经络所致的肩、腰、腿或周身疼痛，经久不愈。
【制用法】水煎服。忌生冷油腻，孕妇忌服。

鸡鸣散〔《伤科补要》〕
【组成】归尾　桃仁　大黄
【功效与适应证】攻下逐瘀。治胸腹部挫伤，疼痛难忍，并见大便秘结者。
【制用法】根据病情实际需要酌情拟定剂量，水煎服。

苏气汤〔《伤科汇纂》〕
【组成】乳香3 g　没药3 g　大黄3 g　苏叶9 g　山羊血1.5 g　荆芥9 g　丹皮9 g　当归15 g　白芍15 g　羊踯躅15 g　桃仁14粒
【功效与适应证】行气活血。用于从高坠下，昏厥不苏。
【制用法】水煎服。方中羊踯躅毒性峻烈，当视患者身体强弱，适当减量。

苏合香丸〔《太平惠民和剂局方》〕
【组成】白术2份　青木香2份　乌犀屑2份（用代用品）　香附子2份（炒去毛）　朱砂2份（研水飞）　诃黎

勒 2 份(煨去皮)　白檀香 2 份　安息香 2 份(研为末用无灰酒 1 升熬膏)　沉香 2 份　麝香 2 份(研)　荜茇 2 份　龙脑 1 份(研)　乳香 1 份(研)　苏合香油 1 份(入安息香膏内)　白蜜糖适量

【功效与适应证】温宣通窍。治头部内伤昏迷。

【制用法】固体药分别研成末,安息香以酒熬膏后与苏合香油混合,再把各药末加入,并炼蜜为丸,每丸 3 g。每服 1 丸,温开水送服,小儿减半。

苏子降气汤〔《太平惠民和剂局方》〕

【组成】紫苏子 9 g　法半夏 9 g　前胡 6 g　厚朴 6 g　当归 6 g　甘草 4 g　沉香 1.5 g

【功效与适应证】降气平喘。用于瘀血壅盛之喘咳。

【制用法】水煎服。

羌活胜湿汤〔《内外伤辨惑论》〕

【组成】羌活 15 g　独活 15 g　藁本 15 g　防风 15 g　甘草 6 g　川芎 10 g　蔓荆子 10 g

【功效与适应证】祛风除湿。治伤后风湿邪客者。

【制用法】水煎服。药渣可煎水热洗患处。

补中益气汤〔《东垣十书》〕

【组成】黄芪 15 g　党参 12 g　白术 12 g　陈皮 3 g　炙甘草 5 g　当归 10 g　升麻 5 g　柴胡 5 g

【功效与适应证】补中益气。治疮疡日久,元气亏损,损伤气血耗损,中气不足诸症。

【制用法】水煎服。

补肾壮阳汤(经验方)

【组成】熟地 15 g　生麻黄 3 g　白芥子 3 g　炮姜 6 g　杜仲 12 g　狗脊 12 g　肉桂 6 g　菟丝子 12 g　牛膝 9 g　川断 9 g　丝瓜络 6 g

【功效与适应证】温通经络,补益肝肾。用于腰部损伤的中后期。

【制用法】水煎服。

补阳还五汤〔《医林改错》〕

【组成】黄芪 30 g　归尾 6 g　赤芍 4.5 g　地龙 3 g　川芎 3 g　桃仁 3 g　红花 3 g

【功效与适应证】活血补气,疏通经络。治气虚而血不行的半身不遂、口眼歪斜,以及外伤性截瘫。

【制用法】水煎服。

龟鹿二仙汤〔《兰台轨范》〕

【组成】鹿角 6 g　龟甲 9 g　枸杞子 9 g　人参 6 g

【功效与适应证】填精养血,助阳益气。治气阴两虚,精血亏虚所致腰膝酸软。

【制用法】水煎服,日 1 剂,日 3 次。

八　画

参附汤〔《世医得效方》〕

【组成】人参 12 g　附子 10 g(炮去皮)

【功效与适应证】回阳救逆。治伤患阳气将脱,表现为休克,四肢厥冷,气短呃逆,喘满汗出,脉微细者。

【制用法】水煎服。

炙甘草汤〔《伤寒论》〕

【组成】炙甘草 12 g　人参 6 g　干地黄 30 g　桂枝 10 g　阿胶 6 g　麦冬 10 g　麻仁 20 g　生姜 10 g　大枣 10 枚

【功效与适应证】益气养血,滋阴复脉。用于损伤后气虚血少,心悸心慌,虚烦失眠,脉结代或虚数。

【制用法】水煎服。

定痛和血汤〔《伤科补要》〕
【组成】桃仁 红花 乳香 没药 当归 秦艽 川断 蒲黄 五灵脂
【功效与适应证】活血定痛。用于各部损伤,瘀血疼痛。
【制用法】水、酒各半,煎服。

和营止痛汤〔《伤科补要》〕
【组成】赤芍9 g 当归尾9 g 川芎6 g 苏木6 g 陈皮6 g 桃仁6 g 续断12 g 乌药9 g 乳香6 g 没药6 g 木通6 g 甘草6 g
【功效与适应证】活血止痛,祛瘀生新。治损伤积瘀肿痛。
【制用法】水煎服。

金黄散〔《医宗金鉴》〕
【组成】姜黄 大黄 黄柏 苍术 陈皮 甘草 胆南星 白芷 天花粉 厚朴
【功效与适应证】消肿止痛,清火解毒。痈疽,发背,诸般疔疮,跌仆损伤,湿痰流毒,大头时肿,漆疮,火丹,风热天疮,肌肤赤肿,干湿脚气,乳痈,丹毒等。
【制用法】水煎服。

金铃子散〔《太平圣惠方》〕
【组成】金铃子、延胡索各等量
【功效与适应证】理气止痛。治跌仆损伤后心腹胸胁疼痛,时发时止,或流窜不定者。
【制用法】共为细末,每服9~12 g,温开水或温酒送下,日2~4次。

九 画

独圣散〔《伤科汇纂》〕
【组成】姜制香附子
【功效与适应证】理气止痛。主跌打损伤,血凝气滞,伤处疼痛,呕吐恶血,或瘀血攻心,不能言语。
【制用法】研末为散。每服9~12 g。

独参汤〔《景岳全书》〕
【组成】人参10~20 g
【功效与适应证】补气,摄血,固脱。治失血后气血虚衰,虚烦作渴,气随血脱之危证。
【制用法】水炖服。近年来亦有制成注射剂用者。

独活寄生汤〔《千金方》〕
【组成】独活6 g 防风6 g 川芎6 g 牛膝6 g 桑寄生18 g 秦艽12 g 杜仲12 g 当归12 g 茯苓12 g 党参12 g 熟地黄15 g 白芍10 g 细辛3 g 甘草3 g 肉桂2 g(焗冲)
【功效与适应证】益肝肾,补气血,祛风湿,止痹痛。治腰脊损伤后期,肝肾两亏,风湿痛及腿足屈伸不利者。
【制用法】水煎服。可复煎外洗患处。

复元活血汤〔《医学发明》〕
【组成】柴胡15 g 天花粉10 g 当归尾10 g 红花6 g 穿山甲10 g 酒浸大黄30 g 酒浸桃仁10 g
【功效与适应证】活血祛瘀,消肿止痛。治跌打损伤,血停积于胁下,肿痛不可忍者。
【制用法】水煎,分2次服,如服完第一次后,泻下大便,得利痛减,则停服,如6小时之后,仍无泻下者,则服下第二次。以利为度。

复原通气散〔《丹溪心法》〕
【组成】茴香、穿山甲(蛤粉炒)、穿山甲(生用)各60 g 炒白牵牛子、延胡索、炒甘草、陈皮各30 g 木香45 g
【功效与适应证】理气通络。治气不宣流,或成痈疖;并内搓腰痛,诸气滞闭,耳聋、耳疼。

【制用法】为末,每服 1 钱,热酒调下。

活血祛瘀汤〔《中医伤科学》经验方〕

【组成】当归 15 g　红花 6 g　地鳖虫 9 g　自然铜 9 g　狗脊 9 g　骨碎补 15 g　没药 6 g　乳香 6 g　三七 3 g　路路通 6 g　桃仁 9 g

加减法:① 便秘,去骨碎补、没药、乳香,加郁李仁 15 g、火麻仁 15 g。② 疼痛剧烈者,加延胡索 9 g。③ 食欲不振,加砂仁 9 g。④ 心神不宁,加龙齿 15 g、磁石 15 g、枣仁 9 g、远志 9 g。⑤ 尿路感染,加知母 9 g、黄柏 15 g、车前子 15 g、泽泻 15 g。

【功效与适应证】活血化瘀,通络消肿,续筋接骨。用于骨折及软组织损伤的初期。

【制用法】水煎服,日 1 剂。

活络效灵丹〔《医学衷中参西录》〕

【组成】当归 15 g　丹参 15 g　乳香 15 g　没药 15 g

【功效与适应证】活血祛瘀,通络止痛。用于伤后气血凝滞,经络不通,伤处疼痛或麻木酸胀。

【制用法】水煎服。若为散,1 剂分作 4 次服,温酒送下。

香砂六君子汤〔《正体类要》〕

【组成】人参　白术　茯苓　甘草　陈皮　半夏　香附　砂仁　藿香

【功效与适应证】健脾养胃,益气和中。用于元气虚弱,肿痛不减,或气虚湿滞中焦,脘腹胀痛。

【制用法】水煎服。

骨疏康颗粒(成药)

【组成】淫羊藿、熟地黄、黄芪、丹参等

【功效与适应证】补益肾气,活血壮骨。主治肾虚、气血不足所致的中老年骨质疏松症,伴有腰脊酸痛,足膝酸软,神疲乏力等症状者。

【制用法】颗粒剂。口服,每服 12 g,日 3 次,饭后开水冲服。

骨松宝颗粒(成药)

【组成】淫羊藿　续断　赤芍　川芎　知母　莪术　三棱　地黄　牡蛎(煅)

【功效与适应证】补肾活血,强筋壮骨。用于骨痿(骨质疏松)引起的骨折、骨痛、骨关节炎,以及预防更年期骨质疏松。

【制用法】颗粒剂。口服,每服 1 袋。治疗骨折及骨关节炎,日 3 次;预防骨质疏松,日 2 次;30 日为 1 个疗程。

十　画

桂枝汤〔《伤寒论》〕

【组成】桂枝 9 g　芍药 9 g　炙甘草 6 g　生姜 9 g　大枣 12 枚

【功效与适应证】解肌发表,调和营卫。外感风寒。头痛发热,汗出恶风,鼻鸣干呕,苔白不渴,脉浮缓或浮弱者。

【制用法】水煎服。

通窍活血汤〔《医林改错》〕

【组成】赤芍 3 g　川芎 3 g　红花 9 g　桃仁 9 g　鲜生姜 9 g　老葱 3 g　红枣 7 g　麝香 0.15 g(冲服)

【功效与适应证】活血通窍。用于头面等上部出血,或颅脑损伤瘀血,或头部损伤后头晕、头痛或脑震荡等。

【制用法】将前 7 味加入黄酒 250 g,煎 1 盅,去渣,将麝香入酒内,再煎沸,临卧服。

桃红四物汤(又名元戎四物汤)〔《医宗金鉴》〕

【组成】当归　川芎　白芍　生地　桃仁　红花

【功效与适应证】活血祛瘀。用于损伤血瘀证。

【制用法】水煎服。

桃仁承气汤〔《瘟疫论》〕

【组成】桃仁 9 g　大黄 15 g(后下)　芒硝 6 g(冲服)　当归 9 g　赤芍 9 g　丹皮 9 g

【功效与适应证】活血祛瘀,泻热泻下。治跌打损伤,血滞作痛,大便秘结,或下腹蓄瘀等。

【制用法】水煎服。

柴胡疏肝散〔《景岳全书》〕

【组成】柴胡、芍药、枳壳各 6 g　甘草 3 g　川芎、香附、陈皮各 6 g

【功效与适应证】疏肝理气止痛。治胸胁损伤。

【制用法】按病情拟定药量,并酌情加减,煎服。

柴胡细辛汤〔《中国伤科学讲义》〕

【组成】柴胡　细辛　薄荷　归尾　地鳖虫　丹参　半夏　川芎　泽兰　黄连

【功效与适应证】祛瘀生新,调和升降。治脑震荡、头晕、呕吐。

【制用法】水煎服。

消肿止痛膏〔《外伤科学》〕

【组成】姜黄　羌活　干姜　栀子　乳香　没药

【功效与适应证】祛瘀,消肿,止痛。治损伤初期瘀肿疼痛者。

【制用法】共研细末,用凡士林调成 60% 软膏外敷患处。

消瘀止痛膏〔《中医伤科学讲义》〕

【组成】木瓜 60 g　栀子 30 g　大黄 150 g　蒲公英 60 g　地鳖虫 30 g　乳香 30 g　没药 30 g

【功效与适应证】活血祛瘀,消肿止痛。用于骨折伤筋,初期肿胀疼痛剧烈者。

【制用法】共为细末,饴糖或凡士林调敷。

逍遥散〔《太平惠民和剂局方》〕

【组成】柴胡 30 g　当归 30 g　白芍 30 g　白术 30 g　茯苓 30 g　甘草 15 g

【功效与适应证】疏肝解郁,健脾益血。用于伤后肝气郁结,肝气犯胃,胸胁胀痛,头痛目眩,口燥咽干,神疲食少,或寒热往来。

【制用法】共研细末,每服 6 ~ 9 g,生姜、薄荷少许煎汤冲服,日 3 次。亦可水煎服,用量按原方比例酌减。

十　一　画

鹿角胶丸〔《医学正传》〕

【组成】鹿角胶 15 g　鹿角霜 15 g　熟地 30 g　人参 9 g　当归 12 g　牛膝 9 g　茯苓 9 g　白术 9 g　菟丝子 15 g　杜仲 15 g　虎骨代用品 30 g　龟甲 30 g

【功效与适应证】扶正固本。治腰痛,腿膝酸软,食欲不振,气短神疲,足跟疼痛,舌淡红,脉沉细无力。

【制用法】蜜丸,每服 9 g,日 2 次。又可做汤剂,日 1 剂,日 3 次。

清营汤〔《温病条辨》〕

【组成】生地黄 25 g　玄参 9 g　淡竹叶 12 g　金银花 15 g　连翘 15 g　黄连 6 g　丹参 12 g　麦冬 9 g　水牛角 1 g(锉细末冲)

【功效与适应证】清营泄热,养阴解毒。治创伤或骨关节感染后,温热之邪入营内陷,症见高热烦渴,谵语发癫,舌绛而干者。

【制用法】水煎服。

清气化痰丸〔《医方考》〕

【组成】瓜蒌仁 30 g　陈皮 30 g　黄芩 30 g　杏仁 30 g　枳壳 30 g　茯苓 30 g　胆南星 45 g　半夏 45 g

【功效与适应证】清热化痰,下气止咳。用于痰热内结,咳嗽痰黄,黏稠难咯,胸膈痞满。
【制用法】共研细末,用姜汁为丸,每服6~9 g,温开水送下,亦可水煎服,用量按原方比例酌减。

黄连解毒汤〔《外台秘要》〕
【组成】黄连　黄芩　黄柏　山栀
【功效与适应证】泻火解毒。治创伤感染,附骨痈疽等。
【制用法】按病情拟定药量,水煎,日分2~3次服。

羚角钩藤汤〔《通俗伤寒论》〕
【组成】羚羊角1~4 g(先煎)　钩藤10 g(后下)　桑叶6 g　川贝12 g　竹茹15 g　生地1.5 g　菊花10 g　茯神木10 g　甘草3 g
【功效与适应证】平肝息风,清热止痛。治感染或头部内伤而高热动风者。
【制用法】水煎服。

银翘散〔《温病条辨》〕
【组成】银花30 g　连翘30 g　苦桔梗18 g　薄荷18 g　淡竹叶12 g　生甘草15 g　荆芥穗12 g　淡豆豉15 g　牛蒡子18 g
【功效与适应证】疏风清热解毒。用于邪毒感染初期发热。
【制用法】水煎服。

十　二　画

温胆汤〔《三因极一病证方论》〕
【组成】半夏、竹茹、枳实各6 g　橘皮9 g　炙甘草3 g　白茯苓4.5 g
【功效与适应证】理气化痰,清胆和胃。治胆胃不和,痰热内扰证。
【制用法】水煎服。

犀角地黄汤〔《千金方》〕
【组成】生地黄30 g　赤芍12 g　丹皮9 g　水牛角0.6 g(锉细末冲)
【功效与适应证】清热凉血解毒。治热入血分,疮疡热毒内攻,表现吐血、衄血、便血和皮肤瘀斑;高热神昏谵语,烦躁等症。
【制用法】水煎服。生地黄先煎,水牛角锉末冲,或磨汁和服。

舒筋丸(又称舒筋壮力丸)〔《刘寿山正骨经验》经验方〕
【组成】麻黄2份　制马钱子2份　制乳香1份　制没药1份　血竭1份　红花1份　自然铜1份(煅,醋淬)　羌活1份　独活1份　防风1份　钻地风1份　杜仲1份　木瓜1份　桂枝1份　怀牛膝1份　贝母1份　生甘草1份　蜂蜜适量
【功效与适应证】散寒祛风,舒筋活络。用于各种筋伤患冷痹痛。
【制用法】共为细末,炼蜜为丸,每丸5 g。每服1丸,日1~3次。

十三画及以上

槐花散〔《普济本事方》〕
【组成】槐花(炒)、侧柏叶(杵焙)、荆芥穗、枳壳各等量
【功效与适应证】疏风清热止血。用于损伤后有便中带血。
【制用法】共研细末。每服6 g,食前服。

新伤续断汤〔《中医伤科学讲义》〕
【组成】当归尾12 g　地鳖虫6 g　乳香3 g　没药3 g　丹参6 g　自然铜12 g(醋煅)　骨碎补12 g　泽兰叶6 g

延胡索 6 g　苏木 10 g　续断 10 g　桑枝 12 g　桃仁 6 g

【功效与适应证】活血祛瘀,止痛接骨。用于骨损伤初、中期。

【制用法】水煎服。

膈下逐瘀汤〔《医林改错》〕

【组成】当归 9 g　川芎 6 g　赤芍 6 g　桃仁 9 g　红花 6 g　枳壳 5 g　丹皮 9 g　香附 9 g　延胡索 12 g　乌药 9 g　五灵脂 9 g　甘草 5 g

【功效与适应证】活血祛瘀。治腹部损伤,蓄瘀疼痛。

【制用法】水煎服。

黎洞丸〔《医宗金鉴》〕

【组成】牛黄 1 份　冰片 1 份　麝香 1 份　阿魏 5 份　雄黄 5 份　大黄 10 份　儿茶 10 份　血竭 10 份　乳香 10 份　没药 10 份　田三七 10 份　天竺黄 10 份　藤黄 10 份(隔汤煮十数次,去浮沫,用山羊血拌晒,如无山羊血,以子羊血代之)

【功效与适应证】祛瘀生新。治跌打损伤,瘀阻气滞,剧烈疼痛,或瘀血内攻,不省人事,及无名肿毒等。

【制用法】共研细末,将藤黄化开为丸如芡实木,焙干,稍加白蜜,外用蜡皮固封。每服 1 丸,开水或酒送服。外用时,用茶卤磨涂。

薏苡仁汤〔《证治准绳》〕

【组成】薏苡仁、瓜蒌仁各 10 g　牡丹皮、桃仁各 6 g

【功效与适应证】利湿润肠,活血止痛。治肠痈初起,湿滞血瘀,腹中痛,或胀满不食,小便不利;或妇人产后、月经前后,凡由湿滞血瘀而致腹痛者,皆可服用。

【制用法】水煎服。

蟾酥丸〔《外科正宗》〕

【组成】蟾酥 6 g　轻粉 1.5 g　枯矾、煅寒水石、铜绿、乳香、没药、胆矾、麝香各 2 g　雄黄 6 g　蜗牛 21 个　朱砂 10 g

【功效与适应证】解毒消肿,活血定痛。用于疔疮、发背、脑疽、乳痈、附骨、臀腿等。

【制用法】共为细末,制成丸剂,每服 5 丸,热酒送服。

蠲痹汤〔《百一选方》〕

【组成】羌活 6 g　姜黄 6 g　当归 12 g　赤芍 9 g　黄芪 12 g　防风 6 g　炙甘草 3 g　生姜 5 片

【功效与适应证】行气活血,祛风除湿。治损伤后风寒乘虚入络者。

【制用法】水煎服。